근골격계 질환의 평가 전략과 치료 가이드

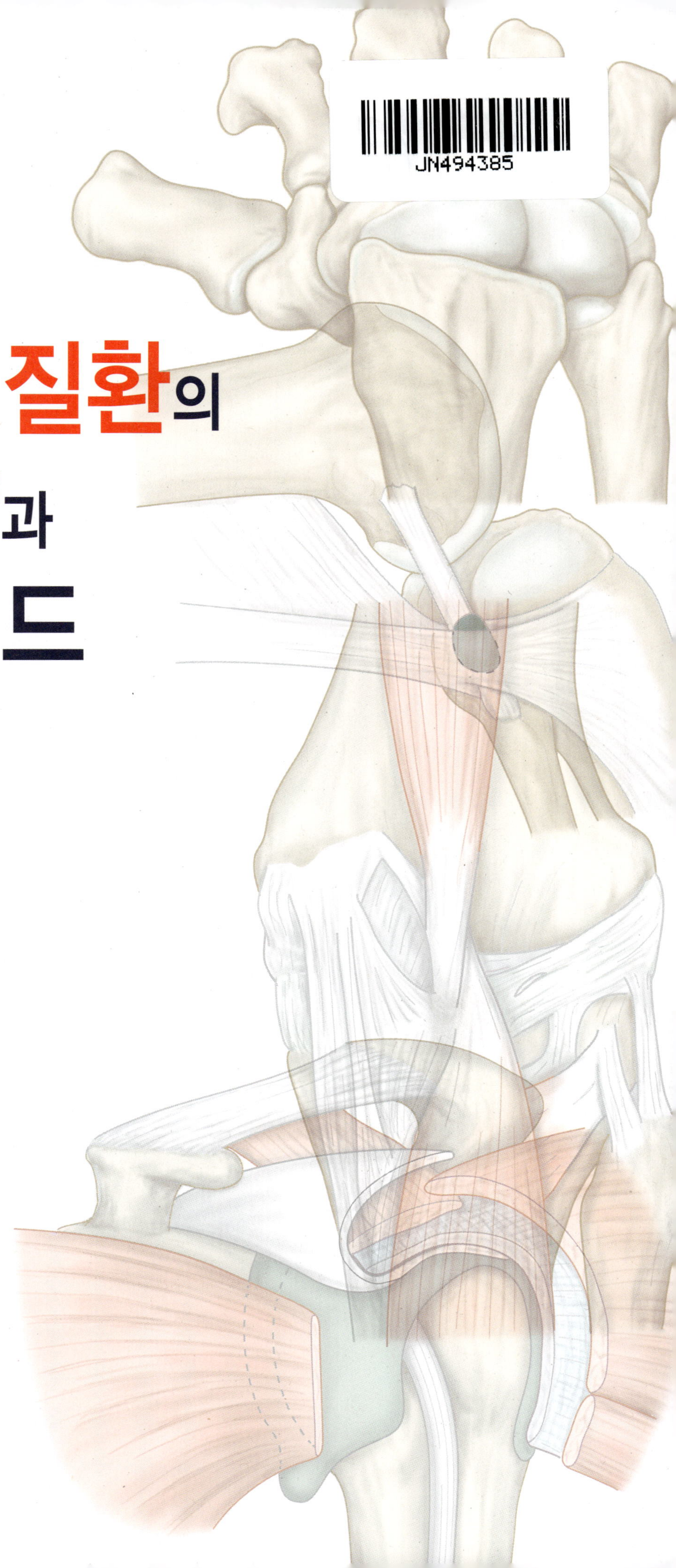

Diagnosis and Treatment of Musculoskeletal Disorders

근골격계 질환의 평가 전략과 치료 가이드

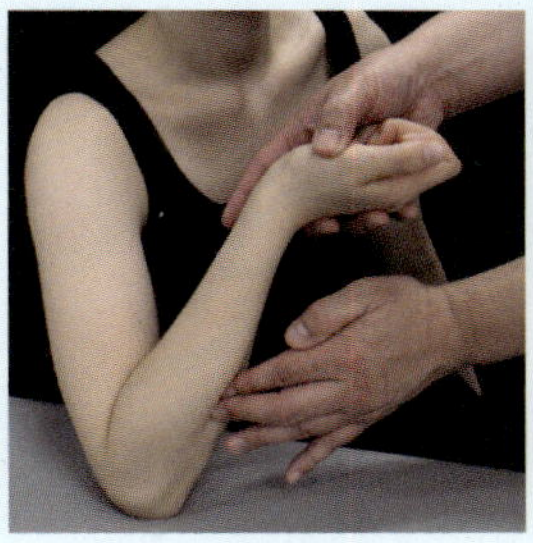

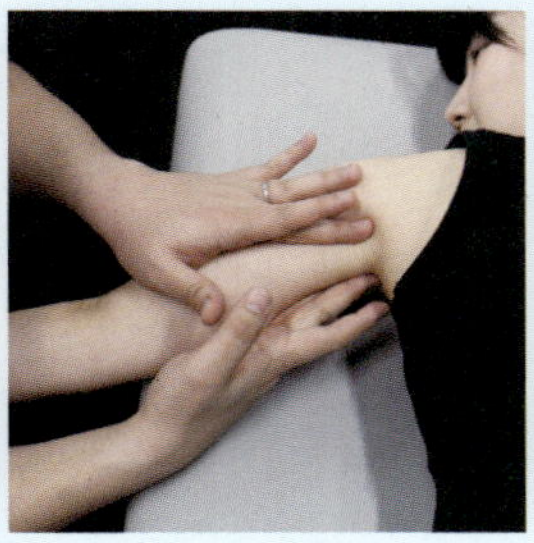

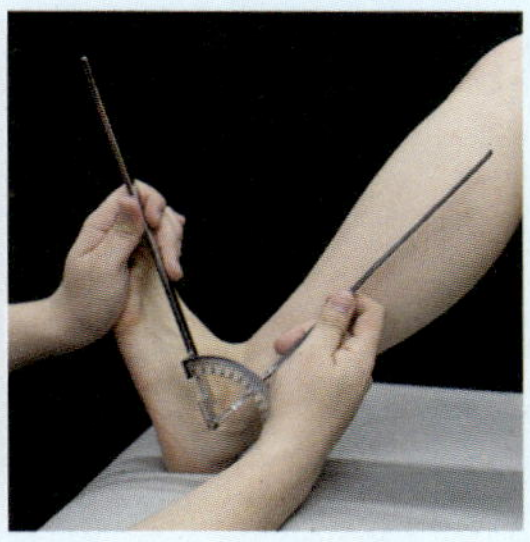

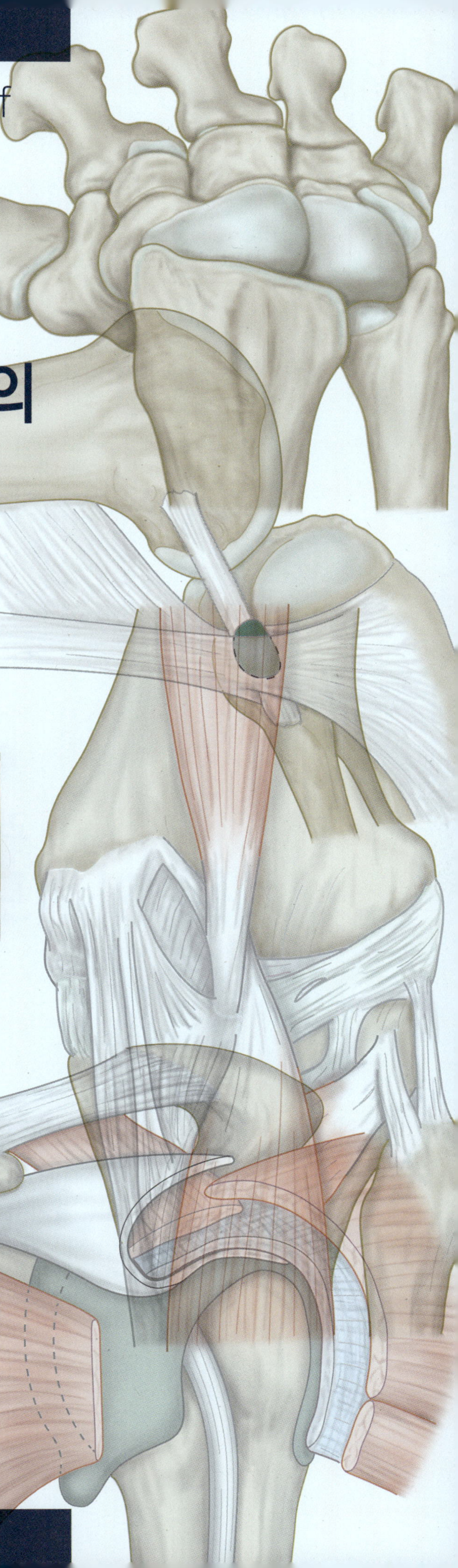

Kudo Shintaro | 정효준 · 서준원

신흥메드싸이언스

Authorized translation from the Japanese language edition, entitled
運動機能障害の「なぜ?」がわかる評価戦略
ISBN 978-4-260-03046-5
編著：工藤慎太郎

근골격계 질환의 평가 전략과 치료 가이드

Diagnosis and Treatment of Musculoskeletal Disorders

발　　행 : 2021년 3월 20일
지 은 이 : Kudo Shintaro
옮 긴 이 : 정 효 준, 서 준 원
발 행 인 : 홍 성 혁
발 행 처 : 신흥메드싸이언스
디 자 인 : 박 은 경
주　　소 : 서울시 강서구 마곡중앙1로 10, 907호
(마곡동 한일노벨리아타워)
전　　화 : 02-6956-8670
팩　　스 : 02-6956-8671
홈페이지 : www.shmed.co.kr
I S B N : 978-89-6498-075-0 93510
정　　가 : 68,000원

서문

[왜, 의사나 물리치료사가 되려고 했나요?]

학생들에게 물은 적이 있다. '동아리 활동 중에 다쳐서, 할머니께서 뇌경색에 걸리셔서, 부모님이 권유하셔서 등 다양한 답변이 있었지만, 가장 인상 깊었던 답변이 있었다.

[음, 사람을 치료한다는 것이 대단하지 않나요?]

그녀는 이렇게 대답해 주었다. 10년 이상 물리치료사로 지내오며 당연하다고 여겼지만, 이는 확실히 대단한 것이다. 많은 의사나 물리치료사들이 휴일에도 돈을 써가며 새로운 지식을 배우고 기술을 연마하고 있다. 그러나 그렇게 배운 기술도 타이밍이나 순서가 잘못된다면 효과를 볼 수 없다. 효과가 나타나지 않는 이유를 알지 못하고 답답해하는 경우도 많다.

[환자의 통증이나 증상이 그대로인 것은 왜 일까요?]

[물리치료를 받으면 나아지지만, 또다시 원래대로 악화되는 것은 왜 일까요?]

아마도 물리치료 평가가 틀리거나 치료가 미숙하거나 혹은 이 두 가지 모두 원인일 수 있다. 단기간에 기술을 개선하는 것은 어렵지만, 해부학과 운동학을 이해하고 주의 깊게 관찰하면 향상될 것이다. 다행히 물리치료 평가나 중요한 촉진법에 대한 서적도 많이 있으며 검사 측정법에 관한 서적도 많이 있다. 그러나 임상 실습 중인 학생들은 거의 대부분 제대로 평가하지 못하고, 초보 물리치료사 또한, 그러한 경우가 흔하다.

3년 전, 필자는 대학에서 임상물리치료평가학이라는 강의의 근골격계 물리치료 분야를 담당하게 되었다. 첫해에는 이미 지정된 책을 교재를 사용하였으나, 내용이 검사 방법과 그에 따른 진단적 해석에 그쳐 임상적 사고 과정을 이해할 수 없었다. 다음 해에는 적절한 교재를 찾았지만, 임상적 사고를 해부학이나 운동학에 기초하여 설명한 서적을 찾지 못했다. 어떠한 사고 과정에 기초해 무엇을 평가할 것인지에 대해서는 적혀 있지 않았기 때문이다.

[동작을 제대로 분석할 것] [정확히 촉진할 것]

필자가 지금까지 임상에서 지도한 것을 뒤돌아 보면, 이와 같이 막연한 충고를 해왔다. 그러나 지도를 받는 사람들은 '동작분석'과 '촉진'이 잘 연결되지 않을 것이다. 이러한 상태로는 물리치료 평가가 제대로 되지 않는다.

또한, 물리치료사의 사고 과정은 교과서로는 배울 수 없다. 지금까지 임상적 사고 과정은 주로 선배에서 후배에게 on the job으로 전해지는 경우가 많아 그 과정에서 해부학이나 운동학 등의 기초지식에 대한 설명이 부족한 것은 아니었을까. 예를 들면 '이근육의 수축과 이 근육의 수축이 연결되니까....' 등이다. 이래서는 스스로 문제점을 발견하고 환자에게 설명하기 어렵다.

[한 가지 소견을 발견했다면, 다음으로는 무엇을 생각해야 하는가?]

이 같은 사고 과정을 해부학이나 운동학을 통해 설명하고, flow-chart에 정리해 나타내면, 치료가 어렵던 증례에 대해 자신이 간과하고 있던 소견을 발견할 수 있지 않나요? 따라서 근골격계의 기능장애를 평가하는 사고 과정을 해부학이나 운동학을 이용해 체계적으로 정리해 놓은 책이 필요하지 않으까하는 생각이 필요하다고 느꼈다.

이미지로 생각해 보고 flow-chart를 작성하려고 하면 생각보다 잘 정리되지 않을 때가 있다. 그러면 다시 한번 고민하고 문헌을 찾아 읽는다. 이런 과정을 반복하여 정리해가면 정확한 진단을 할 수 있게 된다. 우리가 초보 물치료사를 지도할 때 이러한 순서를 따라 쉽게 설명할 수 있게 되었다.

물론 이 책에 실린 내용이 모든 환자에게 해당되지는 않는다. 임상 증상도 운동치료도 매우 다양하다. 이것이 현재까지 임상적 사고 과정이 체계적으로 정리되지 못했던 이유일 것이다.

이 책이 근골격계질환의 물리치료에 대해 고민하는 물리치료사나 학생에게 평가의 지침서가 되기를 희망한다. 또한, 우리의 생각이 미치치 못하는 통증의 메커니즘이 있다면 스스로 추가 보완하여 원저보다 나은 책을 만들었으면 한다.

끝으로 이 책을 완성하면 많은 도움을 주신 의학서원의 Kanai Mayuko씨에게 진심으로 감사드린다. 그리고, 여러 선생님들께서 보다 나은 책을 만들기 위한 논의를 거치고, 많은 시간을 들여 집필해주셨다. 납득할 때까지 의견을 멈추지 않는 필자와 끝까지 함께 해 주신 것에 감사드린다. 또, 늦은 귀가에도 무럭무럭 커가는 잠든 아들의 얼굴을 보고 다음날도 힘낼 수 있었다. 큰아들 Keiichiro, 혼자 육아를 떠맡은 아내 Michi, 근사한 인생을 선물해주신 어머니께 고마움을 표한다.

2017년 4월
Kudo Shintaro

감수의 글

재활의학과 전문의로서 해결되지 않는 만성통증으로 고생하는 많은 분들을 만나게 되는데, 이러한 만성통증이 치료되지 않는 주된 이유는 희귀한 질병을 앓고 있어서가 아니라, 자기공명영상(MRI)과 같은 영상학적 검사에는 과도하게 의존하면서, 상대적으로 불충분하고, 단편적인 진찰(문진과 이학적 검사)로 인해 통증의 중요 원인들을 놓치고 있는 모순적 상황에서 기인하게 됩니다. 근골격계 통증의 원인은 다인성의 특징을 가지고 있습니다. 즉, 어느 한 가지 요인에 의해서 통증이 발생하는 것이 아니라, 여러 가지 요인이 상호작용하면서 통증이 발생하거나, 조직 손상을 유발하게 됩니다. 급성통증이라면 증상 완화를 위한 약물이나 주사치료 등이 효과적일 수 있지만 반복적이고, 난치성의 통증에서는 복합적인 요인들이 통증의 원인으로 작용하므로, 다양한 문제점들을 찾아서 개선해줄 수 있는 치료가 필요하고, 이 중에 대표적이고, 효과적인 치료 방법이 도수치료입니다. 올바른 도수치료의 목적은 통증을 일으키는 메커니즘을 제거, 개선 혹은 대체하게 해주는 것이고, 이는 결국 운동기능 혹은 움직임의 개선을 의미하게 됩니다. 따라서 도수치료의 특정 기법과 방법론에 치우치는 것보다는 통증을 유발하는 요인들을 평가, 분석하고 이를 바탕으로 치료 계획을 세울 수 있는 능력이 무엇보다 중요합니다. 여기에는 크게 환자의 구조적 특징(유전적인 특징과 퇴행에 의한 구조 변화), 기능적 특징(자세, 습관, 움직임 패턴)뿐만 아니라, 환자가 해야 하는 신체 활동의 특징과 활동이 일어나는 환경 및 심리적 요인이 포함됩니다.

문제는 정확한 진단과 치료 계획 수립을 위해서는 해부학, 조직학, 영상의학, 생리학, 운동역학 및 뇌신경 과학 분야 등의 지식이 필요한데, 현실적으로 이 모든 분야를 충분히 학습하기는 매우 어려우며, 이 다양한 분야의 지식들이 실제 치료에 적용되려면 충분한 임상 경험을 통한 경험적 지식 또한 필요합니다. 따라서 좀 더 쉽고, 체계적으로 근골격계 통증의 진단을 위한 통합적인 지식을 전달해 줄 서적이 있다면 좋은 길라잡이가 될 것입니다. '근골격계 질환의 평가 전략과 치료 가이드'는 올바른 도수치료를 위해서 반드시 알고 있어야 할 기본적인 해부학, 생체역학적인 지식과 이학적 검사 및 기능평가방법 등이 통증을 유발하는 요인별로 체계적으로 정리되어 있습니다.

특히 풍부한 임상 경험이 없다면 다룰 수 없는 중요 포인트들과 통합적인 노하우들이 담겨있어 실제 환자 치료에 직접적인 도움이 될 수 있습니다. 오랜 시간 동안 만성적인 근골격계 통증 치료와 교정을 해오고 있는 저와 저희 병원의 치료사에게도 경험이 풍부한 저자의 체계적이고 꼼꼼하게 풀어내는 우리 몸의 이야기들이 큰 배움과 도전으로 다가옵니다.

서울휴 재활의학과 원장
재활의학과 전문의

김 동 현

옮긴이 서문

"근본적인 치료가 아니면 하지 마세요"

"단순히 통증만 가라앉히는 치료는 거절하겠습니다"

진료 중 환자분들에게 가장 많이 듣는 말입니다. 그런데 이는 환자뿐만 아니라 의사의 바람이기도 합니다. 하지만 짧은 진료시간 중 통증의 원인을 제대로 파악하고 치료하기란 쉽지 않은 일입니다.

그래서 특징적인 증상과 징후에 따른 평가와 치료 전략을 평소에 몸에 익혀 두어야 한다고 생각합니다. 이 책을 번역하며 이러한 연습에 큰 도움이 되는 교재를 발견했다고 느꼈습니다.

저자인 쿠도 신타로 선생님께서는 일본에서 물리치료학과 교수 및 다양한 학회의 임원으로 활동하시며, 본인의 경험과 이론을 알리기 위해 애쓰고 계십니다. 그 노력의 일부가 이 책에도 고스란히 담겨 있습니다.

제 부족한 번역에도 불구하고 치료사, 의사, 환자분들의 증상이 호전되고, 서로 간의 의사소통에 도움이 되길 진심으로 바랍니다.

감사합니다.

정 효 준 · 서 준 원

옮긴이 소개

◈정 효 준

- 수재활의학과의원 원장
- 재활의학과 전문의
- 번역) '정형내과', '비수술정형외과',
'초음파를 이용한 말초신경차단',
'어깨기능운동', '골반교정운동',
'질환별 체조요법'
'어깨통증 오십견의 진단과 치료'등

◈서 준 원

- 수재활의학과의원 원장
- 재활의학과 전문의
- 번역) '정형내과', '비수술정형외과',
'초음파를 이용한 말초신경차단',
'어깨기능운동', '골반교정운동'
'질환별 체조요법'
'어깨통증 오십견의 진단과 치료'등

목 차

근골격계 질환의 평가 전략과 치료

기본 동작과 운동에서의 기능 개선을 위한 근골격계 질환의 치료에서 이학적 평가는 환자의 동작능력 저하를 초래하는 기능장애를 발견하고 적절한 치료 프로그램을 구성하기 위한 과정이다. 이는 상당히 어려운 프로세스이므로 어려워하는 치료사가 많지만 능숙해지면 문제점을 명확히 찾아낼 수 있다. 이 과정을 거치지 않고, 치료를 시행하는 것은 지도 없이 여행하는 것과 같이, 목적지도, 무엇을 하고 있는 지도 불명확한 상태가 된다.

저자들은 이 과정을 세 단계로 구분하여 시행하면 적절한 평가와 치료가 가능할 것이라고 생각한다.

step 1 통증 유발 동작 : 역학적 부하

동작 능력 저하를 발견하는 과정에서 중요한 것은 증상 및 동작 관계를 명확하게 밝히는 것이다.

예를 들어, 퇴행성 슬관절염(knee osteoarthrosis)은 입각 중기(mid-stance)에서 무릎 '외측 동요(불안정)'가 발생할 수 있다. 외측 동요는 증상이 없는 경우도 있지만, 퇴행성 슬관절염에서는 문제가 되는 이유는 무엇일까. 이는 외측 동요에 의해 증가된 무릎 내측에 압박 부하(compression stress)가 통증이 유발되는 역학적 부하가 되기 때문이다.

이와 같이 환자의 동작 중에 어떠한 역학적 부하가 작용하는 지 밝히는 것이 근골격계 질환의 평가 전략 첫 번째 단계 step 1 이다.

step 2 통증의 위치 : 해부학적 평가

다음으로 통증 및 증상이 나타나는 부위를 찾는 것이다.

슬관절의 가동 범위가 제한된 증례에서는 가동 범위의 최종 범위(end-range)에서 신장감(당기는 느낌)이나 통증을 호소하는 경우가 많다. 이 때, 증상을 호소하는 부위가 슬관절 전방 혹은 슬개골 하방이냐에 따라 이후의 검사, 측정 및 치료의 접근이 달라진다. 따라서 증상이 나타나는 부위를 해부학적으로 명확히 하는 것이 두 번째 단계 step 2의 목표이다.

step 2에서는 환자의 신체를 정확히 촉진하고, 운동기능검사에 따른 증상의 재현을 확인하는 것이 중요하다.

step 3 통증의 원인 : 운동학적 평가

step 3에서는 왜 그 부위에 손상이나 기능장애가 발생했는지를 운동학적으로 규명하는 것이다.

수술 침습 및 외상의 경우는 기능장애가 반드시 운동학적 원인으로 발생한다고 할 수는 없다. 그러나 본래 존재하던 기능부전이 수술이나 외상으로 부하(stress)가 증가될 수 있으며, 다른 부위의 기능 저하로 증상이 악화될 수도 있다. 따라서 과긴장된 근육을 유연하게 하는 것뿐만 아니라, 긴장 증가의 원인을 운동학적으로 평가해야 한다. 특히 슬관절은 동작에 미치는 영향이 크다. 따라서 장애 부위에 대한 부하를 증가시키는 동작이 있는지 관찰하고 분석하는 것이 중요하다.

각 단계별 필요한 지식과 테크닉

step 1 필요 지식과 테크닉

● 역학적 부하(mechanical stress)의 종류

역학적 부하는 크게 4가지로 분류할 수 있다.

1 압박 부하(compression stress)

조직에 압박이 가해질 때 발생하는 부하이다. 특히 관절면과 관절에 존재하는 섬유연골(hyaline cartilage), 관절 주위의 지방체(fat pad) 등, 신체에 가해지는 힘을 완충하는 조직에 압박 부하가 증가하면 기능장애가 흔히 발생한다.

2 신장 부하(stretching stress)

조직에 신장력이 가해질 때 발생하는 부하이다. 인대, 힘줄(건) 등, 장력을 전달하는 조직에 신장 부하가 가해지면 손상이나 기능장애가 흔히 발생한다.

3 전단 부하(shearing stress)

조직이 찢기는 것과 같은 부하(역주: 서로 접근한 두 평행면에 같은 크기, 반대 방향으로 작용하는 힘)로 회전 운동이 일어난 조직에서 흔하게 발생한다.

4 마찰 부하(friction stress)

힘줄이나 인대의 주행이 달라지거나, 여러 개의 층으로 이루어진 조직에는 마찰 부하가 발생한다. 마찰 부하를 완충하는 것이 점액낭(bursa)과 건초(tendon sheath)이다. 이러한 조직에 대해 마찰력이 증가하면 손상이나 기능장애가 발생한다.

step 2 필요 지식과 테크닉

● 촉진 테크닉

step 2에서는 정확한 촉진 테크닉이 요구된다. 각 조직의 촉진법을 간단하게 설명하겠다.

1 뼈부위

뼈부위는 연부조직에 당겨지거나(예 : 대결절이 회전근개에 당겨지거나), [예 : 주두(olecranon)와 주두와(olecranon fossa)] 맞닿아 형성된다.

뼈부위의 정확한 촉진을 위해서는 주위 연부조직의 감별이 중요하며, 경우에 따라서는 주위 조직의 긴장을 낮춰야 한다. 딱딱한 느낌 때문에 비교적 촉진이 쉽다.

2 근육

근육을 촉진하기 위해 해당 근육의 기시(origin), 정지(insertion) 부위는 물론, 인접한 근육의 기시, 정지 부위도 알아 둘 필요가 있다. 임상에서는 압통 등, 근육 상태를 알아보기 위해 근육 촉진을 시행한다. 그러나 step 2에서는 해당 근육 전체를 최대한 많이 촉진하기 위해 근육과 근육 사이를 만지거나 주위 근육을 이완시켜야 할 때도 있다. 또한, 근육 고유의 움직임이 있을 경우, 그 운동을 시행하여 수축 시 경도(hardness) 증가를 확인하는 것도 효과적이다.

3 인대

인대는 뼈와 뼈를 연결하는 결합조직의 섬유다발이다. 인대를 촉진 시 정확한 감촉이 없는 경우도 있다. 이것은 인대에 따라 섬유속(섬유다발, fiber bundle)의 굵기, 유연도, 깊이 등이 다르기 때문이다. 따라서 임상에서는 인대의 긴장을 진단하기 위해 부하 검사(stress test)를 시행하여 종말 저항감(end feel)을 평가하는 경우가 많다.

step 3 필요 지식과 테크닉

● 동작의 생체역학(biomechanics)

특히 하지 근육이나 몸통 근육의 근긴장은 동작의 영향을 받기 쉽다.

예를 들어, 무게 중심을 하퇴의 전방 경사가 적은 후방으로 이동한 상태로 스쿼트를 실시하면 지면반발력(ground reaction force) 벡터는 무게 중심으로 이동하고, 지면반발력 작용선과 슬관절 중심거리(I)가 길어진다(그림).

따라서 지면반발력에 의한 무릎 굴곡 모멘트(외부 무릎 굴곡 모멘트)가 증가하면, 이에 대한 반작용 저항으로 근육과 인대에 의한 무릎 신전 모멘트(내부 무릎 신전 모멘트)가 증가한다. 이런 동작이 습관화된 환자는 슬관절 신전근(knee extensor)의 긴장이 높아지기 때문에 근경도(stiffness of muscle)가 높아진다. 또한, 이런 동작에서는 지면반발력이 족관절 중심의 주위를 통과하므로 내부 족저굴 모멘트(plantar-flexion moment)가 저하된다. 이러한 동작의 지속으로 족관절 굴곡근의 근력이 감소하여 슬관절 신전근의 유연성이 개선되지 않는다. 따라서 슬관절 신전근의 유연성과 함께 족관절 굴곡근의 근력 저하라는 기능장애가 동반되었을 가능성을 고려한다.

이처럼 동작을 운동학적으로 분석하여, 생체역학적 관점으로 평가해야 한다.

● 정상 관절운동의 기전

관절이란 2개 이상의 뼈가 가동성을 가지고 연결된 부위를 가르킨다. 연결 상태가 강하면 가동성이 저하되고 약하면 가동성이 증가한다. 즉 정상적인 관절은 연결된 2개 이상의 뼈의 위치 관계에 의한 안정성과 가동성을 갖는다.

관절의 기능장애는 관절 운동 중에 관절 구성체에 비정상적인 역학적 부하가 발생하여 생겨난다. 따라서 안정성과 가동성의 균형 잡힌 관절운동을 이끌어내야 한다. 이를 위해서는 관절의 정적·동적 안정화기구를 이해해야 한다.

- 정적 안정화기구(static stabilizer) : 주로 인대와 관절낭 등의 비수축성 조직으로 구성된 기구
- 동적 안정화기구(dynamic stabilizer) : 주로 근육과 힘줄(건) 등의 수축성 조직으로 구성된 기구

각 관절에서 어떠한 조직이 어떤 안정화에 관여하는지를 이해할 필요가 있다.

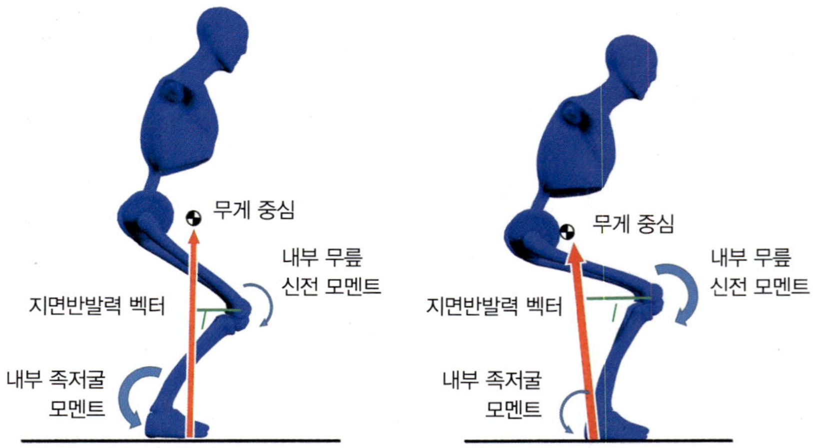

a. 정상　　b. 후방으로 중심이 이동한 경우

그림　스쿼트의 생체역학

➡ DTTT
determination test of the trigger tissue

통증유발조직 판별검사(DTTT)

step 2의 해부학적 평가 단계에서 증상을 일으키는 원인 조직을 찾는 단계이다.

임상에서 통증이 두 가지 이상의 조직에서 발생할 수 있는 많은 증례가 있다. 그러한 증례에서 한 조직에 대해 일정 기간 운동치료를 시행하여도 증상이 호전되지 않아 다른 조직으로 치료 부위를 변경하면 문제 해결까지의 기간이 길어지게 된다.

이런 경우에는 통증의 원인으로 추정되는 조직(trigger tissue)에 대해 수기치료 및 물리치료를 시행하여 통증의 변화를 확인 후 통증유발조직을 판별하는 것이 바람직하다.

예를 들어 슬관절 활막염(synovitis)과 거위발 점액낭염(pes anserine bursitis)이 발병하여 통증을 호소하는 경우, 물리치료를 통해 활막염의 통증을 즉시 호전시키기는 어렵다. 그러나 거위발 점액낭염은 근육의 유연성을 개선하거나, 정렬(alignment)을 조절하면, 즉각적인 증상 완화를 기대할 수 있다. 진단명에만 집착해 낫지 않는 병으로 판단하지 말고, 물리치료로 조절 가능한 증상을 찾아 치료를 진행하자. 이는 복잡하게 얽힌 실타래(증상)를 조금씩 풀어가는(경감시키는) 것과 같고, 침습 처치가 필요한 경우라도 시술 전에 조금

이나마 상태를 호전시킨다면 정형외과 의사의 업무에도 도움이 될 것이다.

step 3의 운동학적 평가에서도 여러 가지 기능장애가 존재할 수 있다.

예를 들어, 고관절 외전근의 근력 저하와 족부의 과회내는 모두 슬관절 통증을 유발할 수 있다. 이 중 어떠한 기능장애가 더욱 문제가 되는 것일까. 이러한 경우에도 족부와 고관절 외전근의 치료 전후에 동작이 어느 정도 개선되었는지 확인하여 어떤 부위가 통증유발조직(trigger tissue)인지 인지 판별해야 한다.

저자들은 이와 같은 시험적 접근을 **통증유발조직 판별검사(DTTT)**라고 명명하였다. DTTT로 통증이나 동작이 개선된다면 그 치료를 지속하기도 한다. 학생이나 초보 의료인들에게는 쉽지 않을 수 있다. 그러나 임상에서의 평가와 치료는 표리일체라는 것을 깨닫고 충분히 연습하여 DTTT에도 도전하기 바란다. Clinical reasoning 능력이 현격하게 향상될 것이다.

이 책의 활용법

① 각 장의 첫 번째 시작은 기본적인 구조(해부학)와 기능(운동)에 대해 설명하였다. 여기서 지식을 정리한다.

② 임상에서 흔히 접할 수 있는 근골격계 질환을 제목으로 하였다, 우선 환자가 증상을 호소하는 부위의 항목을 참조한다.

③ step 1에서는 역학적 부하가 어떤 경우에 가해지는지 설명하였다. 증례의 문진 결과와 비교하여 확인해 보기 바란다.

④ step 2에서는 통증이 발생하는 조직의 해부학적 구조와 기능, 촉진 방법, 검사 방법을 설명하였다. 우선 그 검사의 필요성과 시행 이유를 확인한다.

⑤ step 3에서는 위의 검사가 양성일 경우, 증상이 발현된 원인에 대한 운동학적으로 고찰하여 필요한 검사, 측정, 운동치료에 대해 설명하였다.

이와 같은 과정을 거치면, 환자의 문제점을 명확히 알게 될 것이다. 그리고, case note에서는 증례를 통해 검사 결과와 운동치료의 실제를 소개하였다. 근거 수준이 모두 높다고 할 수는 없지만, 치료사들의 아이디어를 배우고 이를 활용하기 바란다.

이 책은 '질환에 대한 평가' 만이 아닌 '증상에 대한 평가'에 대하여 flow chart를 이용해 설명하였다. 임상에서 근골격계 질환의 기능장애에 대한 치료를 실시할 때 이를 활용하면, 본인이 놓친 부분을 확인하고 각자 본인의 평가 과정을 flow chart와 대조해 보고 문제점을 발견할 수 있을 것이다.

Part 1

어깨와 상지

Shoulder and Upper Extremities

1. 어깨(shoulder)

2. 주관절(elbow joint)

3. 수관절(wrist joint)·수부(hand)

1 어깨(shoulder)

어깨의 구조와 기능

어깨는 3개의 해부학적 관절[**견갑상완관절(GHJ)**, **흉쇄관절(SCJ)**, **견봉쇄골관절(ACJ)**]과 3개의 기능적 관절[**제2견관절**, **견갑흉곽관절(STJ)**, **C-C mechanism**]로 구성된다(그림1-1).

➡ **견갑상완관절**(GHJ)
gleno-humeral joint

➡ **흉쇄관절**(SCJ)
sterno-clavicular joint

➡ **견봉쇄골관절**(ACJ)
acromio-clavicular joint

➡ **제2견관절**
second joint

➡ **견갑흉곽관절**(STJ)
scapula-thoracic joint

➡ **C-C mechanism**
coraco-clavicular mechanism

A. 어깨의 흔한 기능장애

어깨는 일상생활이나 스포츠 활동 중에 넓은 가동 범위를 안정적으로 움직일 수 있어야 한다. 따라서 어깨 주위 연부조직의 기능장애에 의해 가동 범위 제한 혹은 불안정성이 발생하기 쉽고, 이러한 기능장애로 인해 정상적으로 관절을 움직이지 못하고 통증을 호소하는 경우가 많다.

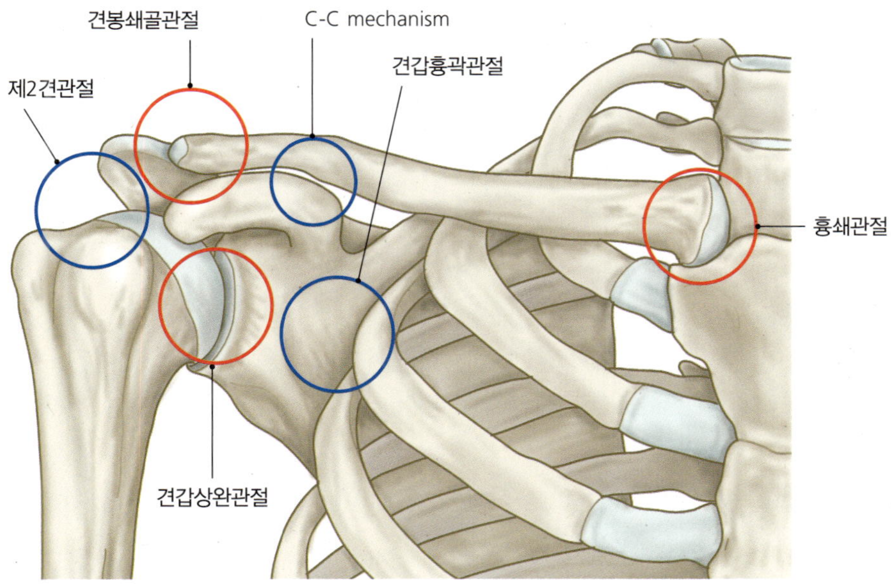

그림 1-1 견관절 복합체
견관절 복합체는 3개의 해부학적 관절(O)과 3개의 기능적 관절(O)로 구성된다.

B. 어깨의 안정화기구

● 정적 안정화기구(그림 1-2)

➡ **상관절상완인대(SGHL)** superior glenohumeral ligament

➡ **하관절상완인대(IGHL)** inferior glenohumeral ligament

- **뼈의 형태** : 관절와(glenoid fossa)의 깊이는 개인차가 있으며, 얕은 경우 안정성이 저하된다.
- **관절순(glenoid labrum)** : 관절와를 더욱 깊게 하기 위한 섬유연골조직
- **관절낭(joint capsule)·인대(ligament)** : 관절낭과 관절낭 전면의 인대는 안정화에 기여한다. 관절 자세에 따라 안정성에 기여하는 조직이 다르며, 중립 자세(neutral position)에서는 **상관절상완인대(SGHL)**가, 굴곡(shoulder flexion) 자세에서는 **하관절상완인대(IGHL)**가 긴장한다. 흔히 견관절 중립 자세를 1st position, 90° 외전자세를 2nd position, 90° 굴곡 자세를 3rd position이라고 한다.

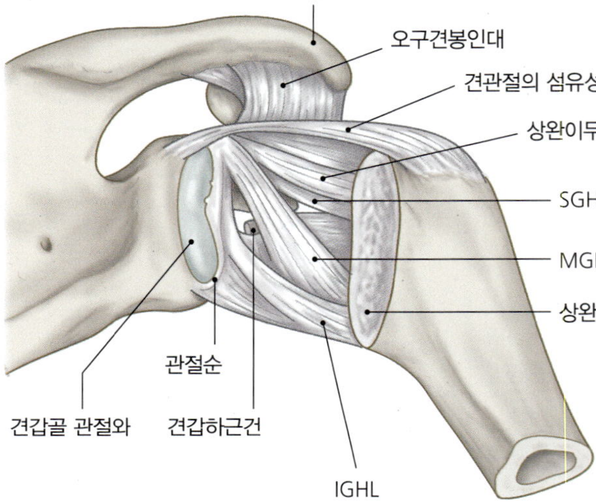

그림 1-2 어깨의 정적 안정화기구

● 동적 안정화기구

➡ **회전근개** rotator cuff

➡ **IST muscles** inter scapula-thoracic muscles

- **회전근개** : 극상근, 극하근, 소원근, 견갑하근 4개의 근육은 견갑상완관절 주위에 존재하며 관절와(glenoid fossa)로 상완골두(humeral head)를 잡아당긴 상태(구심위)를 취한다.
- **IST muscles** : 견갑흉곽관절의 움직임에 관여하는 근육의 총칭. 견관절 운동의 기반이 되며, 견갑골의 안정성을 제공한다.

C. 어깨의 운동

어깨의 운동(움직임)은 해부학적 관절과 기능적 관절의 협조적 운동으로 움직이게 된다.

- **견갑상완리듬(scapulohumeral rhythm)** : 어깨를 180° 외전하는 동안 견갑상완관절에서 약 120°, 견갑흉곽관절에서 약 60° 운동함으로써 견관절의 운동이 달성된다

(➡ pp.25~26)(그림 1-3).

- **관절상완리듬(glenohumeral rhythm)** : 관절상에서의 상완골두의 움직임을 말한다. 외전(거상) 초기에는 ship roll, 그 이후에는 ball roll과 gliding이 발생하며 150° 이상의 외전 각도에서 rotation이 일어난다.
- **쇄골(clavicle)** : 근위단(proximal end)은 흉골과, 원위단(distal end)은 쇄골과 관절을 이루어 견갑골의 움직임에 관여한다(➡ pp.25~26).

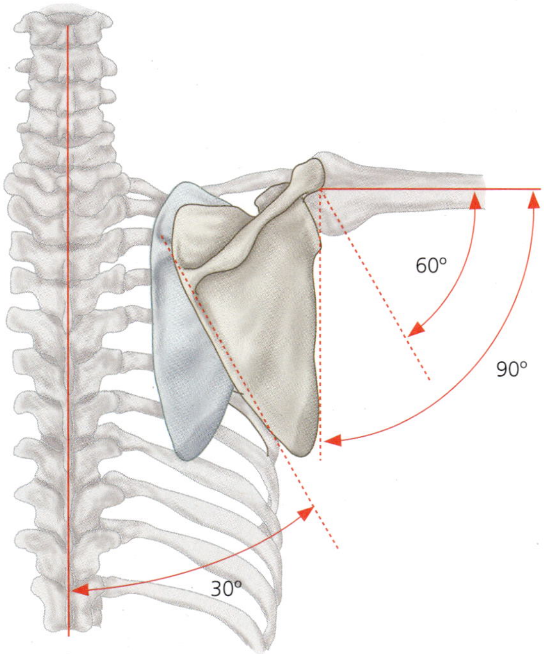

그림 1-3 견갑상완리듬(scapulohumeral rhythm)
견관절을 90° 외전시킬 때, 견갑상완리듬에 따라 견갑상완관절에서 60°, 견갑흉곽관절(STJ)에서 30°의 움직임이 발생한다.

1 어깨 상방(superior) 통증

여기에서는 각 단계(step)별로 정리해 설명하였다.

step 1 통증 유발 동작 : 역학적 부하

어깨 상방에 가해지는 역학적 부하를 생각해 보면 중립 자세에서 항상 팔의 무게로 인해 **신장 부하(stretching stress)**가 더해진다. 견관절 내전 운동 시 견갑상완관절의 상완골두가 하방으로 구르며(roll), 상방으로 미끄러진다(glide). 따라서 상완골두가 상방으로 미끄러지지 않고 하방에 매달려 있으면, 견갑상완관절 상방에 신장 부하가 가해진다.

또한, 팔을 들어 올리면 견관절 상방조직이 견봉(acromion)의 심층으로 파고 들어가게 되어 압박 부하가 발생한다. 더욱이 투구 동작(throwing) 등 팔을 들어 올려 크게 움직이면, **압박 부하(compression stress)**뿐만 아니라 **전단 부하(shearing stress)**가 더해진다. 어깨 상방에 존재하는 제2견관절은 압박 부하와 전단 부하를 받기 쉬운 조직이다.

신장 부하에 의한 통증이 발생한 경우에는 극상근, 극하근, 견갑상신경 중에 이상이 있다고 볼 수 있다.

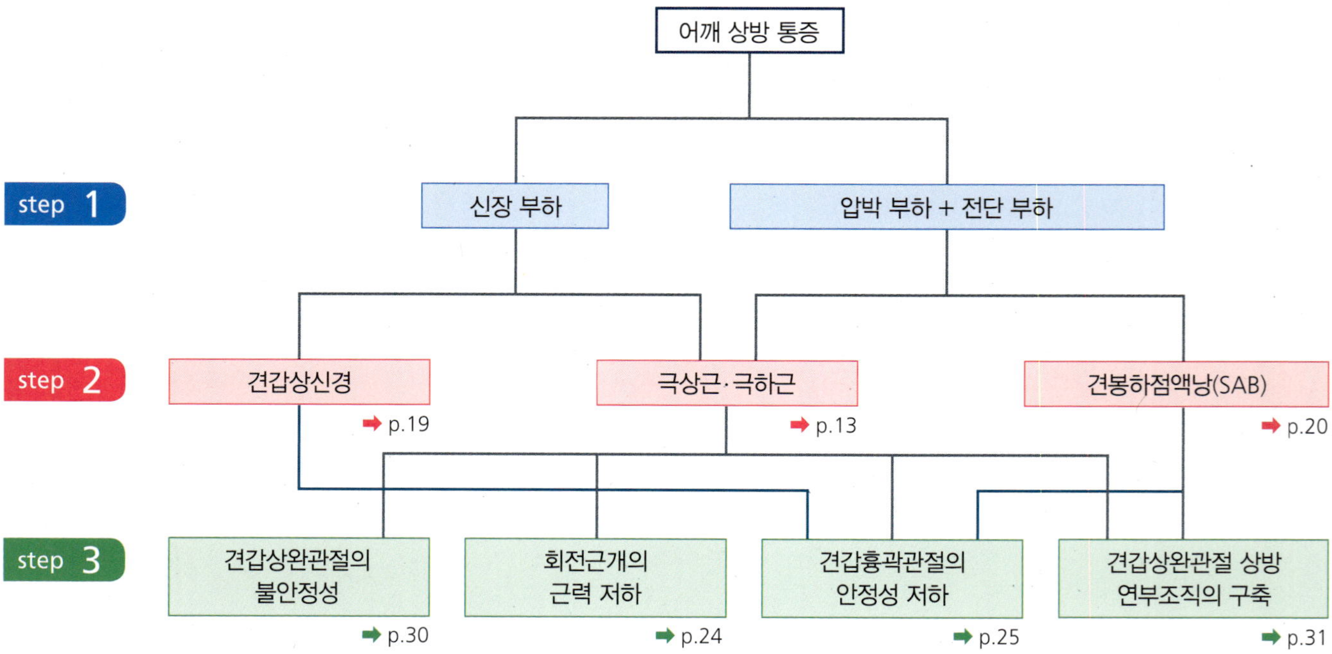

FLOW CHART 어깨 상방 통증의 평가 전략

압박 부하와 전단 부하로 인한 통증이 발생한 경우는 앞에 말한 극상근·극하근 외에도 견봉하점액낭을 의심한다.

step 2 통증의 위치 : 해부학적 평가

1) 극상근·극하근(그림 1-4)

극상근
기　　시 : 견갑골 극상와(supraglenoid fossa)
정　　지 : 상완골 대결절 superior facet(middle facet 상부)
지배신경 : 견갑상신경(suprascapular nerve)
작　　용 : 견관절 외전

극하근
기　　시 : 견갑골 극하와(infraglenoid fossa)
정　　지 : 상완골 대결절 middle facet
지배신경 : 견갑상신경
작　　용 : 견관절 외회전

➡ 극상근 supraspinatus m.

➡ 극하근 infraspinatus m.

● 통증 발생의 해부학적 요인

극상근은 견갑골 극상와에서 기시하여 대결절 상부에 정지한다. 대결절은 세 부분으로 나뉘며, 대결절 전상방 부위를 **superior facet**, 후방에서 후상방 부위를 **middle facet**, 대

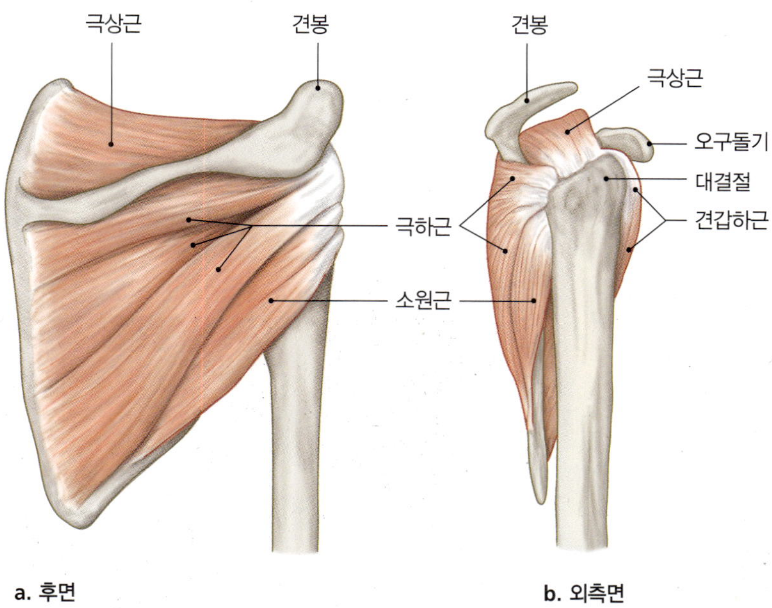

그림 1-4 극상근과 극하근

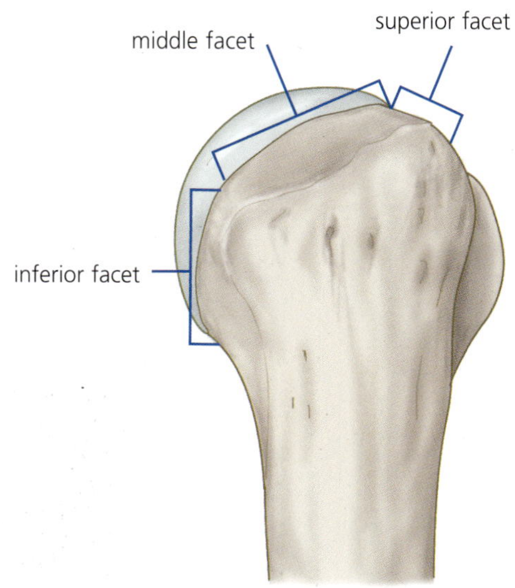

그림 1-5 대결절의 facet

결절 후하방 부위를 **inferior facet**이라고 한다(그림 1-5).

Minagawa 등[1]은 극상근이 superior facet에서 middle facet의 상부에 정지한다고 하였다. 한편, Mochizuki 등[2]에 의하면, 극상근은 superior facet의 전내측부에 국한된다고 하였다. 극하근은 극상근건 후방 부위를 덮고, middle facet 전체에 부착된다고 알려졌다. 그러나 Mochizuki 등[2]은 극하근이 superior facet 전내측부에 넓게 부착된다고 보고하였다.

다시 말하면 극상근·극하근의 정지부에는 여러 가지 해부학적 변이(anatomical variation)가 있다. 한편, 유대류(marsupial mammals)에서는 견갑골 후면에서 기시하는 **극근(sinalis m.)**이라는 근육이 존재한다. 극근이 견갑극(spine of scapula)의 외측으로 발달함에 따라, 기시부에서 상하 두 부분으로 나뉘어 극상근과 극하근으로 분리된다고 알려져 왔다. 또한, 긴팔원숭이(gibbon) 등 나무 위를 이동하는 동물에서는 나뭇가지를 구름사다리처럼 이동하므로 견관절에 강한 견인력이 작용한다. 따라서 견관절의 안정성을 유지하기 위해 강한 회전근개가 생겨났고, 각 근육의 섬유가 교차하여 상호 기능적으로 보상할 수 있게 되었다.

즉, 극상근·극하근을 비롯한 회전근개는 견갑골의 관절와로 상완골두를 잡아당기는(구심위를 취하는) 역할을 하고 있다. 견관절 가동 범위의 최종 범위(end range)에서는 상·하관절상완인대(SGHL·IGHL)의 긴장을 통해 안정시키지만, 중간 범위에서는 회전근개의 장력에 의해 상완골두를 관절와로 압박하여 안정시켜야 한다. 일상생활에서 견관절을 최종 범위까지 사용하는 것은 드물다. 그러므로 견관절을 움직일 때 주로 중간 범위에서 안정화해야 하므로 회전근개의 역할이 중요하다. 특히 팔을 들어 올렸다가 내릴 때에는 극상근과 극하근에 원심성 부하가 더해져 보다 강한 견인력이 작용한다.

● 극상근의 촉진

극상근의 기시부에는 표층에 승모근 중부 근속(근육다발)이 위치하며, 견봉의 심층을 통과해 정지부에 이른다. 정지부에서는 표층에 두꺼운 삼각근이 위치한다. 따라서, 체표면에서 직접 촉진하기 어렵다.

그런데 기시부에서는 견갑골을 수동 내전 상태로 유지하고, 승모근 중부 근육다발의 긴장을 최대한 낮추면 극상근의 압통이나 근긴장을 촉지할 수 있다(그림 1-6a).

그리고 견봉에서 원위부로 손가락을 이동시켜 견봉 하방의 함몰된 부분을 촉지하면, 삼각근이나 회전근개 표층의 연부조직을 통해 극상근의 정지부가 만져진다(그림 1-6b). 단, 이는 회전근개 표층의 연부조직을 거쳐 촉지하는 것이므로 압통이 있는 경우에는 견봉하

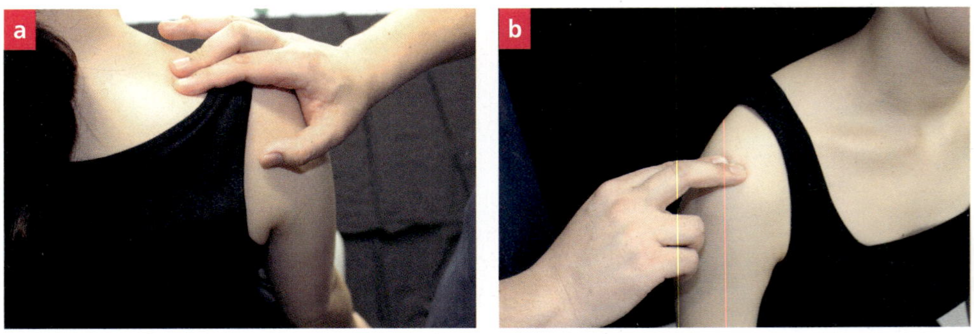

그림 1-6 극상근 촉진

점액낭 등을 감별한다.

● 극하근의 촉진

극하근의 기시부 대부분은 체표면에 노출되어 있으므로, 견갑골 극하와를 지표로 하여 촉진할 수 있다(그림 1-7). 그러나 정지부로 향하며 삼각근의 심층으로 들어가, 특히 superior facet이나 middle facet의 상부에 정지하는 섬유는 견봉의 심층으로 들어가므로 촉지하기 어렵다. 견봉 하부에서는 극상근과 극하근의 근섬유가 교차하여 주행하고, 오구상완인대(CHL) 등의 연부조직 또한, 회전근개와 합류하므로 개별 근육을 평가하기 보다 제2견관절을 구성하는 연부조직의 손상 유무를 확인하는 자세로 촉진할 필요가 있다.

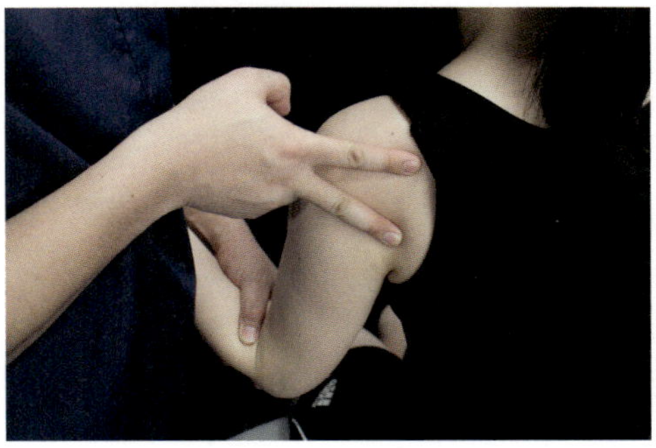

그림 1-7 **극하근 촉진**

● 극상근의 통증유발검사

Drop arm sign(그림 1-8)

- 검사 자세 : 검사자는 환자의 견관절을 수동적 외전 상태로 유지한다. 검사자는 환자에게 자세를 유지하도록 지시하고 손을 뗀다.
- 결과 : 견관절 외전 상태를 유지할 수 없거나 통증이 발생하면 양성이다.
- 기능적 의의 : 극상근이 손상되어도 관절 구축(joint contracture)이 없다면 수동적으로 외전시킬 수 있다. 따라서 수동적으로는 외전 자세가 가능하다. 그러나 능동적 외전 자세를 유지하기 위해서는 극상근으로 상완골두를 구심위로 유지해야 한다(극상근의 작용이 필요하다). 극상근이 손상되면 이러한 장력이 저하되므로 외전 자세를 유지하지 못하고 팔을 떨어뜨리거나 수축 시 통증이 발생한다.
- 주의점 : 삼각근 근력이 강한 운동선수 등에서는 팔을 떨어뜨리지 않거나 통증이 발생하지 않을 수 있다. 위화감이나 팔이 무겁게 느껴지는 등의 증상에도 주의한다. 또한, drop arm sign의 민감도는 0.14~0.35로 낮으며, 손상이 있어도 음성인 경우가 많다. 그러므로 이 검사의 결과가 음성이라도 극상근이 손상되지 않았다고 단정할 수 없다. 한편, 특이도는 0.78~0.88로 비교적 높아 검사가 양성이면, 극상근의 손상 가능성이 높다.

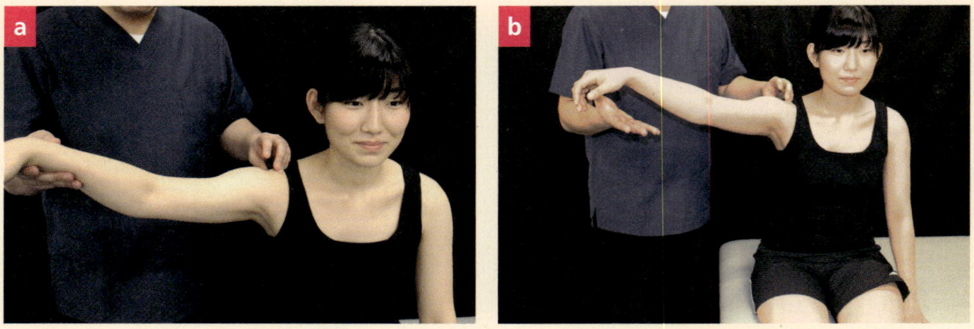

그림 1-8 Drop arm sign

Empty can test(그림 1-9)

- **검사 자세** : 환자에게 견관절 외전·주관절 신전·전완 회내(forearm pronation) 자세를 유지하게 한다. 검사자는 전완 원위부에 견관절 내전 방향으로 힘을 가한다.
- **결과** : 통증이 발생하거나 견관절 외전 자세를 유지할 수 없으면 양성이다.
- **기능적 의의** : 견관절 외전·주관절 신전 자세에서 전완을 회내하면 상완골이 내회전한다. 상완골이 외회전 되었다면 상완이두근 장두건 또한, 상완골두의 상방 이동을 막기 때문에 극상근의 기능을 상완이두근 장두건이 보상할 가능성이 있다. 따라서 전완을 회내시켜 상완이두근 장두건의 보상 작용을 억제하고 검사를 실시한다. 견관절 외전의 저항(반대로 힘을 가해) 운동으로 통증이 발생하는 것은 drop arm sign과 동일한 원리이다.
- **주의점** : Drop arm sign과 마찬가지로 삼각근의 근력이 강한 경우에는 증상이 없을 수 있다. 민감도는 0.32~0.89로 편차가 크지만, drop arm sign보다는 높은 민감도를 보인다.[3)]

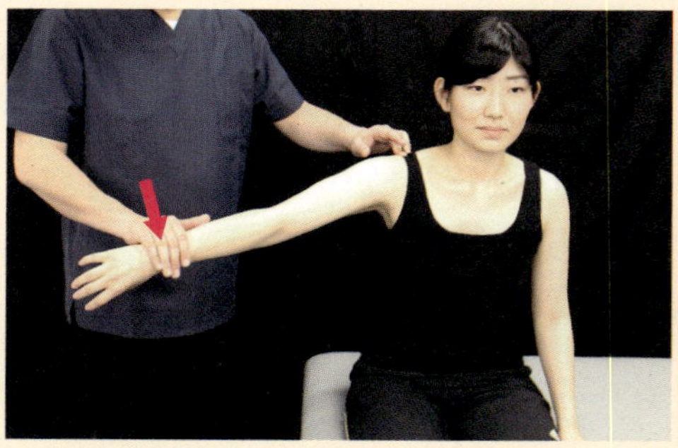

그림 1-9 Empty can test

Full can test(그림 1-10)

- 검사 자세 : 환자에게 견관절 외전·주관절 신전·전완 회외 자세를 유지하게 한다. 검사자는 전완 원위부에 견관절 내전 방향으로 힘을 가한다.
- 결과 : 통증이 발생하거나 견관절 외전 자세를 유지할 수 없으면 양성이다.
- 기능적 의의 : 견관절 외전·주관절 신전 자세에서 전완을 회외하면, 상완골이 외회전한다. 이로 인해 상완이두근 장두건이 극상근의 기능을 보상하게 되므로 empty can test에 비해 통증이 유발되지 않을 수 있다.
- 주의점 : Drop arm sign, empty can test와 마찬가지로, 삼각근의 근력이 강한 경우 통증이 발생하지 않을 수도 있다. 또한, 상완이두근 장두에 의한 보상 작용을 하는 경우, 상완이두근 장두건염(biceps tendinitis)이 있으면 양성일 수 있으므로 감별이 중요하다.

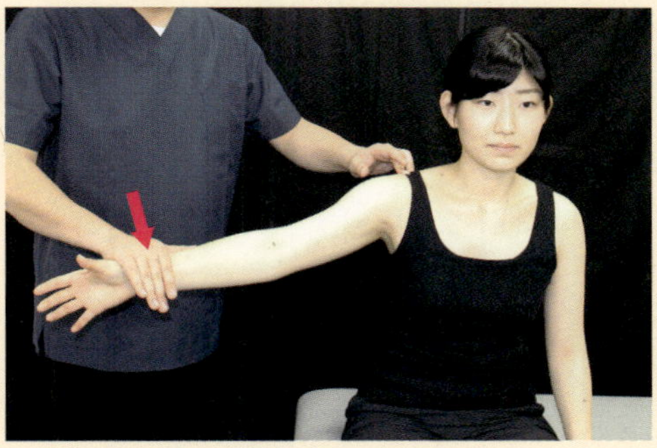

그림 1-10 Full can test

● 극하근의 통증유발검사

External rotation lag sign(그림 1-11)

- 검사 자세 : 견관절 중립 자세와 주관절 90° 굴곡 자세를 유지한다. 이 자세에서 어깨를 수동 외회전시킨다. 다음 시작 자세에서는 어깨를 능동 외회전시킨다.
- 결과 : 능동 운동의 가동 범위가 수동 운동보다 작으면 양성이다.
- 기능적 의의 : 견관절 외회전에 작용하는 근육은 극하근과 소원근(teres minor)이다. 극하근은 소원근보다 크고, 견관절 외회전에 크게 기여한다. 능동 운동과 수동 운동의 차이는 그 가동 범위를 움직이는 근력이 약하다는 점에 있다. 그러므로, 외회전에서 능동 운동과 수동 운동의 범위를 확인해야 한다.
- 주의점 : 이 검사의 특이도는 1.00으로 검사가 양성일 경우 손상이 있다고 판단할 수 있다. 그러나 민감도가 0.7이므로, 손상이 있을 때도 음성일 가능성이 있다.[3] 따라서 음성의 경우에도 MRI 혹은 초음파 소견을 확인해야 한다.

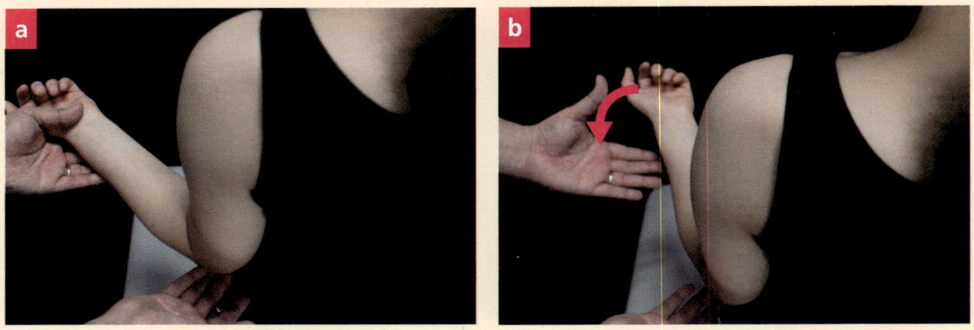

그림 1-11 External rotation lag sign

● 촉진과 검사 결과를 통해 유추할 수 있는 것은?

통증유발검사 결과에서 극상근이나 극하근의 손상 및 기능 저하가 발생하는 경우, 견관절 기능의 저하 원인으로 다음과 같은 4가지 원인을 생각해 볼 수 있다.

① 회전근개의 근력 저하 ➡ step 3 p.24

극상근·극하근 자체의 손상이나 기능 저하가 있는 경우, 회전근개의 근력이 저하된다. 특히 견관절 외전, 견갑골면에서의 외전·외회전 근력이 저하된다.

② 견갑흉곽관절의 안정성 저하 ➡ step 3 p.25

극상근·극하근의 근력이 저하되지 않더라도 견갑흉곽관절에서 견갑골을 흉곽으로 당기지(붙이지) 못한다면 견관절 운동 근력이 저하된다.

③ 견갑상완관절의 불안정성 ➡ step 3 p.30

견갑상완관절의 불안정성이 존재하는 경우, 정적 안정화기구의 기능이 저하된다. 이를 동적 안정화기구에서 보상하기 위해 극상근·극하근의 활동이 증가한다. 이러한 상태에서 동작을 계속하면 극상근·극하근의 압통이 강해져 근력이 저하될 수 있다. 또한, 불안정성이 심한 경우에는 팔을 들어 올린 자세에서의 안정성이 저하되어 정상적인 관절 운동의 궤도를 벗어나 관절 내 충돌(impingement)이 발생하기도 한다.

④ 견갑상완관절 상방 연부조직의 구축 ➡ step 3 p.31

견갑상완관절 상방 연부조직의 구축이 발생한 경우에는 상완골두가 상방 변위(upward displacement)할 수 있다. 그러면 뒤에서 설명할 견봉하 충돌(subacromial impingement)

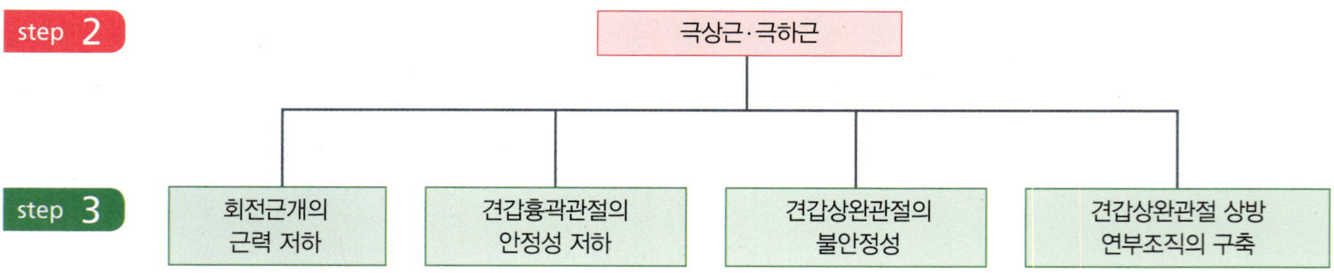

FLOW CHART 극상근·극하근이 통증의 원인으로 의심되는 경우

이 일어날 수 있다. 견봉하 충돌이 발생하면 극상근이나 극하근의 손상과 염증을 유발한다(➡ p.20).

2) 견갑상신경

● 통증 발생의 해부학적 요인

견갑상신경은 상완신경총의 상신경간(truncus superior)에서 분기하여 **견갑절흔부(scapular notch)**의 견갑골 앞쪽에서 뒤쪽으로 돌아 들어간다. 이후 극상와(supraspinous fossa) 외측으로 주행하여 견갑극(spine of scapula) 외측으로 주행을 바꾼다. 이 부분을 임상적으로는 **극와절흔(spinoglenoid notch)**이라고 한다. 견갑절흔과 극와절흔 사이에서 극상근에 대한 근지를 분지하고 극와절흔을 통과한 후에는 극하근에 대한 근지를 분지한다(그림 1-12).

➡ **견갑상신경**
suprascapular nerve

즉, 견갑상신경은 견갑골에 고정되어 있다고 할 수 있다. 견갑골은 견관절 운동의 기반이며, 견관절의 움직임에 따라 위치가 바뀐다. 견관절이 수평내전(horizontal adduction)하면 견갑골은 외전하고, 견갑상신경이 극와절흔에서 신장된다.

또한, 견갑절흔부에는 견갑횡인대(transverse scapular ligament)가 존재하므로 견갑골을 내리면 견갑상신경에 견인력이 작용한다. 견갑상신경은 견갑절흔을 통과한 후 견갑상완관절 상부의 지각을 지배하는 가지를 분기한다. 따라서 견갑상신경에 대한 역학적 부하는 견관절 상부의 연관통증(referred pain)으로 발생할 수 있다.

● 견갑상신경의 검사

견갑상신경의 연관통증에 대한 명확한 이학적 검사는 없기 때문에 견갑골의 위치를 이동시켜 통증이 재현되는지 확인한다. 예를 들면, 견갑골을 최대한 외전시키거나 아래로

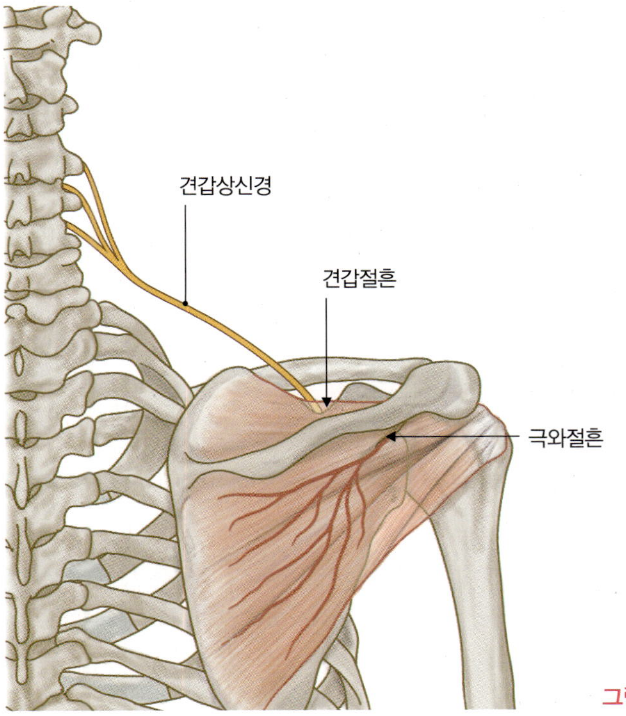

그림 1-12 견갑상신경의 주행과 포착 부위

내렸을 때 통증이 재현되는지 확인한다. 또한, 견갑상신경 유래의 연관통증이 의심되는 경우, 통증 부위를 분명히 표현하지 못하고 넓은 범위를 가리키는 환자도 있다.

어깨 상방 통증을 호소할 때 견갑상신경 유래의 연관통증을 먼저 의심하기 보다는 그 외 연부조직 손상이 없다고 판단될 때 고려하는 것이 바람직하다.

● 촉진과 검사 결과를 통해 유추할 수 있는 것은?

① 견갑흉곽관절의 안정성 저하 ➡ step 3 p.25

견갑골이 상방회전(upward rotation)하면 극상근과 극하근 상부 근속의 거리가 짧아지고, 근육의 길이가 짧아지면 정지 장력이 저하되므로 회전근개의 장력도 저하된다. 이로 인해 상완골 하방으로의 견인력이 강해져, 견갑상완관절 상부에는 견인 부하가 증가한다. 그러므로, 견갑흉곽관절에 부착하는 근육들의 기능 평가가 중요하다(➡ p.24).

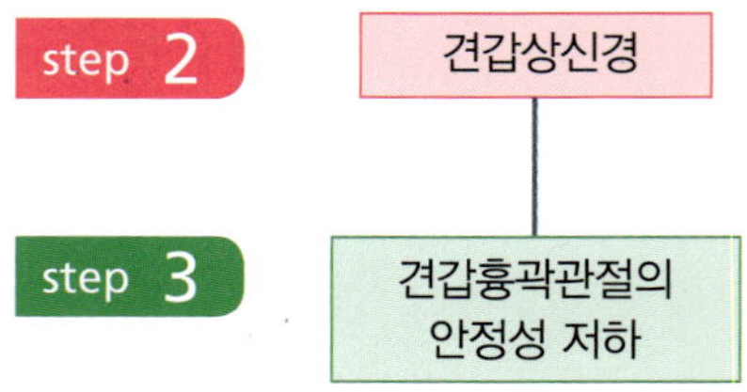

FLOW CHART 견갑상신경이 통증의 원인으로 의심되는 경우

3) 견봉하점액낭(SAB)

● 통증 발생의 해부학적 요인

➡ **견봉하점액낭(SAB)** subacromial bursa

견봉하점액낭(활액낭)은 오구견봉인대(coraco-acromial ligament)·오구돌기(coracoid process)·견봉(acromion)으로 구성된 오훼견봉궁(coraco-acromial arch)과 회전근개 사이에 존재하는 점액낭이다(그림 1-13). 이 부분의 점액낭은 넓게 외측으로 퍼져있으며 삼각근 아래에까지 이르는 것이나 내측에서 오구돌기 아래에 이르는 것도 있다. 또한, 분리되어 있거나 교통하는 등 여러 가지의 해부학적 변이가 있다. 이러한 견봉하점액낭은 제2견관절에 발생하는 압박 부하를 완충하는 역할을 한다.

견관절 거상 운동에 의해 상완골은 상방으로 구르고(roll), 하방으로 미끄러진다(glide). 이 움직임으로 인해 대결절이 견봉의 하방으로 들어가게 된다. 대결절이 견봉 하방으로 들어가는 통로에는 ① 내회전 자세에서 **전방경로(anterior path)**, ② 외회전 자세에서 **후외측경로(postero-lateral path)**, ③ 중립 자세에서 **중립경로(neutral path)**가 있다. 또한, 견봉 하방으로 들어가기 전까지의 단계(0°~60°)를 **pre-roatational glide**, 대결절이 견봉 하방에 존재하는 단계(60°~120°)를 **rotational glide**, 이후 단계를 **post-rotational glide**라고 한다(그림 1-14).

몇 가지 이유로 상완골이 하방으로 미끄러지는 움직임이 방해되면 대결절이 견봉 하방을 통과할 수 없게 된다. 이러한 상태를 **견봉하 충돌(subacromial impingement)**이라고 한다. 견봉하 충돌은 현상을 가리키는 것으로 통증 부위나 원인을 일컫는 용어가 아니다. 견봉하 충돌로 인해 견봉 하방에 존재하는 극상근·극하근 및 견봉하점액낭에 압박 부하

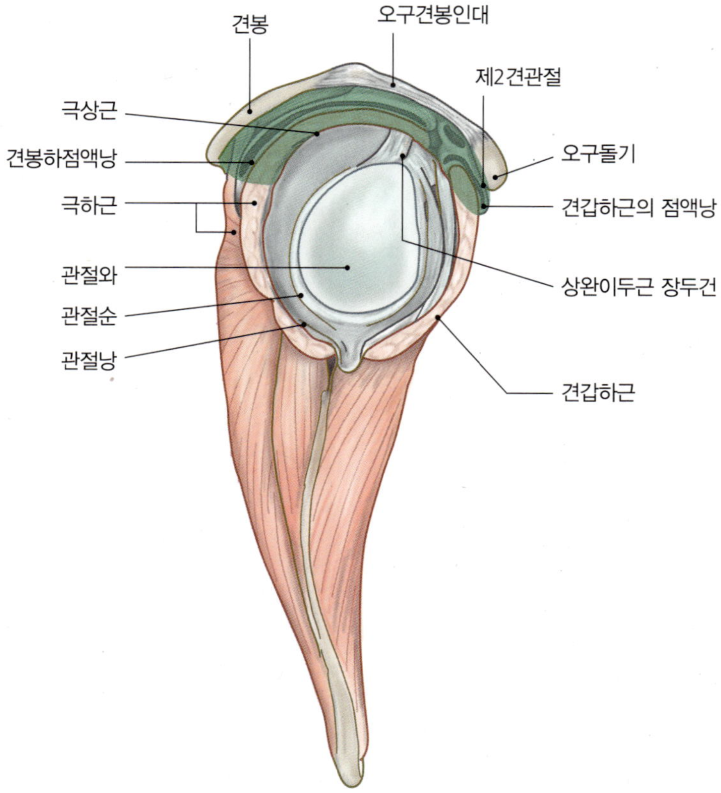

그림 1-13 제2견관절의 형태

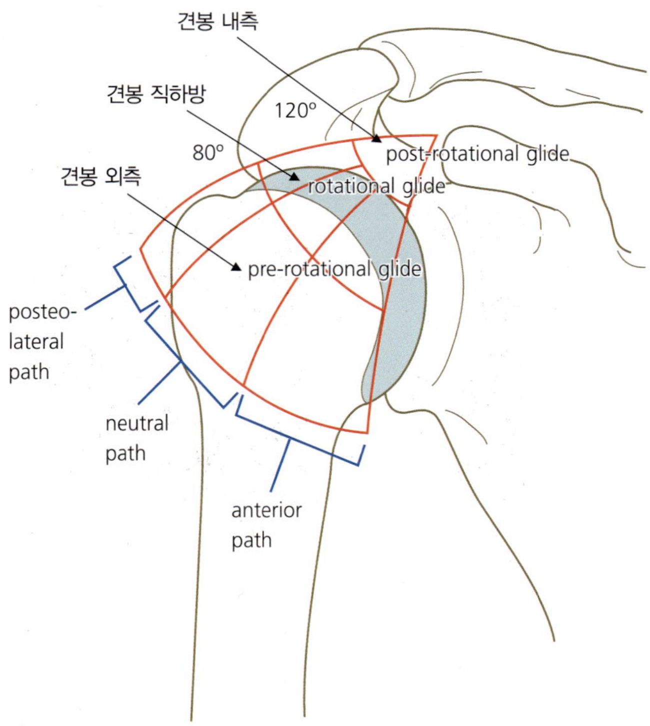

그림 1-14 대결절의 이동 경로

가 증가된다. 즉, 견관절의 압박 부하로 견봉하점액낭이나 극상근·극하근에서 유래되는 통증이 나타나게 된다. 극상근·극하근에 대해서는 앞서 설명하였으므로 여기에서는 견봉하점액낭에 대해서만 설명하겠다.

● 견봉하점액낭의 촉진

견봉하점액낭의 외측단(lateral end)은 삼각근의 심층, 내측단(medial end)은 견봉의 심층에 위치해 있기 때문에 체표면에서 직접 촉진하는 것은 불가능하다. 그래서 임상적으로는 견봉 직하방에서의 압통이나 초음파, MRI 영상으로 정보를 얻는다.

● 견봉하점액낭의 통증유발검사

견봉하점액낭의 통증유발검사는 회전근개 손상이나 염증 등을 포함하여 충돌을 일으켰을 경우 통증이 유발되는 지를 판단하는 검사이다.

Neer test(그림 1-15)

- **검사 자세** : 견관절을 내회전한 자세.
- **접촉 부위** : 견갑골의 전완 원위부.
- **유도 동작** : 견갑골을 고정한 상태에서 내회전과 거상(굴곡) 운동.
- **결과** : 통증이 발생하면 양성.
- **기능적 의의** : 견관절 내회전 자세에서 팔을 들어 올리면 대결절이 anterior path를 통과한다. anterior path에 충돌이 발생하면 통증이 발생하고, 제2견관절에 대한 압박 부하가 견봉하점액낭이나 회전근개의 손상을 유발할 것으로 보인다.
- **주의점** : 이 검사는 민감도가 낮으므로[3, 4] 음성일 경우에도 MRI 혹은 초음파 소견을 확인해야 한다.

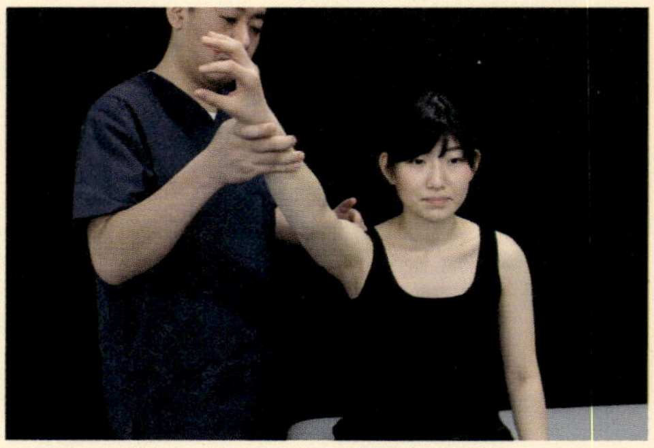

그림 1-15 Neer test

Hawkins-Kennedy test(그림 1-16)

- **검사 자세** : 주관절이 굴곡된 견관절 90° 수평내전 자세.
- **접촉 부위** : 한 손으로는 견봉을, 다른 손으로는 상완 원위부를 잡는다.

- **유도 동작** : 상완 원위부를 잡은 손으로 견관절 내회전을 강제하고 견봉의 상승을 억제한다.
- **결과** : 통증이 발생하면 양성.
- **기능적 의의** : 90° 수평내전 상태에서의 내회전 운동이기 때문에 rotational glide에서 anterior path의 대결절 이동을 평가한다.
- **주의점** : Hawkins-Kennedy test의 민감도는 0.83, 특이도는 0.51이라고 한다.[3, 4] 즉, 양성일 경우 견봉하충돌증후군일 가능성이 높다. 그러나 견봉하충돌증후군이라도 음성일 경우가 있기 때문에 이를 염두에 두고 검사할 필요가 있다.

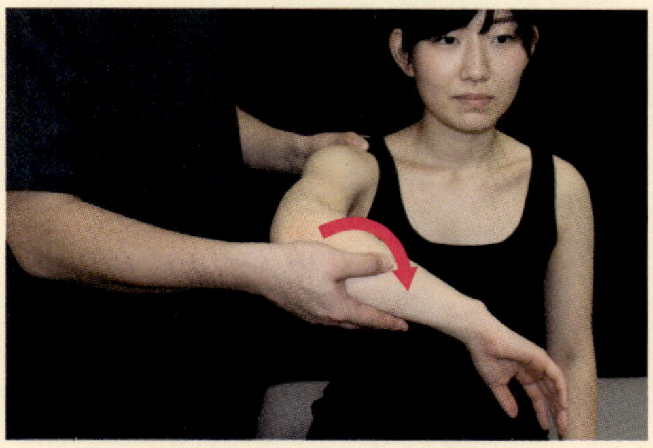

그림 1-16 Hawkins-Kennedy test

● 촉진과 검사 결과를 통해 유추할 수 있는 것은?

위의 검사를 통해 견봉하 충돌의 유무를 확인할 수 있다. 다음으로 왜 견봉하 충돌이 발생하는지를 평가해야 한다. 견봉하 충돌의 발생 원인은 제2견관절에 있다(그림 1-17).

제2견관절은 좁은 공간에 견봉하점액낭과 회전근개가 모여 있는 상태로 견관절 운동을 통해 활주해야 한다. 만원 전철로 비유하자면 차내(제2견관절)에 승객(회전근개)이 있고, 승객의 움직임을 원활히 해주기 위한 승무원(견봉하점액낭)이 존재하는 것이다. 승객이

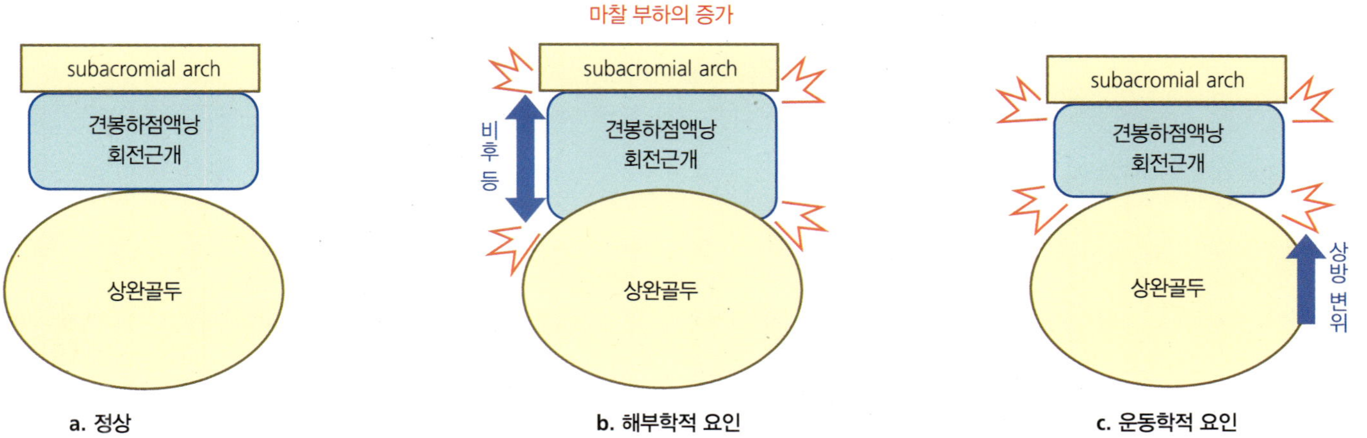

그림 1-17 견봉하 충돌

늘거나 승무원의 능력이 저하되면, 차내 마찰 부하(역학적 스트레스)가 증가한다. 이러한 마찰 부하가 심해진 상태를 견봉하 충돌이라고 할 수 있다. 즉, 회전근개의 비후(hypertrophy)나 석회 침착, 견봉하점액낭의 염증과 유착이 문제가 된다. 이와 관련된 평가는 영상 검사가 필요하다.

따라서 운동학적 요인에 대해서는 다음의 두 가지 사항을 평가해야 한다.

① 견갑상완관절 상방 연부조직의 구축 ➡ step 3 p.31

견갑상완관절에서는 거상(견관절 굴곡)에 따라 하방으로의 미끄러짐 운동이 발생한다. 상방 연부조직이 구축되면, 하방으로의 미끄러짐 운동이 제한되며 상대적으로 상완골두는 과도하게 상방으로 변위되기 때문에 견봉하 충돌이 발생한다.

② 견갑흉곽관절의 안정성 저하 ➡ step 3 p.25

팔을 들어 올릴 때 견갑골의 상방회전이 부족해지면 상대적으로 제2견관절 공간이 좁아진다. 따라서 견갑흉곽관절에 존재하는 근육의 기능 평가가 중요하다(➡ p.25).

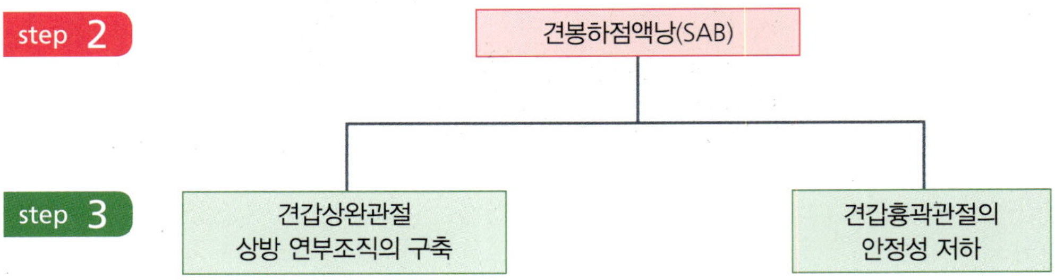

FLOW CHART 견봉하점액낭이 통증의 원인으로 의심되는 경우

> **참고!**
>
> Force couple
>
> 견관절이 움직일 때는 회전근개가 상완골을 관절와에 위치시키는 구심위 상태이다. 한편, 삼각근이나 대흉근 등의 관절에서 비교적 먼 부위에 부착하는 큰 근육의 장력이 발휘됨으로써 안정된 움직임이 가능해진다. 이처럼 두 가지 이상의 근육이 서로 다른 기능을 하며, 한 가지 운동을 수행하는 것을 force couple이라고 한다.

step 3 통증의 원인 : 운동학적 평가

1) 회전근개의 근력 저하

어깨 운동에 관여하는 근육은 ① 견갑상완관절의 안정성에 관여하는 근육, ② 견갑상완관절의 움직임에 관여하는 근육, ③ 견갑흉곽관절의 움직임에 관여하는 근육으로 구분된다. 이러한 근육을 이해한 후 검사를 실시하고 해석한다.

① 견갑상완관절의 안정성에 관여하는 근육

구조적으로 안정성이 낮은 견갑상완관절을 움직이기 위해서는 안정화에 작용하는 근육이 수축하여 상완골두를 관절와 내 구심위에 유지시켜야 한다. 이를 주로 담당하는 것이 **회전근개(rotator cuff)**이다.

② 견갑상완관절의 움직임에 관여하는 근육

견갑상완관절의 움직임에 관여하는 근육은 표층에 위치하며 관절에서 떨어진 부위에 정지한다. 이로 인해 움직일 때 큰 **토크(torque)**를 낼 수 있다.

③ 견갑흉곽관절의 움직임에 관여하는 근육

견갑골과 흉곽을 잇는 근육이며, **IST muscle**로 알려져 있다.

도수근력검사(MMT)를 통해 IST muscle의 근력 저하나 회전근개와 삼각근 등의 근력 저하 여부를 판별할 수 있다(➡ p.27). 그러나 회전근개와 삼각근·대흉근 중에 약화된 근육을 판별하는 것은 쉽지 않다. 그러므로, 병력, 진단명, 영상 소견을 종합해 평가해야 한다. 특히 회전근개의 수축이 양호하지 않은 경우는 초음파 영상진단기기를 활용하면 간단하게 확인할 수 있다.

> **운동치료의 핵심**
>
> 회전근개의 근력 저하가 나타난 증례에서는 회전근개의 근력 강화 운동을 실시한다. 이때 강한 부하를 주게 되면 삼각근이나 대흉근 등 장력이 큰 근육의 보상이 자주 발생한다. 따라서 부하의 강약에 주의하여 가동 범위를 크게 움직이도록 한다.

2) 견갑흉곽관절의 안정성 저하

극상근·극하근의 근력이 저하되지 않아도 견갑흉곽관절에서 견갑골을 흉곽에 붙이지 못하는 경우에는 견관절 운동의 근력이 저하된다.

일반적인 도수근력검사에서는 견갑골을 고정하지 않고, 견관절의 움직임을 평가한다. 그렇기 때문에 견갑상완관절의 근력 저하 혹은 IST muscle의 근력 저하를 구별할 수 없다. 따라서 견갑골을 고정시키고 도수근력검사를 시행해야 견갑상완관절의 근력만을 평가할 수 있다. 즉, 견갑골 고정 상태에서 도수근력검사로 근력이 저하되는 경우에는 견갑상완관절의 근육이 근력 저하를 일으키고 있다고 판단할 수 있으며, 견갑골 고정 상태에서 근력이 향상되는 경우라면 IST muscle에 문제가 있음을 시사하는 것이다.

이러한 점에서 견관절 거상 시 견갑흉곽관절의 안정성을 평가하기 위해서는 견갑골 고정 및 비고정 상태에서 도수근력검사로 선별검사하고 이후 IST muscle에 문제가 있다고 의심되면 각 근육의 도수근력검사를 실시해야 한다. 또한, 견갑골·쇄골의 위치와 정렬 상태를 보면 근력 저하가 발생한 부위를 예측할 수 있다.

● 견갑골, 쇄골의 위치

- **견갑골**(그림 1-18) : 견갑골은 흉배부 후면 외측에 위치하고 있으며 얇고 불규칙한 삼각 형태를 가지고 있다. 흉곽과 접하는 쪽을 **늑골면**, 배부(뒤쪽)에 위치하는 측면을 **배면**이라고 한다. 배측은 볼록한 형태이며, 성인에서 견갑골은 관상면(frontal plane)에 대해 약 30° 전방을 향한다. 이 면을 **견갑골면(scapular plane)**이라고 한다.
- **쇄골**(그림 1-19) : 쇄골은 흉부와 경부의 경계를 이루고 있으며, 견갑골과 흉골을 잇는 뼈이다. 쇄골 외측단(견봉단)은 견봉쇄골관절(AC joint), 내측단(흉골단)은 흉쇄관절(SC joint)을 구성한다. **흉쇄관절**은 쇄골 움직임의, **견봉쇄골관절**은 견갑골 움직임의 받침점이 된다.

> **참고!**
>
> Torque
>
> 고정된 축 주변을 회전하는 힘. 회전 모멘트(rotational moment)라고도 한다. 여기에서는 관절의 운동 축에 가해지는 회전력을 가리킨다.

> **참고!**
>
> IST muscle의 기능
>
> 체중 부하로부터 자유로운 상지는 안정성은 낮추고 운동성을 높일 수 있다. 이는 견갑골에 대해서도 마찬가지이다. 그러나 무거운 것을 들어 올릴 때 그 토대가 안정되지 않으면 지반이 가라앉듯 견갑골에는 토대로서의 안정성이 요구된다. 흉곽 위에 위치하는 견갑골을 안정시키는 근육이 IST muscle이며, 이 근육이 장력을 발휘할 때에만 비로서 견관절의 근력이 발휘된다.

➡ **견갑골** scapula

➡ **쇄골** clavicle

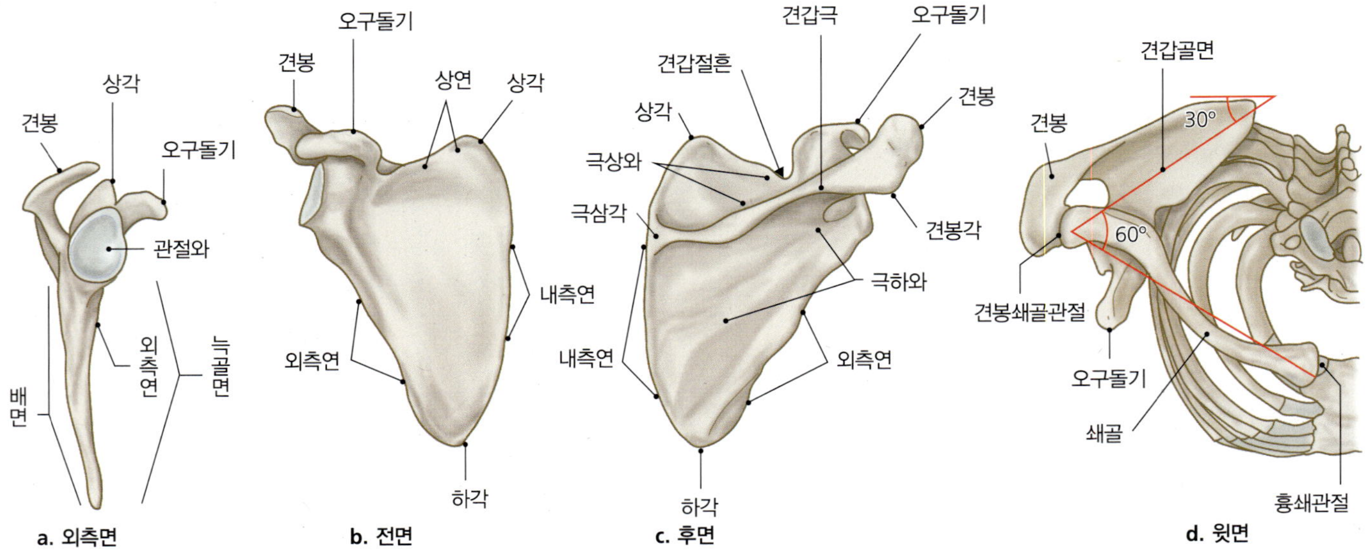

그림 1-18 **견갑골(scapula)**

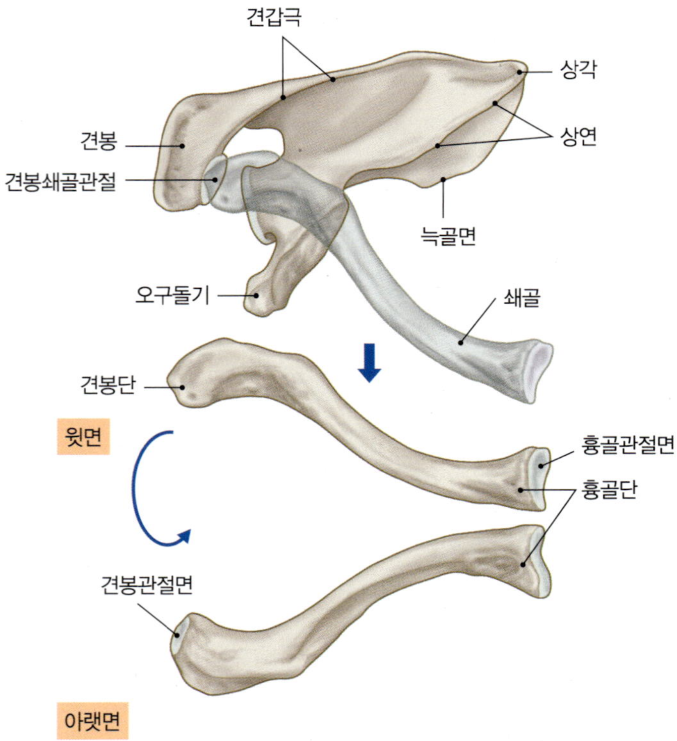

그림 1-19 **쇄골(clavicle)**

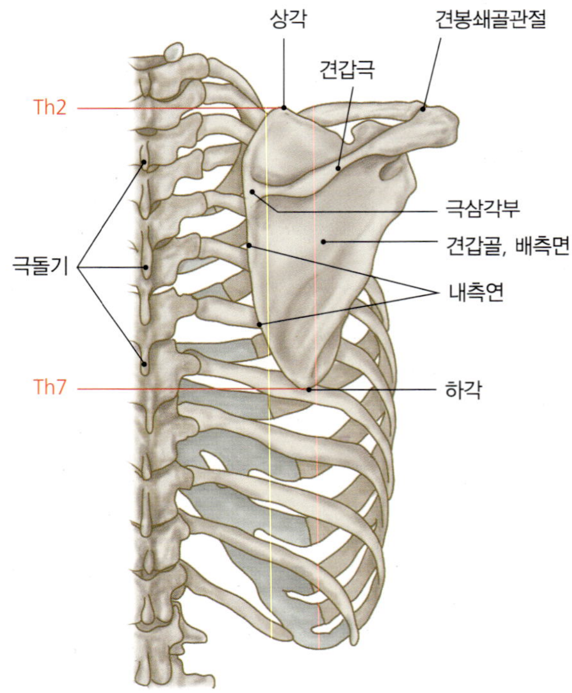

그림 1-20 **견갑골의 위치**

● 견갑골과 쇄골의 정렬

견갑골의 상각은 **제2 흉추극돌기**, 하각은 **제7 흉추극돌기** 높이에 위치한다(그림 1-20). '처진 어깨'에서는 외전·하방회전·하제(내림)하여 쇄골이 아래로 내려간다. 극돌기로부터 견갑골의 하각, 극삼각 부위의 거리를 좌우 비교하거나, 견갑극과 척추 사이 각도를 측정하여 정량화할 수 있으나 두 가지 모두 3차원적인 견갑골의 위치를 충분히 반영하기는 힘들다. 또한, 견갑골 내측연이 돌출된 증례도 흔하다.

견갑흉곽관절은 배(견갑골)가 항구(흉곽)에 견봉쇄골관절로 연결되어 있는 형태를 띠고 있다. 이러한 정렬에 문제가 생기는 원인에는 IST muscle의 불균형(p.25)이 있다.

● 승모근 중부·하부 근속(muscle fascicle)의 근력 저하

승모근

기　　시 : 상부 근속 - 외후두융기, 항인대
중부 근속 - 제1~6 흉추극돌기
하부 근속 - 제7~12 흉추극돌기
정　　지 : 상부 근속 - 쇄골 외측 1/3 상연
중부 근속 - 견갑극
하부 근속 - 견갑극 기저부(극삼각부)의 내측연
지배신경 : 경신경과 부신경
작　　용 : 근육 전체 – 견갑골 내전, 전거근과 함께 견갑골의 상방회전
상부 근속 – 견갑골 거상(올림)
하부 근속 – 견갑골 하제(내림)

➡ **승모근**
trapezius m.

참고!

견갑골의 기능
견갑골은 거상(올림)/하제(내림), 외전(전인, 내밈)/내전(후인, 당김), 전방 경사(앞기울임)/후방 경사(뒤기울임)라는 3개의 축 운동이 가능하며 이를 조합하여 상방회전/하방회전을 하게 된다. 즉, 견봉쇄골관절을 기점으로 거상 시 상방회전은 견갑골의 거상(올림)·외전(내밈)·내전(당김)이라는 3차원적인 움직임이 필요하다.

견갑골이 외전되어 있는 증례에서는 견갑골 내전·상방회전에 작용하는 **승모근**의 중부·하부 근속의 근력이 저하되어 있을 수 있다. 또한, 이러한 근력 저하가 있을 경우, 승모근 상부 근속이나 견갑거근의 근긴장이 증가할 수 있다.

승모근 중부 근속·하부 근속의 근력 평가(그림 1-21, 22)

- **검사 자세** : 엎드린 자세(복와위) 중부 근속 - 견관절 90° 견갑골면 거상(굴곡) 상태.
하부 근속 - 견관절 120° 견갑골면 거상(굴곡) 상태.
- **조작** : 견갑상완관절을 손으로 고정하고 팔의 무게는 검사자가 지지한다.
중부 근속 - 견갑골을 내전 상태로 유도하여 최대 내전 자세로 유지한다.
하부 근속 - 견갑골을 내전과 하제로 유도하여 최대 내전과 하제 상태로 유지한다. 저항은 견갑골에 외전시키듯이 가한다.
- **주의점** : 견갑골이 거상되지 않도록 지지·고정하며, 견관절 신전에서의 보상 동작을 주의한다.

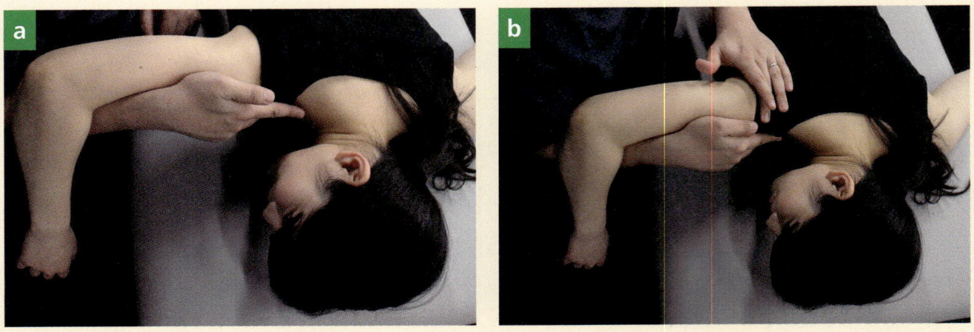

그림 1-21 승모근 중부 근속의 근력 평가

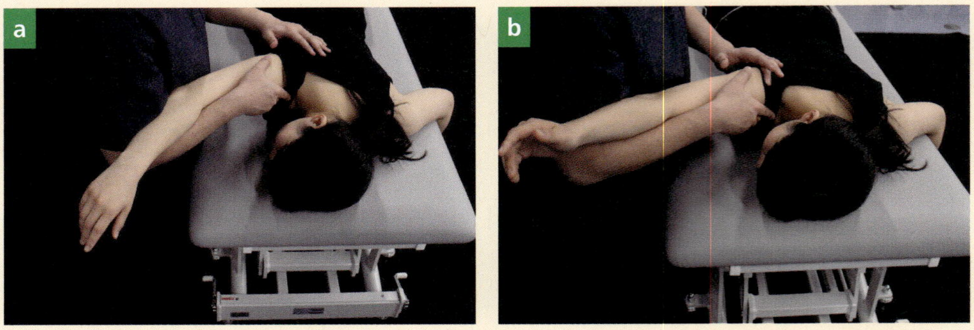

그림 1-22 승모근 하부 근속의 근력 평가

● 전거근 하부 근속·대능형근의 근력 저하

➡ **전거근**
serratus anterior m.

전거근

기　　시 : 제1~9 늑골 측면
정　　지 : 견갑골 견갑골면의 내측연
지배신경 : 장흉신경(long thoracic nerve)
작　　용 : 견갑골 외전, 상부(상각부)는 견갑골 전방 경사, 하부(하각부)는 견갑골 후방 경사

➡ **대능형근**
rhomboid major m.

➡ **소능형근**
rhomboid minor m.

대·소능형근

기　　시 : 대능형근 - 제2~5 흉추극돌기
소능형근 - 제7 경추·제1 흉추극돌기
정　　지 : 대능형근 - 극삼각부에서 하각에 이르는 내측연
소능형근 - 극삼각부의 내측연
지배신경 : 견갑배신경(dorsal scapular nerve)
작　　용 : 견갑골 내전, 소흉근과 함께 견갑골 하방회전

전거근은 상부·중부·하부 근속(근육다발) 세 가지로 분류되며, 상부 및 하부는 중부보다 발달되어 있다. 하부 근속은 **대능형근**과 함께 견갑골 하각부의 내측연에 부착되어 흉곽으로 하각을 잡아당기는 기능을 한다. 따라서 견갑골 하각부가 돌출된 증례에서는 전거근 하부 근속과 대능형근의 근력 저하가 의심된다. 이러한 근력 평가는 도수근력검사로 시행한다.

● 소흉근의 신장성 저하(그림 1-23)

소흉근
기　　시 : 제2~5 늑골 측면
정　　지 : 오구돌기(coracoid process)
지배신경 : 내측·외측 흉근신경(pectoral nerve)
작　　용 : 견갑골 전방 경사, 능형근·견갑거근과 함께 견갑골 하방회전

➡ **소흉근**
pectoralis minor m.

소흉근은 흉부 앞쪽에 존재하며, 견갑골의 전방 경사로 작용한다. 소흉근의 신장성이 저하되면, 견갑골의 전방 경사·외전이 증가한다. 소흉근의 신장성 저하를 이학적 검사를 통해 정량적으로 평가하기는 어렵지만, 소흉근의 압통 유무나 스트레칭과 이완 전후의 견갑골 가동성 변화 여부로 판단한다.

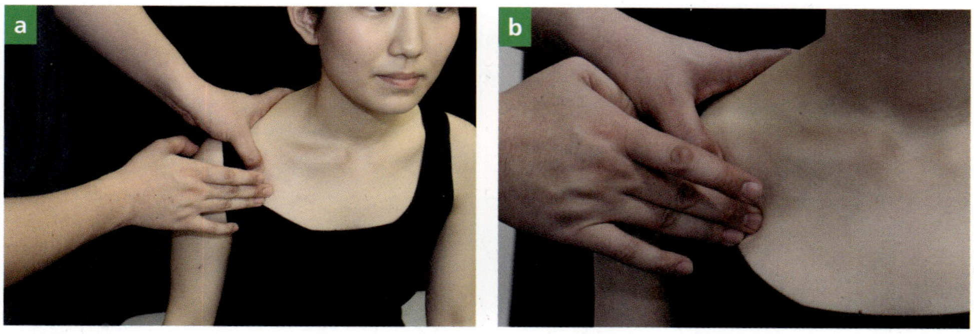

그림 1-23　소흉근의 촉진

운동치료의 핵심

IST muscle의 근력 저하가 발생한 경우 근력 강화 운동을 실시하며, 이 때 견갑골의 가동성이 충분한지 확인한다. 만약 소흉근의 신장성이 저하되어 있으면, 신장성을 개선한 후에 근력 운동으로 바꾼다.
또한, IST muscle은 팔의 움직임과 협조하여 견갑골의 움직임을 조정한다. 이로 인해 견갑골 운동으로 근력이 회복되면, 서서히 팔의 움직임에 따라 견갑골이 조화롭게 움직일 수 있는 운동으로 치료 프로그램을 구성한다.

3) 견갑상완관절의 불안정성

견갑상완관절의 불안정성은 정적 안정화기구의 기능 저하를 시사한다. 정적 안정화기구의 기능 저하를 동적 안정화기구를 통해 보상하려고 하기 때문에 극상근·극하근의 근활동이 증가한다. 이러한 상태에서 동작을 계속하면 극상근이나 극하근의 근연축(spasm)이 증가하게 된다.

관절의 안정성은 관절낭 내부의 음압뿐만 아니라 인대와 관절낭, 근육 등의 연부조직이 늘어났다가 원래 길이로 돌아가려는 성질(**탄성**)로 생성된다. 그러므로 각 조직이 신장될수록 장력은 커져 보다 안정성에 기여하게 된다. 불안정성을 평가하기 위해서는 각 조직의 긴장도 정도를 이해하고 있어야 한다.

> **참고!**
>
> **정적 안정화기구(static stabilizer) : 견관절낭 인대**
>
> - 상관절상완인대(superior glenohumeral ligament, SGHL) : 관절상결절 ~ 상완골 소결절 상방
> - 중관절상완인대(middle glenohumeral ligament, MGHL) : 관절상결절 및 관절순 ~ 상완골 소결절
> - 하관절상완인대 복합체(inferior glenohumeral ligament complex, IGHLC) : 액와낭의 전방 부분을 전하관절상완인대(AIGHL), 후방을 후하관절상완인대(PIGHL)라고 부르며 각각 관절와의 2~4시, 7~9시 방향에서 상완골두 아랫면을 감싸듯이 주행한다.

● 견갑상완관절의 평가

Anterior apprehension test & relocation test(그림 1-24)

- **검사 자세** : 앉거나 바로 누운 자세에서 견관절 90° 외전 자세.
- **조작** : 검사자는 한 손으로 상완 전체를 감싸듯이 잡고 다른 한 손으로는 견관절 전면에 대고 90° 외전 상태에서 수동적으로 최대 외전 운동을 한다. relocation test는 같은 조작을 할 때 어깨 전면에 위치한 손으로 전방에서 후방으로 압박을 가한다.
- **결과** : Apprehension test에서 어깨 탈구 느낌을 호소하면 양성, relocation test에서 압박 시 불안감이 감소하면 양성이다.
- **해석** : 견관절 안정화기구의 기능 저하, 그 중에서도 중관절상완인대(MGHL)와 전하관절상완인대(AIGHL)의 긴장 저하가 의심된다.

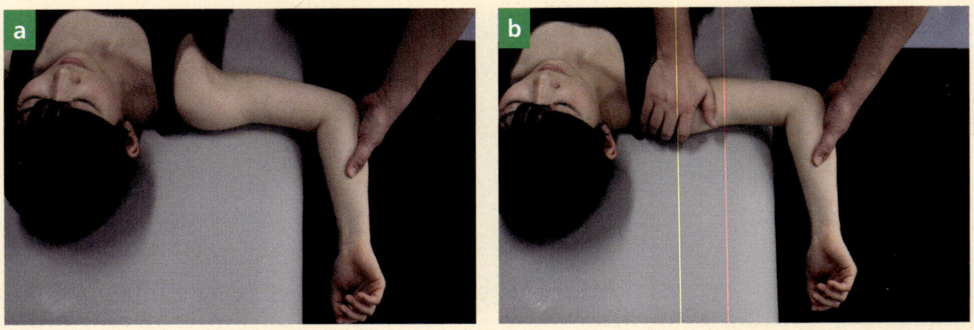

그림 1-24 Anterior apprehension test & relocation test

Load and shift test(그림 1-25)

- **검사 자세** : 바로 누운 자세, 견관절 30°~90° 외전.
- **조작** : 한 손으로 상완골두를, 다른 한 손으로는 견갑골과 쇄골을 잡고 상완골을 전방으로 밀어 낸다.
- **결과** : 불안감을 호소하는 경우는 양성 또한, 상완골두의 변위 정도에 따라 단계별

평가가 가능하다.

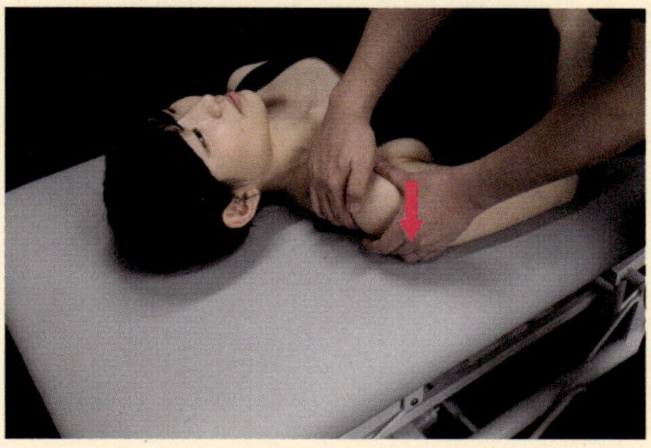

그림 1-25 Load and shift test

뒤에서 설명할 sulcus test에서는 하방 불안정성을 평가할 수 있다(➡ p.38).

운동치료의 핵심

정적 안정화기구의 기능 저하에 시행할 수 있는 운동치료는 많지 않다. 그 중 하나는 동적 안정화기구에 의한 보상이며, 다른 하나는 불안정성이 발생하지 않도록 정렬을 조절하는 것이다.
동적 안정화기구인 회전근개 근육을 강화하면, 안정화를 도모할 수 있으므로, 회전근개의 근력 강화가 중요하다. 전방 불안정성에 대해서는 특히 견갑하근의 근력 운동이 중요하다. 또한, 견갑골의 내전운동이 부족한 견관절 수평신전(horizontal extension) 운동도 전방 불안정성을 조장한다. 따라서 견갑골의 움직임을 개선하는 목적의 운동 프로그램이 필요하다.

참고!

정적·동적 안정화기구 : 견관절의 움직임과 연부조직 긴장도의 변화

견관절은 가동성이 크고, 자세에 따라 연부조직의 긴장도가 바뀐다(표). 예를 들어, 견관절 굴곡 자세에서 외회전시키면 전하방의 관절낭, 전하관절상완인대(anterior inferior glenohumeral ligament, AIGHL), 견갑하근 하부 근속이 신장된다. 또한, 견관절 40°~45° 외전 자세에서는 견관절 상하부의 긴장도가 일정해진다.

	외회전		내회전	
	관절낭·인대	근육	관절낭·인대	근육
중립 자세	전상방 관절낭 오구상완인대 SGHL	견갑하근 상부 근속 대흉근 쇄골부	후상방 관절낭	극상근 극하근 횡주부
외전 자세	전하방 관절낭 AIGHL	견갑하근 하부 근속	후하관절낭 PIGHL	극하근 사주부 소원근

4) 견갑상완관절 상방 연부조직의 구축

견갑상완관절 상방 연부조직의 구축은 견관절 내전 제한에 의해 명확해진다. 그러나 견관절 상방에는 다양한 연부조직이 존재하므로 단순한 내전 제한 소견만으로 치료해야 할 조직을 결정하기 어렵다. 따라서 내회전/외회전과 자세를 바꾼 내전 제한을 측정하여 전상방의 연부조직인지, 후상방의 연부조직인지를 확인한다.

견관절 내전 제한검사(그림 1-26, 27)

- **검사 자세 :** 앉거나 바로 누운 자세.
- **조작** : 한 손으로 견갑골을 상방회전 자세로 고정하고, 다른 손으로는 견관절 내전을 억제한다.
- **결과** : 운동 가능한 범위까지 움직이면 음성, 단 좌우 차이를 확인한다.
- **해석** : 내회전 자세에서 내전이 제한되면 후상방 연부조직, 외회전 자세에서 내전이 제한되면 전상방 연부조직의 제한이 의심된다.

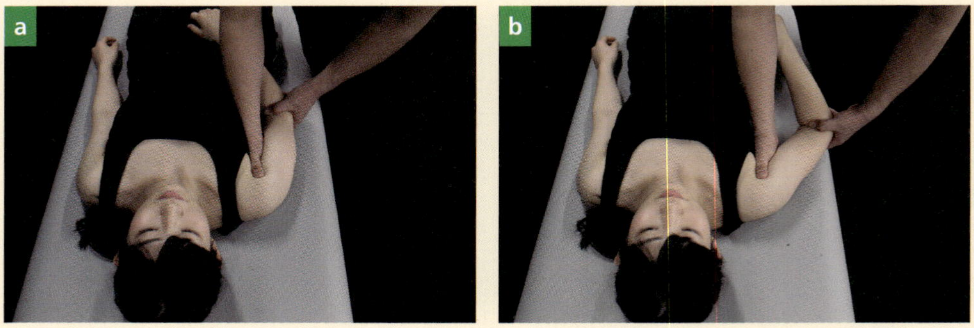

그림 1-26 내전 제한(내회전 자세)

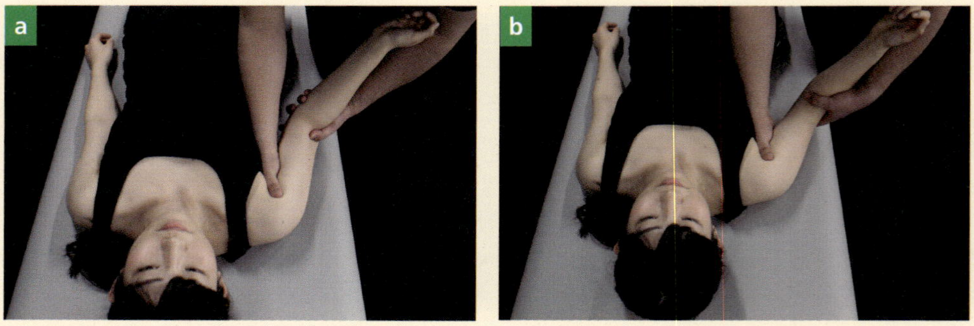

그림 1-27 내전 제한(외회전 자세)

운동치료의 핵심

내전 제한이 심한 증례에서는 견관절의 야간 통증이 발생하기도 한다. 이런 경우에는 상완골두를 관절와에서 멀어지도록 잡아당기며(견인), 내전시켜 극상근을 늘인다(신장).

2 어깨 전상방(antero-superior) 통증

어깨 전상방 통증 원인을 역학적 부하의 관점에서 보면 **신장 부하, 압박 부하, 마찰 부하**로 크게 나눌 수 있다(그림 1-28). 여기에서는 각 부하에 따라 step 1 → step 2 → step 3 순서로 설명하였다.

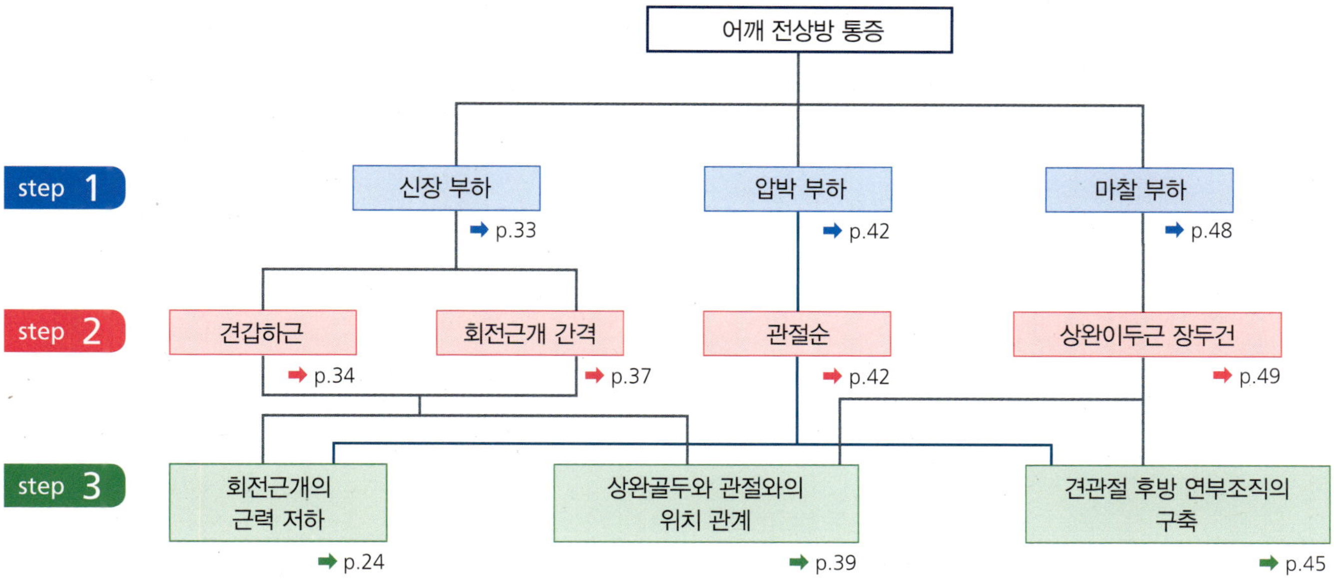

FLOW CHART 어깨 전상방 통증의 평가 전략

step 1 통증 유발 동작 : 신장 부하

상완골두가 관절와에 대해 외회전 운동 시 견관절 전면에는 **신장 부하**가 가해진다. 상완골두의 외회전 운동이 제한되거나, 견관절 전면의 연부조직 신장성이 저하되거나 두 가지가 혼재된 경우 견관절 전면에 대한 신장 부하가 증가한다.

상완골두는 외회전 운동 시 후방으로 구르고 전방으로 미끄러진다(그림 1-29). 따라서 견갑상완관절의 외회전, 상완골두의 후방 구르기, 전방의 미끄러짐을 강화시킬 때 통증이 증가하는지 확인한다.

신장 부하에 의한 통증이 발생할 경우에는 견갑하근과 회전근개 간격(rotator interval)에서 비롯된 기능장애를 의심한다.

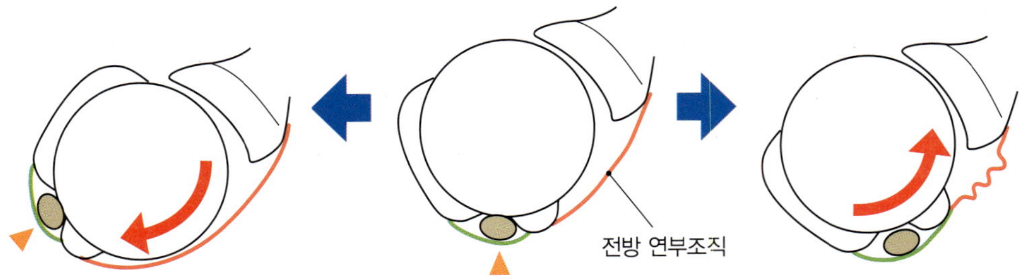

그림 1-28 견관절 내·외회전 운동 시 견관절 전방·후방에 대한 부하

a : 견관절이 외회전되면 전방 연부조직(빨간 선)이 늘어나, 부하가 가해진다. c : 내회전되면 전방 연부조직이 느슨해지며(이완), 견관절 전방에는 압박(압축) 부하가 증가한다.
또한, 상완이두근 장두건을 덮는 상완횡인대(transverse humeral ligament)는 견갑하근과 연속성이 있으므로, 외회전 시 압박을 받아 마찰력이 증가한다.

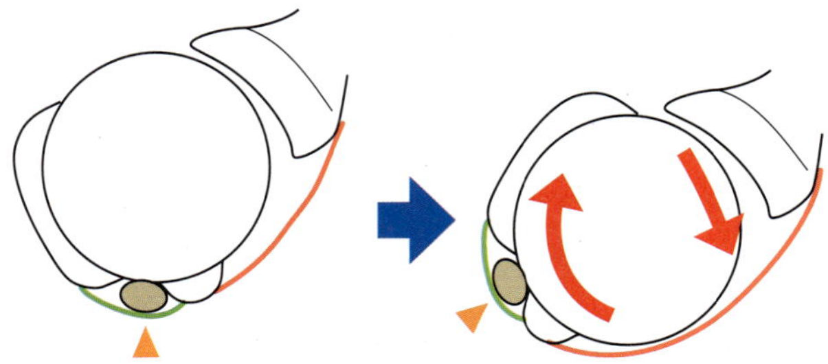

그림 1-29 견관절 외회전 운동 시 관절 내 움직임

견관절이 외회전 운동 시 상완골두가 후방으로 구르고 전방으로 미끄러진다.

step 2 통증의 위치 : 견갑하근과 회전근개 간격의 해부학적 평가

➡ 견갑하근
subscapularis m.

1) 견갑하근(그림 1-30)

견갑하근

기　　시 : 견갑하와(subscapular fossa)와 견갑골 외측연
정　　지 : 상완골 소결절
지배신경 : 견갑하신경
작　　용 : 견관절 내회전

● 통증 발생의 해부학적 요인

견갑하근은 견관절 전면에서 가장 심층에 위치한다. 견갑골의 견갑하와(subscapular fossa)와 견갑골 외측연에서 기시하여 상완골 소결절에 정지한다. 기시부에서는 6개의 근속(근육다발)으로 분리되어 근위에서 1~4 근속은 견갑하와에서 기시하고, 5·6 근속은 견갑골 외측연에서 기시한다.

견갑하근 정지건(insertional tendon)의 최근위부에는 소결절의 상부 외측면에 '**설부(舌部)**'라는 얇은 건(힘줄)성 조직이 신장되어 있다. 설부는 관절상결절(supraglenoid tubercle)에서 기시한 상완이두근이 결절간구(intertubercular groove)에 이르는 통로를 오구상완인대(CHL) 및 상관절상완인대(SGHL)와 같이 형성한다고 알려져 있다.[5] 따라서 뒤에 상완이두근 장두건염 등이 발생하는 경우 그 부위의 염증이나 구축은 상완이두근 장두건에 대한 역학적 부하를 증가시키는 것이다.

또한, 견갑골 외측연에서 기시한 근속(근육다발)은 정지부 주위까지 근속이 많이 남아 있어 유연성이 뛰어나다. 따라서 하부 근속이 구축되면 **외전**과 **외회전**이 제한된다.

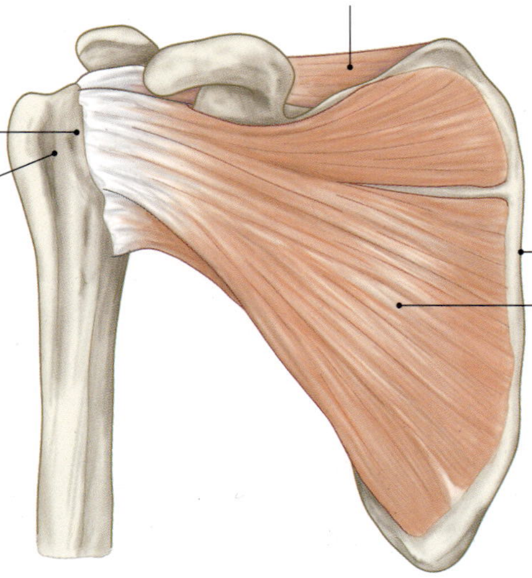

그림 1-30 견갑하근(subscapularis)

견갑하근의 촉진(그림 1-31)

견갑하근은 견갑골의 늑골면에서도 기시하기 때문에 체표에서 촉지하기가 어렵다. 소결절의 근위부에서 정지건이 건성(힘줄)에 부착되어 근복(힘살)의 유연성을 촉지할 수 없기 때문에 외전, 외회전 자세로 액와에서 촉지한다. 견관절을 외전과 외회전 자세로 하여 견갑골의 전방 돌출을 유도하고, 액와에서 견갑골의 외측연을 만진다. 그 부위에서 견관절

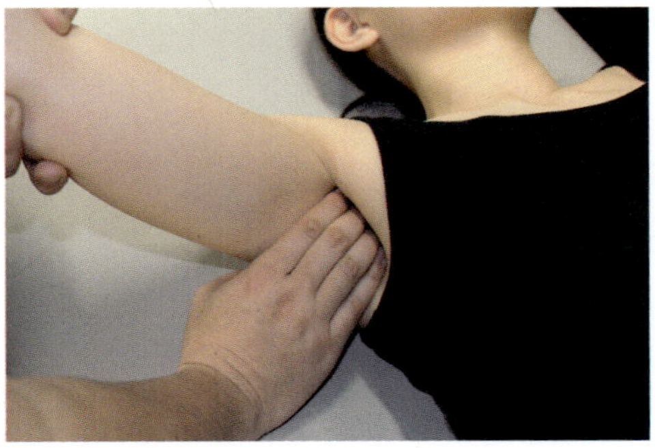

그림 1-31 견갑하근의 촉진

내회전 운동을 시행하면 견갑하근의 하부 근속이 수축되는 모습을 촉지할 수 있다.

견갑하근의 통증유발검사

Lift off test(그림 1-32)

- 검사 자세 : 견관절을 신전·내전·내회전, 주관절을 굴곡하여 환자 쪽의 손등을 등에 붙인다.
- 접촉 부위 : 견갑골과 전완 원위부.
- 유도 동작 : 견관절의 신전, 내전 운동에서 환자의 손등을 등에서 들어 올린다.
- 결과 : 통증이 발생하면 양성.
- 기능적 의의 : 견관절의 내전 자세에서 내회전 운동을 시행하므로써 견갑하근 상부 근속의 수축을 억제한다.
- 주의점 : Lift off test에서는 견갑하근 수축을 유도할 필요가 있기 때문에 우선 견관절의 내회전 운동을 유도한다. 또한, 검사 자세가 **띠 묶는 동작**이기 때문에 견관절 후상방 연부조직의 구축 예에서도 신장통(stretching pain)이 발생할 수 있다. 또한, 소흉근 수축 시에도 오구돌기 하방에 통증이 발생할 수 있어 통증 부위나 상태를 상세히 감별하는 것이 중요하다.

참고!

띠 묶는 동작(결대 동작)
등 뒤에 손을 가져가 옷의 끈을 묶는 동작
(역주 : 결대 동작 - 등 뒤로 손을 돌리면 견관절이 내전, 내회전된다)

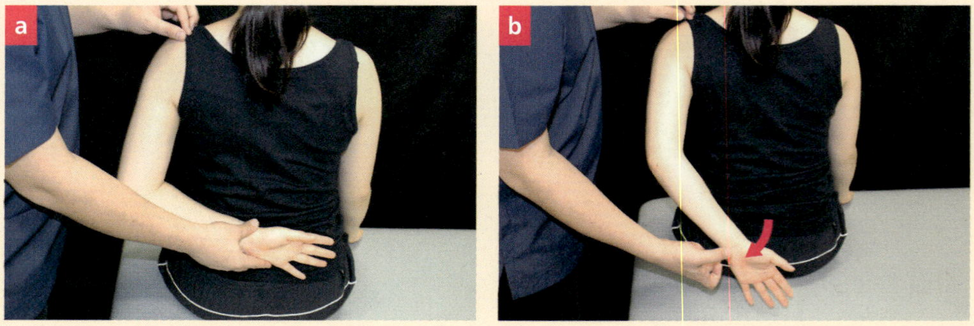

그림 1-32 Lift off test

Belly press test(그림 1-33)

- 검사 자세 : 견관절 중립 자세에서 내회전 상태로 환자의 전완을 복부에 붙이는 자세.
- 유도 자세 : 복부를 압박하듯이 견관절을 내회전시킨다.
- 결과 : 통증이 발생하면 양성.
- 기능적 의의 : 견관절 내회전의 등척성 수축(isometric contraction)을 유발함으로써 견갑하근의 등척성 수축을 일으키고, 견관절 전방에 대한 신장 부하는 발생하지 않지만 견갑하근의 손상 유무를 판단할 수 있다.
- 주의점 : 견갑하근이 단축된 상태에서 등척성 수축을 하기 때문에 음성인 경우, 신

장된 상태에서 수축 시 통증이 없다고는 판단할 수 없다. 따라서 가동 범위 내 전역에서 저항 운동을 시행하여 통증의 유무나 증감을 확인한다.

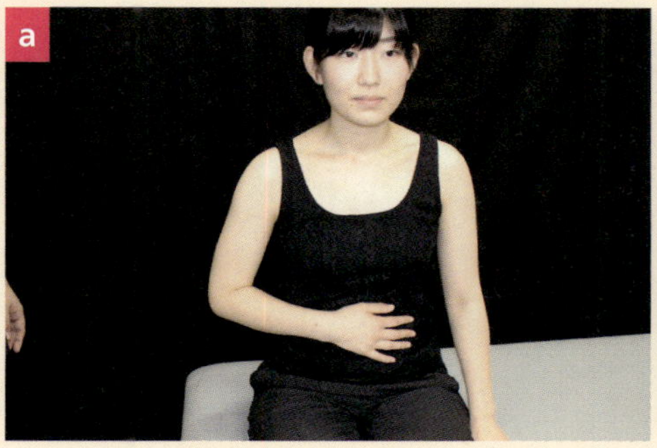

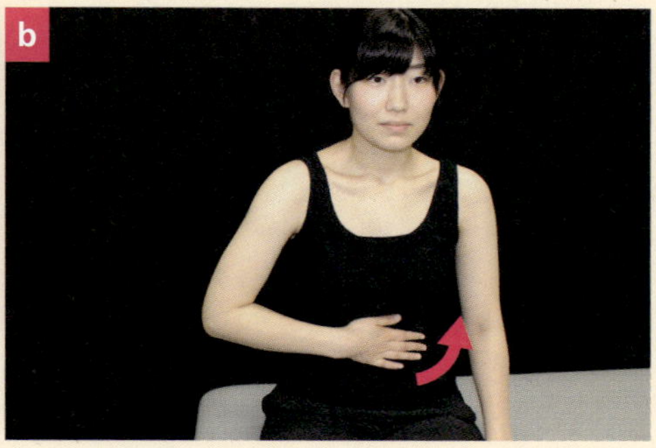

그림 1-33 Belly press test

2) 회전근개 간격(그림 1-34)

→ 회전근개 간격 rotator interval

● 통증 발생의 해부학적 요인

견관절은 전방이 견갑하근, 상방은 극상근, 후방은 극하근, 후하방은 소원근으로 덮여 있지만, 전상방 부분은 회전근개에 덮여있지 않다. 즉, 회전근개가 없다. 이 부분을 **회전근개 간격**이라고 하며, 오구상완인대로 구성된다.[6, 7]

→ 오구상완인대 coracohumeral ligament

오구상완인대는 다른 인대와는 다른 조직학적 구조를 가지고 있으며 관절낭과 유사한 소성결합조직(loose connective tissue)으로 이루어진 강인함이 결여된 인대이다.[8] 이 인대는 주행이 다른 회전근개의 간극을 채우고 장력을 조절하는 것으로 생각된다.

회전근개 간격 손상은 크게 두 가지의 병태가 있다. 첫 번째는 회전근개 간격 손상이 제2견관절로 파급되어 염증·유착을 유발하는 **구축형**, 두 번째는 회전근개 간격에만 국한된 손상으로 불안정성이 악화된 **불안정형**이다.[9]

불안정형은 젊은 연령에서 호발하고, 구축형은 평균연령이 45세 정도로 비교적 연령층이 높다. Arai[10]는 불안정형인 경우에도 그 불안정성으로 인해 오구상완인대에 염증성 활

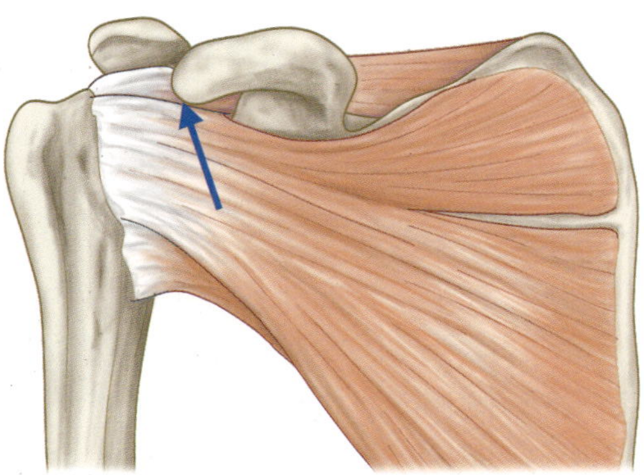

그림 1-34 회전근개 간격(rotator interval)

막증식이 일어나며 회전근개 간격을 중심으로 한 반흔이 형성되어 구축 상태가 될 가능성이나, 구축형인 경우에도 가동 범위가 개선되면 불안정성을 보일 가능성이 있다고 하였다. 즉, 회전근개 간격 손상이라고 판단될 때에는 불안정성에 대한 평가가 중요하다.

● 회전근개 간격의 촉진

회전근개 간격은 오구견봉인대(coracoacromial ligament)의 심층에 위치하기 때문에 직접적인 촉지가 어려워 오구견봉인대 외측부에서 간접적으로 촉진한다.

또한, 회전근개 간격을 구성하는 오구상완인대는 오구돌기와 소결절을 연결하므로 견관절을 신전·내전·외회전할 때 긴장된다. 오구견봉인대 바로 외측에 손가락을 대고, 견관절을 신전, 내전, 외회전시키면 오구견봉인대의 긴장도를 촉지할 수 있다(그림 1-35).

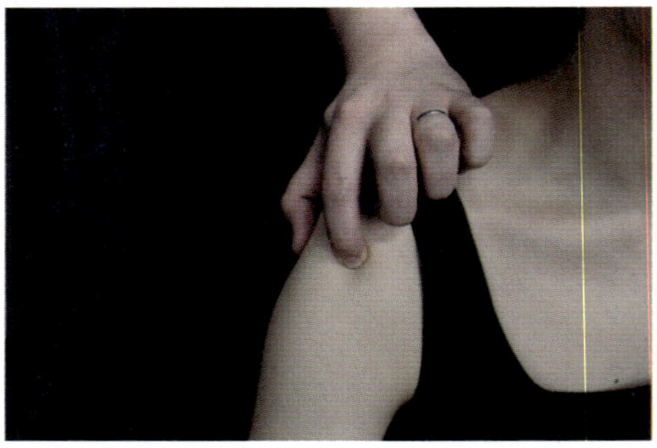

그림 1-35 **회전근개 간격의 촉진**

● 회전근개 간격 손상의 정형외과 검사

Sulcus test(그림 1-36)

- **검사 자세** : 견관절 중립과 내회전 자세.
- **접촉 부위** : 견갑골과 상완 원위부.
- **유도 동작** : 견관절 내회전과 외회전 자세에서 상완골을 하방으로 잡아 당긴다.
- **결과** : 내회전 자세에서는 양성, 외회전 자세에서는 음성이 된다.
- **기능적 의의** : 회전근개 손상으로 인한 불안정성은 경미한 것이다. 중립 자세에서 외회전시키면 SGHL·MGHL, 상완이두근 장두건이 긴장되고, 상완골두는 관절와에 대해 구심위를 유지해 불완정성을 소실시킨다.
- **주의점** : 상완에 견인을 가하면 견갑골의 외전, 내림, 하방회전 등의 운동이 부가적으로 발생하게 되므로 견갑골의 정확한 고정이 필요하다. 또한, 외

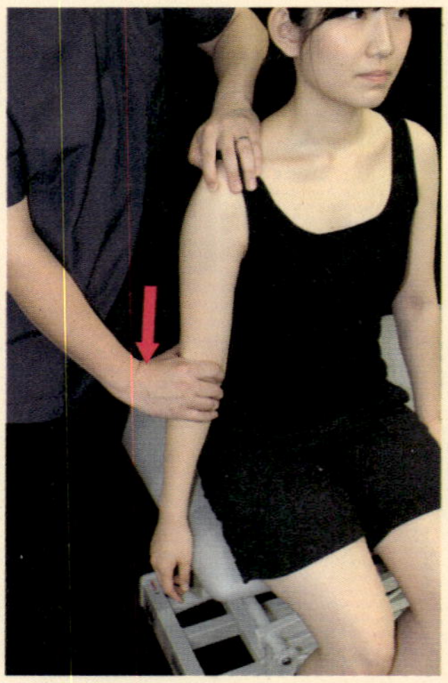

그림 1-36 Sulcus test

회전 상태에서 불안정성을 보이는 경우에는 다른 인대의 손상이 합병되었을 가능성이 있어 다른 병태(동요성 견관절증, 반복성 견관절 탈구)를 고려해야 한다.

● 촉진과 검사 결과를 통해 유추할 수 있는 것은?

이상의 검사로 신장 부하로 인해 어깨 전상방에 통증을 유발하는 부위를 평가할 수 있다.

다음으로 그 부위에 기능장애가 발생한 원인을 추정한다. 견관절 전방 부위에 신장 부하가 가해지는 원인은 전방의 근육을 비롯한 연부조직의 경도가 상승하는 경우와 전방으로의 과도한 미끄러짐이 발생한 경우이다.

전방으로의 과도한 미끄러짐은 두 가지 요소에 기인한다. ① 상완골두의 위치가 전방으로 변경되는 경우, ② 미끄러짐(glide) 범위가 커진 경우이다. ①은 정적인 요소, ②는 동적인 요소라고도 할 수 있다.

➡ **상완골두의 전방 변위** forward humeral head

①은 **상완골두의 전방 변위**라고 한다. 이 원인은 견관절 전방 연부조직의 단축 혹은 전방 연부조직의 신장성이 높은 상태에서 후방 연부조직의 단축이다. 전방 연부조직이 단축되면 상완골두를 전방으로 당기기 위해 전방 변위가 발생한다. 한편, 전방 연부조직의 신장성이 높은 상태에서 후방 연부조직의 단축이 발생하면 후방 연부조직이 골두를 전방으로 밀어낼 경우, 그것을 막는 전방 연부조직의 신장성이 높기 때문에 후방으로 밀어내지 못할 수도 있다.

➡ **상완골두의 전상방 변위** oblique translation

②는 견관절 운동 시 **상완골두의 전상방 변위**라고 한다. 불안정성으로 인한 경우는 주로 견관절 외전·외회전 시 발생한다. 견관절 후하방의 연부조직 신장성 저하로 인한 경우는 견관절 거상위(굴곡) 상태에서 내회전 시 발생한다. 이는 앞서 설명한 상완골두의 전방 변위(forward humeral head)와 혼재되기도 한다. 따라서 상완골두와 관절와의 위치 관계, 즉, 동적 안정화기구를 구성하는 회전근개의 기능을 평가하는 것이 중요하다.

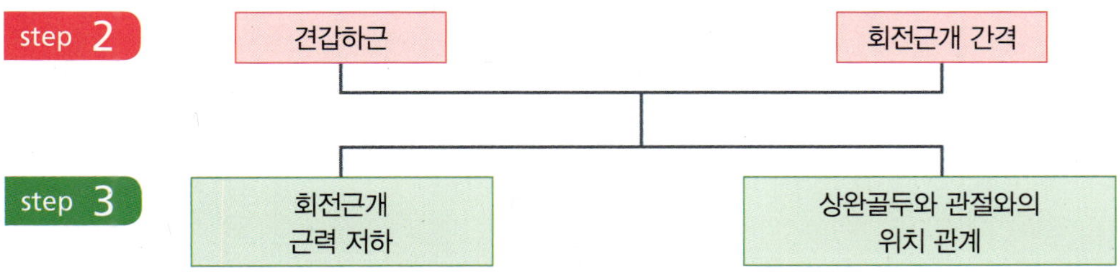

FLOW CHART 견갑하근·회전근개 간격이 통증의 원인으로 의심되는 경우

step 3 통증의 원인 : 운동학적 평가

1) 상완골두와 관절와의 위치 관계

견갑상완관절(GHJ)의 정렬(alignment) 평가가 중요하다. 그러나 부정렬을 정량적으로 측정하는 방법은 아직 없으므로 load and shift test를 응용하여 평가한다. 단, 상완이두근

장두건에 대한 역학적 부하를 고려해 상완골두의 전방 변위가 내회전에서 발생하는지, 외회전에서 발생하는지 평가해야 한다. 특히 외회전에서 발생할 경우, 전방 불안정성이나 후방 연부조직의 구축이 혼재되었을 수 경우, 내회전에서 발생할 경우, 전방 연부조직의 구축과 관련되었을 가능성이 있다.

상완골두의 전방 변위(그림 1-37)

- **검사 자세 :** 앉거나 바로 누운 자세.
- **조작 :** 한 손으로 견갑골과 쇄골을 상방에서 고정하고, 다른 한 손으로 상완골두를 후방으로 밀어 넣는다.
- **결과** : 상완골두가 후방 이동할 때의 end feel을 평가한다.
- **해석** : 상완골두가 후방으로 이동하는 느낌이 크게 느껴지고, 이후에 견관절 운동 시 위화감이 사라지면 상완골두의 전방 변위를 의심한다.
- **주의점** : 일반적인 load and shift test와는 판정 기준이 다르다. 일반적인 load and shift test에서는 상완골두를 전방으로 이동 시 위치 관계를 평가한다.

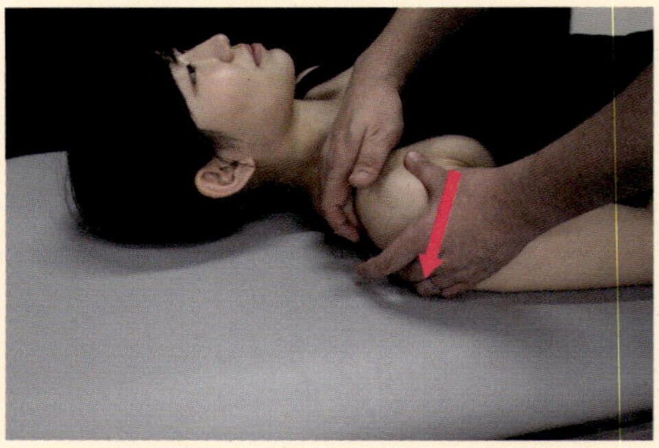

그림 1-37 상완골두의 전방 변위

● 상완골두의 전방 변위에 대한 DTTT

상완골두의 전방 변위에 의한 부정렬을 감별하는 검사는 없다. 따라서 다음의 DTTT를 시행하여 감별하고 있다.

통증유발조직	회전근개
증상	어깨의 전상방 통증과 내회전·외회전 제한
검사 방법	바로 눕거나 앉은 자세에서 한 손으로 견갑골을 고정하고, 다른 한 손으로 상완골두를 잡아 후방으로 밀어 넣는다. 밀리는 느낌이 있으면 그 상태에서 회전근개의 동시 수축을 유도한다.
결과	상완골두가 후방으로 이동하는 느낌이 촉지되면 상완골두가 전방 변위되었다고 판단한다. 정렬을 교정한(상완골두를 뒤로 밀어 넣은) 상태에서 회전근개의 동시 수축을 촉진해 통증이 개선되면 상완골두의 전방 변위를 통증의 원인이라고 볼 수 있다.

기능적 의의	상완골두의 전방 변위는 구심위를 취하기 위한 정적·동적 안정화기구의 붕괴가 원인이다. 따라서 수기치료 시에는 동적 안정화기구의 기능 개선을 통해 통증을 경감시킬 수 있는지 검토한다.
주의점	정적 안정화기구의 붕괴가 동반되는 경우는 증상이 지속될 수도 있다.

운동치료의 핵심

Zero position을 유지한 상태에서 견갑상완관절 내전의 등척성 수축을 시행하여 회전근개의 동시 수축을 유도한다. 또한, 견갑대(shoulder girdle) 근육의 수축을 촉진하면 보다 효과적이다.

step 1 통증 유발 동작 : 압박 부하

상완골두가 관절와에 대해 내회전과 수평내전 운동 시 견관절 전면의 **압박 부하**가 증가한다. 견관절 내회전 운동에서 상완골두는 전방으로 구르고, 후방으로 미끄러진다. 또한, 수평내전 운동에서도 90° 외전 자세에서 전방으로 구르고, 후방으로 미끄러져야 한다. 이때 후방으로의 미끄러짐이 감소한 상태에서 내전, 내회전 운동이 발생하면 견관절 전면에 압박 부하가 가해진다.

압박 부하에 의한 통증이 발생할 경우 관절순 손상을 의심한다.

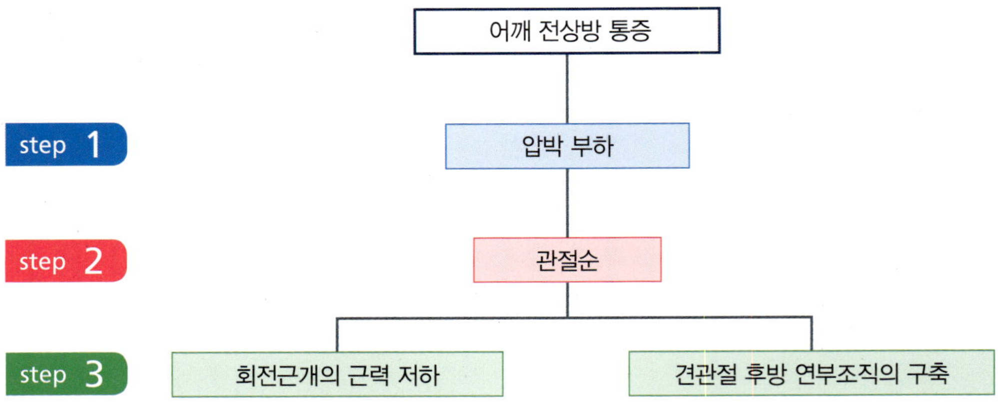

FLOW CHART 어깨 전상방에 압박 부하가 가해지는 경우

➡ 관절순
glenoid labrum

step 2 통증의 위치 : 관절순의 해부학적 평가

● 통증 발생의 해부학적 요인(그림 1-38)

관절순은 섬유연골로 구성되며, 원위부 1/2에서만 자유신경 말단이 확인된다.[11] 관절순

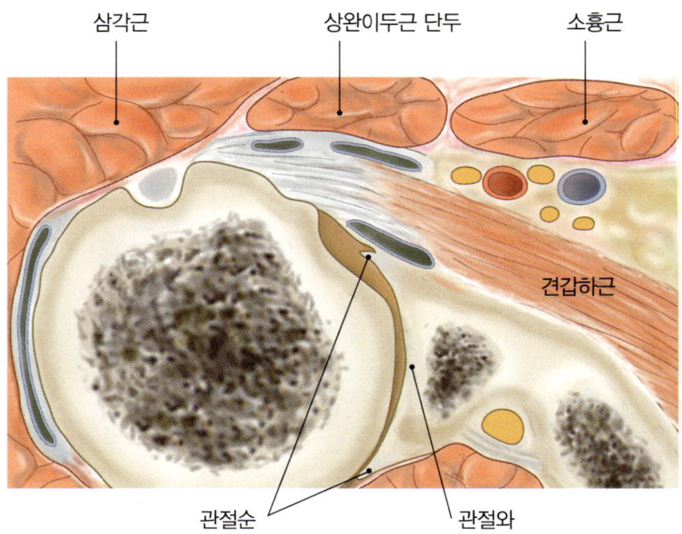

그림 1-38 관절순

의 혈류는 부위에 따라 다르며, 견갑상동맥, 견갑회선동맥, 후상완회선동맥의 지배를 받는다.[12] 세 동맥 모두 어깨 후하방으로 도는 동맥이기 때문에 관절순의 혈류는 전상방에서 부족하고 후하방에서 풍부해진다. 따라서 전상방의 관절순 손상은 치료에 시간이 필요하다.

관절순의 기능은 견갑상완관절을 안정화시키는 것이다. 상완골두의 움직임이 불안정해지면, 관절순에 역학적 부하가 증가한다. 관절순은 상방에서 상완이두근 장두건과 느슨하게 결합해 있으나 하방에서는 관절와에 강력하게 고정되어 있다.[12] 그 때문에 상완이두근 장두건의 과도한 견인으로 인해 상방 관절순을 손상시킬 수 있다(그림 1-39).

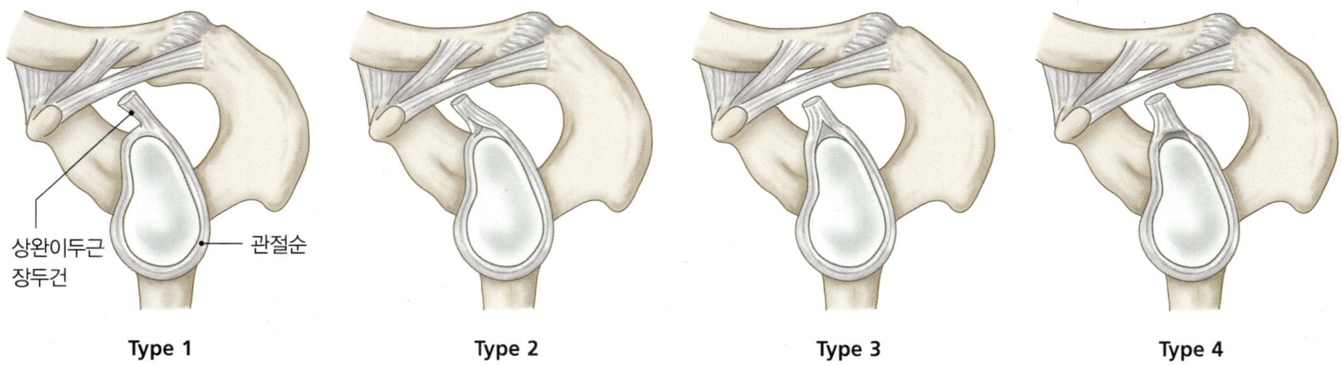

그림 1-39 관절순과 상완이두근 장두건의 관계
Type 1은 상완이두근 장두건이 완전히 관절순 후방부에 부착되어 있는 상태(22%), type 2는 대부분이 후방 관절순에 부착된 상태(33%), type 3은 전방과 후방에 동일한 정도의 부착을 가진 상태(37%), type 4는 대부분 전방에 부착되어 후방에는 조금만 부착된 상태(8%)이다.
(Vangsness CT Jr, Jorgenson SS, Watson T, Johnson DL : The origin of the long head of the biceps from the scapula and glenoid labrum. An anatomical study of 100 shoulders. J Bone Joint Surg Br 76(6) : 951-954, 1994)

● 관절순의 촉진(그림 1-40)

관절순을 체표에서 촉지하는 것은 어렵다. 그러나 다른 질환을 감별하기 위해 체표면에서 관절순의 위치를 추측하는 것이 중요하다. 관절순은 상완골두 내측에 위치하므로, 상완골두를 촉지 후 그 내측으로 손가락을 이동시킨다. 그 상태에서 견관절을 내회전/외회전 운동시키면 심층에서 상완골의 움직임을 느낄 수 있다. 견갑골은 거의 움직이지 않기 때문에 그 경계를 찾는다.

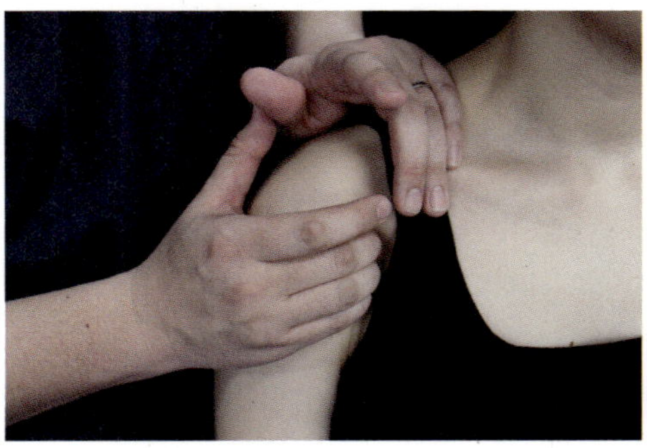

그림 1-40 관절순의 촉진

관절순의 통증유발검사

Crank test(그림 1-41)

- **검사 자세 :** 견관절 160° 이상 거상(굴곡)과 주관절 90° 굴곡 자세.
- **접촉 부위 :** 견갑골과 주관절.
- **유도 동작 :** 관절와에 압박(축압)을 가하면서 견관절 내회전/외회전 운동을 시행한다.
- **결과** : 통증 혹은 염발음(click)이 발생하면 양성.
- **기능적 의의** : 압력(축압)에 의해 관절와에 압박 부하가 작용한다. 또한, 견관절 내회전/외회전 운동은 관절와 위에서 상완골두의 움직임을 유발한다. 내회전/외회전 운동을 안정적으로 할 수 있다면 통증이나 염발음이 발생하기 어렵다.
  상완골두의 움직임이 불안정해지면 관절순에 대한 역학적 부하가 증가하여 양성이 된다.
- **주의점** : 견갑골의 내전 혹은 거상, 몸통을 측굴하여 압박 부하를 피하는 등의 보상 동작이 발생하지 않도록 주의한다.

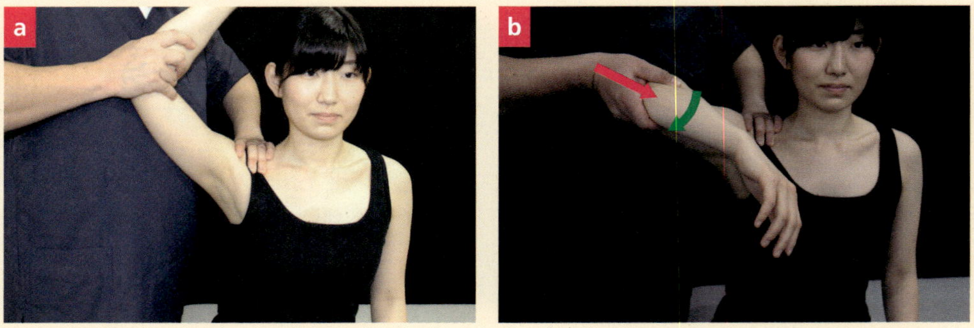

그림 1-41 Crank test

O'Brien test(그림 1-42)

- **검사 자세 :** 견관절을 90° 굴곡, 경도 수평 굴곡, 내회전, 주관절 신전 자세.
- **부착 부위 :** 견갑골과 상완 원위부.
- **유도 동작 :** 견관절 신전 방향으로 저항을 가하고 자세를 유지한다. 다음으로 견관절 외회전 자세에서 신전 방향으로 저항을 가하며 자세를 유지시킨다.
- **결과** : 내회전 상태에서 통증이나 염발음이 발생하고, 외회전 상태에서 증상이 경감된다면 양성이다.
- **기능적 의의** : 검사 자세를 취함으로써 견관절 전방에 압박 부하가 가해진다. 이 상태에서 견관절 굴곡에 작용하는 상완이두근을 수축시키면 견관절 전면에는 압박 부하가 증가한다. 또한, 견관절을 외회전하는 것으로 견관절 전방에 가해지는 압박 부하는 감소한다.
- **주의점** : O'Brien test는 견봉쇄골관절(AC joint) 장애 사례에서도 통증이 나타나기

때문에 통증 부위를 주의 깊게 청취한다.

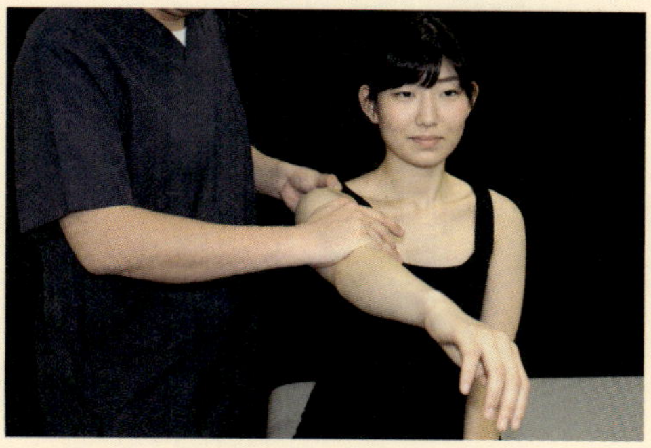

그림 1-42　O'Brien test

● 촉진과 검사 결과를 통해 유추할 수 있는 것은?

압박 부하가 가해지는 요인은 정적 요인과 동적 요인으로 나누어 볼 수 있다.

정적 요인에는 forward humeral head와 같이 상완골두가 전방으로 변위하여 후방 이동을 방해하면 압박 부하가 증가한다(➡ p.39).

동적 요인에는 견관절 내전과 내회전의 **force couple**의 혼란이 있다. 견관절은 대흉근처럼 큰 내전과 내회전력을 발휘하는 근육과 함께 견갑하근처럼 작은 내회전력의 근육이 수축함으로써 안정화를 도모한다. 이 때, 견갑하근의 수축이 저하되면 forward humeral head가 악화된다. 또한, 견관절 후방 연부조직의 구축에 의해 상완골두의 후방 이동이 제한되었을 가능성도 있다.

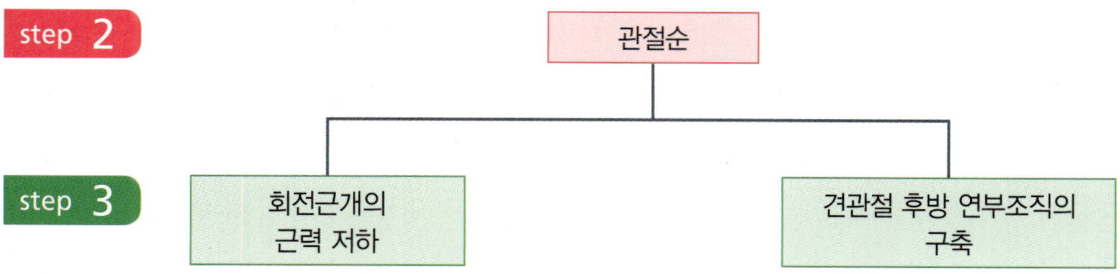

FLOW CHART 관절순이 통증의 원인으로 의심되는 경우

step 3 통증의 원인 : 운동학적 평가

1) 견관절 후방 연부조직의 구축

견갑상완관절의 하방 관절낭 구축은 견관절 거상 시 상완골두의 후방 미끄러짐(gilde)을 제한하여 거상(굴곡) 제한이 발생한다. 또한, 후방 관절낭(posterior capsule)의 구축은 상완골의 전방 회전(roll)을 제한하여 내회전 운동이 현저하게 제한된다.

견갑골면 위에서 경도 외전 상태에서의 내회전, 수평내전 운동에서의 신장 정도를 좌우로 확인한다. 후방 관절낭의 구축이 의심되는 경우, 견관절 내회전·수평내전의 가동 범위가 제한된다.

이와 같은 원인에 의해 하방 및 후방 관절낭이 구축되면, 거상 자세에서 내회전 운동이 제한된다. 따라서 견관절 90° 굴곡 자세에서 내회전 가동 범위를 측정한다.

견관절 90° 굴곡 자세에서 내회전 제한(그림 1-43)

- **검사 자세 :** 바로 눕거나 앉은 자세.
- **조작 :** 한 손으로 견갑골을 고정하고, 다른 한 손으로는 상완골을 잡는다. 이 때 검사자의 전완으로 환자의 전완을 받침으로써 불필요한 견관절 주위 근육의 긴장을 막는다. 이 자세로 내회전을 억제한다.
- **결과** : 90° 굴곡 자세에서의 내회전 가동 범위는 정상 가동 범위가 분명하지 않다. 따라서 힘줄(건) 쪽과 비교해서 20° 이상 제한되었을 때 이상으로 판단한다.
- **해석** : 견관절 후하방 관절낭 및 극하근 하부, 소원근의 단축을 의심한다.

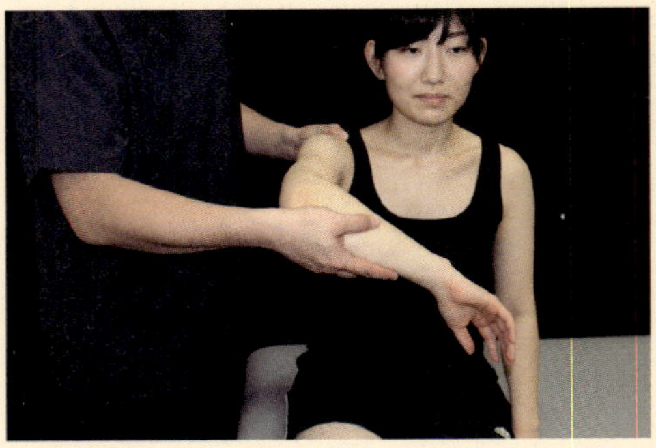

그림 1-43 견관절 90° 굴곡 자세에서 내회전 제한

수평굴곡검사(horizontal flexion test, HFT)(그림 1-44)

- **검사 자세** : 바로 누운 상태에서 견갑골을 고정하고 견갑상완관절을 수동적으로 수

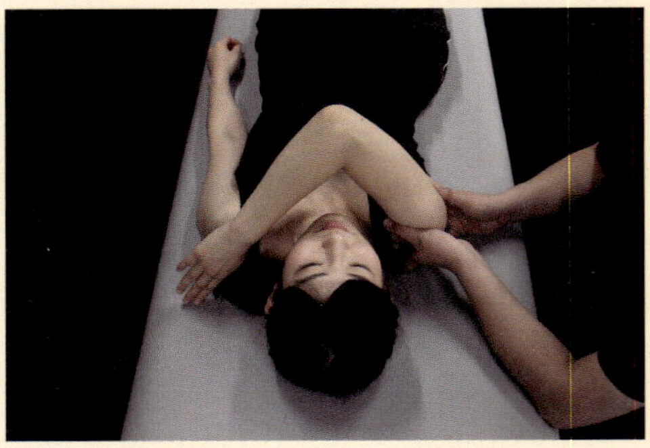

그림 1-44 Horizontal flexion test(HFT)

평내전시켜 양쪽 가동 범위와 통증 유발 여부를 확인한다.

- **결과** : 검사하는 쪽의 팔꿈치가 몸통 중앙을 넘지 못하면 양성.
- **기능적 의의** : 견관절 후방 긴장도를 평가한다.
- **주의점** : 상완골두의 구심성 저하나 견갑골 외전 감소에서도 양성일 수 있으므로 회전근개의 기능과 견갑흉곽관절의 기능을 종합적으로 평가해야 한다.

복합외전검사(combined abduction test, CAT)(그림 1-45)

- **검사 자세** : 바로 누운 자세에서 견갑골을 고정하고 견갑상완관절을 수동적으로 외전시켜 양쪽의 가동 범위와 통증 유발 여부를 확인힌다.
- **결과** : 상완골의 골축이 몸통과 평행한 위치까지 움직이지 않으면(상완을 귀에 붙일 수 없으면) 양성이다.
- **기능적 의의** : 견관절 후방의 신장성을 평가한다.
- **주의점** : 수평굴곡검사(HFT)와 마찬가지로, 회전근개의 기능과 견갑흉곽관절의 기능을 종합적으로 평가해야 한다.

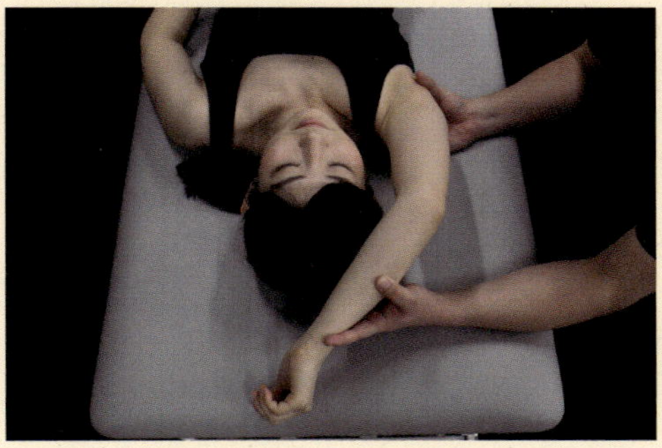

그림 1-45 Combined abduction test(CAT)

운동치료의 핵심

견관절 후방 관절낭이나 하방 관절낭의 스트레칭은 거상(굴곡) 자세에서 내회전 운동을 하거나 수평 굴곡 운동을 한다. 상완골두와 관절와의 정상적인 위치 관계를 유지한 채, 견관절 수평 굴곡 운동을 시행하면 어깨의 후하방 스트레칭이 가능하게 된다.

step 1 통증 유발 동작 : 마찰 부하

➡ **상완이두근 장두건**
long head tendon of biceps brchii

➡ **상완횡인대**
transverse humeral ligament

견관절 전면에서는 상완골의 표층에 상완이두근 장두건이 주행한다. **상완이두근 장두건**은 결절간구(intertubercular groove)를 통과하여, 견관절낭 내로 들어가 관절와상결절(supraglenoid tubercle)에 부착한다(그림 1-46). 견관절 외회전 자세에서는 상완이두근 장두건이 상완골두의 상방으로 활주(미끄러져) 이동해야 하므로 상완이두근의 표층에는 상완횡인대가 존재한다. **상완횡인대**는 견갑하근의 정지부에서 연속되는 결합조직이다. 상완횡인대가 비후되면 결절간구 부위에서 상완이두근 장두건의 **마찰 부하**가 증가한다. 또한 forward humeral head에서도 상완골두가 전방으로 이동하여 상완이두근 장두건에 보다 높은 마찰 부하가 가해진다.

마찰 부하로 인한 통증이 발생하는 경우는 상완이두근 장두건에 이상이 있다고 볼 수 있다.

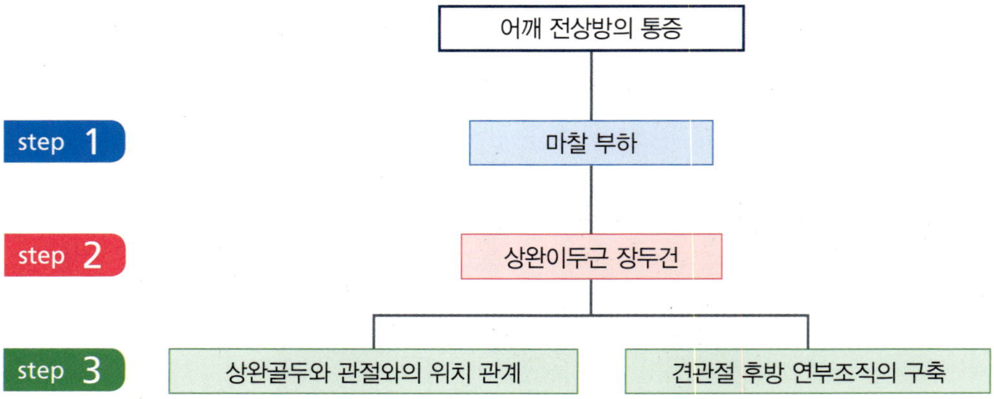

FLOW CHART 어깨 전상방에 마찰 부하가 가해지는 경우

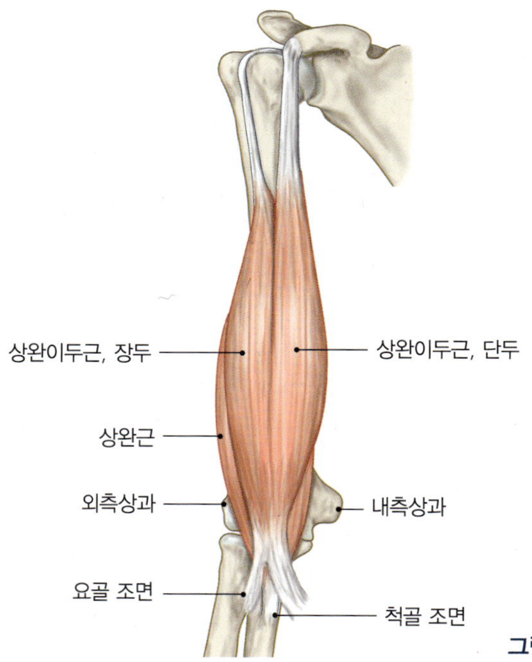

그림 1-46 상완이두근(biceps brachii m.)

step 2 통증의 위치 : 상완이두근 장두건의 해부학적 평가

상완이두근
기　시 : 장두 – 관절상결절
　　　　단두 – 오구돌기
정　지 : 요골 조면, 전완굴근막
지배신경 : 근피신경(musculocuntaneous nerve)
작　용 : 견관절 굴곡, 주관절 굴곡, 전완 회외

● 통증 발생의 해부학적 요인

상완이두근 장두건은 관절상결절 및 관절순 전상방부에서 기시하여 관절낭 내를 통과하고, 관절 밖으로 나와 결절간구를 지나 상완근의 표층 외측에 위치한다(그림 1-46).

결절간구는 근위부에서는 홈 모양의 좁은 삼각형으로 되어 있으며 원위부에서는 넓은 사각형 형태로 되어 있다. 이러한 모양 때문에 결절간구에는 마찰 부하가 발생하기가 쉽다.

➡ **결절간구**
intertubercular groove

상완이두근 장두건은 견관절 내회전 자세에서는 견갑상완관절의 전방을 통과하지만, 외회전 자세에서는 견갑상완관절의 상방을 통과한다. 이처럼, 견관절 외회전에 의해 주행이 크게 변하며 상완이두근 장두건에 역학적 부하가 증가한다. 따라서, 상완이두근 장두건은 마찰 부하를 줄이기 위해 건초(tendon sheath)에 싸여 있는데 그 건초에 염증 혹은 힘줄의 비대·변성이 발생할 수 있다.

상완이두근 장두건이 비대해지면 결절간구 내로 들어갈 수 없으며, 견관절 거상 시 오구견봉궁(coracoacromial arch)의 심층에서 힘줄이 구부러져 관절 내로 끼어 들어가는 현상(**hourglass biceps**)이 발생하는데 이는 관절경에서 확인된다.[13]

● 상완이두근 장두건의 촉진

견관절 내회전/외회전 중립 상태로 견봉 전단에서 손가락을 원위부로 2횡지 정도 이동한다. 그 위치에서 견관절을 수동적으로 내회전/외회전시키면 외회전 운동 시 소결절이, 내회전 운동 시 대결절이 손가락 아래에서 촉지된다(그림 1-47).

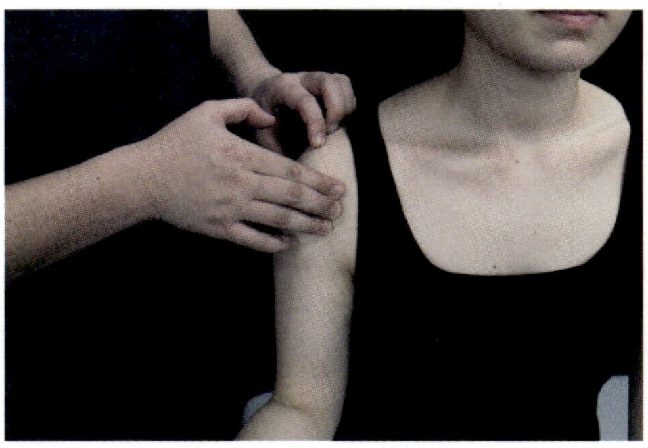

그림 1-47 상완이두근 장두건의 촉진

● 상완이두근 장두건의 통증유발검사

Speed test(그림 1-48) · Yergason test(그림 1-49)

- **검사 자세** : Speed test : 견관절 90° 굴곡 자세, 주관절 신전 자세, 전완 회외 자세.
  Yergason test : 견관절 중립 자세, 주관절 굴곡 자세.
- **부착 부위** : 어깨와 전완 근위부.
- **유도 동작** : Speed test : 견관절 굴곡의 저항 운동.
  Yergason test : 전완 회외의 저항 운동.
- **결과** : 결절간구 부위에서 통증이 발생하면 양성.
- **기능적 의의** : 두 검사 모두 상완이두근의 저항 운동을 시행함으로써 수축 시 통증을 유발한다.
- **주의점** : 저항을 가할 때에는 급격히 힘을 가하는 것이 아니라 서서히 가하도록 한다.

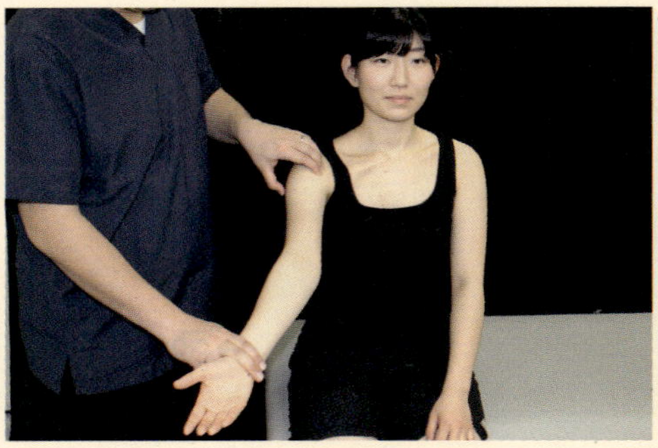

그림 1-48 Speed test

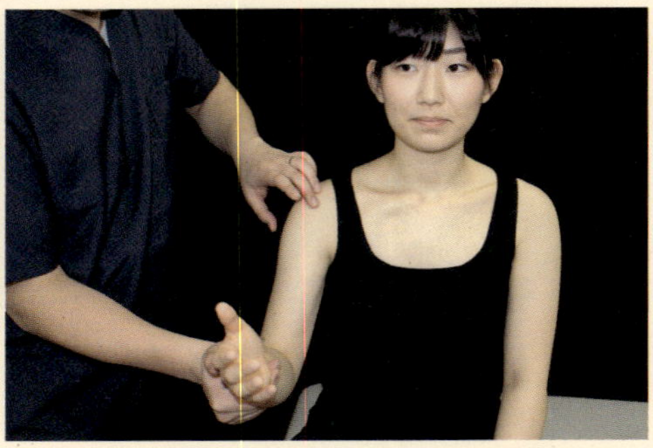

그림 1-49 Yergason test

● 촉진과 검사 결과를 통해 유추할 수 있는 것은?

상완이두근 장두건은 결절간구라는 해부학적 협착 부위를 통과하기 때문에 동일 부위에서 마찰 부하에 노출되기 쉽다. 그러나 모든 증례에서 마찰 부하로 인한 장애가 발생하지는 않는다.

마찰 부하가 증가하는 다른 요인으로는 앞서 설명한 상완골두와 관절와의 위치 관계에 있다(➡ p.39). 상완골두의 전방 변위는 상완이두근 장두건을 신장(stretch)시키므로 신장 상태에서 마찰 부하가 가해지게 된다.

또한, 견관절 후방 연부조직의 구축은 현저한 내회전 제한을 보인다. 상완이두근은 외회전 자세에서 보다 신장되므로, 내회전이 제한되면 상완이두근에 대한 마찰 부하가 증가한다.

따라서 상완골두와 관절와의 위치 관계, 견관절 후방 연부조직의 신장성을 평가할 필요가 있다.

step 2 상완이두근 장두건

step 3 상완골두와 관절와의 위치 관계 | 견관절 후방 연부조직의 구축

FLOW CHART 상완이두근 장두건이 통증의 원인으로 의심되는 경우

step 3 통증의 원인 : 운동학적 평가

1) 상완골두와 관절와의 위치 관계 ➡ p.39

2) 견관절 후방 연부조직의 구축 ➡ p.45

3 어깨 외측(lateral) 통증

어깨 외측의 통증을 역학적 부하 관점에서 보면 신장 부하, 마찰 부하, 압박 부하에 의한 것으로 구분할 수 있다. 여기에서는 각각의 부하에 따라 step 1 → step 2 → step 3 순서로 설명하겠다.

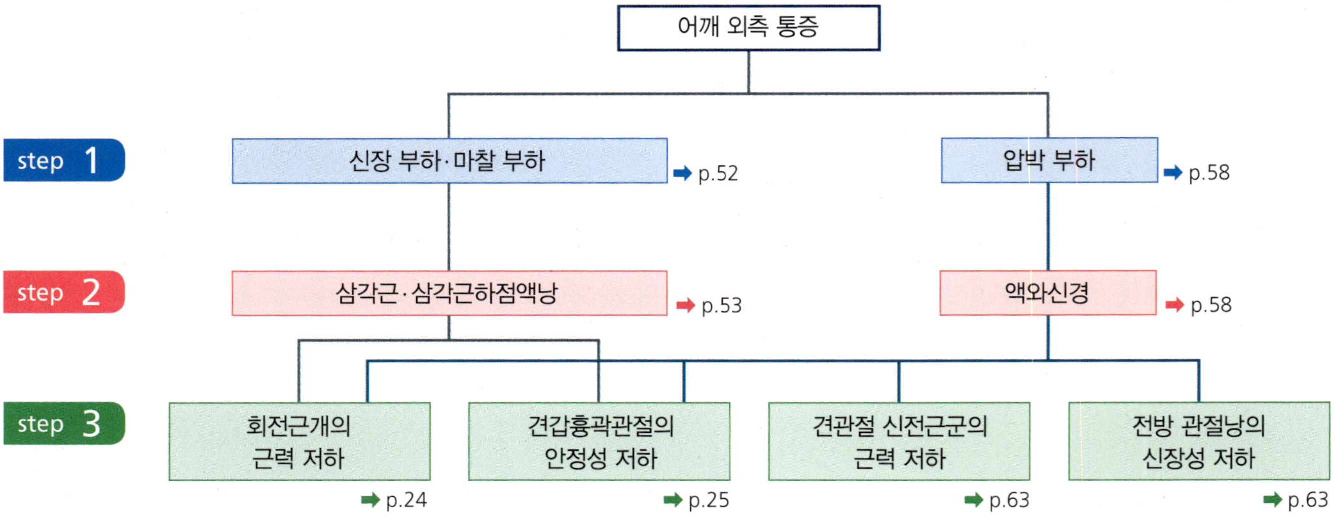

FLOW CHART 어깨 외측 통증에 대한 평가 전략

step 1 통증 유발 동작 : 신장 부하·마찰 부하

견갑상완관절에 굴곡·신전·내전 운동이 가해질 때 견관절 외측면에 **신장 부하**가 가해진다. 견관절 굴곡 운동 시 상완골두는 관절와에 대해 하방으로 미끄러지고, 신전 운동에서는 전방으로 구르며 상방으로 미끄러진다. 내전 운동에서는 상방으로 미끄러진다. 견관절 외측·후면에 부착하는 연부조직의 신장성이 저하되면, 견관절 외측에 가해지는 신장 부하가 증가한다.

또한, 견갑상완관절이 오구견봉궁(coracoaromial arch)을 빠져 나갈 때, 견관절에 **마찰 부하**가 가해진다. 마찰 부하로 인해 통증이 발생하는 경우, 제2견관절의 기능이 저하되어 있다고 생각된다.

신장·마찰 부하로 인해 통증이 발생하는 경우는 삼각근과 삼각근하점액낭(SDB)에서 유래된 기능장애를 의심한다.

삼각근과 삼각근하점액낭에 문제가 없는 경우 액와신경(axillary nerve)에 문제가 있을 수 있다. 액와신경의 평가에 대해서는 p.58을 참조.

step 2 통증의 위치 : 삼각근·삼각근하점액낭의 해부학적 평가

삼각근(쇄골부·견봉부·견갑극부)(그림 1-50)
기 시 : 쇄골부(전방섬유) - 쇄골 외측 1/3
견봉부(중부섬유) - 견봉
견갑극부(후방섬유) - 견갑극
정 지 : 상완골 삼각근 조면
지배신경 : 액와신경(axillary nerve)
작 용 : 쇄골부 - 견관절 굴곡·내회전
견봉부 - 견관절 외전·외회전·수평굴곡·수평신전
견갑극부 - 견관절 신전·외회전·수평신전

➡ **삼각근**
deltoid m.

● 통증 발생의 해부학적 요인

① 삼각근

삼각근은 쇄골 외측 1/3, 견봉, 견갑극(scapular spine)에서 기시하여 상완골 삼각근 조면(deltoid tuberosity)에 정지한다. 기시부에 따라 쇄골부, 견봉부, 견갑극부로 나뉜다. Koizumi는 쇄골부와 견봉부가 분리된 예는 57%(완전 분리 34.0%, 불완전 분리 23.0%), 견봉부와 견갑극부가 분리된 예는 78%(완전 분리 47.0%, 불완전 분리 31.0%)라고 보고하고 있으며, 모든 삼각근에 경계선이 있는 것은 아니다.[14)]

삼각근은 견관절의 자세에 따라 작용이 달라지는데, 중립 자세(하수위)에서는 쇄골부가 굴곡·내회전, 견봉부가 외전, 견갑극부가 신전·외회전 작용을 한다. 90° 외전 자세에서는 쇄골부와 견봉부의 전방은 수평굴곡, 견갑극부와 견봉부의 후방은 수평신전에 작용을 한다. 이와 같이 삼각근의 통증을 평가할 때에는 부위와 견관절의 자세를 고려해야 한다.

삼각근은 견관절의 각 운동에서 강력한 회전 모멘트를 제공하는 근육으로, 회전근개와

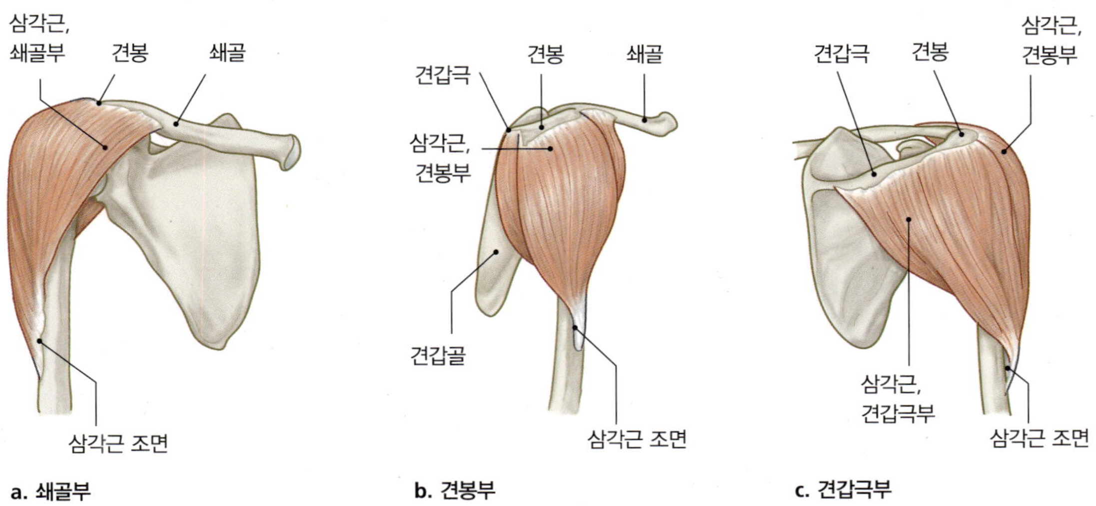

그림 1-50 삼각근(deltoid m.)

함께 작용하면 충분한 근력이 발휘된다. 극상근과 삼각근의 force couple 구조는 견관절 외전 운동의 운동학으로서 중요하다.[15)]

견관절 외전 운동은 삼각근과 극상근의 상호작용에 의해 완전한 외전 운동이 재현된다. 따라서 극상근의 파열이나 마비가 발생하면 관절와에 대한 상완골의 지점 형성력이 약해지고, 견갑상완관절에서 관절낭 내 운동에 변화가 생기기 때문에 완전한 외전 운동이 어려워진다.[16)] 그리고, 삼각근 자체에 마비나 파열이 발생한 경우는 극상근에서 견갑상완관절의 외전은 가능하나 근력이 감소한다.[16)] 또한, 견관절을 자유자재로 움직이기 위해서는 두 근육이 공동으로 작용할 필요가 있다.

Mura 등[17)]은 사체의 견관절을 이용한 실험에서 극상근과 극하근을 절제했을 때, 극상근만을 절제했을 때보다 상완골두의 상방 변위가 더 크다고 보고하였다.

즉, 극상근이나 극하근의 기능이 저하되면 견관절 운동 시 삼각근에 가해지는 부하가 커지는 것을 생각할 수 있다. 또한, 삼각근 후부는 회전근개 후방의 협동근(synergist)으로 작용하며, follow through phase에서는 신장성 부하에 노출된다. 어깨에 만성적 장애가 있는 경우, 흔히 삼각근의 근위축(muscular atrophy)이 동반되는 경우가 많다.[18)]

➡ **삼각근하점액낭(SDB)** subdeltoid bursa

➡ **견봉하점액낭(SAB)** subacromial bursa

➡ **오구하점액낭** subcoracoid bursa

② 삼각근하점액낭(그림 1-51)

삼각근하점액낭(SDB)은 삼각근과 극상근 및 상완골두 사이의 마찰을 제한하는 완충 작용을 하며 활동성이 높은 조직이다.

견봉하점액낭(SAB)은 견봉 하부뿐만 아니라 삼각근 하부, 오구돌기 쪽으로 넓게 퍼진다. 각각의 부위에서 견봉하점액낭, 삼각근하점액낭, 오구하점액낭으로 구별되기도 하지만, SAB와 SDB가 대부분 서로 교통하는 것에 비해 85%의 **오구하점액낭**은 독립되어 있다.[19, 20)]

따라서 SDB의 통증과 SAB에 발생하는 통증을 엄밀히 구별하기는 쉽지 않다. Tomita 등에 의하면 정상 견관절의 SAB에는 풍부한 감각신경종말이 관찰되며, 많은 자유신경종말과 Ruffini 소체, Golgi 소체 등의 mechanoreceptor가 존재한다고 보고하였다.[21)] 또한, 통증수용기인 자유신경종말은 회전근개, SAB, 오구견봉인대에 다수 존재한다. 이러한 조직에 신장 부하, 마찰 부하가 가해지면 움직일 때나 야간에 통증이 유발된다.[22)] 즉, 어떠한 원인으로 SDB의 활동이 저해되면 삼각근과 회전근개의 수축 시 마찰 부하가 발생하여 점액낭에 통증을 유발할 가능성이 있다.

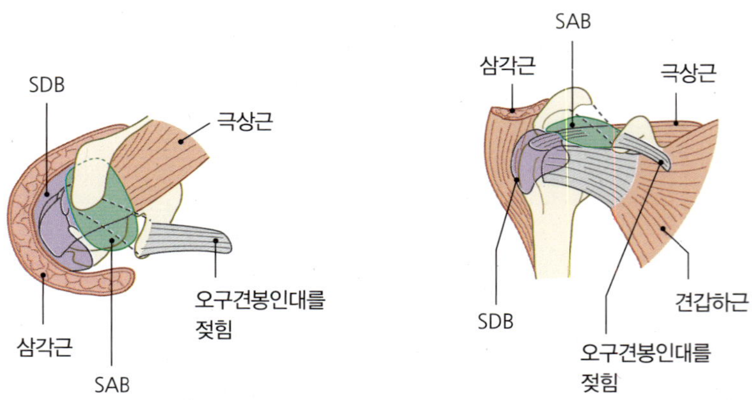

그림 1-51 삼각근하점액낭(SDB)

● 삼각근의 촉진

① 쇄골부(전방섬유)

삼각근은 견관절 외측부의 유일한 근육으로, 상완의 가장 표층에 위치한다. 삼각근 쇄골부의 기시부는 쇄골 외측 1/3에 위치하고 상완골 삼각근 조면에 정지한다.

촉진은 앉은 자세에서 상지를 파지하고 실시한다. 기시부에서 쇄골 외측 1/3 부위에 손가락을 대고 굴곡 동작을 반복하여 수축을 확인한다. 굴곡 각도가 증가함에 따라 수축을 강하게 느낄 수 있다. 이 모습을 확인하면서 상완골 중앙부의 삼각근 조면으로 손가락을 옮긴다(그림 1-52a). 견갑골은 고정하고 견관절을 신전·외회전 방향으로 신장하여 신장통이 확인되면 삼각근 쇄골부의 신장성 저하를 의심하고, 압통 소견이 확인되면 근연축(spasm)을 의심한다(그림 1-52b).

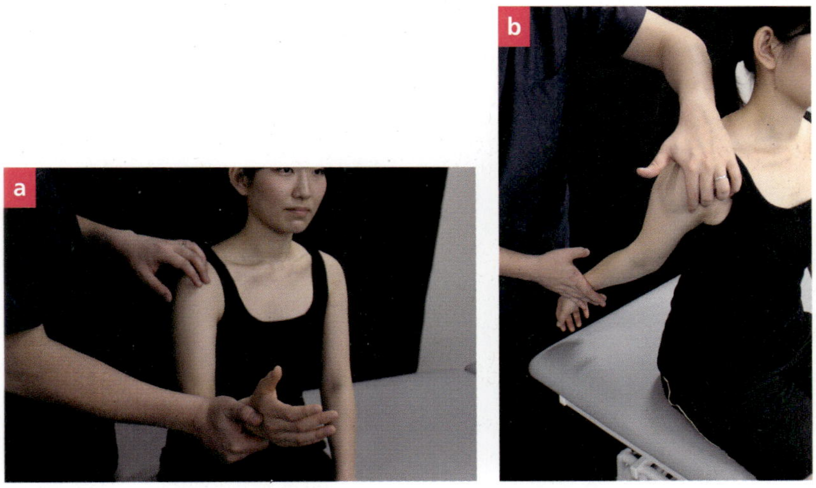

그림 1-52 **삼각근 쇄골부의 촉진**

② 견봉부(중부섬유)

삼각근 견봉부의 기시부는 견봉에 위치한다. 견관절을 외전시킴으로써 견봉부를 수축시켜 쇄골부와 견갑극부의 근육 사이를 촉지하여 나눈다. 견봉부의 근복을 확인 후, 견관절 90° 외전 자세에서 수평굴곡·수평신전시키면 전방부와 후방부로 촉지하여 구분된다. 수평굴곡 시 삼각근 견봉부의 전방부 수축을 강하게 느낄 수 있으며, 수평신전 시에는 후방부의 수축을 강하게 느낄 수 있다(그림 1-53a, b). 전방부를 신장시키는 경우, 견갑골을 고정하고 견관절을 경도 신전 자세로 내전시킨다. 후방부를 신장시키는 경우는 견관절 경도 굴곡 자세보다 견관절을 내전시킨다. 이로 인해 인해 신장통이 확인되면 삼각근 견봉부의 신장성 저하를 의심하고, 압통 소견이 확인되면 근연축을 의심한다(그림 1-53c).

③ 견갑극부(후방섬유)

삼각근 견갑극부의 기시부는 견갑극에 위치한다. 시작 자세는 엎드린 상태에서 견관절 90° 외전 자세로 하고, 수평신전 운동을 반복시킴으로써 삼각근 견갑극부의 수축을 확인된다(그림 1-54a). 견갑골을 고정하고, 견관절 90° 굴곡·45° 내회전 자세에서 수평굴곡시킨다. 이로 인해 신장통이 확인되면 삼각근 견갑극부의 신장성 저하를 의심하고, 압통 소견이 확인되면

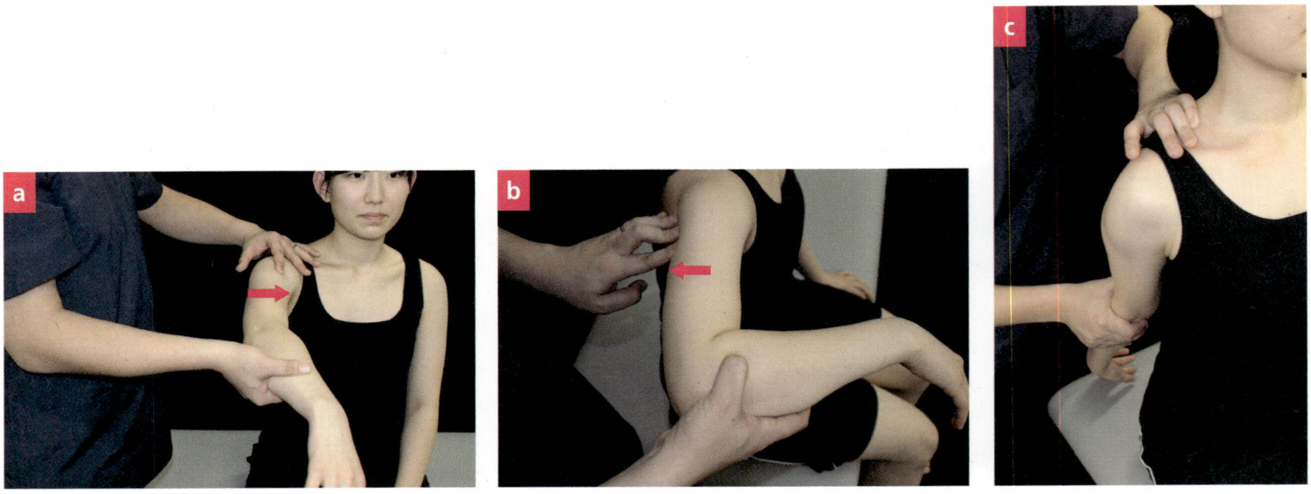

그림 1-53 **삼각근 견봉부의 촉진**

a : 전방부 촉진, b : 후방부 촉진, c : 신장 검사(stretching test)

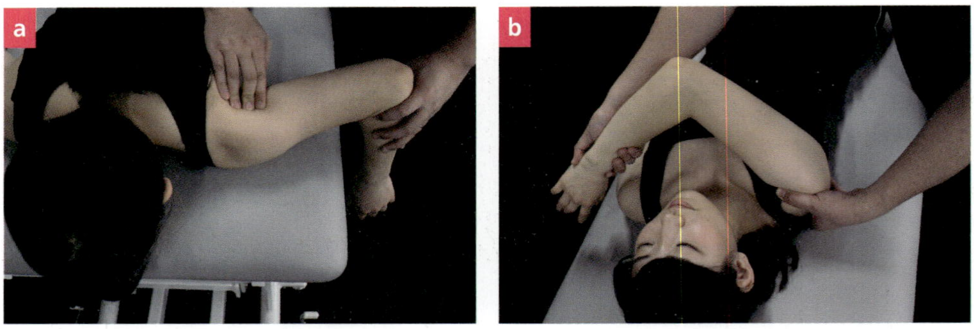

그림 1-54 **삼각근 견갑극부의 촉진**

근연축을 의심한다(그림 1-54b).

● 삼각근하점액낭(SDB)의 촉진

삼각근하점액낭은 삼각근의 심층에 위치하므로 촉진이 불가능하다. 그러나 삼각근 전체를 잡고 앞뒤로 움직여 삼각근의 활동성을 촉지하는 것은 가능하다.

● 삼각근·삼각근하점액낭의 통증유발검사

삼각근의 통증을 감별하는 정형외과적 검사는 없기 때문에 신중한 촉진과 함께 근수축에 의한 통증, 신장에 의한 신장통 등을 확인한다.

또한, 견봉하점액낭과 마찬가지로 충돌(impingement) 발생 시 통증유발검사를 실시하여 통증 부위가 견봉 하부인지, 어깨 외측인지 확인한다. 견봉 하부일 경우 견봉하점액낭의 해부학적 평가를 시행한다(➡ p.20).

● 삼각근하점액낭에 대한 DTTT

삼각근하점액낭에 의한 어깨 외측부 통증을 감별하는 검사는 없다. 따라서 다음과 같은 DTTT를 시행하여 삼각근하점액낭의 관련 여부를 감별한다.

통증유발조직	삼각근하점액낭(SDB)
증상	어깨 외전과 거상 운동 시 어깨 외측의 통증
검사 방법	앉거나 바로 누운 자세에서 한 손으로 상완골 골간부를 고정하고, 다른 한 손으로 삼각근을 후부에서 중부에 걸쳐 잡는다. 이 상태에서 삼각근을 앞뒤로 움직이게 한다. 또한, 견관절을 외회전 운동시켜 극하근의 수축을 유도하면 더욱 효과적이다.
결과	견관절 거상(굴곡) 시 어깨 외측부 통증이 감소하면 삼각근하점액낭의 통증이 있는 것으로 볼 수 있다.
기능적 의의	삼각근하점액낭은 삼각근과 상완근 혹은 극하근·소원근 정지부 사이에 존재한다. 따라서 이 근육의 활주성을 개선하면 마찰 부하가 감소한다.

● 촉진과 검사 결과를 통해 유추할 수 있는 것은?

위와 같은 검사를 통해 삼각근 혹은 삼각근하점액낭에 가해지는 신장 부하가 증가하는 원인은 다음과 같다.

① 회전근개의 근력 저하 ➡ step 3 p.24

삼각근은 회전근개와 공동으로 작용하여 견관절을 움직인다. 따라서 회전근개 파열이나 손상 등으로 회전근개의 기능부전이 발생하면 이를 삼각근이 과잉 보상하여 수축하게 된다. 이러한 보상작용이 반복되면 삼각근의 근연축이 발생하고 삼각근에 대한 신장 부하가 증가한다.

② 견갑흉곽관절의 안정성 저하 ➡ step 3 p.25

견갑골을 고정하는 승모근이나 능형근의 근력 저하는 견갑골의 안정성을 저하시켜 상대적으로 삼각근의 부하를 증가시킨다. 이로 인해 삼각근의 근연축이 발생하고 신장성이 저하되어 일상적인 움직임에서도 신장 부하 혹은 삼각근점액낭에 대한 마찰 부하가 증가한다.

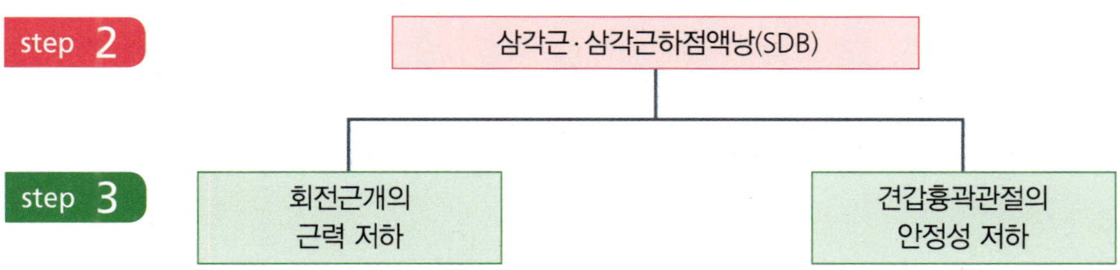

FLOW CHART 삼각근·삼각근하점액낭이 통증의 원인으로 의심되는 경우

step 3 통증의 원인 : 운동학적 평가

1) 회전근개의 근력 저하 ➡ p.24

2) 견갑흉곽관절의 안정성 저하 ➡ p.25

step 1 통증 유발 동작 : 압박 부하

견관절 후외측면에는 상완골의 외과적 경부(surgical neck of humerus)를 따라 **액와신경**이 주행한다. 액와신경은 외측액와극을 통과하여 상완골의 후면으로 나온다. 상완골두가 관절와에 대해 거상·수평내전 운동 시 견관절 후면에 존재하는 장사방형 공간(QLS)에 압박 부하가 증가한다.

➡ **장사방형 공간(QLS)**
quadrilateral space

압박 부하에 의해 통증이 발생하는 경우는 장사방형 공간(QLS) 내 액와신경의 기능장애를 의심한다.

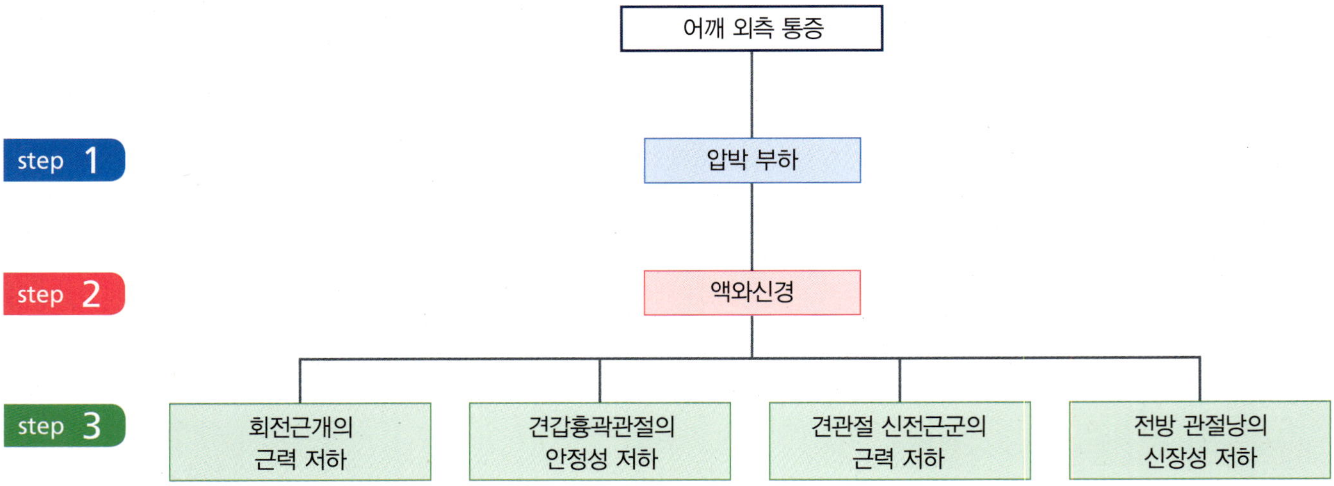

FLOW CHART 어깨 외측에 압박 부하가 가해지는 경우

➡ **액와신경**
axillary nerve

step 2 통증의 위치 : 액와신경(그림 1-55)의 해부학적 평가

● 통증 발생의 해부학적 요인

장사방형 공간(QLS)은 견관절 후방부에 존재하여 상완골 외과적 경부의 내측, 상완삼두근 장두의 외측, 소원근의 하연, 대원근의 상연으로 형성된다. 이 공간을 후상완회선동맥과 액와신경이 통과한다. 견관절 수평내전 운동을 하면 QLS가 좁아져 액와신경에 압박 부하가 증가한다.

➡ **장사방형 공간증후군(QLSS)**
quadrilateral space syndrome

이처럼, QLS에 발생한 교액성 신경장애를 **장사방형 공간증후군(QLSS)**이라고 부른다. 액와신경의 감각종지는 상외측상완피신경(superior lateral brachial cutaneous nerve)으로서 삼각근을 덮는 피부에 분포하고 있기 때문에 QLS가 좁아지면 액와신경이 교액(압박)되어 상완 외측 영역에 지각장애(perceptual dysfunction)나 방사통(radiating pain)이 발생할 수 있다.

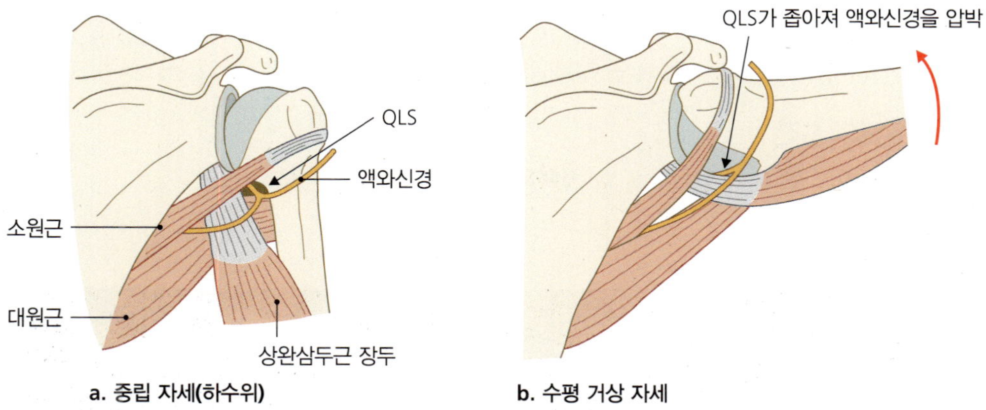

그림 1-55 액와신경

● 장사방형 공간(quadrilateral space, QLS) 구성 근육의 촉진

소원근

기　시 : 견갑골의 외측연
정　지 : 상완골 대결절 하면
지배신경 : 액와신경
작　용 : 견관절 외회전

대원근

기　시 : 견갑골의 하각 후면
정　지 : 상완골 소결절릉
지배신경 : 견갑하신경
작　용 : 견관절 내회전, 신전

상완삼두근 장두

기　시 : 관절하결절
정　지 : 척골 주두, 후방 주관절낭
지배신경 : 요골신경
작　용 : 주관절 신전, 견관절 신전과 내전

➡ **소원근** teres minor m.

➡ **대원근** teres major m.

➡ **상완삼두근 장두** long head of triceps brachii m.

① 소원근의 촉진(그림 1-56)

소원근은 견갑골 외측연의 근위 2/3에서 기시하여 상완골 대결절 하면에 부착한다. 소원근의 근복 중 내측 일부분을 제외한 대부분은 삼각근으로 덮여 있어 촉지가 어렵다.

소원근은 앉은 자세에서 견갑골 외측연의 근위부에 손가락을 위치시키고 견관절 90° 외전 자세에서 외회전 운동을 반복함으로써 근복을 촉지할 수 있다.

② 대원근의 촉진(그림 1-57)

대원근은 견갑골 하각 후면에서 기시하여, 상완골 소결절릉에 부착한다. 대원근은 소원근의 하방에 위치하며, 견관절의 내회전에 작용한다.

대원근은 견갑골 하각에 손가락을 위치시키고 바로 누운 자세로 견관절 90° 굴곡 자세에서 내회전 운동을 반복함으로써 근복을 촉지할 수 있다.

③ 상완삼두근의 촉진

상완삼두근 장두의 촉진은 「어깨 후방 통증」을 참조한다(➡ p.67).

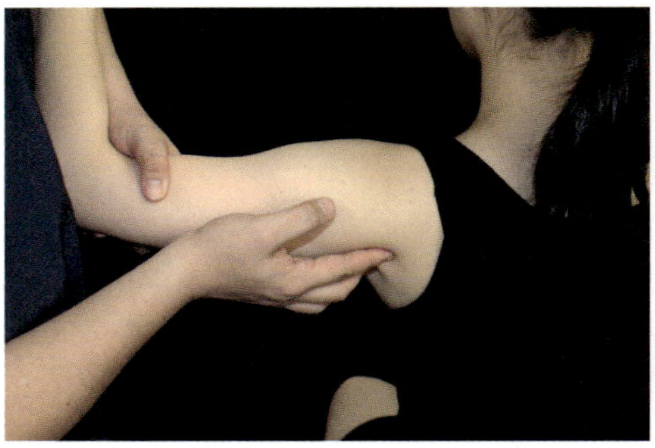

그림 1-56 소원근 촉진

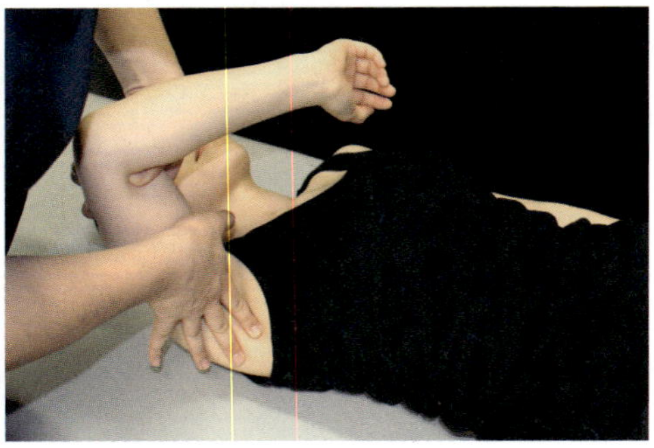

그림 1-57 대원근 촉진

● 액와신경의 통증유발검사

QLS에서 발생하는 통증을 평가할 경우, QLS를 구성하는 상완삼두근 장두·대원근·소원근의 신장통 혹은 같은 근육의 압통 유무를 확인한다. 또한, 최대 수평내전 자세에서 통증이 재현되거나 QLS에 압통이 발생하는지를 평가한다.

Internal rotation from 3rd to 2nd position(그림 1-58)

- 검사 자세 : 앉거나 누운 자세에서 자세의 변화에 따른 견관절 3rd, 2nd 내회전 가동 범위를 반대쪽과 비교하여 평가한다.
- 결과 : 반대쪽과 비교해 10° 이상 가동 범위의 차이를 보이면 양성이다.
- 기능적 의의 : 견관절 내회전 운동에 작용하는 근육은 대원근·대흉근·광배근·견갑하근이다. 소원근은 견관절 외회전 운동에 작용하며 거상 자세에서 내회전 시 가장 신장되기 때문에 end feel에서 근긴장 정도를 확인한다.

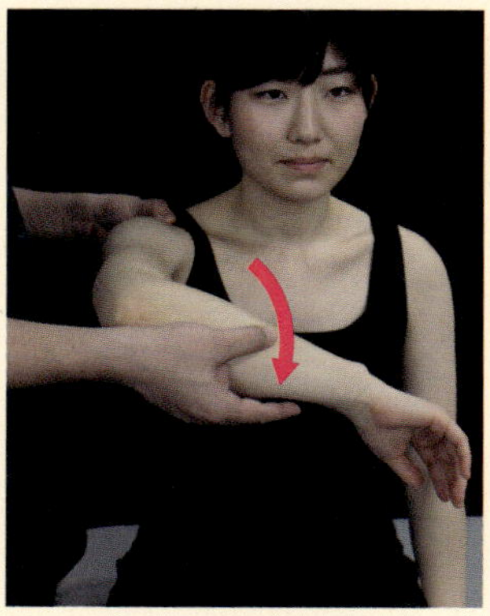

그림 1-58 Internal rotation from 3rd to 2nd position

- **주의점** : 견관절 후방 관절낭의 신장성 평가도 되기 때문에 end feel에서 근복을 잡고 가동 범위가 증가하는지 확인한다. 가동 범위가 증가하면 근육에서 비롯된 제한이라고 생각한다.

External rotation 3rd position(그림 1-59)

- **검사 자세** : 앉거나 바로 누운 자세로 3rd position에서의 견관절 외회전 각도를 반대쪽과 비교해 평가한다.
- **결과** : 반대쪽과 10° 이상 가동 범위가 차이를 보이면 양성이다.
- **기능적 의의** : 견관절 외회전 운동에 작용하는 근육은 극하근과 소원근이다. 대원근은 견관절 내회전 운동에 작용하며 거상 자세에서 외회전 시 가장 신장되기 때문에 end feel에서 근긴장 정도를 확인한다.
- **주의점** : 광배근도 신장 자세가 되기 때문에 end feel에서 촉진으로 대원근과 광배근의 근긴장 정도를 확인한다. 또한, 근복을 잡고 가동 범위가 증가하는지 평가한다.

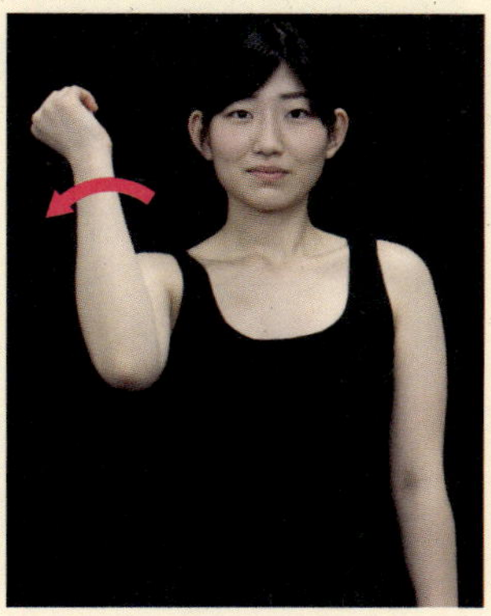

그림 1-59 External rotation 3rd position

● QLS 구성 근육에 대한 DTTT(그림 1-60)

QLSS는 견관절 90° 외전 자세에서 외회전 운동을 하거나, 90° 굴곡 자세에서 내회전 운동 시 증상이 발생한다. 그 밖에 QLS 구성 근육의 유연성을 회복하여 통증이 개선될 수 있는 지 검토할 필요가 있다. 이를 위해 QLS 구성 근육에 대한 DTTT를 실시한다.

통증유발조직	상완삼두근 장두·대원근·소원근
증상	상완 외측 방사통
검사 방법	**상완삼두근 장두(그림 1-60a)** : 앉은 자세에서 환자의 수관절 배굴 및 주관절 굴곡, 전완 회외 자세에서 견관절을 굴곡 조작해 신장한다. **대원근(그림 1-60b)** : 누운 자세에서 한 손으로 대원근을 잡아 고정하고, 다른 한 손으로 상완골 근위단을 잡아 견관절을 굴곡 및 외회전시켜 대원근을 신장시킨다. **소원근(그림 1-60c)** : 견관절을 굴곡 및 내회전시켜 소원근을 신장시킨다. 견갑골 외측연을 내전·하방회전하지 않도록 고정하면서 신장 조작을 시행한다.[23]

결과	QLS 구성 근육의 압통이 소실되고, 상완 외측 방사통의 양상이 변화하면 QLSS(QLS 근육의 액와신경 압박) 가능성이 있다.
기능적 의의	액와신경은 액와심부에서 후방을 향하며, 견관절 직하방을 통과하여 QLS를 지나 상완골 외과적 경부를 따라 상완골 후면에 분포한다. QLS 구성 근육이 긴장되면 액와신경에 기계적 압박이 증가될 수 있으므로 스트레칭 전후의 통증 변화를 확인한다.
주의점	QLS 구성 근육 자체에 통증이 발생할 수 있으며, 그러한 경우에는 국한된 부위의 통증을 호소한다.

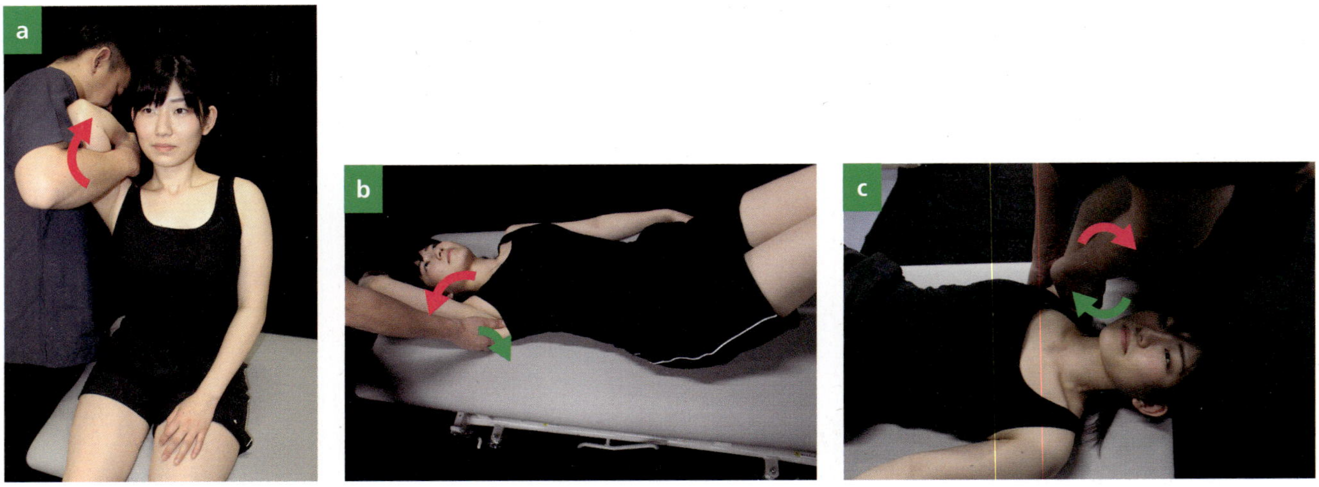

그림 1-60 QLS 구성 근육에 대한 DTTT
a : 상완삼두근장두, b : 대원근, c : 소원근

● 촉진과 검사 결과를 통해 유추할 수 있는 것은?

QLSS가 의심되는 경우, 외상의 유무를 확인한다. 외상에 의한 후상완회선동맥(posterior humeral circumflex artery)과 정맥 출혈로 QLS가 좁아질 가능성도 있다. 또한, QLS를 구성하는 근군의 신장성 저하가 QLS를 협착시킬 수 있으므로 QLS를 구성하는 근육의 신장성이 저하되는 원인을 생각해 볼 필요가 있다

① 회전근개의 근력 저하 ➡ step 3 p.24

견관절 외회전근은 투구 동작에서 follow through phase에 발생하는 견관절 수평내전에 대한 제동력을 발휘한다. 반복된 투구 동작에 의해 외회전근군에는 과도한 부하가 걸린다. 외회전근군의 근력 저하는 결과적으로 외회전근의 근연축을 유발하고 신장성 저하를 초래한다. 따라서 QLS의 기능적 협소화에 의해 통증을 유발할 수 있다.

② 견관절 신전근군의 근력 저하 ➡ step 3 p.63

견관절 신전근 또한, 외회전근과 마찬가지로 투구 동작의 follow through phase에 발생하는 견관절 수평내전에 대한 제동력을 발휘한다. 따라서 투구 동작이 반복되면 신전근군에 과도한 부하가 걸리게 된다. 신전근군의 근력 저하는 결과적으로 신전근의 근연축과 신장성 저하를 초래한다. 따라서 QLS의 기능적 협소화에 의해 통증을 유발할 수 있다.

③ 견갑흉곽관절의 안정성 저하 ➡ step 3 p.25

IST muscle도 견관절 외회전·신전근과 마찬가지로 투구 동작의 follow through phase에 발생하는 견갑골 외전에 대한 제동력을 발휘한다. 이러한 IST muscle의 근력 저하를 보상하기 위해 신전근이나 외회전근의 보상이 발생하기 때문에 QLS 구성 근육에 과도한 부하가 걸린다. 이로 인해 QLS 구성 근육에 연축이 생기고 QLS의 기능적 협소화가 발생할 가능성이 있다.

④ 전방 관절낭의 신장성 저하 ➡ step 3 p.63

견관절 주위염 등의 유통성 견관절 질환이 있는 경우, 운동 시 통증 발생을 피하기 위해 관절 주위 근육이 방어 수축되어 가동성을 희생하고 있음을 잘 알 수 있다. 특히 소원근이나 대원근은 견관절 중립 자세에서 단축되기 때문에 신장성이 저하된다. 이러한 신장성 저하가 QLS의 기능적 협소화를 초래한다.

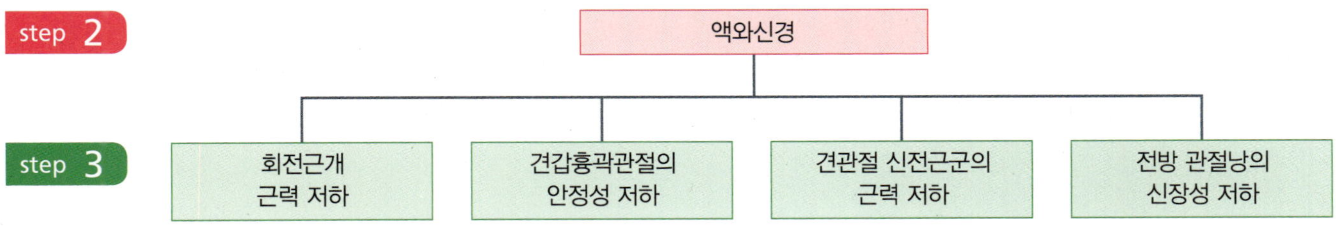

FLOW CHART 액와신경이 통증의 원인으로 의심되는 경우

step 3 통증의 원인 : 운동학적 평가

1) 회전근개의 근력 저하 ➡ p.24

2) 견관절 신전근군의 근력 저하

견관절 신전근군의 근력 저하에 의해 follow through phase에서 상지의 움직임을 감속하는 것이 어려워진다. follow through phase에서는 극하근, 소원근의 후방 회전근개가 원심성 수축되어 상지의 제동 작용을 한다. 이러한 회전근개의 근력이 저하되고, 투구 동작이 반복되면 견관절 신전근군에 과도한 부하가 가해져 피로가 발생한다. 이로 인해 견관절 신전근군의 근력 저하를 초래할 수 있다. 견관절 신전근군의 근력 평가는 MMT 방법에 따라 실시한다.

> **운동치료의 핵심**
>
> 견관절 신전근군의 근력 운동을 실시할 때, 견갑골 내전이나 몸통 회전 등의 보상이 발생하지 않도록 주의한다.

> **참고!**
>
> **견관절 신전근군의 작용**
>
> 견관절을 신전시키는 근육은 삼각근 견갑극부(후방섬유)·광배근·대원근이다. 삼각근 견갑극부는 중립 자세에서 강하게 움직이고 광배근은 상지 거상(굴곡) 자세에서 가장 강하게 작용한다. 광배근과 대원근은 비슷한 작용을 하며, 부착부 또한, 인접해 있다. 다만, 몸통·골반의 움직임에 대한 작용에서 차이를 보인다. 광배근은 상지를 고정한 상태에서 골반을 올리는 작용을 한다.

3) 견갑흉곽관절의 안정성 저하 ➡ p.25

4) 전방 관절낭의 신장성 저하

견관절 주위의 염증은 견봉하점액낭·회전근개·상완이두근 장두건·회전근개 간격·관절순 등 다양한 조직의 손상에 의해 발생한다. 이러한 유통성 질환의 증상이 발현되면 근육의 방어성 수축이 일어나고 QLS 구성 근육의 연축이 발생할 수 있다. 견관절 주위의 염증은 문진과 염증의 4가지 징후(종창·열감·통증·발적), 병력과 진단명, 영상 소견 등을 종합하여 평가해야 한다. 특히 초음파 영상 장치를 이용하면 간단하게 염증을 감별할 수 있다.

운동치료의 핵심

급성 염증으로 인한 통증은 운동치료로 증상 개선이 어려워 안정과 냉찜질 등으로 통증을 경감시킨다.

Case Note ①

- **증 례** 60대, 여성
- **진 단** 우측 어깨의 회전근개 파열
- **현병력** 외상력은 없지만 6개월 전부터 우측 견관절 통증이 발생하였으며, 서서히 거상(굴곡)이 어려워졌다. 최근에는 야간 통증이 시작되어 내원하였고, MRI에서 극상근·극하근의 완전 파열이 확인되었다. 현재, 머리 위로 물건을 잡거나 옷을 갈아입을 때 대결절 부위에서 통증을 느낀다.

step 1 통증 유발 동작 : 역학적 부하

- **통증의 재현성** 견관절 외전 중 60°~120° 범위 내에서 대결절에 통증이 재현된다. 또한, 팔을 들어 올렸다가 내릴 때 통증이 악화된다.

→ **견관절 상방부에 신장 + 압박 부하가 통증을 유발!**

step 2 통증의 위치 : 해부학적 평가

- **압통 소견** 극상근·극하근 부착부 (+) 견갑하근 (-)
- **정형외과 검사** drop arm sign (+) painful arc (+)
  empty can test (+) full can test (+) external rotation lag sign (+)

→ **회전근개 유래의 통증 가능성 있음 !**

step 3 통증의 원인 : 운동학적 평가

- **정렬 평가** 우측 견갑골 하방회전·외전·전방 경사 자세
  견관절 거상(굴곡)에 따라 견갑골 거상에 대한 보상이 있음
- **관절 가동 범위** 견관절 굴곡 70° (능동) 견관절 굴곡 150° (수동)
  견관절 외전 60° (능동) 견관절 외전 130° (수동)

→ **견갑거근·소흉근의 과잉 수축과 승모근의 기능부전으로 인해, 견관절 거상 시 상방회전이 부족해지고 견관절 상방부(극상근·극하근 부착부)에 압박 부하가 증가한다.**

〈실전! 운동치료〉

1. 소흉근의 이완

① 옆으로 누운 자세로 소흉근이 신장된 위치(견갑골 내전·후방 경사·상방회전)에서 시작한다.
② 그 상태에서 소흉근이 이완되는 자세(견갑골 외전·전방 경사·하방회전)로 능동보조운동을 유도한다.
③ 이와 같은 수축·이완 운동을 리드미컬하게 반복한다.

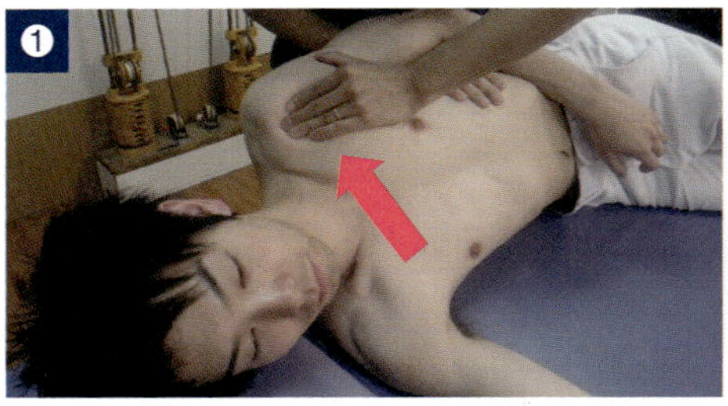
신장(stretching)된 자세

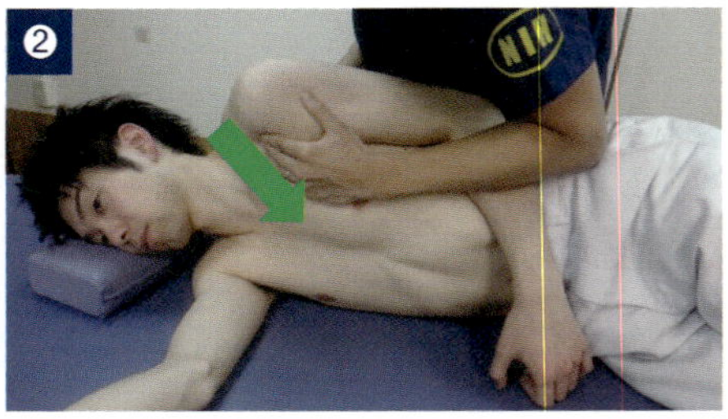
이완(relaxation)된 자세

2. 견갑거근의 이완

① 옆으로 누운 자세에서 견갑거근이 신장된 상태[견갑골 하제(내림)·외전·상방회전]로 시작한다.
② 그 상태에서 견갑거근이 이완되는 자세(견갑골 거상·내전·하방회전)로 능동보조운동을 유도한다.
③ 이와 같은 수축·이완 운동을 리드미컬하게 반복한다.

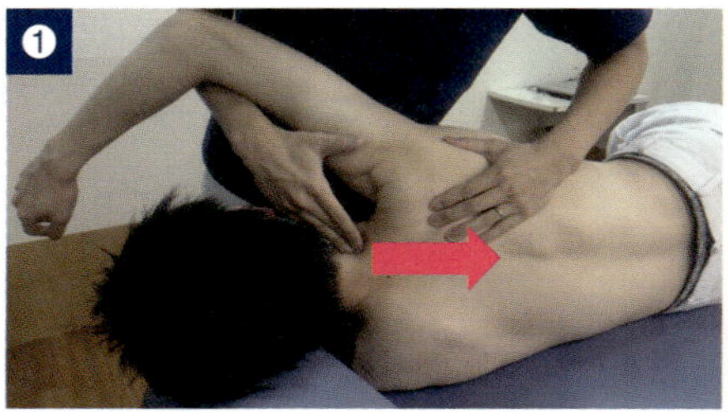
신장(stretching)된 자세

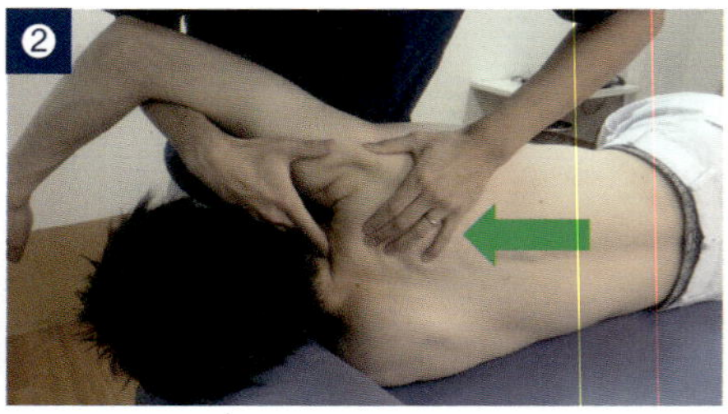
이완(relaxation)된 자세

〈일맥상통! 검사와 치료〉 승모근의 기능장애

승모근은 상부·중부·하부 근속으로 나뉘며, 각각 견갑골 거상(올림)·내전·상방회전에 작용을 한다. 견관절을 거상(굴곡) 시 견갑골의 상방회전이 부족해지는 원인 중 하나로 승모근의 기능장애가 있다. 이것이 의심되는 경우에는 inner muscle과 outer muscle이 불균형인 경우가 많다. 이러한 증례에 대해서는 승모근의 수축을 촉진하여 견갑골 상방회전 기능 및 견관절 거상 각도가 개선되는지 평가한다.

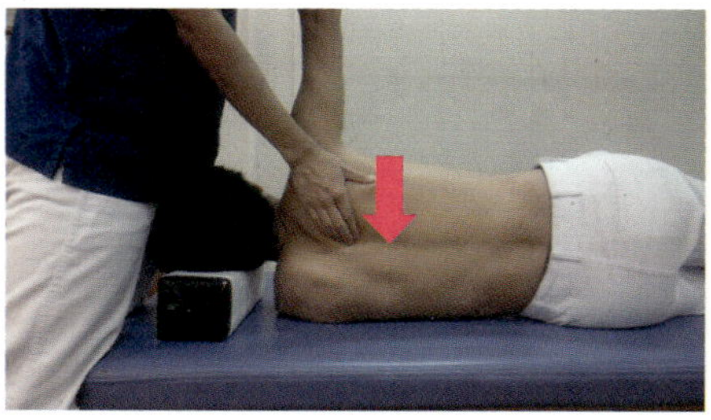
승모근 중부 근속의 촉진 테크닉

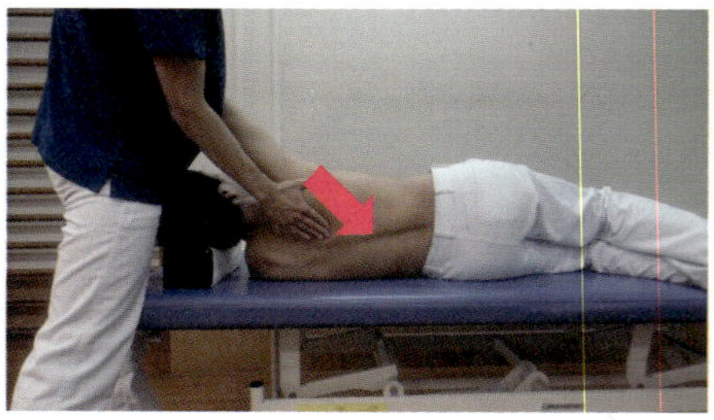
승모근 하부 근속의 촉진 테크닉

4 어깨 후방(posterior) 통증

어깨 후방 통증을 역학적 부하 관점에서 보면, **신장 부하**와 **마찰 부하**로 구분할 수 있다. 여기에서는 각 부하에 대해 step 1 → step 2 → step 3 순서로 설명하였다.

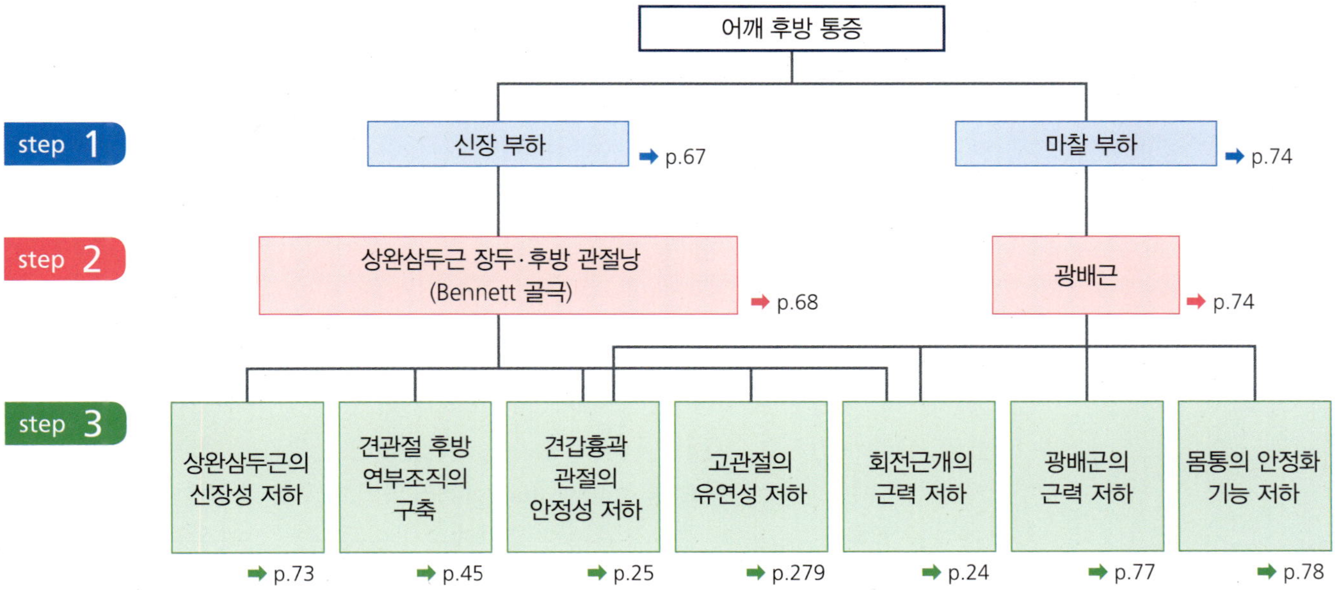

FLOW CHART 어깨 후방 통증의 평가 전략

step 1 통증 유발 동작 : 신장 부하

견갑상완관절이 굴곡·내회전·수평내전 운동 시 어깨 후방에 **신장 부하**가 가해진다. 어깨 후방 연부조직의 신장성이 저하될 경우, 투구 동작(그림 1-61) 등이 반복되면 어깨 후

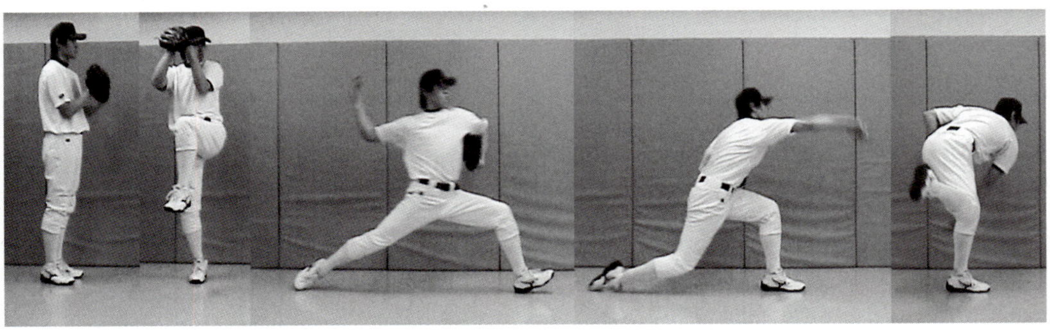

wind up　　cocking　　acceleration phase　　follow through phase

그림 1-61 투구 동작

방에 신장 및 견인 부하가 가해져 통증이 증가한다.

신장 부하로 인한 통증이 발생한 경우, 상완삼두근 장두와 후방 관절낭에 이상이 있다고 볼 수 있다.

step 2 통증의 위치 : 상완삼두근 장두·후방 관절낭의 해부학적 평가

➡ 상완삼두근
triceps brachii m.

상완삼두근(그림 1-62)

기　　시 : 장두 - 관절하결절
　　　　　외측두 - 상완골 후면 요골신경구의 근위부
　　　　　내측부 - 상완골 후면 요골신경구의 원위부

정　　지 : 척골 주두, 주관절의 후방 관절낭

지배신경 : 요골신경

작　　용 : 주관절 신전, 장두의 견관절 신전

● 통증 발생의 해부학적 요인

상완삼두근 장두는 관절하결절(infraglenoid tubercle)에서 기시하여 상완골 후면을 주행한다. 따라서 견관절 거상(굴곡) 자세에서는 상완골두를 관절와 방향으로 당기는 작용을 한다. 이 때문에 투구 동작 중 follow through phase에서 후방 관절낭과 함께 강한 신장 부하를 받게 된다. 또한, 견관절 후하방 부위(6~8시 방향)에는 침해수용기가 특히 많이 존재하여[24] 통증을 호소하기 쉬운 부위이다. 1941년 Bennett은 투구장애로 인해 관절와, 후하방과 하방에 골극(osteophyte)이 형성되며, 골극은 후방 관절낭과 상완삼두근 부착부에 반복적인 견인력이 가해짐으로 형성[25]된다고 보고하였다(그림 1-63).

이와 같이 상완삼두근 장두의 부착부 및 후방 관절낭에 가해지는 신장 부하는 반응성 골증식을 유발하며 이를 **Bennett 골극(Bennett's osteophyte)**이라고 한다. 반드시 증상을 갖는 것은 아니며 증상의 유무에 따라 유통성(dolorosus)과 무증상으로 구분하며 무증상인 경우가 대부분을 차지한다. Ferrari는 유통성인 경우, 통증의 원인은 골극이 아니라 그에 동반된 관절 내 병변(후방관절순 손상 혹은 회전근개 관절면 파열)이라고 하였다.[26]

Yoneda의 유통성 Bennett 골극의 진단 기준은 아래 **표**를 참조한다. 치료는 주로 보존적 치료를 시행하며 2~3개월 동안 보존적 치료 후에도 투구 시 통증이 지속될 경우 수술 적응증이 된다.[27]

견관절낭은 상방에는 극상근, 전방에는 견갑하근, 후상방에는 극하근, 후하방에는 소원근으로 둘러 싸여 있으며, 서로 단단히 밀착되어 있다.[28]

극하근의 경사섬유(oblique fiber)와 소원근 관절낭 쪽 섬유군은 관절낭의 후하방 부위에 직접 부착된다. 소원근은 견관절 외회전 시 후방 관절낭이 끼어 들어가지 못하게 방지함과 동시에, 거상 자세에서는 관절낭의 긴장을 높여 상완골두를 지지한다.[29]

참고!
내적 충돌증후군(internal impingement)
견관절이 외전·최대 외회전 되었을 때 대결절과 후상방 관절와 사이에서 후상방 관절순과 회전근개 관절면이 충돌하는 병태이다.

이러한 점에서 소원근의 신장성 저하나 근연축이 발생하면, 소원근의 기능이 저하되고 견관절 외회전 시 관절낭이 끼워 들어가는 것을 막지 못해 **내적 충돌증후군(internal im-**

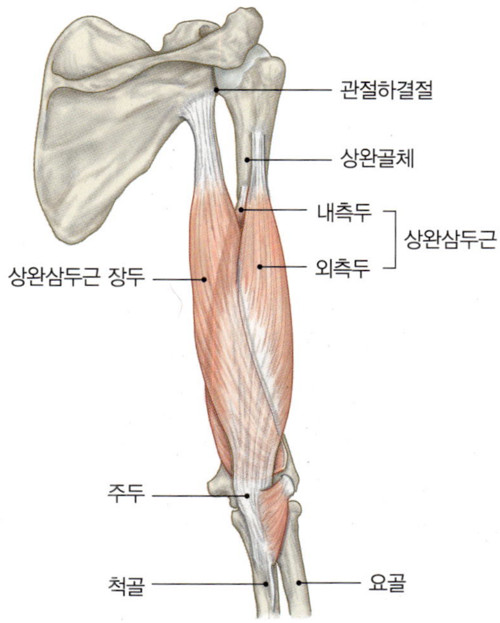

그림 1-62 **상완삼두근**

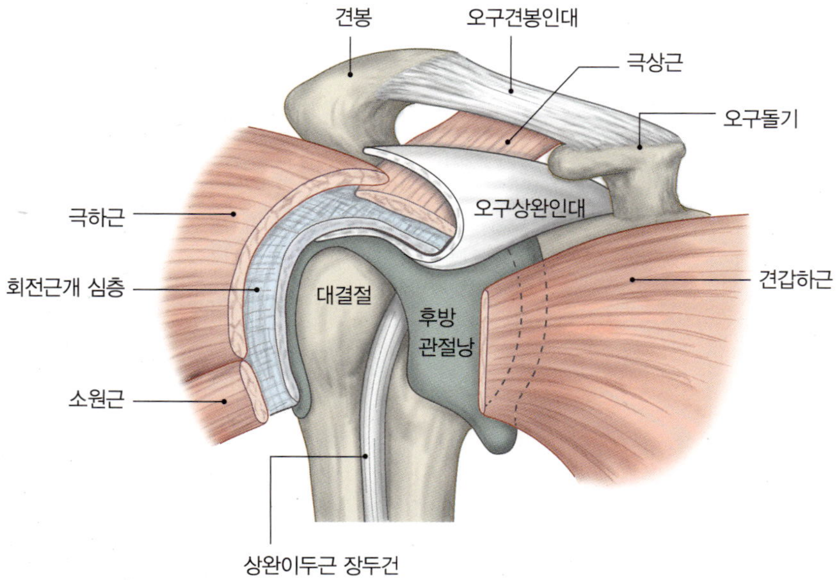

그림 1-63 **후방 관절낭**

pingement)을 일으키는 원인이 된다.

또한, 일부에 국한된 부위의 구축은 상완골두의 **oblique translation**을 유발한다.[30] 이로 인해 견관절 주위 근육에 근연축이 발생하거나 주변 조직에 침해 자극을 주는 통증의 원인이 되는 경우가 매우 흔하다.[31]

Yoneda의 유통성 Bennett's osteophyte 진단 기준[27]
① 투구 시 어깨 후방 통증 **② X-ray에서 관절와 후하연의 골극** **③ 관절와 후하연의 압통** **④ 골극 부위에 신경차단술 후 투구 능력의 현저한 개선**
위 4가지 항목을 전부 만족할 경우, 유통성 Bennett's osteophyte로 진단

● 상완삼두근의 촉진

① 장두 촉진(그림 1-64)

상완삼두근 장두는 상완 배측 표층의 내측을 구성하여 견관절과 주관절에 작용하는 이관절근(two joint muscle)으로 주관절 신전·견관절 신전·내전에 작용한다. 특히 견관절 굴곡 자세에서는 상완삼두근 장두의 주관절 신전력이 강해지고 견관절 신전 자세에서는 약해진다.

상완삼두근 장두를 촉진하려면 엎드린 자세에서 견관절 90° 외전과 주관절 굴곡 상태에서 팔꿈치를 신전시킨다. 견갑골 외측연(관절하결절)에서 상완삼두근 장두의 근복이 부풀어 오르는 것을 확인할 수 있다.

② 외측두 촉진(그림 1-65)

상완삼두근 외측두와 내측두는 요골신경구(groove for radial nerve)를 기준으로 기시부가 구별되며, 상완골 배측 골간 근위부에서 기시하여 상완 배측 표층의 외측을 구성한다. 외측두와 내측두는 단관절근이며 팔꿈치 신전 작용만 하기 때문에 앉은 자세에서 견관절 최대 신전과 주관절 경도 굴곡 자세를 유지시켜 주관절 신전을 시행한다.

이 상태에서 견관절을 외회전시키면 전완에 중력에 의한 내반 토크가 작용하기 때문에 외측두의 수축이 강해진다.[29] 상완 배측의 외측에서 상완삼두근 외측두의 근복을 확인할 수 있다.

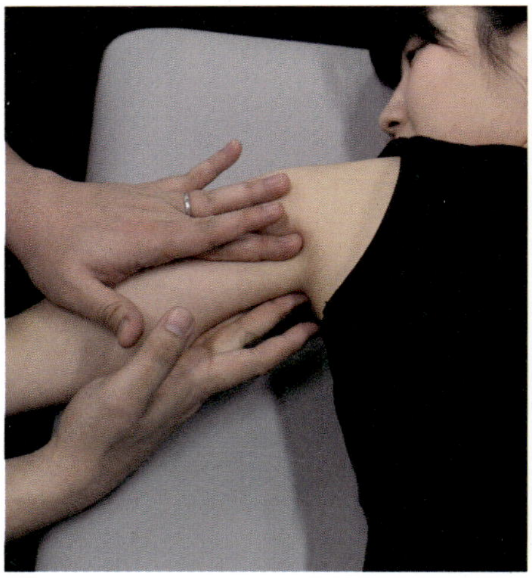

그림 1-64 상완삼두근 장두의 촉진

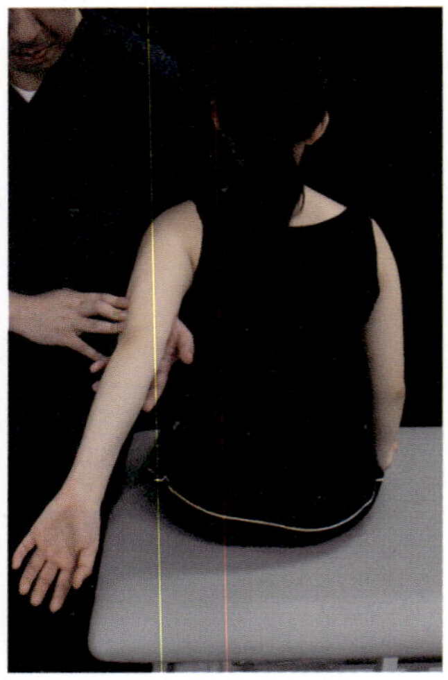

그림 1-65 상완삼두근 외측두의 촉진

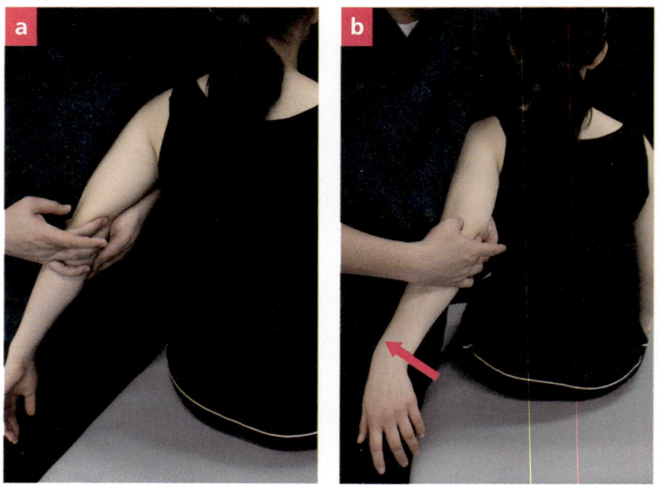

그림 1-66 상완삼두근 내측두의 촉진

③ 내측두 촉진(그림 1-66)

상완삼두근 내측두는 상완골 배측 골간의 원위부에서 기시하며, 그 표층에 상완삼두근 장두와 외측두가 부착한다. 따라서 표층에서 내측두의 근복을 확인할 수 없다.

촉진 방법은 외측두와 마찬가지로 앉은 자세에서 견관절 최대 신전과 주관절 경도 굴곡 자세로 주관절 신전 운동을 반복한다. 이 상태에서 견관절을 내회전시키면 전완에 중력에 의한 외반 토크가 작용하여 내측두의 수축이 강해진다.[29] 상완 배측의 원위 내측에서 상완삼두근 내측두의 수축을 확인할 수 있다.

● Bennett 손상의 통증유발검사

상완삼두근 장두 부착부와 후방 관절낭에 발생하는 통증을 이학적 검사로 엄밀하게 구분하는 것은 곤란하지만, 상완삼두근 장두의 영향을 확인하는데 유용한 검사로는 Sugimoto가 고안한 TL(triceps long-head) test가 있다.[32]

TL(triceps long-head) test(그림 1-67)

- **검사 자세** : 견관절 수평내전 자세로 주관절 신전을 저항 상태에서 능동 운동시킨다.
- **조작** : 견관절 90° 외전 자세에서 수평굴곡시키고 검사자는 주관절 신전 운동에 저항을 가한다.
- **결과** : 견관절 후하방에 통증이 유발되면 양성이다.
- **기능적 의의** : X-ray상에서 Bennett 골극이 보이지 않는 경우, 상완삼두근 장두 부착부 장애의 판별에 유용하다.

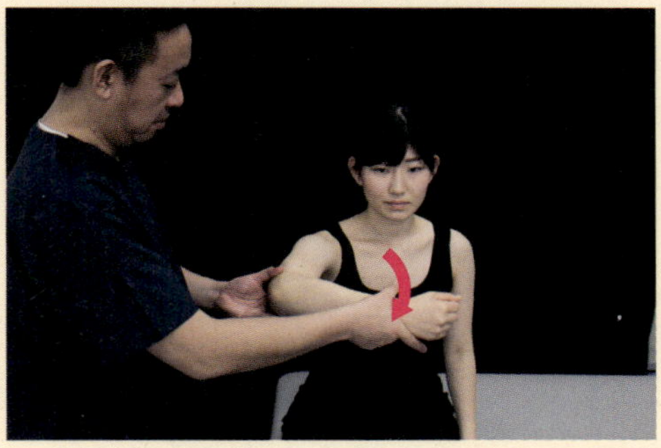

그림 1-67 TL(triceps long-head) test

● 후방 관절낭의 정형외과 검사

후방 관절낭의 통증을 감별하는 정형외과 검사는 없으며 신장 검사(stretching test)에서 후방 관절낭의 신장성 저하 유무를 감별한다.

후방 관절낭의 신장 검사(그림 1-68)[33]

- **검사 자세** : 바로 누운 자세로 견관절은 견갑골면상에서 45° 외전한다.
- **조작** : 견갑골을 고정하고, 견관절을 내회전시킨다.
- **결과** : 내회전 범위가 70° 미만인 경우, 후방 관절낭의 신장성 저하를 의심한다. 구축이 강해 내외회전 중간 상태까지 도달하지 못하면 마이너스로 표기한다.

• **주의점** : 극하근의 경사섬유를 동시에 촉진하여 근육의 긴장 유무를 확인한다. 근육의 단축이나 연축으로 인한 가동 범위 제한 가능성을 감별한다.

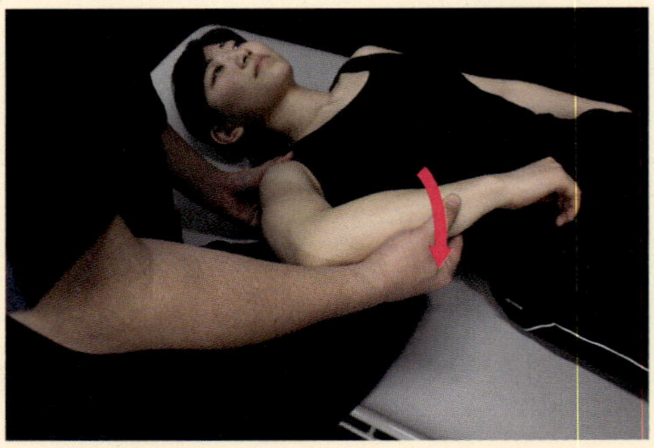

그림 1-68 후방 관절낭의 신장 검사

● 촉진과 검사 결과를 통해 유추할 수 있는 것은?

Bennett 손상의 통증유발검사를 비롯해 상완삼두근 장두의 압통, 수축 및 신장 시 통증, 관절와 후하방의 압통[34)]을 확인하는 것이 중요하다. 통증유발검사 결과에서 Bennett 손상이 의심되는 경우에는 상완삼두근 장두와 후방 관절낭에 대한 신장 부하가 증가하는 원인으로 다음과 같은 5가지가 있다.

① 상완삼두근의 신장성 저하 ➡ step 3 p.73

상완삼두근 장두의 신장성이 저하되면 투구 동작 중 follow through phase에서 상완삼두근 장두건에 과부하가 발생하여 통증을 유발한다.

② 견관절 후방 연부조직 구축 ➡ step 3 p.45

견관절 후방 관절낭의 구축은 가동 범위를 제한할 뿐만 아니라 견관절의 충돌을 유발하는 원인이 되기도 한다.[35)] 후방 관절낭은 견관절 수평내전·내회전 운동에서 신장되며, 투구 동작이 계속되면 견관절 2nd position에서 외회전 범위가 증가하고 동시에 내회전 가동 범위가 감소한다고 한다.[36)] 내회전 가동 범위의 감소는 후방 관절낭의 신장성이 저하되는 원인이 된다.

또한, 극하근이나 소원근의 신장성이 저하되면, 회전근개 부착부의 신장 부하가 증가하여 회전근개의 염증과 손상 및 반흔화(scar formation)를 유발한다. 이로써 내측에 위치하는 후방 관절낭에도 영향을 미쳐 후방 연부조직의 신장성을 저하시킨다.[36)]

③ 회전근개의 근력 저하 ➡ step 3 p.24

회전근개 중 견관절 외회전근은 상완삼두근 장두와 함께 follow through phase에서 팔의 움직임에 브레이크 작용을 한다. 이러한 회전근개의 근력 저하가 상완삼두근에 대한 부하를 보상적으로 강화시킨다.

④ 견갑흉곽관절의 안정성 저하 ➡ step 3 p.25

IST muscle은 follow through phase에서 견갑골 외전에 대한 브레이크 작용을 한다. 이 IST muscle의 근력 저하는 브레이크 작용을 할 때 상완삼두근 장두의 부하를 강화할 수 있다.

⑤ 고관절의 유연성 저하 ➡ step 3 p.279

Follow through phase에는 비투구 쪽의 고관절 내전·내회전 운동이 중요하다. follow through phase에 비투구 쪽으로 중심 이동이 불충분하면 고관절 내전·내회전이 부족해져 결과적으로 견갑상완관절의 수평내전·내회전이 증가한다.[37] 투구 쪽 고관절의 가동 범위 저하는 follow through phase에 비투구 쪽으로 중심 이동을 막아 투구 쪽 어깨 후방에 과도한 부하가 가해져 상완삼두근 장두의 over use를 초래하는 원인이 된다.

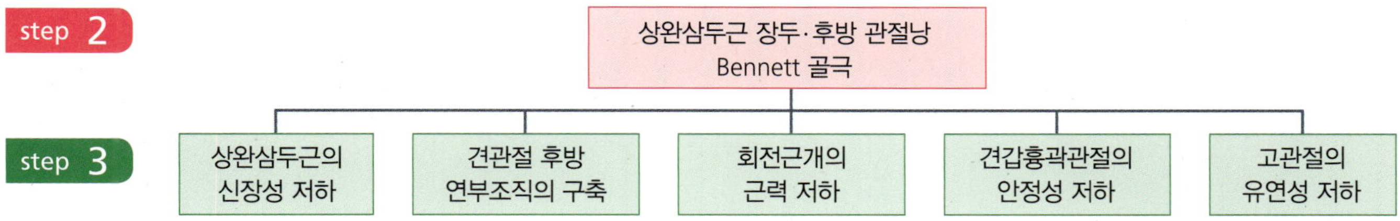

FLOW CHART 상완삼두근 장두·후방 관절낭이 통증의 원인으로 의심되는 경우

step 3 통증의 원인 : 운동학적 평가

1) 상완삼두근의 신장성 저하

상완삼두근의 신장성이 저하되면 견관절·주관절 굴곡 가동 범위의 제한이 발생한다. 따라서 주관절 굴곡 자세에서 견관절 굴곡 각도를 측정하여 좌우차를 비교한다. 또한, 바로 누운 자세에서 견관절 90° 외전, 주관절 굴곡 상태에서 주관절을 신전 운동한다. 이 때 상완삼두근 장두에 단축이 있으면 견관절 외회전 운동이 발생할 수 있다.

> **운동치료의 핵심**
>
> 상완삼두근 장두의 스트레칭뿐만 아니라 인접한 삼각근과 대원근·소원근의 활주성을 회복하는 것이 중요하다.

2) 견관절 후방 연부조직의 구축 ➡ p.45

3) 회전근개의 근력 저하 ➡ p.24

4) 견갑흉곽관절의 안정성 저하 ➡ p.25

5) 고관절의 유연성 저하 ➡ p.279

step 1 통증 유발 동작 : 마찰 부하

어깨 후방에 통증을 유발하는 역학적 부하에는 **마찰 부하**가 있다. 어깨 후방에 마찰 부하가 발생할 때는 후방에 존재하는 근육군의 근력 저하와 견갑골의 이상 운동 등이 있을 수 있다.

마찰 부하가 통증의 원인인 경우, 우선 광배근의 기능장애를 의심한다.

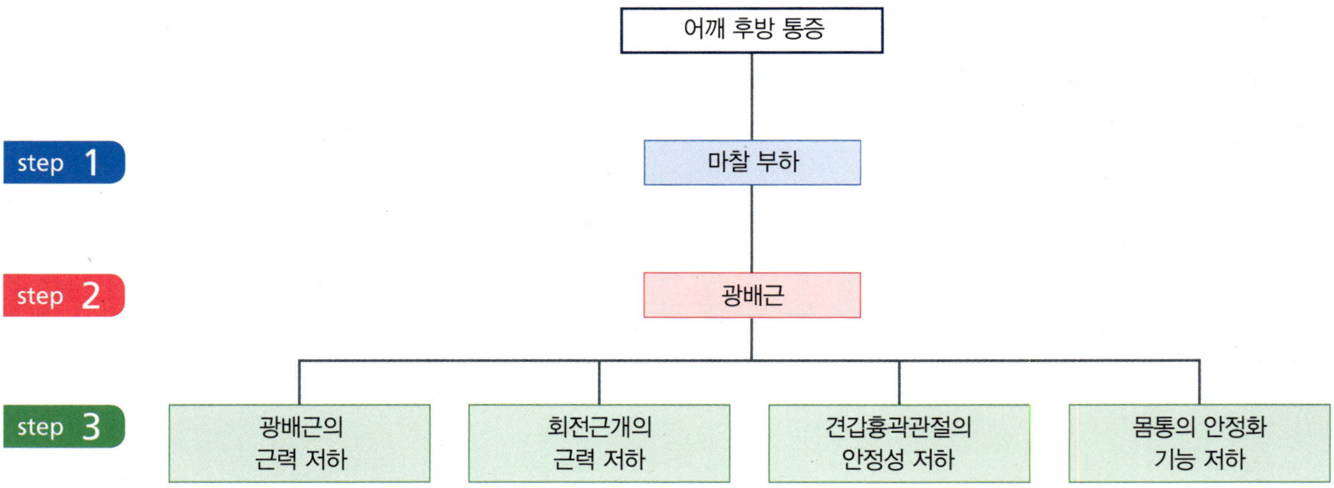

FLOW CHART 어깨 후방에 마찰 부하가 가해지는 경우

step 2 통증의 위치 : 광배근의 해부학적 평가

➡ **광배근**
latissimus dorsi m.

광배근(그림 1-69)

기　　시 : 흉요근막(thoracolumar fascia)을 통해 제7 흉추~제5 요추극돌기
　　　　　장골릉(iliac crest)·제10~12 늑골·견갑골 하각

정　　지 : 상완골 소결절릉

지배신경 : 흉배신경[thoracodorsal nerve(C6-8)]

작　　용 : 견관절 신전·내전·내회전

● 통증 발생의 해부학적 요인

➡ **광배근건하낭**
subtendinous bursa of latissimus dorsi

광배근은 견관절의 신전·내전·내회전에 주로 작용하며 상지를 고정한 상태에서는 골반의 올림에도 작용한다. 광배근은 흉요부의 후면을 넓게 덮고 있는 삼각형의 큰 판상형 근육으로 각각의 섬유군으로 구성된다(그림 1-69b). 또한, 광배근과 대원근은 정지부로 향할수록 합쳐지고, 두 줄기가 만나기 전 두 근육 힘줄 사이에 **광배근건하낭**이 존재한다.[29] 광배근의 최상방 섬유는 견갑골 하각에서 급격히 주행이 변화하며 상지 거상 자세에서 더욱 현저해진다.[38] 이처럼 근육의 주행이 급격하게 변하는 지점은 기계적 부하를 쉽게 받게 되고 통증의 원인이 되는 경우가 흔하다. 투구장애어깨가 발생하는 부위 중 하나로 견갑골 하각부가 알려져 있으며, 광배근 최상방 섬유가 견갑골 하각부에 걸려 마찰 부하를

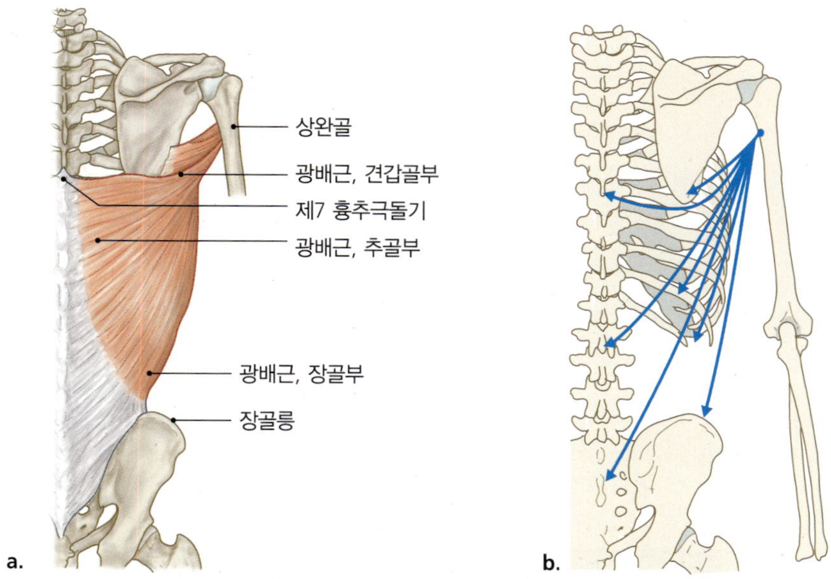

그림 1-69 **광배근**

받는 것이 원인[38]으로 생각된다[광배근 좌상(contustion)].

Nobuhara는 광배근의 연축이 발생하면 견갑골 외전, 견관절 외전·외회전이 제한되어 팔꿈치가 내려가는 등 투구 동작에 지장을 초래하게 되는데 이를 **광배근증후군**이라고 부르며, 회전근개 간격(rotator interval) 손상이나 충돌(impingement) 등의 이차적 손상을 유발할 가능성을 지적하였다.[9] 또한, 광배근 자체의 신장성이 저하되면 견관절 굴곡이나 외전·외회전 운동이 제한된다. 관절 가동 범위의 제한이 발생하면 운동을 수행하기 위해 무리한 보상 동작을 반복함으로써 근육 연축을 일으킨다.

● 광배근의 촉진(그림 1-70)

시작 자세는 바로 누운 자세에서 견관절을 완전히 굴곡한 상태로 한다.

광배근 기시부의 근복은 얇지만 견갑골 하각 부근에서는 근복이 두껍기 때문에 랜드마크로서 견갑골 하각의 첨단을 확인한다. 하각의 첨단 외측에는 대원근이 존재하며, 그 바로 밑에서 광배근을 확인할 수 있다. 양쪽에 손가락을 대고 완전 굴곡 자세에서 굴신 운동을 반복시킴으로써 수축을 확인한다.

광배근의 연축은 촉진에 의한 평가와 신장성 평가가 중요하다. 또한, 연축을 평가하는데 있어 압통 소견의 확인도 중요하다.

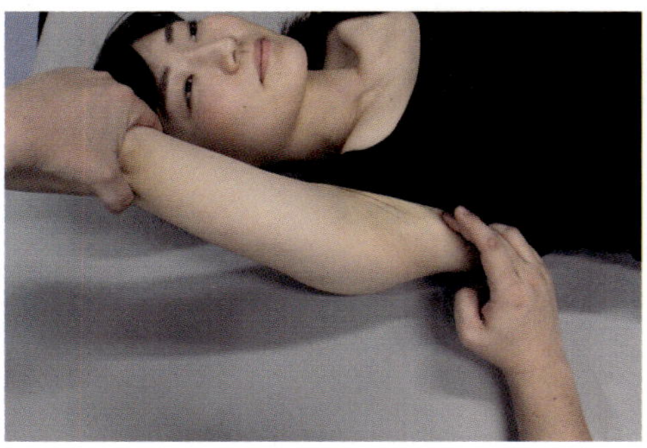

그림 1-70 **광배근 촉진**

광배근의 신장 검사

광배근의 신장 검사(그림 1-71)

- **검사 자세** : 앉거나 선 자세에서 견관절과 주관절을 90º 굴곡하여 양쪽 팔을 손가락 끝에서 전완까지 맞추고 이 상태에서 양쪽 팔꿈치를 붙인 채, 수동 굴곡하여 굴곡 각도를 확인하고 견관절을 능동 굴곡시킨다.
- **결과** : 수동 운동의 가동 범위까지 능동 운동으로 움직일 수 없으면 양성.
- **기능적 의의** : 견관절의 신전·내전·내회전 운동에 작용하는 근육은 광배근이다. 견관절 외회전 자세에서 굴곡 운동 시 광배근은 신장 상태가 되므로 견관절 굴곡 각도의 크기로 광배근의 신장성을 평가한다.

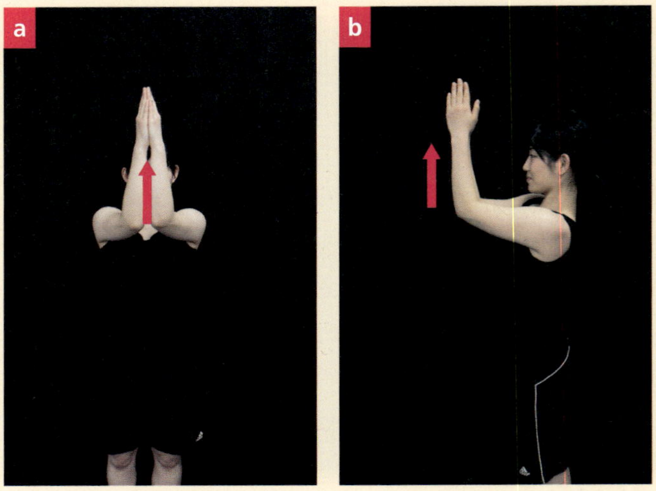

그림 1-71 광배근의 신장 검사

광배근의 DTTT

광배근으로 인한 통증을 감별하는 검사는 존재하지 않는다. 따라서 광배근의 과긴장에 의한 통증이 의심될 때, 다음의 DTTT를 실시하여 감별한다.

통증유발조직	광배근
증상	광배근의 과긴장
검사 방법	환자를 옆으로 눕게 한 자세에서 침대 쪽 고관절을 굴곡한 상태로 골반을 뒤로 기울인다. 한 손으로 견관절을 굴곡·외전·외회전시키고, 다른 한 손으로는 골반을 같은 쪽으로 회전시킨다.[39]
결과	광배근의 과긴장이 저하되어 통증이 감소하면 통증의 원인에 광배근의 관여가 의심된다.
기능적 의의	견관절 신전·내회전·내전 운동에 작용하는 근육은 광배근이다. 견관절 외회전 자세에서 굴곡 운동 시 광배근은 신장 상태가 되므로 견관절 굴곡 각도의 크기로 광배근의 신장성을 평가한다.
주의점	광배근의 신장성이 개선되어도 어깨 후방 통증이 지속되는 경우는 광배근이 경직되었지만 통증의 원인은 아닌 것이다. 또한, 요통에 광배근이 관련된 경우에도 이 검사를 시행한다.

● 촉진과 검사 결과를 통해 유추할 수 있는 것은?

촉진·신장 검사에서 광배근의 신장성 저하 및 연축이 확인된 경우, 광배근에 대한 마찰 부하가 증가하는 원인으로 다음의 4가지를 들 수 있다.

① 광배근의 근력 저하 ➡ step 3 p.77

광배근의 근력 저하가 존재하면 투구 시 부하가 광배근에 과부하가 되어 광배근 자체에 연축이 발생할 수 있다. 이러한 경우, 광배근의 신장성 저하로 인해 견관절 외전·외회전 및 견갑골 외전 시 과도한 신장 부하를 받게 된다.

② 회전근개의 근력 저하 ➡ step 3 p.24

투구 동작 중 acceleration phase에서 견관절은 최대 외회전 상태가 되고 follow through phase에 수평내전·내회전 운동을 수반한다. 이러한 acceleration~follow through phase에 소원근·극하근은 구심성 수축과 원심성 수축을 반복하여 결과적으로 내회전을 제한한다.[40] 회전근개 자체의 근력 저하가 있으면 acceleration phase에서 광배근을 포함한 outer muscle의 활동이 높아지면서 광배근의 연축을 초래하여 광배근으로의 신장 부하와 마찰 부하가 증가한다.

③ 견갑흉곽관절의 안정성 저하 ➡ step 3 p.25

광배근 손상을 초래하는 증례에서는 대부분 승모근 중부, 하부의 근력 저하를 동반하고 있는 경우가 많다. 승모근 중부, 하부 근력이 저하됨에 따라 전거근과의 force couple 기전 이상이 발생하여 과도한 견갑골의 외전이나 조기 상방회전을 유발해 광배근 최상방 섬유에 대한 마찰 부하가 증가한다.

④ 몸통의 안정화 기능 저하 ➡ step 3 p.78

몸통 기능의 안정화기구 저하는 보상적으로 광배근의 과활동을 초래한다. 광배근의 과활동으로 신장성이 저하되면, 광배근으로의 신장 부하가 증가해 통증이 발생한다.

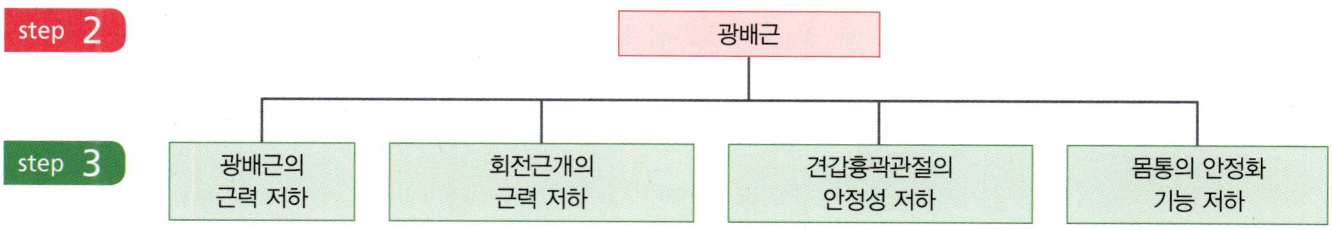

FLOW CHART 광배근이 통증의 원인으로 의심되는 경우

step 3 통증의 원인 : 운동학적 평가

1) 광배근의 근력 저하

광배근은 척추에서 상완골에 직접 부착하는 근육이며, 척추의 안정성에도 관여한다. 광배근의 근력은 몸통의 안정성에 기여하고, 측정은 MMT 방법으로 시행한다.

> **운동치료의 핵심**
>
> 광배근은 견관절의 신전·내회전 운동에 작용하며, 견관절 90° 외전 자세에서는 내전·신전 운동에 작용한다. 따라서 광배근 근력 운동을 실시할 경우, 자세에 따라 작용이 다르다는 점을 고려해야 한다. 또한, 팔을 내린 자세(하수위)에서는 근육 전체가 이완되어 기능이 저하되므로, 팔을 들어 올리는 자세(거상위)에서 실시하는 것이 효과적이다.

2) 회전근개의 근력 저하 ➡ p.24

3) 견갑흉곽관절의 안정성 저하

승모근 중부·하부 근속은 견갑흉곽관절의 안정성에 기여하므로, 견갑흉곽관절의 안정성 저하에 대한 운동학적 평가와 동일하다(➡ p.25 참조). 견갑흉곽관절의 안정성과 관련된 IST muscle 중에서도 특히 대·소능형근, 승모근 중부·하부 근속의 근력 평가가 중요하다(➡ pp.27, 28 참조).

4) 몸통의 안정화 기능 저하

척추기립근 및 다열근의 근력이 저하되면 몸통의 안정성이 저하되고 보상적으로 몸통 후면의 천층에 존재하는 광배근의 활동이 증가하는 경우가 있다. 몸통의 안정성에는 inner muscle인 복횡근과 다열근이 깊이 관여하고 있다. 이러한 근육이 약화되면 흉추 후만이나 요추 과전만 등의 자세 불량을 초래한다.

몸통의 운동학적 평가에 관해서는 'Part 2. 몸통'을 참조한다(➡ p.228).

> **참고!**
>
> 드로인(draw in)
> 숨을 들이쉴 때 배를 불룩하게 하고, 천천히 숨을 내쉬며 배를 집어넣어 복근을 수축하는 운동

> **운동치료의 핵심**
>
> 몸통의 근력 운동에서 복횡근의 활동성을 높일 경우는 드로인이 효과적이다. 다열근은 골반 전방 경사 운동으로 활동이 높아지므로 자세 정렬 평가와 함께 운동치료를 실시한다.

◈ 참고문헌

1. Minagawa H, Itoi E, Konno N, et al : Humeral attachment of the supraspinatus and infraspinatus tendons : an anatomic study. Arthroscopy 14 : 302-306, 1998
2. Mochizuki T, Sugaya H, Uomizu M, et al : Humeral insertion of the supraspinatus and infraspinatus. New anatomical findings regarding the footprint of the rotator cuff. J Bone Joint Surg Am 90 : 962-969, 2008
3. 村木孝行 : 腱板損傷　評価・診断. 蒲田和芳, 片寄正樹, 他(監) : 肩のリハビリテーションの科学的基礎. pp106-113, NAP, 2009
4. MacDonald PB, Clark P, Sutherland K : An analysis of the diagnostic accuracy of the Hawkins and Neer subacromial impingement signs. J Shoulder Elbow Surg 9 : 299-301, 2000
5. 新井隆三, 秋田恵一, 中村孝志 : 上腕二頭筋長頭腱の安定化機構-肩甲下筋腱, 上関節上腕靭帯, 烏口上腕靭帯の解剖学的構築. 別冊整形外科58 : 2-6, 2010
6. Jost B, Koch PP, Gerber C : Anatomy and functional aspects of the rotator interval. J Shoulder

Elbow Surg 9：336-341, 2000

7. Arai R, Mochizuki T, Yamaguchi K, et al：Functional anatomy of the superior glenohumeral and coracohumeral ligaments and the subscapularis tendon in view of stabilization of the long head of the biceps tendon. J Shoulder Elbow Surg 19：58-64, 2010
8. Edelson JG, Taitz C, Grishkan A：The coracohumeral ligament. Anatomy of a substantial but neglected structure. J Bone Joint Surg Br 73：150-153, 1991
9. 信原克哉：肩　その機能と臨床　第4版, pp217-227, 医学書院, 2012
10. 新井隆三：肩腱板の安定化機構. MB Orthop 28：1-4, 2015
11. Vangsness CT Jr, Ennis M, Taylor JG, et al：Neural anatomy of the glenohumeral ligaments, labrum, and subacromial bursa. Arthroscopy 11：180-184, 1995
12. Cooper DE, Arnoczky SP, O'Brien SJ, et al：Anatomy, histology, and vascularity of the glenoid labrum. An anatomical study. J Bone Joint Surg Am 74：46-52, 1992
13. Boileau P, Ahrens PM, Hatzidakis AM：Entrapment of the long head of the biceps tendon：the hourglass biceps—a cause of pain and locking of the shoulder. J Shoulder Elbow Surg 13：249-257, 2004
14. 古泉光一：日本人ノ肩部及ビ上腕諸筋ニ就イテ. 日医大誌5：1063-1083, 1934
15. 林典雄：肩関節拘縮の機能解剖学的特性. 理学療法21：357-364, 2004
16. Donald A. Neumann(著), 嶋田智明, 有馬慶美(監訳)：カラー版　筋骨格系のキネシオロジー. 原著第2版, pp138-188, 医歯薬出版, 2012
17. Mura N, O'Driscoll SW, Zobitz ME, et al：The effect of infraspinatus disruption on glenohumeral torque and superior migration of the humeral head：a biomechanical study. J Shoulder Elbow Surg 12：179-184, 2003
18. Robert A.Donatelli(編), 山本龍二, 吉松俊一, 他(監訳)：肩のリハビリテーション. 第1版, 肩の投球障害, pp151-178, メディカル葵出版, 1993
19. 高濱照：肩の機能解剖と触診のポイント. 理学療法学 30：210-213, 2003
20. 皆川洋至：超音波でわかる運動器疾患 診断のテクニック. pp152-184, メジカルビュー社, 2010
21. 冨田恭治, 尾崎二郎, 中垣公男：Gloval cuff tearにおけるProprioception. 肩関節16：93-95, 1992
22. 森澤豊：肩甲帯障害リハビリテーション実践マニュアル, 疼痛を主体とする障害. MEDICAL REHABILITATION 17：24-32, 2002
23. 林典雄(監), 鵜飼建志(編)：セラピストのための機能解剖学的ストレッチング上肢. pp101-115, 142-146, メジカルビュー社, 2016
24. 中図健：上肢運動器疾患の診かた・考えかた 関節機能解剖学的リハビリテーション・アプローチ. p67, 医学書院, 2011
25. Bennett GE：Shoulder and elbow lesions of the professional baseball pitcher. JAMA 117：510-514, 1941
26. Ferrari JD, Ferrari DA, Coumas J, et al：Posterior ossification of the shoulder：the Bennett lesion. Etiology, diagnosis, and treatment. Am J Sports Med 22：171-176, 1994
27. 二階堂亮平, 水掫貴満, 仲川喜之, 他：肩甲骨関節窩後方に生じた骨棘によりinternal impingementを呈した陳旧性投球障害肩の一例. スポーツ傷害 15：24-26, 2010
28. 秋田恵一：肩の機能解剖. 実践反復性肩関節脱臼(菅谷啓之編), pp20-28, 金原出版, 2010
29. 青木隆明(監), 林典雄(著)：運動療法のための機能解剖学的触診技術：上肢, 改訂第2版, pp177-181, p192, pp240-247, メジカルビュー社, 2011
30. Rockwood CA, Matsen FAⅢ(eds)：The Shoulder, 3rd ed, Philadelphia, Saunders, 2004

31. 沖田実：痛みの発生メカニズム-末梢機構．ペインリハビリテーション(松原貴子，沖田実，森岡周，編)，pp134-177，三輪書店，2011

32. 杉本勝正，後藤英之，吉田雅人，他：投球障害肩におけるTL(triceps long head)テストの有用性．肩関節34：613-615，2010

33. 赤羽根良和，林典雄：肩関節拘縮の評価と運動療法，p198，運動と医学の出版社，2013

34. 整形外科リハビリテーション学会（編)：quadrilateral space syndrome症状を呈した投球障害肩に対する運動療法．関節機能解剖学に基づく整形外科運動療法ナビゲーション上肢・体幹，改訂第2版，p46，メジカルビュー社，2014

35. 村木孝行，山本宣幸，Kristin Zhao，他：関節モビライゼーションで肩関節後方関節包を伸張するために必要な負荷と反復回数について　新鮮凍結遺体肩を用いた研究．理学療法学37：p794，2010

36. 岩堀祐介，加藤真，佐藤啓二，他：少年野球選手の肩関節内旋可動域の減少．肩関27：415-419，2003

37. 石川博明，村木孝行：スポーツ障害に対する運動療法　その適応と実際　肩関節．臨床スポーツ医学32：740-746，2015

38. 整形外科リハビリテーション学会(編)：投球に伴う広背筋損傷に対する運動療法．関節機能解剖学に基づく整形外科運動療法ナビゲーション上肢・体幹，改訂第2版，pp70-71，p87，メジカルビュー社，2014

39. 鵜飼建志，林典雄，赤羽根良和，他：広背筋部痛を訴える野球肩の発生原因に対する一考察．東海スポーツ傷害研究会会誌22：38-40，2004

40. 村上彰宏，櫻庭景植：投球動作における肩関節水平外転動作と投球肩障害の関連について．順天堂スポーツ健康科学研究2：171-175，2011

2 주관절(elbow joint)

주관절의 구조와 기능

주관절 복합체는 상완골 활차와 척골 활차절흔으로 이루어진 **완척관절**, 상완골 소두와 요골두로 이루어진 **완요관절**, 요골두의 관절환상면과 척골의 요골절흔으로 이루어진 **상요척관절**로 구성된다(그림 2-1). 완척관절과 완요관절에서는 굴곡/신전 운동이, 차축관절(중쇠관절, pivot joint)인 상요척관절에서는 회내/회외 운동이 발생한다. 또한, 회내/회외 운동은 상요척관절과 하요척관절 두 개의 관절에서 생기는 운동이다.

➡ **완척관절**
humero-ulnar joint

➡ **완요관절**
humeroradial joint

➡ **상요척관절**
superior(proximal) radio-ulnar joint

A. 주관절의 흔한 기능장애

주관절은 큰 가동성을 가진다. 경첩관절(hinge joint)인 완척관절은 주관절 굴곡/신전 운동의 최종 가동 범위에서 측방 안정성이 높지만 중간 가동 범위에서는 인대나 근육이 안정성을 담당하는 비율이 더 크다. 따라서 중간 가동 범위에서 스포츠 등에 의한 강한 외력이나 일상생활에서의 약한 외력이 자주 가해지면 안정화기구에 부하가 증가하여 통증이

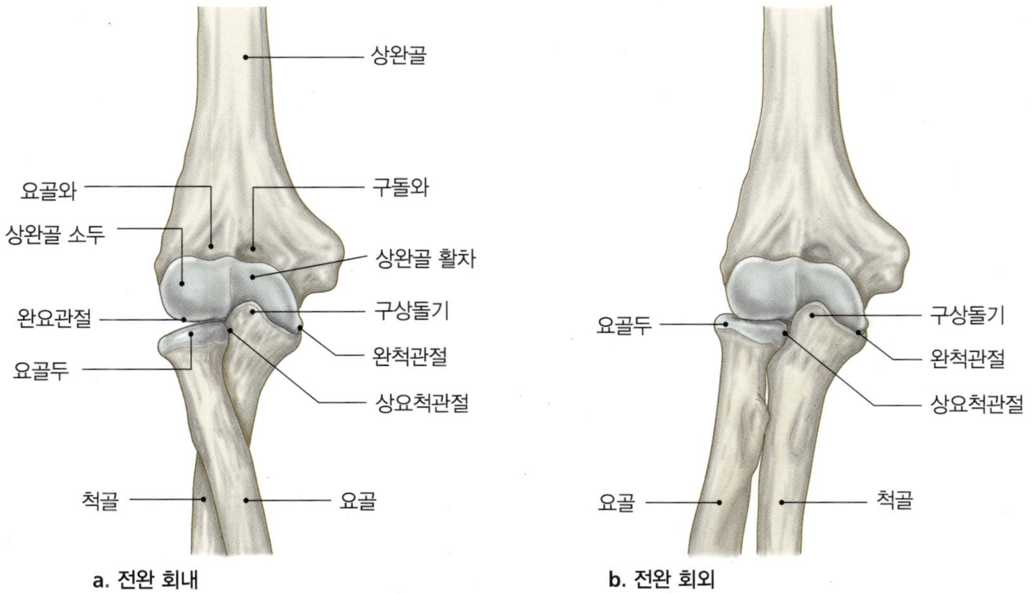

그림 2-1 주관절 복합체
주관절은 완척관절, 완요관절, 상요척관절로 구성된다.

발생한다. 또한, 주관절의 굴곡/신전 운동과 전완의 회내/회외 운동이 제한되면 견관절이나 수관절의 통증을 유발하기도 한다.

B. 주관절의 안정화기구

● 정적 안정화기구

- **뼈의 형태** : 상완골 활차와 척골 활차절흔으로 이루어진 완척관절은 적합성(compatibility)이 높다. 특히 굴곡 최종 범위에서는 척골 구상돌기가 상완골 구상와에, 신전 최종 범위에서는 주두가 상완골 주두와에 들어맞는다(그림 2-2).
- **활막 주름** : 관절와를 더욱 깊게 만들어 주기 위한 섬유연골조직이다. 전상방 관절순을 손상하는 경우가 많다.
- **관절낭·인대** : 관절낭과 인대는 안정성에 기여한다. 주관절 인대는 내측의 내측측부인대와 외측의 외측측부인대로 나뉜다(그림 2-3).

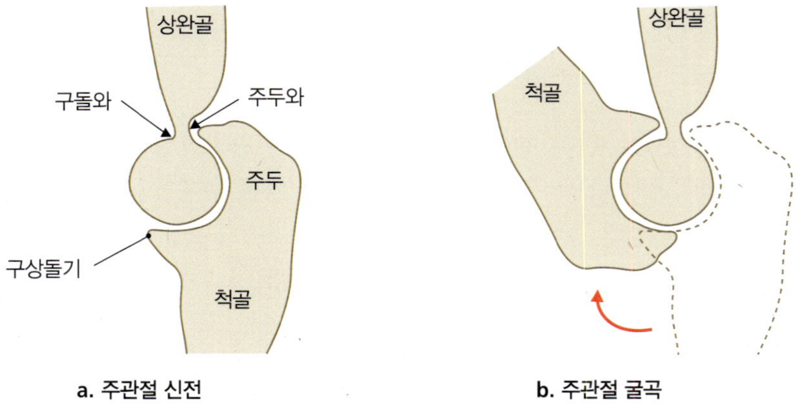

그림 2-2 완척관절의 적합성
신전 시에는 주두와에 주두가, 굴곡 시에는 구돌와에 구상돌기가 들어맞아 측방 안정성이 향상된다.

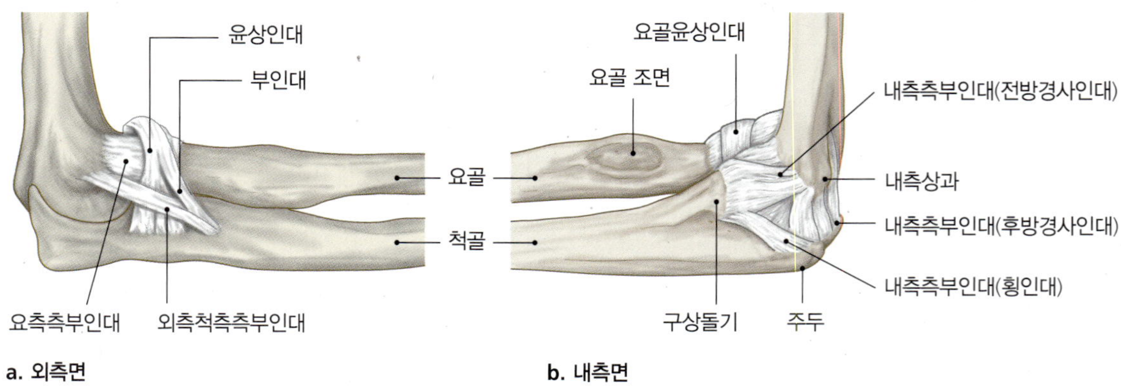

그림 2-3 주관절 인대
주관절 내측측부인대는 외반을, 외측측부인대는 내반을 억제한다.

● 동적 안정화기구

- **내측 지지기구** : 전완굴근군 중 상완골 내측상과에서 기시하는 척측수근굴근, 천지굴근, 요측수근굴근, 원회내근은 주관절의 외반을 억제한다(그림 2-4).
- **외측 지지기구** : 전완신근군 중 상완골 외측상과에서 기시하는 장·단요측수근신근은 주관절의 내반을 억제한다(그림 2-5).

C. 주관절의 운동

척골의 활차절흔에는 **활차구**라는 고랑이 있으며 이 고랑에 척골의 활차절흔이 맞물려 움직이기 때문에 주관절의 움직임이 가능해진다. 즉, 활차구는 레일, 활차절흔은 바퀴가 되어 움직임의 궤적을 결정한다(그림 2-6). 상완골 활차 후면의 활차구는 주관절 신전 운동에 있어서 레일에 해당되며 외측으로 기울어져 있다. 그래서 주관절 신전 운동 시 전완은 외반(valgus)된다. 이 외반 각도를 **운반각**이라고 부르며 주관절 신전 자세에서 상완의 장축과 전완의 장축이 이루는 예각이다.

➡ **운반각** carrying angle

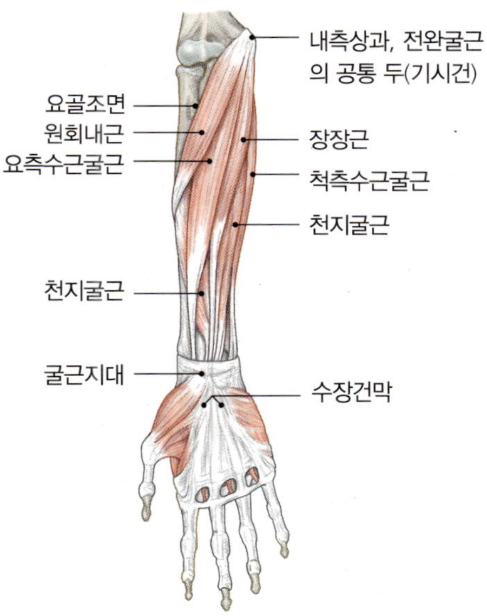

그림 2-4 전완굴근군
전완굴근군은 상완골 내측상과에서 기시한다.

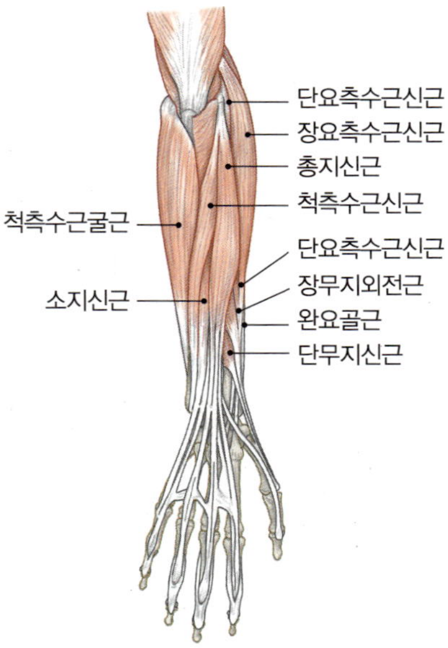

그림 2-5 전완신근군
전완신근군은 외측상과에서 기시한다.

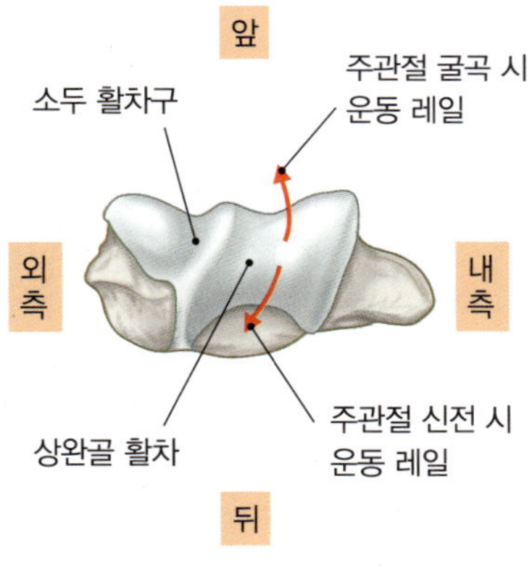

그림 2-6 활차구

1 주관절 내측(medial) 통증

여기에서는 각 단계(step) 별로 정리해 설명하였다.

step 1 통증 유발 동작 : 신장 부하

주관절 내측에 가해지는 역학적 부하를 고려하면, 외반 시에 신장 부하가 더해져 굴곡 시에 더욱 신장 부하가 증가한다.

신장 부하가 증가하는 경우 내측측부인대, 전완굴근군, 척골신경 중 어느 하나에 문제가 있다고 생각된다.

전완굴근군에만 원인이 있는 경우 물리치료의 적응증이 적용되는 경우가 많으며 내측측부인대까지 원인이 되면 중증도가 높아진다. 이 두 가지와 비교하면 척골신경에 원인이 있는 빈도는 낮다.

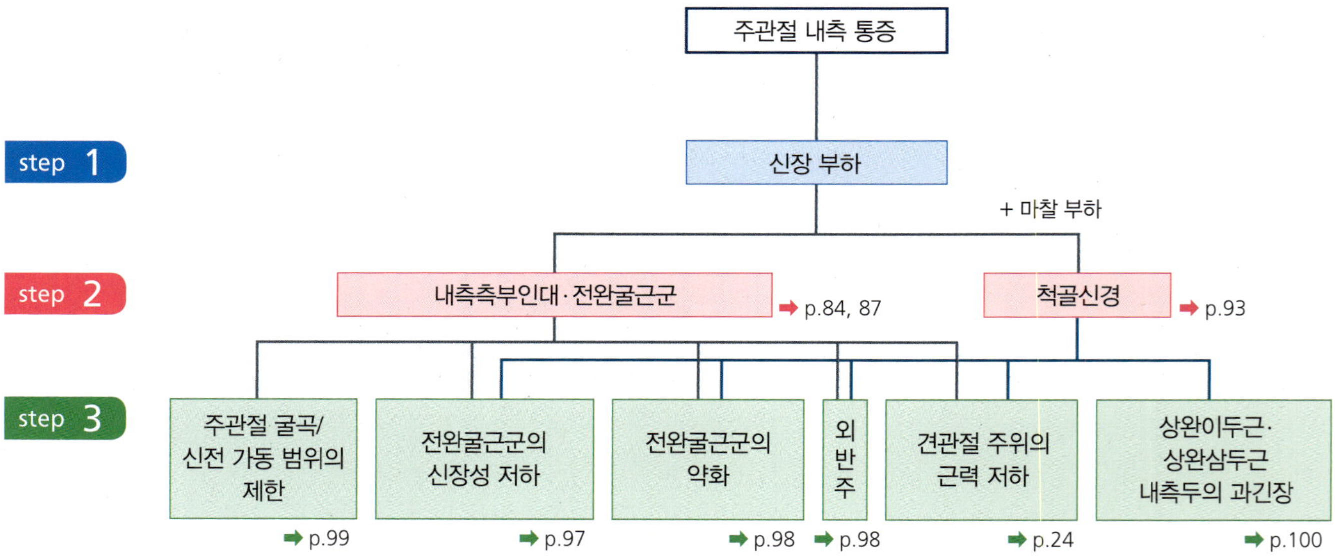

FLOW CHART 주관절 내측 통증에 대한 평가 전략

step 2 통증의 위치 : 해부학적 평가

→ **내측측부인대(MCL)** medial collateral ligament

→ **전방경사인대(AOL)** anterior oblique ligament

1) 내측측부인대(그림 2-7)

전방경사인대(AOL)

근위부착부 : 상완골 내측상과 전하방

원위부착부 : 척골 구상돌기
기능 : 굴곡 20°~120°에서 외반 억제

횡인대(TL)
근위부착부 : 주두 선단
원위부착부 : 척골 구상돌기
기능 : 구상돌기 부위에서 AOL을 긴장시킨다.

후방경사인대(POL)
근위부착부 : 상완골 내측상과 (AOL의 후방)
원위부착부 : 주두 내측
기능 : 굴곡 자세에서 외반 억제

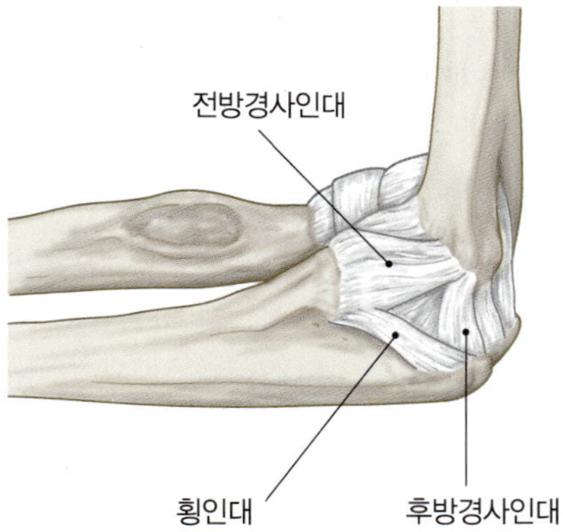

그림 2-7 **내측측부인대(MCL)**

➡ **횡인대(TL)** transverse ligament

➡ **후방경사인대(POL)** posterior oblique ligament

● 통증 발생의 해부학적 요인

팔꿈치의 **내측측부인대(MCL)**는 주관절 외반을 억제한다. MCL은 해부학적으로 **전방경사인대(AOL), 후방경사인대(POL), 횡인대(TL)**로 나뉜다(그림 2-7).

전방경사인대(AOL)는 상완골 내측상과의 전하단부와 척골 구상돌기를 연결하는 관절낭인대이다. AOL의 상완골측 부착부는 주관절 굴신축의 약간 후방에 위치하고 있다. 따라서 신전 자세에서는 전방의 섬유가, 굴곡 자세에서는 후방의 섬유가 신장된다.[1, 2] 즉, AOL은 주관절의 굴곡/신전 어느 각도에 있어도 긴장을 유지할 수 있다(그림 2-8).

후방경사인대(POL)는 상완골 내측상과의 후방 부분과 주두 내측을 연결하며, 주관절 굴곡에 의해 신전 시의 약 두 배로 신장된다.

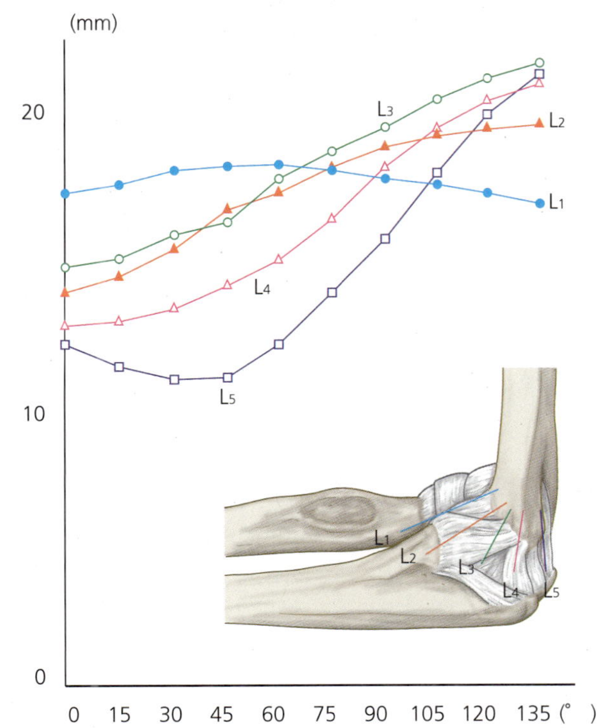

그림 2-8 **굴곡/신전 운동에 있어서 MCL의 길이 변화**
주관절 굴곡으로 POL의 긴장이 고조된다. 신전 시 AOL의 긴장이 비교적 높지만 AOL은 굴곡 시에도 긴장 상태를 유지하고 있다.

참고!

N과 Nm

힘의 단위가 N(뉴턴)이며, 회전력 토크의 단위가 Nm(뉴턴 미터)이다.

즉, 내측측부인대 중 신전 시 AOL의 전방 부분이 긴장하고, 굴곡 시 AOL의 후방과 POL이 긴장한다(그림 2-8). 따라서 MCL 손상이나 손상 후 반흔화가 AOL에 발생하면, 주관절 굴곡/신전이 모두 제한된다. POL에 발생하면 굴곡 가동 범위가 제한되어 가동 범위의 최종 단계에서 주관절 내측에 통증이 발생한다.

또한, 투구 시 MCL을 포함한 팔꿈치 내측 지지기구 전체에 290N의 장력이 가해지면 MCL 자체에 약 350Nm의 외반력이 추가된다.[3, 4] MCL의 최대 피괴 강도는 260N이고 파괴 토크는 약 32Nm이다.[5] 즉, 1회 투구 시 MCL에 큰 부하가 가해지고 이 부하를 전완 굴근군과 함께 받게 된다. 따라서 만성적인 역학적 부하로 인해 MCL의 미세 손상이 발생할 수 있다. 그러한 경우에는 주관절 외반 시뿐만 아니라 굴곡/신전 운동 시에도 팔꿈치 내측에 통증이 발생한다.

내측측부인대(MCL)의 촉진(그림 2-9)

내측측부인대(MCL)는 상완골 내측상과에서 기시하기 때문에 우선 상완골 내측상과를 촉지한다. 상완의 내측면을 골간부에서 원위로 들어가면 원위부 내측의 뼈 돌출부를 만질 수 있다. 이 뼈 돌출부의 정점이 상완골 내측상과이다. 주관절 경도 굴곡 자세에서 내측상과에 손가락을 대고 주관절을 외반시키면 긴장이 높아지는 MCL을 촉진할 수 있다.

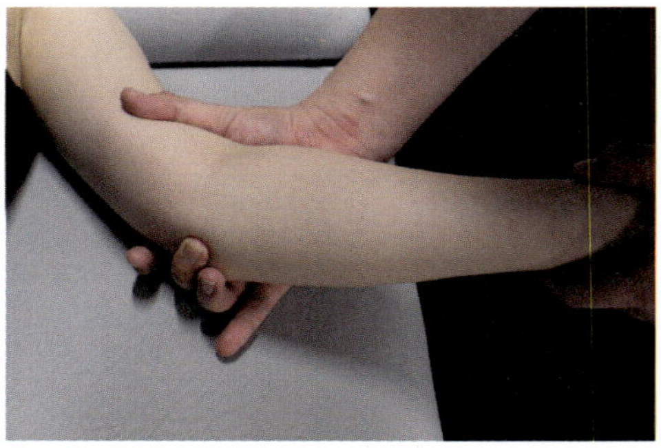

그림 2-9 내측측부인대(MCL)의 촉진

내측측부인대(MCL)의 정형외과 검사

외반 부하 검사(valgus stress test)(그림 2-10)

- 검사 자세 : 검사자는 앉은 상태에서 환자의 검사 쪽 주관절을 경도 굴곡시킨다.
- 결과 : 주관절 외반 부하에 대해 인대의 긴장을 느끼지 못하고 관절열극(joint spaces)이 넓어짐을 느끼면 양성이다(또한, 주관절 신전 자세에서도 마찬가지로 불안정감을 느낄 경우 불안정성이 강하다고 판정한다).
- 기능적 의의 : MCL이 손상되면 주관절 외반을 억제할 수 없다.
- 주의점 : 외반 부하 검사에서 불안정성의 유무를 판단할 수 있으며, 통증이 발생하는 경우도 있다. 통증을 호소한다고 하여 MCL 유래의 통증이라고 판단할 수는 없다. 통증의 원인은 이후에 설명할 전완굴근군이나 척골신경이 원인일 가능성을 고려하여 평가를 진행해야 한다.

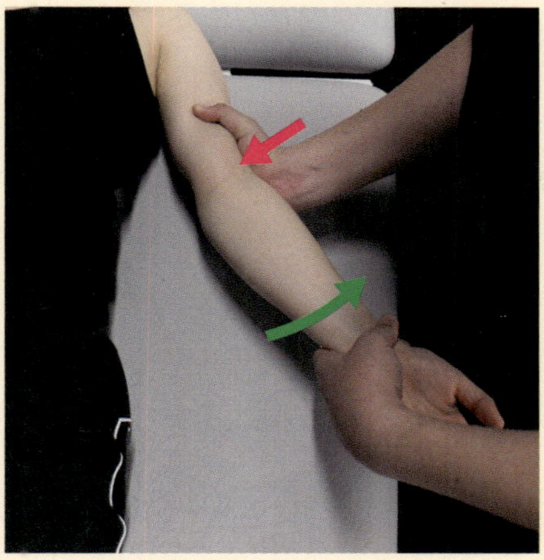

그림 2-10 외반 부하 검사

Moving valgus stress test(그림 2-11)

- 검사 자세 : 바로 누운 자세에서 환자의 검사 쪽 주관절을 완전 굴곡시켜 일정한 외반 부하를 가한다.
- 결과 : 외반 부하를 가하면서 빠르게 주관절을 신전시킨다. 주관절 120°~70° 부근에서 MCL 부위에 통증이 발생하면 양성이다.
- 기능적 의의 : 주관절에 외반 부하를 가한 상태에서 신전시키는 것은 투구 동작과 비슷한 상황이다.
- 주의점 : 투구장애로 인한 팔꿈치 내측측부인대(MCL) 손상에서 moving valgus stress test의 민감도는 100%, 특이도는 75%로 보고되고 있다.[6] 투구장애에 의한 MCL 손상이 의심될 경우에는 반드시 억제해야 할 검사하고 할 수 있다.

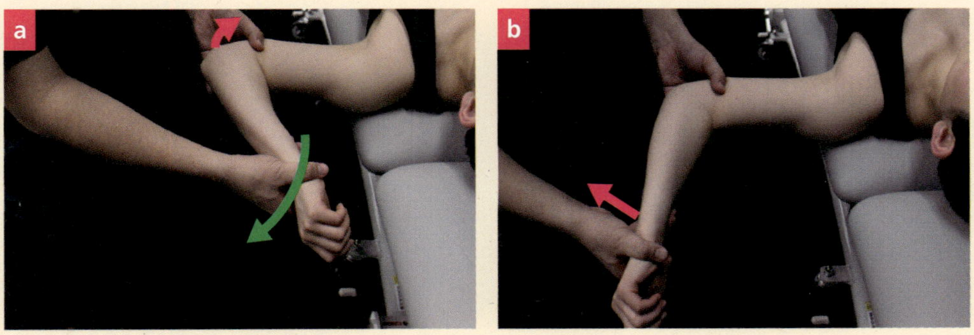

그림 2-11 Moving valgus stress test

2) 전완굴근군(그림 2-12)

원회내근

기　　시 : 상완골두 - 상완골 내측상과
　　　　　척골두 - 척골의 구상돌기

정　　지 : 요골 외측면(회외근 정지부보다 원위)
지배신경 : 정중신경
작　　용 : 전완회내, 주관절의 약한 굴곡

척측수근굴근
기　　시 : 상완두 - 상완골 내측상과
척골두 - 주두
정　　지 : 유구골구(hamulus of hamate bone), 제5 중수골저
지배신경 : 척골신경
작　　용 : 수관절 척골, 장골, 주관절의 약한 굴곡

요측수근굴근
기　　시 : 상완골 내측상과
정　　지 : 제2 중수골저(간혹 제3 중수골저)
지배신경 : 정중신경
작　　용 : 수관절 장굴, 요굴, 전완 회내, 주관절의 약한 굴곡

장장근
기　　시 : 상완골 내측상과
정　　지 : 수장건막(palmar aponeurosis)
지배신경 : 정중신경
작　　용 : 수관절 굴곡, 주관절의 약한 굴곡

천지굴근
기　　시 : 상완두 - 상완골 내측상과
척골두 - 척골의 구상돌기
요골두 - 요골 조면의 원위부
정　　지 : 제2~5 중절골저
지배신경 : 정중신경
작　　용 : 수관절 장굴, 중수지절관절 굴곡, 근위지절관절 굴곡, 전완회내, 주관절의 약한 굴곡

● 통증 발생의 해부학적 요인

1회 투구 시 팔꿈치 내측측부인대MCL)에 가해지는 외반 부하는 MCL의 파괴 강도를 초과한다. 이는 팔꿈치 외반 부하에 대해 MCL 단독이 아닌 전완굴근군이 함께 저항하고 있다는 것을 의미한다.[7)]

척측수근굴근은 굴곡 각도 전체에서, 천지굴근은 30°~90° 굴곡 자세에서 AOL의 주행과 일치하므로, 척측수근굴근과 천지굴근이 외반 억제의 주요 기능을 담당한다고 볼 수 있다. Otoshi 등은 이러한 전완굴근군의 기시부 구조를 상세히 검토하였다.[8)] 척측수근굴근의 상

완두와 천지굴근의 근막은 공통건(common tendon)을 형성하여 AOL 후연을 따라 내측상과와 관절낭에 부착한다. 한편 요측수근굴근과 장장근의 기시부는 원회내근과 천지굴근의 근막과 함께 AOL 상연을 따라 공통건을 형성한다.

즉, AOL을 사이에 두고 전후에 공통건이 존재한다(그림 2-13). 척측이 후방 공통건, 요측이 **전방 공통건**이며, 후방 공통건은 막 형태인 것에 비해, 전방 공통건은 띠 형태로 강도가 높으며, AOL과 유사한 조직 형태를 보인다.[8] 기존 연구에서는 천지굴근과 척측수근굴근이 중요하다고 하였으나 전방 공통건을 형성하는 원회내근이나 요측수근굴근 또한, 중요할 것이다. 특히 원회내근은 상완골두와 척골두로 나뉘며, 척골두에서는 관절낭을 거쳐 상완골 내측상과에 부착하는 섬유가 존재하여 동적 외반 지지기구로 기능할 가능성도 제기되었다.[8, 9]

즉, 척측수근굴근, 천지굴근, 원회내근을 중심으로 한 전완굴근군은 외반으로 인한 큰 신장 부하가 가해지므로 이러한 부하를 견디지 못하면 부착부의 변성이 일어나 팔꿈치 내측부에 통증이 발생한다.

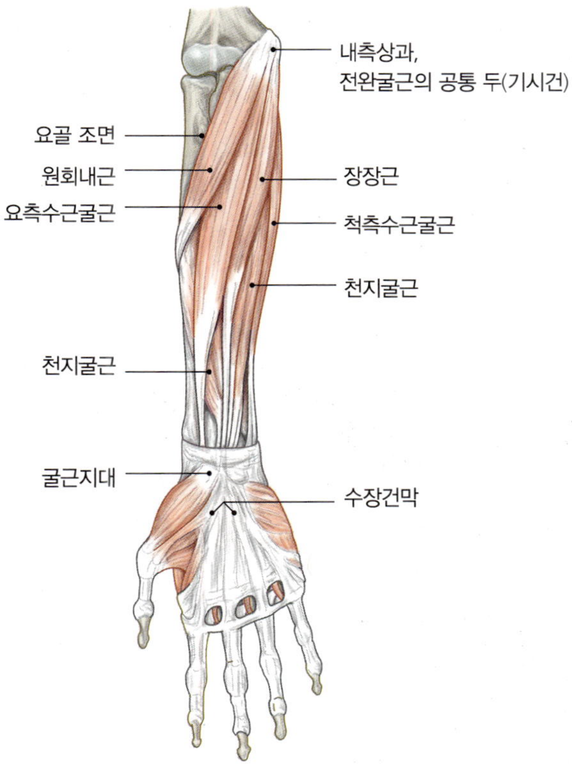

그림 2-12 **전완굴근군**

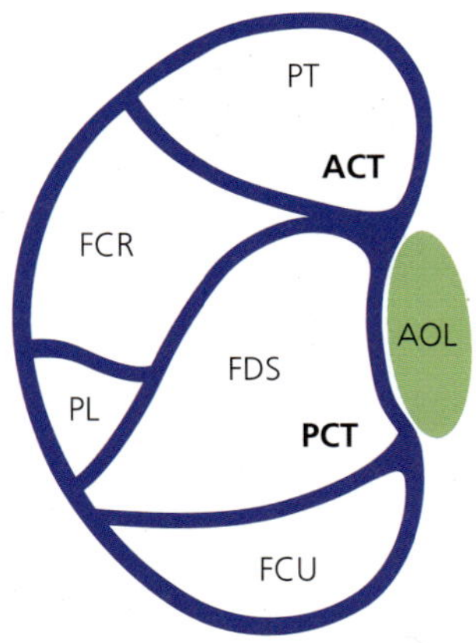

그림 2-13 **AOL과 공통건(common tendon)**

AOL의 표층에는 FDS가 있으며, FDS와 PT의 공통건(ACT)과 FDS와 FCU의 공통건(PCT)의 위치 관계를 표시하였다.

ACT : 전방 공통건	AOL : 전방경사인대
FCU : 척측수근굴근	FCR : 요측수근굴근
FDS : 천지굴근	PCT : 후방 공통건
PL : 장장근	PT : 원회내근

(OtoshiK, et a l: The proximal origins of the flexor-pronator muscles and their role in the dynamic stabilization of the elbow joint : an anatomical study. Surg Radiol Anat 36 : 289-294, 2014)

● 전완굴근군의 촉진

① 척측수근굴근(FCU)(그림 2-14)

➡ **척측수근굴근(FCU)**
flexor carpi ulnaris m.

척측수근굴근은 전완굴근군 중 가장 척측에 위치하는 근육이다. 기시부에서는 공통건을 형성하므로 천지굴근과 분리하여 촉지하는 것이 어렵다. 그래서 원위부에서 척측수근굴근의 건을 촉지해 근위부로 이동함으로써 척측수근굴근의 촉진이 가능해진다. 척측수근굴근을 촉진할 때는 수관절의 척굴/장굴 운동을 실시하게 한다. 이 때 두상골(pisiform bone)을 촉지하여 건(힘줄)이 튀어 나오는 것을 감지한다. 만약에 감지가 어려운 경우 제 5지의 굴곡 운동에 저항을 가하여 건(힘줄)의 긴장을 촉진한 후 근위부로 이동해 간다.

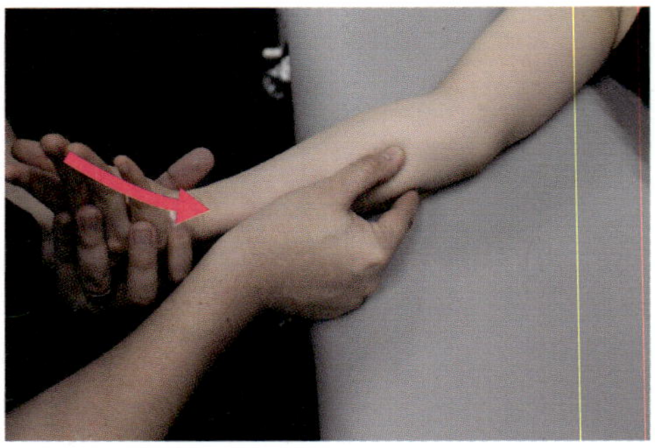

그림 2-14 척측수근굴근(FCU) 촉진

➡ 장장근(PL)
palmaris longus m.

② 장장근(PL)(그림 2-15)

장장근의 건은 굴근지대(flexor retinaculum)의 심층을 통과하지 않는다. 따라서 전완굴근군 중 가장 체표면에서 촉지하기 쉽다. 우선 손가락을 모으듯이 대립 운동(opposition)을 시킨다. 이 운동으로 장장근은 수축하고 수장건막을 긴장시킨다. 장장근의 건을 확인한 후 근위부로 이동하면서 촉진한다.

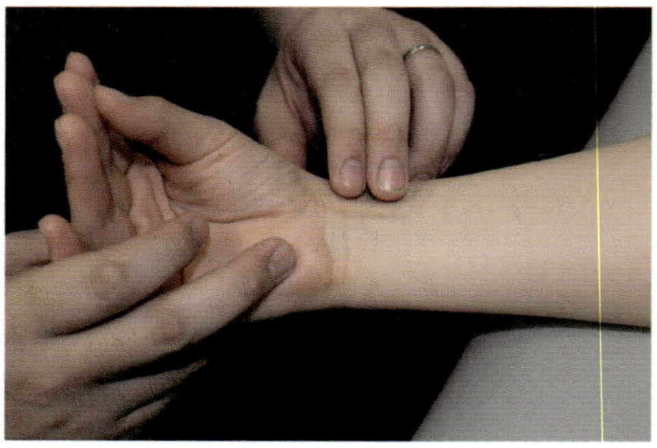

그림 2-15 장장근(PL) 촉진

➡ 천지굴근(FDS)
flexor digitorum superficialis m.

③ 천지굴근(FDS)(그림 2-16)

수관절 장굴/배굴 중립 자세, MP관절 신전 자세, DIP관절 신전 자세에서 PIP관절의 굴곡 운동을 시행한다. 천지굴근은 척측수근굴근의 심층 요측, 장장근의 심층에 위치하므로 우선 상완골 내측상과를 촉진한다. MP·DIP 관절의 굴곡에 의해 장장근·심지굴근도 수축되므로 가능한 이 관절에 굴곡 운동이 발생하지 않도록 함으로써 천지굴근의 근복(힘살) 너비를 정확히 촉진할 수 있다.

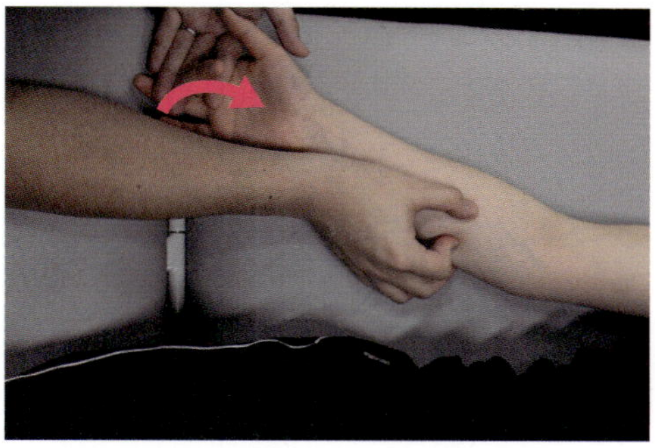

그림 2-16 천지굴근(FDS) 촉진

④ 요측수근굴근(FCR)(그림 2-17)

➡ 요측수근굴근(FCR)
flexor carpi radialis m.

수관절 장굴/요굴 운동을 시행하여 장장근 건의 요측에서 요측수근굴근의 건을 촉지한다. 이후 근위부로 촉진을 이동해 간다. 천지굴근의 외측에 존재하는 근복을 촉지할 수 있다.

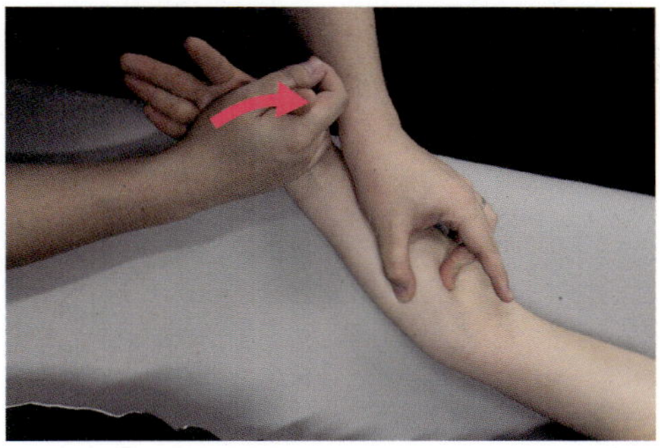

그림 2-17 요측수근굴근(FCR) 촉진

⑤ 원회내근(PT)(그림 2-18)

➡ 원회내근(PT)
pronator teres m.

수관절 장굴, 주관절 굴곡 자세에서 전완의 회내 운동을 시행한다. 내측상과에서 요골을 향해 손가락을 대고 회내 최종 범위에서 원회내근의 수축을 촉지할 수 있다.

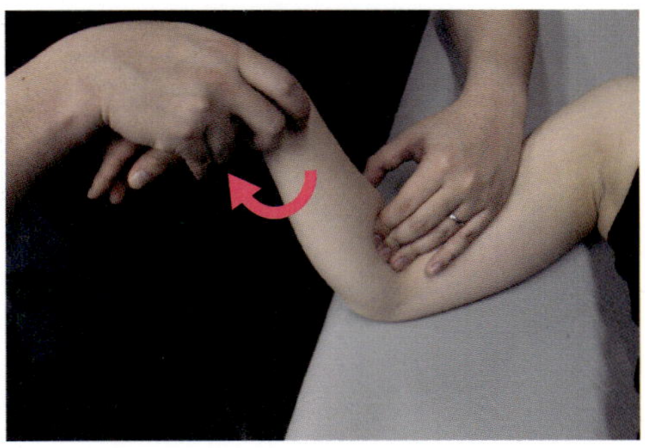

그림 2-18 원회내근(PT) 촉진

● 전완굴근군의 검사

Wrist flexion test/Forearm pronation test(그림 2-19, 20)[10)]

- 검사 자세 : 환자는 앉은 자세를 하고, 검사자는 환자 쪽 주관절을 신전 및 전완 회외 자세로 한다.
- 조작 : Wrist flexion test - 환자에게 수관절을 장굴하게 하고 검사자는 배굴 방향으로 저항을 가한다.
  Forearm pronation test - 환자에게 전완을 회내하도록 시키고 검사자는 회내 방향으로 저항을 가한다.
- 결과 : 팔꿈치 내측부에 통증이 재현되면 양성이다.
- 기능적 의의 : Wrist flexion test에서는 척측수근굴근이 우세하게 작용하며, forearm pronation test에서는 원회내근과 요측수근굴근이 우세하게 작용한다. 따라서 근수축은 부착부에서 신장 부하를 유발하여 통증을 발생시킨다.

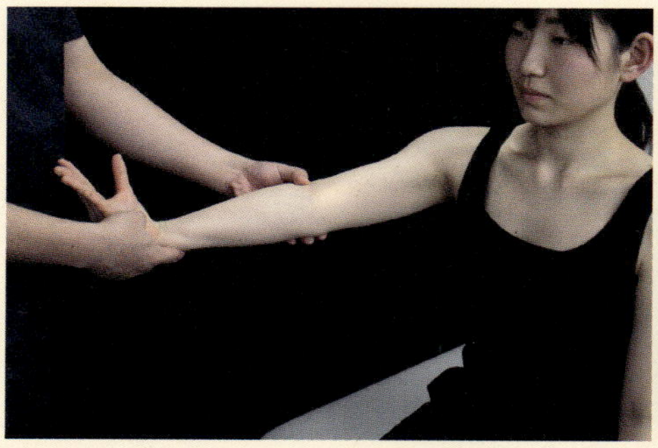

그림 2-19 Wrist flexion test

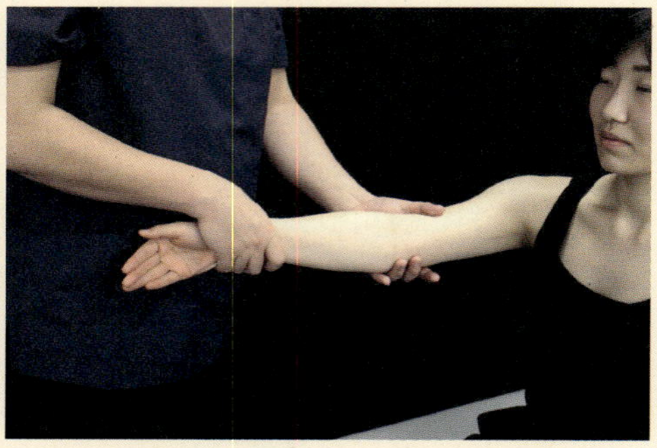

그림 2-20 Forearm pronation test

● 촉진과 검사 결과를 통해 유추할 수 있는 것은?

외반 부하 검사에서 불안정성을 보이는 경우에는 내측측부인대(MCL)의 손상이 의심된다. MCL 손상의 원인에는 주관절 외반으로 인한 신장 부하가 있다. 또한, 불안정성이 보이지 않지만 팔꿈치 내측부 통증을 호소하는 경우, MCL 혹은 전완굴근군에 대한 신장 부하가 문제가 되는 경우가 많다. 팔꿈치 내측의 신장 부하가 발생하는 원인으로는 다음의 4가지 운동학적 요인을 생각해 볼 수 있다.

① 전완굴근군의 신장성 저하 ➡ step 3 p.97

전완굴근군의 신장성 저하는 기시부인 상완골 내측상과에 신장 부하를 증가시킨다. 또한, 전완굴근군 중 MCL을 덮는 근육이 있는데 이러한 근육이 단축되면 MCL에 신장 부하가 증가할 수 있다.

② 전완굴근군의 약화 ➡ step 3 p.98

주관절 외반 부하에 MCL과 함께 저항하는 전완굴근군이 약화되면 상대적으로 MCL에 신장 부하가 증가한다. 또한, 전완굴근군의 근력이 충분하지 못하면 과사용(over use)을 초래해 전완굴근군의 신장성이 저하될 수도 있다.

③ 외반주(cubitus valgus) ➡ step 3 p.98

주관절은 생리적으로 외반되어 있다. 이러한 생리적 외반이 증가한 외반주는 MCL에 대한 신장 부하를 증가시킬 수 있다.

④ 견관절 주위의 근력 저하 ➡ step 3 p.24

특히 투구장애에 대해서는 견관절 주위의 근력 저하에 의해 투구 시 팔꿈치가 아래로 내려가기가 쉽다. 팔꿈치가 내려가면 전완이 몸통에서 멀어지기 때문에 보다 강한 외반 부하가 팔꿈치 내측으로 가해지게 된다.

⑤ 주관절 굴곡/신전 가동 범위 제한 ➡ step 3 p.99

주관절 굴곡/신전 가동 범위가 저하된 경우, 주관절 측방의 불안정성(lateral instability)이 증가한다. 주관절 굴곡 시에는 상완골 구돌와에 척골 구상돌기가, 신전 시에는 주두와에 주두가 맞아 들어가 골성 안정성(bony stability)을 획득할 수 있다. 그러나 가동 범위가 불충분해지면 골성 안정성이 저하되기 때문에 전완굴근군의 근력이 더욱 필요하게 된다.

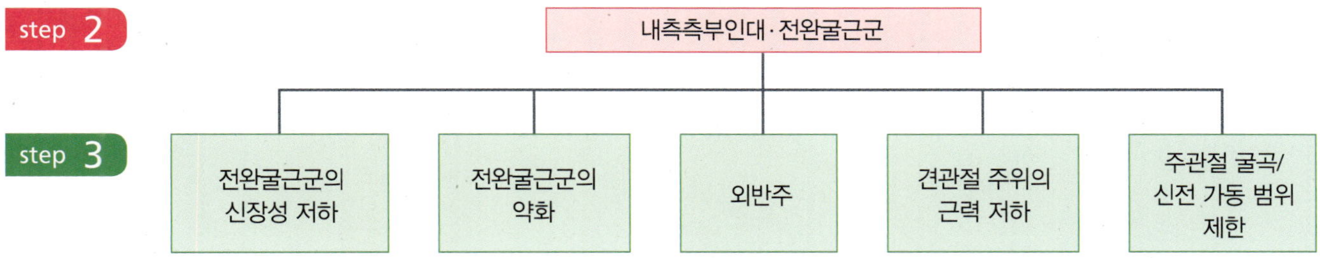

FLOW CHART 내측측부인대·전완굴근군이 통증의 원인으로 의심되는 경우

3) 척골신경

● 통증 발생의 해부학적 요인

척골신경은 하신경속(아래신경다발)에서 분기하여 상완동맥과 함께 상완 내측을 하행하고 상완골 내측상과의 후방을 통과한 후에 전완 내측을 하행한다. 수관절 부위에서 **Guyon관(Guyon's canal)**으로 불리는 교액 부위를 통과하여 제4, 5지의 수내근(hand intrinsic muscle)과 그 영역의 감각을 지배한다(그림 2-21). 척골신경은 주관절 부근에서 3개의 신경교액 부위를 통과한다.

① 내측이두근구(medial bicipital groove)

첫 번째는 **내측이두근구**(외과적으로는 **Struther's arcade**)라고 불리는 부위이다(그림 2-22). 내측이두근구는 상완삼두근 내측두와 상완이두근 간극(사이 공간)으로 상완동맥과 같이 동반 주행한다. 투구 등의 과사용(over use)으로 인해 상완이두근과 상완삼두근이 발달하여 상완근막이 비후되면 근육 사이가 좁아져 척골신경을 압박한다.

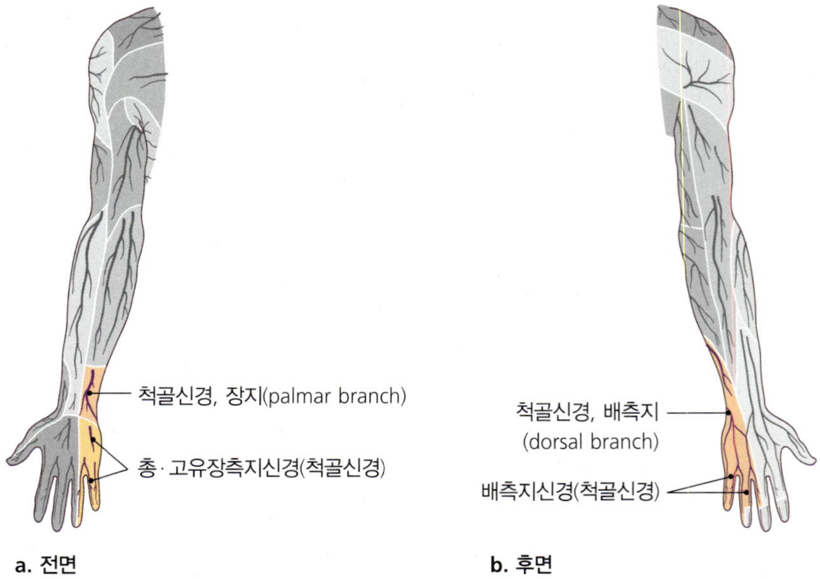

그림 2-21 척골신경의 지배영역

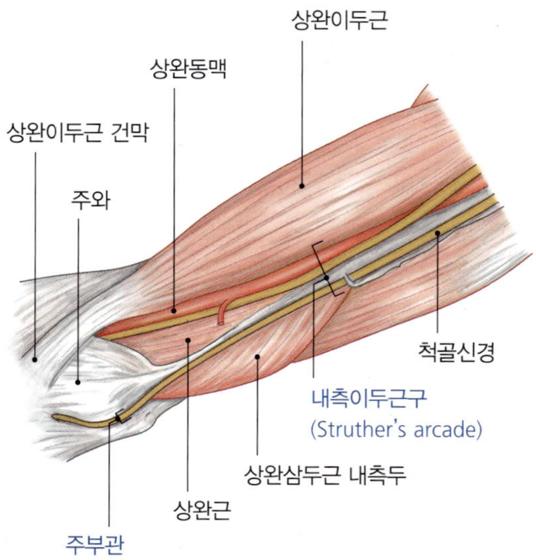

그림 2-22 주부관(cubital tunnel)
척골신경은 주부관의 심층을 통과하기 때문에 교액(strangulation)되기 쉽다.

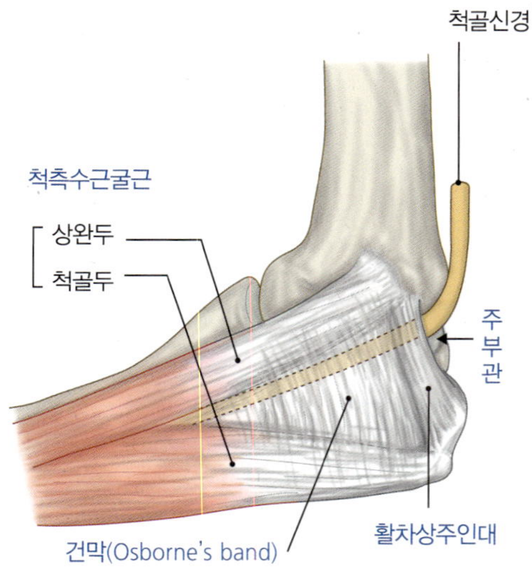

그림 2-23 척측수근굴근(FCU)
주부관을 통과한 척골신경은 척측수근굴근을 관통한다.

② 주부관(그림 2-22)

➡ **척골신경** ulnar nerve

➡ **활차상주인대** cubital tunnel retinaculum

➡ **주부관** cubital tunnel

내측이두근구를 통과한 후 **척골신경**은 상완골 내측상과의 후하방에 위치한 **척골신경구**(groove for ulnar nerve)를 통과한다. 이 척골신경구의 표층에는 **활차상주인대**가 존재한다. 척골신경구를 바닥으로, 활차상주인대를 천정으로 한 이 부위를 **주부관**이라고 한다. 활차상주인대는 상완골 내측상과와 척골 주두를 연결하는 인대로 주관절 완전 굴곡 자세에서 긴장된다고 생각한다. 그러나 활차상주인대가 비후되고 90°~120° 범위에서 긴장하게되면 주부관이 교액되어 척골신경을 압박한다. 주관절 내측의 지각을 지배하는 관절지는 주부관 내에서 분기하기 때문에 분기부보다 높은 위치의 내측이두근구나 주부관에서 압박을 받으면 팔꿈치 내측에 통증이 발생한다.

③ 척측수근굴근(그림 2-23)

➡ **척측수근굴근**
flexor carpi ulnaris m.

주부관을 통과한 후, 척골신경은 척측수근굴근의 심층을 통과한다. 척측수근굴근은 상완두와 척골두로 나뉘며, 그 사이에 붙는 **Osborne's band**라는 건막 모양의 조직이 존재한다. 척측수근굴근에 대한 과도한 부하로 인해 건막이 비후해지면 같은 부위에서도 척골신경의 교액이 발생한다.

주부관증후군(cubital tunnel syndrome)의 재수술 증례에서, 압박의 원인을 조사한 연구에서는 주부관 주위에서 척골신경의 광범위한 반흔과 유착 및 척측수근굴근 근막 연접부에서의 압박이 흔했다고 보고되었다.[11] 따라서, 수술을 요하는 중증 증례에서는 운동치료를 시행하지 않더라도 해당 부위를 평가할 때 신경 압박이 가능하다는 것을 염두에 두어야 한다.

● 척골신경의 촉진(그림 2-24)

상완골 내측상과의 하후면에 위치하는 척골신경구를 촉지한다. 또한, 근위에서는 내측이두근구를 상완동맥과 같이 주행하기 때문에 상완동맥을 따라 근위로 손가락을 진행함으로써 척골신경의 촉찰이 가능해진다.

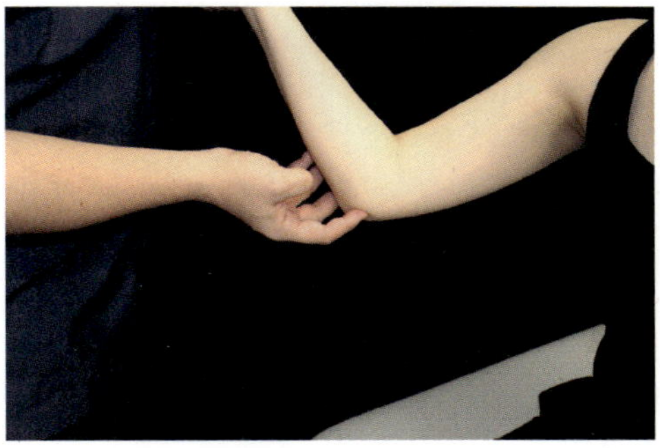

그림 2-24 **척골신경의 촉진**

● 척골신경 검사

척골신경의 Tinel-like sign(그림 2-25)

- **검사 자세** : 앉은 자세, 주관절 굴곡·전완 회외 자세.
- **조작** : 3개의 압박(교액) 부위를 손으로 압박한다.
- **결과** : 팔꿈치 내측부에 통증이 재현되면 양성이다.
- **기능적 의의** : 척골신경에 압박을 가하는 기계적 자극에 의해 증상이 나타나기 때문에 압박 부위에서 척골신경의 교액성 신경장애를 의심한다.
- **주의점** : 3개의 압박 부위 중 단독으로 압박되는 경우는 드물다.[12]

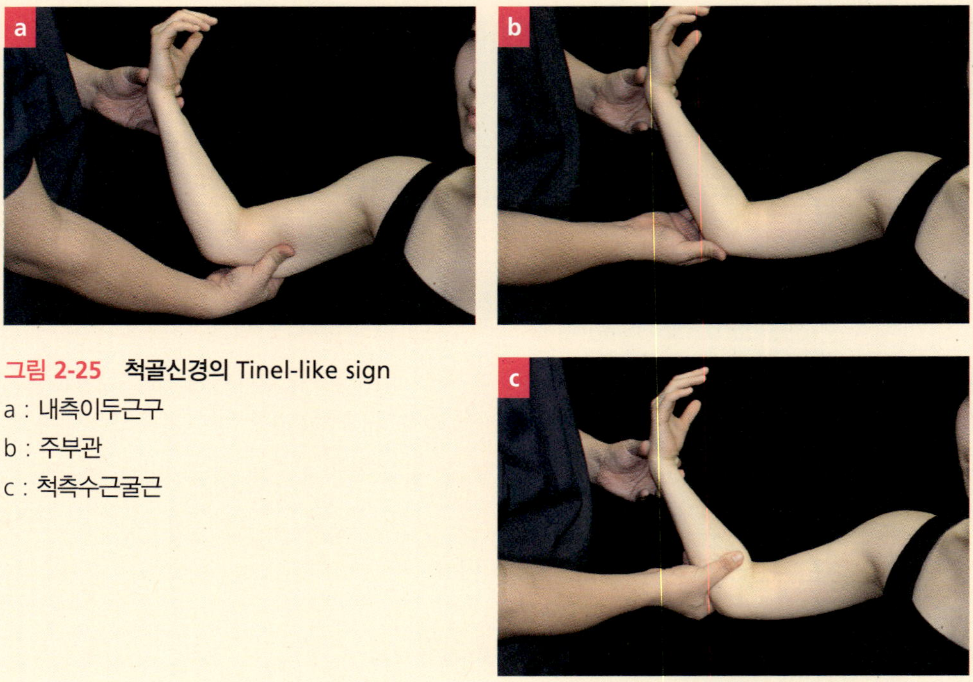

그림 2-25 척골신경의 Tinel-like sign
a : 내측이두근구
b : 주부관
c : 척측수근굴근

→ ULNT3
upper limb neurodynamic test 3

척골신경의 신장 검사 ULNT3(그림 2-26)[13)]

- 검사 자세 : 환자는 바로 누운 자세(베개는 사용 안함)를 하고 검사받는 쪽 팔을 침대 가장자리에 둔다.
- 조작 : 아래 순서대로 관절을 조작한다.
  ① 수관절과 손가락을 신전시킨다.
  ② 전완을 회내시킨다.
  ③ 팔꿈치를 굴곡시킨다.
  ④ 어깨를 외회전시킨다.
  ⑤ 견갑골을 아래로 내린다.
  ⑥ 견관절을 외전시킨다.
  ⑦ 경부를 반대 쪽으로 굴곡시킨다.
  환부에 땅기는 느낌, 통증, 찌릿찌릿하거나 작열감 등의 이상 감각이 나타나 더 이상 지속할 수 없을 때까지 실시한다. 0~10까지의 numeric rating scale(NRS)을 청취함과 동시에 견관절 외전 각도를 측정한다.
- 결과 : 정상 쪽과 아픈 쪽을 비교하여 NRS가 높거나 외전 각도가 작으면 양성이다.
- 기능적 의의 : 척골신경을 최대한 신장시켜 척골신경에 대한 역학적 부하를 증가시킴으로 통증을 유발한다.
- 주의 : 정상인 경우에도 신경의 신장감이나 통증, 이상 감각이 발생할 수 있으므로 반드시 양쪽을 비교한다. 성별에 따라 차이가 있으며, 여자는 신장감(땅김) 등의 증상을 강하게 호소하는 경향이 있다. 많은 증례에서는 견관절의 외전에서 손 부위에 증상이 발생한다. 일반인 중 남성에서 견관절 외전 약 115°, 여성에서 약 90°

참고!

Numeric rating scale(NRS)
0에서 10까지의 11단계로, 환자 스스로 통증을 수치화하는 방법. 초진 혹은 진료 전의 통증을 10으로 하여 치료 후 변화 정도를 확인하거나, 지금까지 경험한 최악의 통증을 10, 통증이 없는 경우를 0으로 했을 때 현재의 통증이 어느 정도인지 확인할 수 있다.

라고 보고되었으며 정상 쪽과 아픈 쪽 혹은 치료 전후의 비교에서 6° 이상의 차이는 통계학적으로 유의하다고 볼 수 있다.[14]

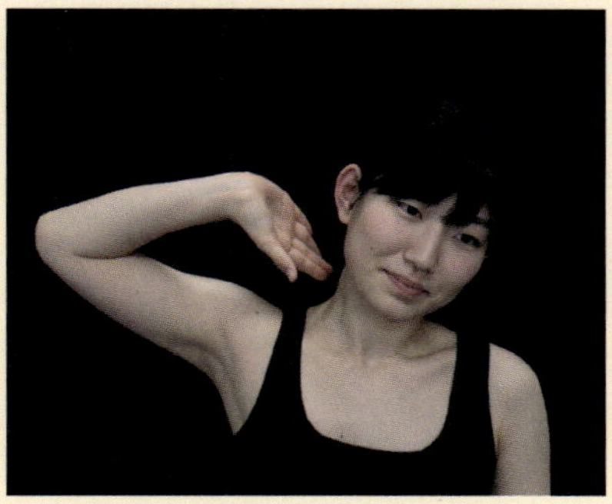

그림 2-26 척골신경의 신장 검사

● 촉진과 검사 결과를 통해 유추할 수 있는 것은?

척골신경에 대한 신장 부하가 증가하는 요인에는 전완굴근군의 신장성 저하나 약화, 외반주, 견관절 주위의 근력 저하 및 상완이두근이나 상완삼두근 내측두의 과긴장을 생각할 수 있다. 또한, 주부관 등의 교액(압박) 부위에서 변이나 신경절(ganglion), 골극 변형 등의 해부학적 요인이 관련되어 있기 때문에 X-ray, CT, MRI, 초음파 등의 영상소견을 충분히 평가해야 한다.

① 상완이두근·상완삼두근 내측두의 과긴장 ➡ step 3 p.100

상완이두근이나 상완삼두근 내측두의 긴장이 높아지면 내측이두근구가 협소해진다. 따라서 척골신경에 대한 마찰 부하는 증가한다.

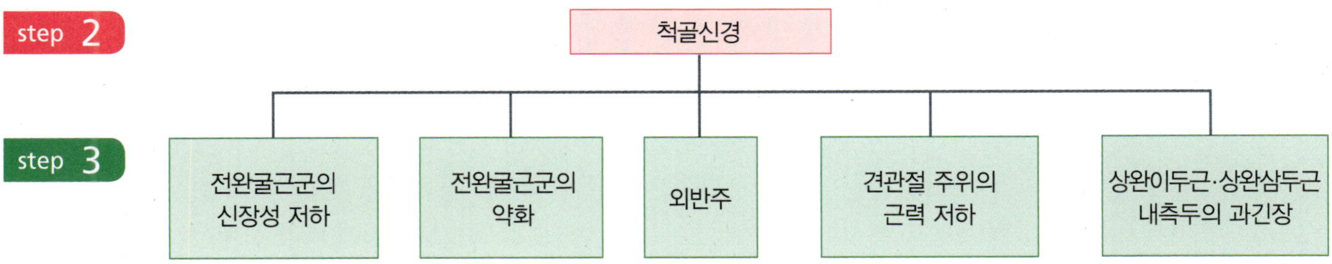

FLOW CHART 척골신경이 통증의 원인으로 의심되는 경우

step 3 통증의 원인 : 운동학적 평가

1) 전완굴근군의 신장성 저하

전완굴근군의 신장성 감별을 위해 가장 중요한 것은 촉진에 의한 평가이다. 그 밖에도

관절 자세의 변화된 가동 범위와 근육을 스트레칭한 전후의 가동 범위를 측정한다. 수관절과 손가락의 각도 변화에 따른 가동 범위 측정 결과는 **표 2-1**과 같다. 요측수근굴근과 척측수근굴근은 각각 요굴/척굴에 작용한다. 요굴 가동 범위는 작아 제한 여부를 판단하기 어렵기 때문에 환자에게 신장감 등의 증상이 발생하는지 확인해야 한다. 전완굴근군을 구별하여 촉진하면 신장된 자세에서 각 근육을 압박하여 통증이나 신장감이 증가하는지를 평가할 수 있다.

● 표 2-1 전완굴근군의 가동 범위 측정

	전완 회내	수관절 신전	수지 신전	가동 범위 측정	결과
원회내근	긴장	변화 없음	변화 없음	수관절 장굴과 수지 굴곡 자세에서 전완 회내 가동 범위를 좌우로 비교	장굴과 수지 굴곡으로 전완굴근군의 긴장을 저하시킨다. 원회내근의 단축이 있다.
요측수근굴근, 척측수근굴근	긴장	긴장	변화 없음	수지 굴곡 자세에서 배굴 가동 범위를 좌우로 비교	수지 굴곡 자세로 천지굴근의 긴장이 저하되고 수관절의 배굴 제한에는 요측수근굴근과 척측수근굴근이 관여한다. 좌우의 차이가 있다면 요측수근굴근과 척측수근굴근의 단축을 의미한다.
천지굴근	긴장	긴장	긴장	수지 신전과 굴곡 자세에서 배굴 각도의 차이를 좌우로 비교	수지 신전과 굴곡 자세에서 배굴 각도의 차이를 측정한다. 수지가 신전된 만큼 천지굴근이 긴장되고 배굴 각도가 제한된다. 이 차이를 좌우로 비교하여 차이가 있다면 천지굴근의 단축을 의미한다.

운동치료의 핵심

투구로 인한 전완굴근의 경도 변화는 대상자마다 다르므로 신중한 촉진과 함께 가동 범위의 검사, end feel의 확인을 통해 대상 근육을 확인한다.

2) 전완굴근군의 약화

전완굴근군의 약화는 신체가 충분히 발달하지 않은 연령에서의 과사용이나 외상 후 부동(immobilization)에 따른 폐용성 근위축(disuse atrophy) 등의 원인으로 발생한다. 척측수근굴근은 수관절의 척측 운동, 원회내근은 전완 회내 운동, 천지굴근은 수지 굴곡에 작용하므로, 수관절의 장굴 근력뿐만 아니라 이들 근육들을 개별적으로 검사하여 필요한 근력 운동을 실시한다. 근력 평가는 도수근력검사법(MMT)에 따라 시행한다.

운동치료의 핵심

전완의 회내 근력을 강화하는 운동치료 중 수관절 장굴이나 척굴이 발생하면 원하는 근육을 충분히 자극하지 못할 수 있다. 따라서 수관절의 보상 운동에 주의할 필요가 있다.

➡ 외반주
cubitus valgus

3) 외반주

주관절의 생리적 외반은 완척관절의 형태에 의한 것이다. 완척관절은 상완골 활차에 존재하는 구(활차구, trochlear groove)에 척골 활차절흔이 맞아 들어가 구성된다. 주관절 신전 자세에서는 상완골 활차 후면 중심구(중심고랑)에 빠져 활차절흔이 운동한다. 상완골 활차 후면 중심구는 근위 내측에서 원위 외측으로 주행한다. 따라서 척골 또한, 외측으로 기울어져 외반 자세가 된다. 또한, 소아기의 상완골 외측과 골절에서는 변형 치유(mal-union)에 의해 외반주가 일어나고 척골신경이 신장됨으로써 척골신경마비가 생길 수 있다. 이를 지연성 **척골신경마비(delayed ulnar nerve palsy)**라고 한다.

팔꿈치의 외반 각도(주각)는 정상이 10°~15°이며, 15° 이상이면 **외반주**라고 부른다(그림 2-27).

운동치료의 핵심

외반주는 뼈의 형태로 정해져 있기 때문에 물리치료로 개선되는 것은 불가능하다. 외반주로 인해 팔꿈치 내측으로 가해지는 부하가 증가하므로 전완굴근군과 견관절의 기능 등, 다른 운동학적 요인에 대한 운동치료의 필요성을 검토해야 한다.

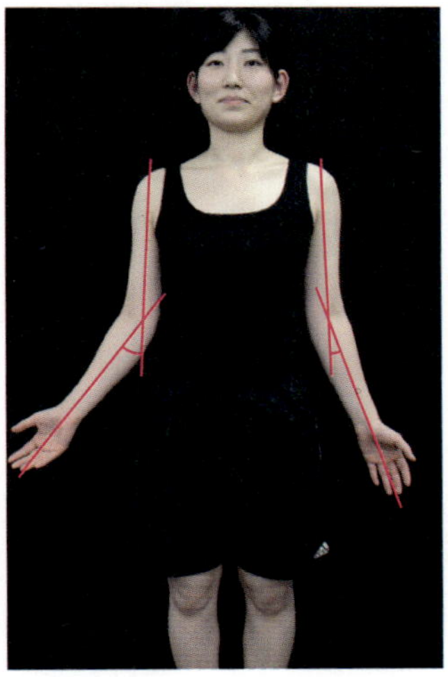

그림 2-27 외반주

4) 주관절 굴곡/신전 가동 범위의 제한(표 2-2)

주관절의 굴곡/신전 가동 범위는 일본정형외과학회·일본재활의학회의 규정에 따른 방법으로 측정하며, end feel의 평가가 중요하다. 정상적인 주관절의 end feel은 골성이며, 굴곡 시 연부조직 신장성의 end feel이 존재하고 주관절 전면에 신장감을 호소하는 경우는 전면에 존재하는 상완근과 상완이두근의 신장성에 문제가 있다고 생각할 수 있다. 상완이두근은 견관절과 주관절을 가로 지르는 이관절근이기 때문에, 견관절을 수동적으로 굴곡하거나 전완 회내 시 가동 범위가 증가하면 상완이두근의 관여를 확인한다.

그리고, 주관절 굴곡 가동 범위의 제한은 상완삼두근과 그 심층에 있는 지방체 구축에 강한 영향을 받는다. 이와 관련해서는 '5) 상완이두근·상완삼두근 내측두의 과긴장'을 참조한다.

● 표 2-2 팔꿈치 신전 가동 범위의 측정 결과

	견관절 중립 자세 전완 회외 자세	견관절 중립 자세 전완 회내 자세	견관절 거상 자세 전완 회외 자세	결과
Case A	-15°	-15°	-15°	상완근·관절낭 단축
Case B	-15°	End feel의 경감	-5°	상완이두근 단축

➡ 상완근
brachialis m.

운동치료의 핵심

상완근은 주관절낭 바로 위로 주행하여 원회내근 심층을 통과 후 척골 조면에 부착한다. 이 부분에는 요골동맥·정중신경도 주행하고 있으며 지방조직과 소성결합조직(loose connective tissue)이 많은 부분이다. 이 부위의 근육간 활주성을 향상시키기 위한 도수적 치료를 시행함으로써 주관절 신전 가동 범위가 개선될 수 있다.

➡ 상완이두근
biceps brachii m.

➡ 상완삼두근 내측두
medial head of triceps brachii m.

5) 상완이두근·상완삼두근 내측두의 과긴장

상완이두근과 상완삼두근 내측두의 과긴장은 촉진에 의한 평가가 중요하다. 상완이두근은 견관절과 주관절 굴곡에 작용하는 이관절 근육이다. 따라서 촉진에 의한 평가 외에도 견관절 신전 자세에서의 주관절 신전 각도 측정과 end feel의 확인으로 상완이두근의 긴장을 파악할 수 있다. 그러나 촉진에 의한 검사 외에 상완이두근과 상완삼두근 내측두의 과긴장에 의한 척골신경의 압박을 감별하는 검사는 존재하지 않는다. 척골신경이 상완이두근·상완삼두근 내측두에 의해 압박될 가능성을 고려하여 다음의 DTTT를 시행한다.

운동치료의 핵심

상완삼두근 내측두는 주두와 그 근위부 관절낭에 부착한다. 주관절 신전 운동 시, 상완삼두근 내측두의 수축은 주관절 후방 관절낭을 견인하여 후방 충돌(posterior impingement)을 예방한다. 이 때 상완삼두근 내측두와 주두와의 사이에 부드러운 지방조직이 채워져 있다. 이러한 지방조직의 유연성이 저하된 경우에도 후방 충돌이 발생할 수 있으므로, 유연성을 향상시키는 도수치료가 중요하다.

● 상완이두근의 DTTT

통증유발조직	상완이두근
증상	팔꿈치 내측부 통증
검사 방법	앉은 자세에서 한 손으로 견갑골을 상방회전 자세로 고정하고 다른 한 손으로는 손바닥을 잡아 수관절 배굴, 전완 회내, 주관절 신전 상태에서 견관절을 신장시킨다.[14]
결과	상완이두근 스트레칭으로 근긴장이 약해지고 팔꿈치 내측부 통증이 감소하면 상완이두근에 의한 압박 가능성을 의심한다.
기능적 의의	내측이두근구에서 척골신경의 압박이 있는 경우 상완이두근의 긴장이 약화되어 증상이 개선된다.
주의점	스트레칭 후 증상이 악화될 경우는 통증이 발생하지 않는 범위에서 스트레칭을 실시하고, 근긴장이 감소하면 통증을 확인한다.

● 상완삼두근 내측두의 DTTT(그림 2-28)

통증유발조직	상완삼두근 내측두
증상	팔꿈치 내측부 통증
검사 방법	앉은 자세에서 주관절 굴곡 자세를 한다. 상완삼두근을 잡고 근위부 배측으로 신장한다. 이때 상완삼두근 내측두를 외측으로 이동시킨다(direct stretching).
결과	상완삼두근 내측두 스트레칭으로 근긴장이 약해지고 팔꿈치 내측부 통증이 감소하면 상완삼두근 내측두에 의한 압박 가능성을 의심한다.
기능적 의의	내측이두근구에서 척골신경의 압박이 있는 경우 상완삼두근 내측두의 긴장이 약화되어 증상이 개선된다. 상완삼두근 내측두는 수축 시 내측으로 이동한다. 따라서 direct stretching에서는 근복을 외측으로 이동시킴으로써 더욱 신장시킬 수 있다.
주의점	스트레칭 후 증상이 악화될 경우는 통증이 발생하지 않는 범위에서 스트레칭을 실시하고, 근긴장이 감소하면 통증을 확인한다.

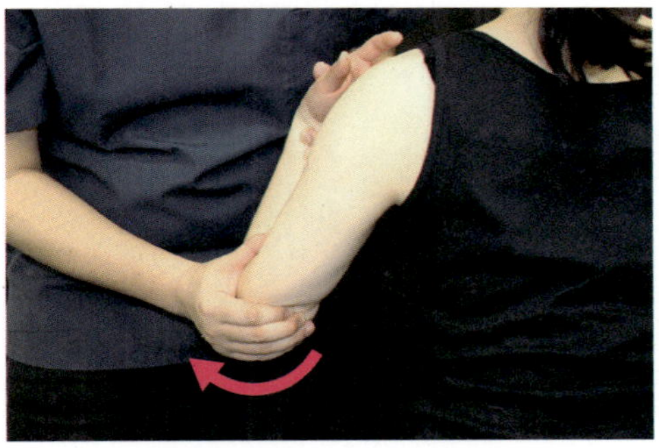

그림 2-28 상완삼두근 내측두의 압박

2 주관절 외측(lateral) 통증

여기에서는 각 단계(step) 별로 정리해 설명하였다.

step 1 통증 유발 동작 : 역학적 부하

주관절 외측에 가해지는 역학적 부하는 내반 시 **신장 부하**, 외반 시 **압박 부하**가 가해진다고 생각할 수 있다. 또한, 신장·압박 부하 모두에 전완의 회내/회외에 의해 **전단 부하**가 가해진다고 생각된다. 주관절 외측에는 수관절의 신근건이 부착되기 때문에 수관절의 배굴로 인해 신근건 부착부에 신장 부하가 가해질 수 있다.

신장 부하가 가해지는 경우는 주관절 외측에 존재하는 전완신근군 혹은 관절낭이 원인이라고 볼 수 있다. 압박 부하가 가해지는 경우는 완요관절 혹은 활막주름(synovial fold)에 문제가 있다고 생각할 수 있다.

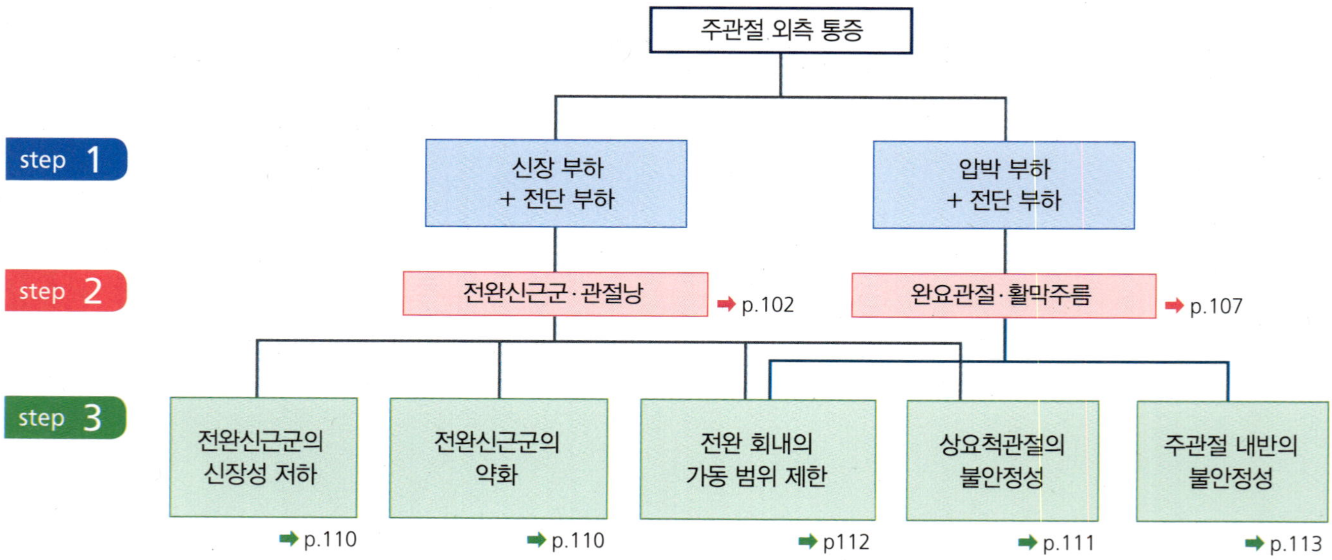

FLOW CHART 주관절 외측 통증에 대한 평가 전략

step 2 통증의 위치 : 해부학적 평가

1) 전완신근군·관절낭(그림 2-29)

➡ 장요측수근신근
extensor carpi radialis longus m.

장요측수근신근
기 시 : 상완골 외측과상릉(lateral supracondylar

ridge)
정　　지 : 제2 중수골저 배측
신경지배 : 요골신경
작　　용 : 주관절의 신전 , 수관절의 배굴

단요측수근신근

기　　시 : 상완골 외측상과
정　　지 : 제3 중수골저 배측
신경지배 : 요골신경
작　　용 : 주관절의 신전, 수관절의 배굴

총지신근

기　　시 : 상완골 외측상과
정　　지 : 제2~5 중절골저 배측
신경지배 : 요골신경
작　　용 : 제2~5지 MP관절·PIP관절의 신전, 수관절 배굴, 주관절의 신전

척측수근신근

기　　시 : 상완골 외측상과
정　　지 : 제5 중수골저 배측
신경지배 : 요골신경
작　　용 : 주관절의 신전, 수관절 배굴·척굴

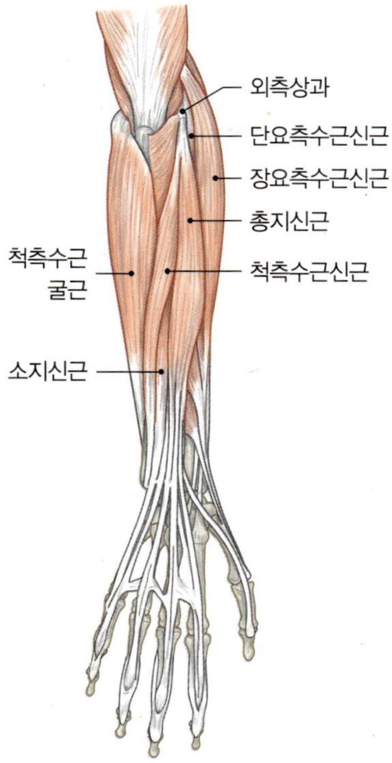

그림 2-29　전완신근군
외측상과에 부착하는 근육은 단요측수근신근과 총지신근, 척측수근신근이다.

➡ **단요측수근신근**
extensor carpi radialis brevis m.

➡ **총지신근**
extensor digitorum communis m.

➡ **척측수근신근**
extensor carpi ulnaris m.

● 통증 발생의 해부학적 요인

전완신근군은 주로 주관절 신전과 전완 회외, 수관절 배굴에 작용한다. 특히 장요측수근신근과 단요측수근신근은 수관절 배굴 작용의 주요 동작 근육이다. 테니스에서 백핸드 스트로크 등의 동작에서는 통상적으로 수관절을 장굴/배굴의 중간 위치 정도로 고정해야 한다. 그러나 숙련되지 않은 선수는 수관절을 장굴하여 원심성 수축을 보인다고 보고되고 있다.[15] 즉, 이러한 반복적인 전완신근군의 원심성 수축으로 인해 부착부의 변성을 일으킨다고 생각된다.

전완신근군 중 단요측수근신근, 총지신근, 척측수근신근은 공통건(common tendon)을 가지고 있다. 그 공통건 중 단요측수근신근은 가장 심층이며 상방까지 건(힘줄) 섬유가 존재하고 다른 근육의 기시건에서는 건성부와 근성부가 혼재된 반면, 순수하게 건성부만으로 구성되어 있다.[16] 단요측수근신근에서 발생하는 큰 장력은 부착부의 작은 면적의 미세 힘줄까지 전달되기 때문에 강한 견인 부하가 발생하여 통증을 유발한다.

Nimura 등은 단요측수근신근의 기시건 심층에 위치하는 관절낭 전방 부분이 3.3mm 정도로 얇고 연약한 것에 비해, 후방 부분은 회외근 건막과 합쳐져 10.7mm 정도로 두꺼워진다고 보고하고 있다. 이 관절낭 전방 부분의 연약한 구조는 외측상과염의 발생 요인 중

하나이다.[17, 18]

● 전완신근군의 촉진

① 총지신근(그림 2-30)

검지(시지)와 소지에는 고유신근이 존재하지만 중지와 약지에는 고유신근이 존재하지 않는다. 따라서 검지와 소지의 굴곡 자세를 유지함으로써, 시지신근과 소지신근의 활동을 최소화한 상태에서 총지신근의 근복을 촉지할 수 있다. 즉, 시지와 소지의 MP·PIP·DIP 관절을 굴곡 자세로 유지한 상태에서 중지와 약지의 PIP·DIP관절 신전 운동을 시행한다. 이를 통해 수관절 레벨에서 신근건의 활주를 촉지할 수 있으며 근위부로 촉진을 진행시킨다. 단요측수근신근의 척측에서 총지신근을 촉지할 수 있다.

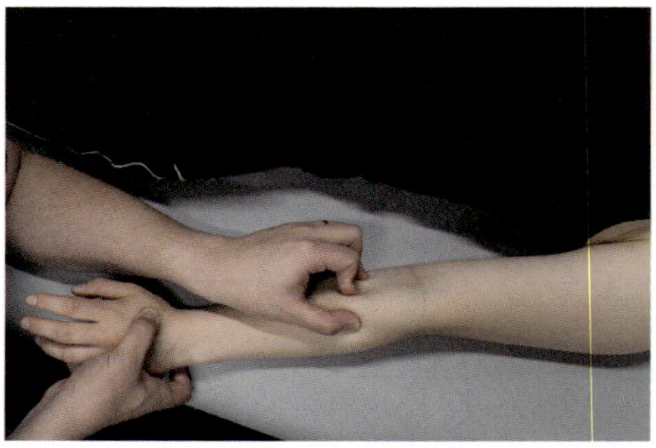

그림 2-30 **총지신근 촉진**

② 단요측수근신근(그림 2-31)

단요측수근신근은 제3 중수골저 배측에 정지하기 때문에 수관절의 배굴 운동 시 제3 중수골저 배측에 저항을 가하면서 수축을 촉지한다. 이 때, 총지신근의 활동을 최대한 배제하기 위해 PIP·DIP관절을 굴곡 상태로 유지한다. 근복은 장요측수근신근의 척측, 총지신근의 요측 사이에 존재한다.

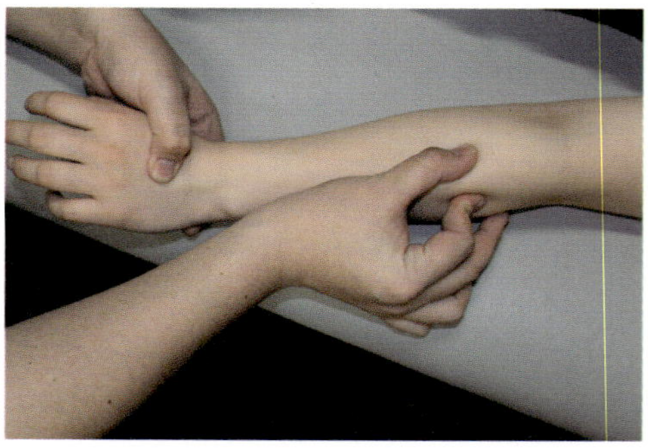

그림 2-31 **단요측수근신근 촉진**

전완신근군 검사

Thomsen test(그림 2-32)

- **검사 자세** : 환자는 주관절 신전 자세에서 손가락을 굴곡 상태로 한다.
- **조작** : 환자는 수관절을 배굴하고 검사자는 장굴 방향으로 수관절 원위부에서 저항을 가한다.
- **결과** : 팔꿈치 외측부에 통증이 재현되면 양성이다.
- **기능적 의의** : 단요측수근신근, 총지신근의 근수축으로 인해 부착부에 신장 부하가 작용하여 통증이 발생한다.
- **주의점** : 단요측수근신근과 총지신근 중 어느 근육의 문제인지는 이 검사만으로 알 수 없다. 또한, 통증의 정도를 VAS(visual analogue scale), NRS(numeric rating scale) 등을 사용하여 청취하면 치료 효과의 판정에 도움이 되므로 정밀하게 청취하는 것이 중요하다.

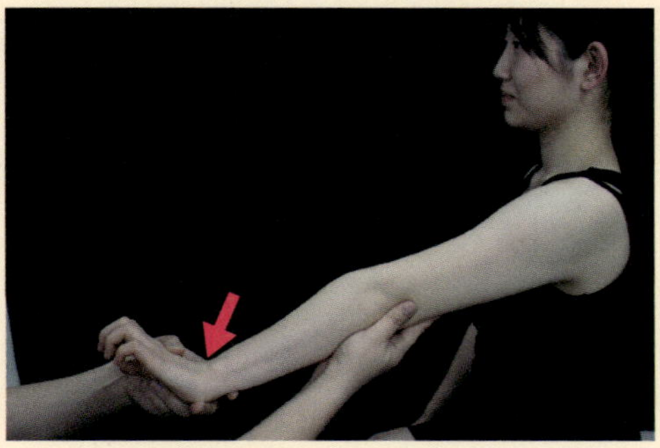

그림 2-32 Thomsen test

Chair test(그림 2-33)

- **검사 자세** : 환자에게 주관절 신전 자세에서 전완 회내 상태로 의자를 꽉 붙잡게 한다.
- **조작** : 환자에게 의자를 들어 올리게 한다.
- **결과** : 팔꿈치 외측부에 통증이 재현되면 양성이다.
- **기능적 의의** : 단요측수근신근의 근수축으로 인해 부착부에 신장 부하가 작용하여 통증이 발생한다.
- **주의점** : Thomsen test와 비교하여 손가락을 굴곡시키고 수관절 배굴을 수행해야 하므로 총지신근은 수축하기가 어렵다. 따라서, 단요측수근신근의 수축이 우위에 있다고 볼 수 있다. 그리고 Thomsen test와 같이 통증의 정도를 VAS, NRS 등을 사용해 청취하면 치료 효과의 판정에 도움이 된다. 또한, 의자뿐만 아니라 아령 등을 이용해 무게에 따른 통증의 정도가 다르다는 것을 알 수 있고 환자에게도 상세한 증상을 전달할 수 있다.

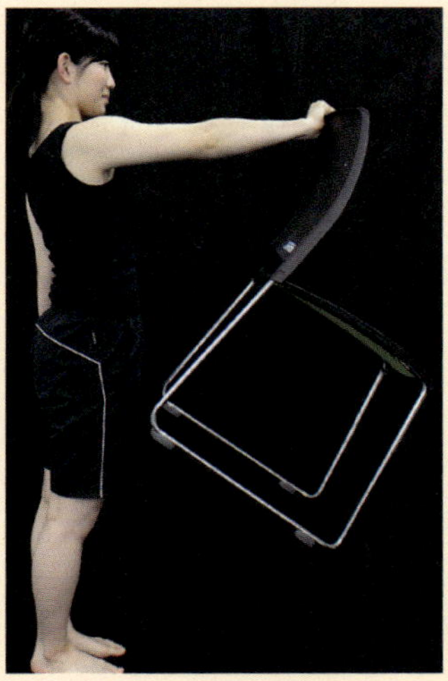

그림 2-33 Chair test

Middle finger extension test(그림 2-34)

- **검사 자세** : 환자는 주관절 신전 자세, 전완 회내 자세, 수관절 장배굴 중립 자세로 손가락을 신전 상태로 한다.
- **조작** : 환자에게 검사 자세를 유지하도록 하고, 중지의 선단(끝)에서 중지가 굴곡되도록 저항을 가한다.
- **결과** : 팔꿈치 외측부에 통증이 재현되면 양성이다.
- **기능적 의의** : 총지신근의 근수축으로 인해 부착부에 신장 부하가 작용하여 통증이 발생한다.
- **주의점** : 총지신근의 관련성이 높은 검사이다. Thomsen test와 같이 통증의 정도를 VAS나 NRS 등을 사용하여 청취하면 치료 효과의 판정에 도움이 된다.

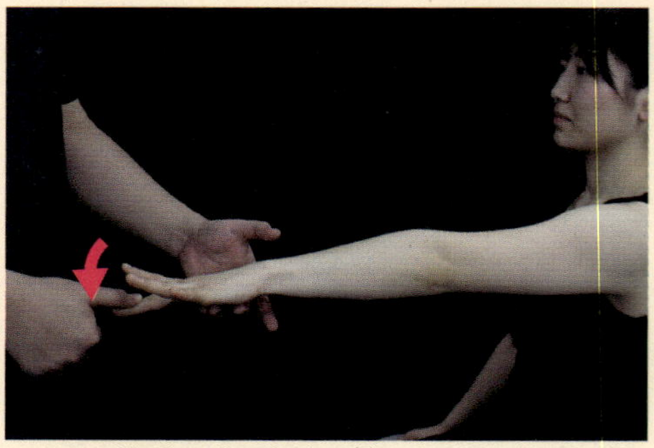

그림 2-34 Middle finger extension test

● 촉진과 검사 결과를 통해 유추할 수 있는 것은?

전완신근군의 수축에 의해 통증이 유발되는 경우 단요측수근신근과 총지신근 부착부의 퇴행성 변화를 생각할 수 있다. 단요측수근신근의 부착부에 신장 부하가 강하게 영향을 미치는 요인으로는 다음의 항목을 생각할 수 있다.

① 전완신근군의 신장성 저하 ➡ step 3 p.110

전완신근군의 신장성이 저하됨으로써 외측상과 부착부에 대한 신장 부하가 증가한다. 따라서 전완신근군 근긴장의 항진 및 단축은 외측상과염(lateral epicondylitis)을 일으키는 주요 요인이다.

② 전완신근군의 약화 ➡ step 3 p.110

전완신근군 근력이 약화되면 같은 동작을 수행하더라도 더 강한 근장력(myotasis)이 필요하게 된다. 이로 인해 외측상과에 신장 부하가 강하게 가해져 외측상과염을 일으킨다.

③ 전완 회내의 가동 범위 제한 ➡ step 3 p.112

전완 회내 운동의 가동 범위가 제한된 상태에서의 수관절 배굴 운동에서는 보다 강하게 배굴/척굴 운동이 발생한다. 이로 인해 전완신근군의 긴장이 증가하여 외측상과염을 일으킬 수 있다.

④ 상요척관절의 불안정성 ➡ step 3 p.111

상요척관절(superior radioulnar joint)의 불안정성이 발생하면, 전완의 회내/회외 운동 시 과도한 요골 운동이 발생한다. 이 요골 운동이 전완신근군을 압박하거나 완요활액낭을 자극할 수 있다. 그러므로 상요척관절의 안정성을 검사하는 것이 중요하다.

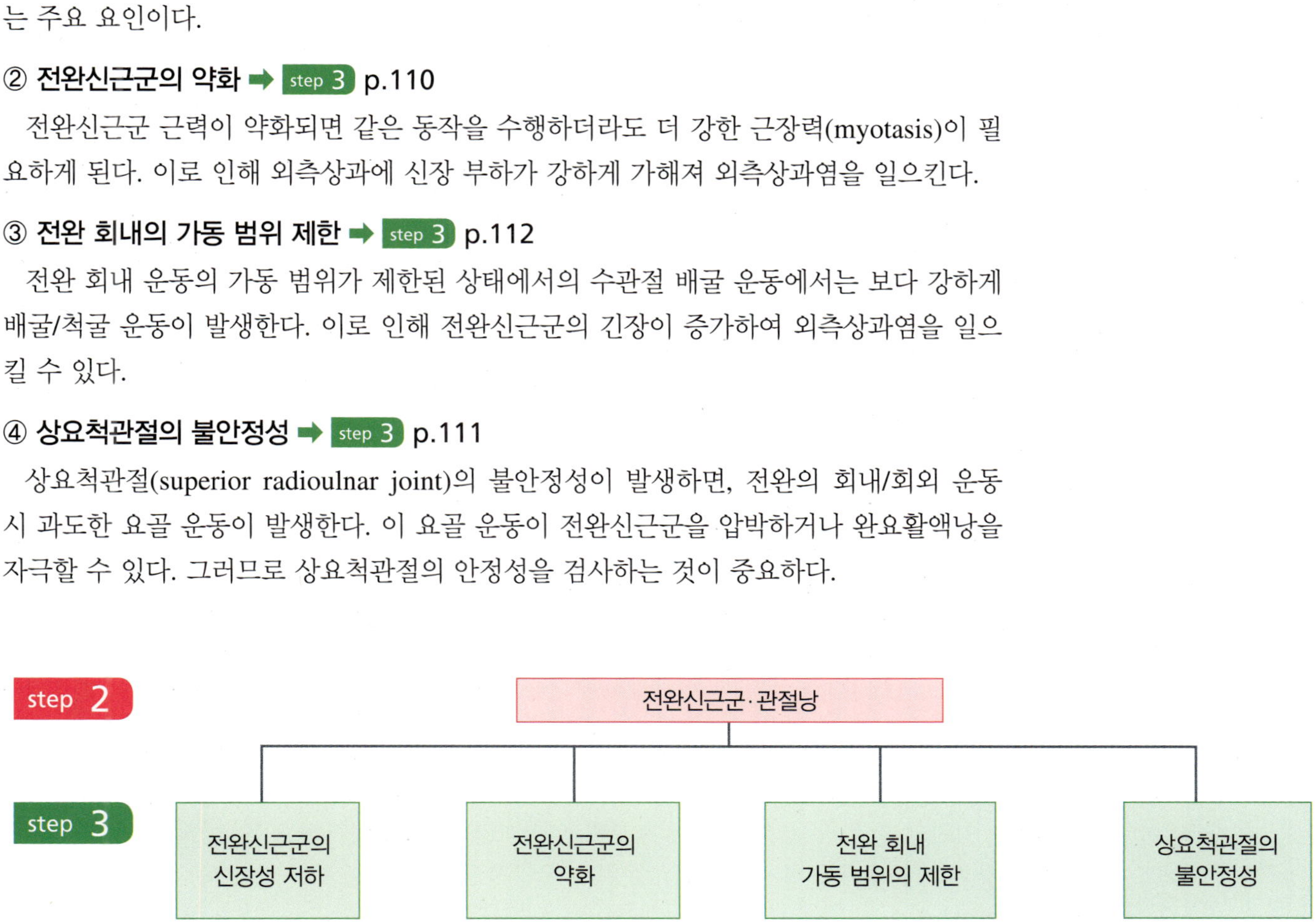

FLOW CHART 전완신근군이 통증의 원인으로 의심되는 경우

2) 완요관절·활막주름

● 통증 발생의 해부학적 요인

완요관절(humeroradial joint)은 상완골 소두와 요골두와로 구성된 관절이다. 상완골 소두가 상완골 장축에 대해 45° 전방으로 기울어져 있기 때문에 주관절 굴곡 자세에서는 안정성이 높고, 신전 자세에서는 안정성이 저하된다(그림 2-35). 이 안정성을 높이기 위해 존재하는 것이 활막주름이다. Tsuji 등은 요골윤상인대와 관절낭은 경계가 불명확하며, 활막주름은 요골윤상인대 근위부의 관절낭 융기라고 지적하였다.[19] **활막주름**은 두께가 약 3mm, 폭이 약 4mm인 반달 모양으로 완요관절의 후외측에 위치한다. 외측의 활막주름은 태생기에는 존재하지 않고, 후방의 활막주름은 존재 빈도가 낮아 후천적으로 완요관절에 대한 자극에 의해 비후가 발생한다고 생각된다.[20~23] '상완골 외측상과염 진료 가이드라인'(일본정형외과학회 진료 가이드라인 위원회)에서도 장애 부위 대부분은 단요측수근신근의 부착부이지만, 그 중에는 요골윤상인대의 파열이나 협착, 활막주름의 염증 및 관절 내 감입이 존재한다고 기재되어 있다.[24] 또한, 활막주름은 관절 내에서 염증성 변화

➡ **활막주름**
synovial folds

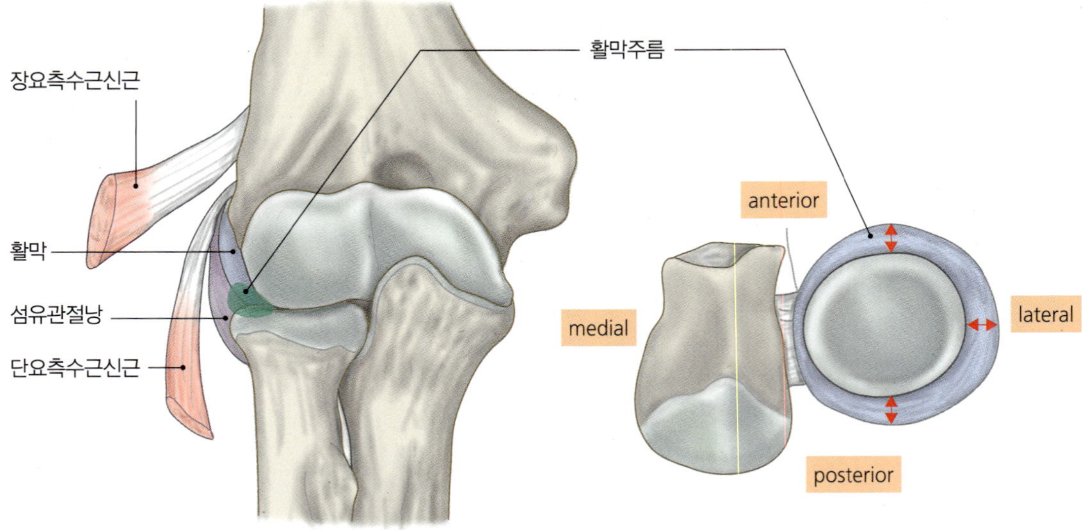

그림 2-35 **완요관절의 외측면**
완요관절에 활막주름이 존재하며, 후방 부분이 두꺼운 구조를 하고 있다.

나 섬유성 변화가 발생하는 것으로 알려졌으며,[25] 활막주름과 완요관절의 연골 손상 관련성 또한, 지적되고 있다.[26] Arai 등은 완요관절 후방의 활막주름 절제가 충분하지 않아 증상이 잔존하여, 재수술에서 활막주름을 추가 절제 후 증상이 소실되었던 증례를 보고하고 있다.[27]

즉, 활막주름은 완요관절의 안정성을 높이는 구조물인지 혹은 완요관절의 자극으로 인한 부산물인지 명확하지 않지만, 팔꿈치 외측부 통증의 관절 내 병변으로 알려져 있다.

➡ **이단성 골연골염** osteochondritis dissecans

상완골 소두의 관절 연골 일부분이 연골하골과 함께 벗겨져 관절 내의 유리체가 되는 경우가 있다(**이단성 골연골염**). 병변은 상완골 소두 정점의 약간 외측에 존재하는 경우가 많다. 투구 등의 반복되는 외반 부하에 대한 내측 지지기구로 전완굴근군과 내측측부인대가 있으나, 이들에게 기능부전이 발생하면 외반을 제동할 수 없게 된다. 과도한 외반으로 인해 완요관절에 강한 압박 부하가 가해지면 연골 손상이 발생한다. Mihata 등은 사체의 팔꿈치에 20mm의 소두연골 결손을 외측과 중앙에 만들어 외반 토크를 가했다. 그 결과 팔꿈치 굴곡 60°·90°에서 외측 결손의 완요관절 접촉압(contact pressure)이 중앙 결손에 비해 유의하게 크다고 보고하였다.[28]

따라서, 치료 개요는 팔꿈치 내측부 통증의 투구장애와 동일하게 주관절의 외반 부하를 줄이는 것이지만 연골 손상을 일으키는 상완골의 소두장애에서는 신중한 보존적 치료를 요한다.

● 완요관절·활막주름의 촉진(그림 2-36)

상완골 외측면을 쓰다듬듯이 원위에서 촉지하여 상완골 외측상과를 촉진한다. 1횡지 원위에서 요골두의 둥근 부분과 함께 완요관절이 촉지된다. 동일한 위치에서 적합성을 높이기 위해 활막주름이 존재한다.

이단성 골연골염의 호발 부위는 상완골 소두 정점의 약간 외측이다. 상완골 소두는 상완골 장축에 비해 45° 전방으로 기울어져 있어, 상완골 소두 촉진 시 주관절을 신전 상태로 하여 전방부터 접촉한다. 또한, 90° 이상 굴곡시켜 요골두의 후외측에서 촉진한다.

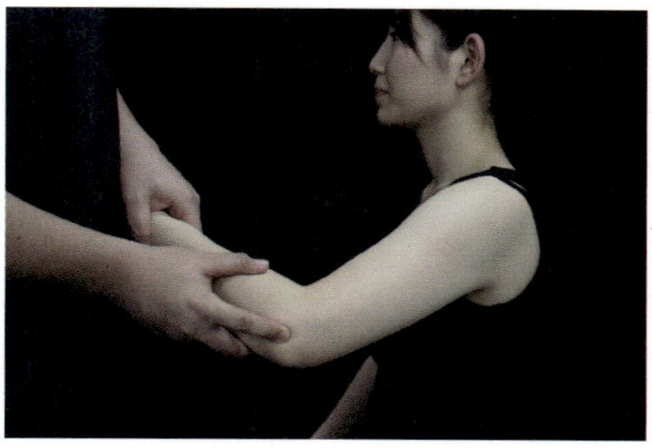

그림 2-36 완요관절·활막주름의 촉진

● 완요관절·활막주름의 통증유발검사

Fringe impingement test(그림 2-37)

- 검사 자세 : 환자는 주관절 굴곡과 전완 회내 자세를 한다.
- 조작 : 전완 회내 자세에서 주관절 신전 운동을 강제한다.
- 결과 : 완요관절 부위에 통증이 재현되면 양성이다.
- 기능적 의의 : 기능적 의의는 명확하지는 않지만 저자들의 견해를 설명하자면, 주관절 굴곡 자세에서는 후외측의 활막주름이 관절 내로 감입되지 않으나 신전 자세에서는 활막주름이 감입되기 때문에 주관절 신전 운동을 실시한다. 또한, 사체 팔꿈치를 이용한 생체역학적 연구에서도 전완 회내 자세에서 완요관절의 후방 부분에 접촉압이 집중되는 것으로 보고되고 있다.[29] 따라서 전완을 회내시키면 통증이 유발된다고 생각한다.

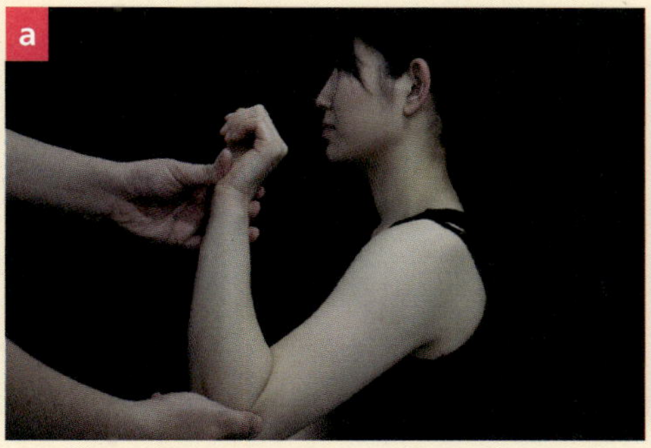

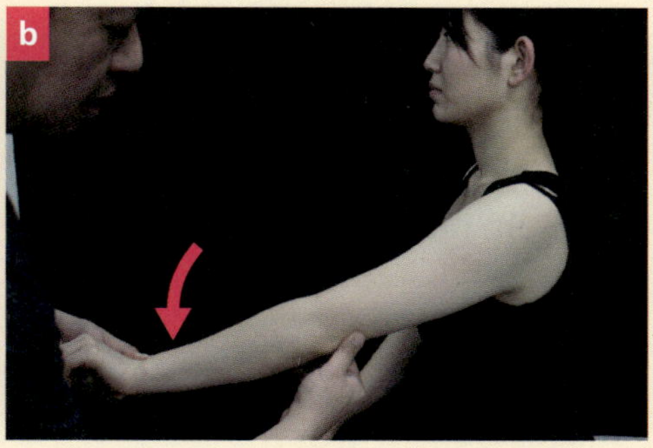

그림 2-37 Fringe impingement test

● 촉진과 검사 결과를 통해 유추할 수 있는 것은?

Fringe impingement test에서 통증이 유발되는 경우, 활막주름의 염증을 포함한 관절 내 병변이 의심된다. 관절 내 주사 등의 효과를 조사하고, 아래와 같은 두 가지 요소를 검토한다. 또한, 상요척관절을 안정시키는 전완근군의 근력을 검사해야 한다.

① 상요척관절의 불안정성 ➡ step 3 p.111

요골윤상인대 손상으로 인한 상요척관절 불안정성이 활막주름에 대한 기계적 자극을 강화시켜 통증을 유발할 가능성이 있다.

② 주관절 내반의 불안정성 ➡ step 3 p.113

주관절 외측측부인대는 요골윤상인대에 부착한다. 외측측부인대가 손상되어 요골윤상인대 불안정성이 발생하면, 해부학적으로 연속된 활막주름도 불안정해져 감입될 가능성이 있다.

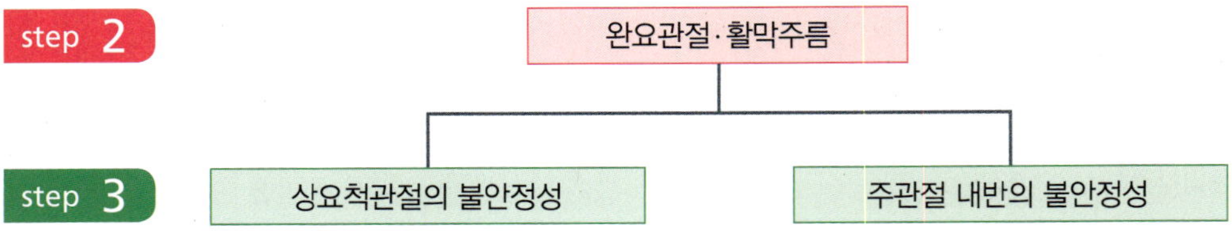

FLOW CHART 완요관절·활막주름이 통증의 원인으로 의심되는 경우

step 3 통증의 원인 : 운동학적 평가

1) 전완신근군의 신장성 저하

전완신근군의 촉진에 의한 평가가 중요하다. 일반적으로 전완신근군이 단축되는 경우보다 과긴장에 빠져 있는 경우가 더 많다. 따라서 주관절 신전 자세에서의 수관절 장굴, 수지 굴곡에 의한 근육 스트레칭 시의 신장감과 압통을 평가해야 한다. 또한, 정량적인 평가에는 관절 가동 범위(ROM) 측정 등이 있다.

> **운동치료의 핵심**
>
> 총지신근, 단요측수근신근은 수관절 배굴 운동으로 회외근의 표층에서 외측(요측)으로 이동한다. 저자들은 외측상과염으로 이동량이 저하된 증례에서 전완신근군과 회외근 사이의 활주성에 대해 도수치료로 접근함으로써 전완신근군의 신장성을 개선하였다.

2) 전완신근군의 약화

전완신근군의 근력 평가 시 MMT만으로는 부족하다. 중증 증례일수록 통증으로 인한 근력을 발휘하지 못하는 경우가 많기 때문이다. MMT 외에도 전완의 둘레, 초음파나 MRI 등의 영상 검사를 시행한다.

> **참고!**
>
> **구심성·등척성·원심성 수축**
> 구심성(concentric) 수축은 근육의 길이가 짧아지면서 장력을 발휘한다.
> 등척성(isometric) 수축은 근육의 길이가 변하지 않은 상태에서 장력을 발휘한다.
> 원심성(eccentric) 수축은 근육의 길이가 길어지면서 장력을 발휘한다.

> **운동치료의 핵심**
>
> 총지신근, 단요측수근신근의 근력 강화는 전완에 통증이 발생하지 않도록 실시해야 한다. 특히 통증이 강한 시기에는 등척성 수축이나 구심성 수축에 의해서도 통증이 발생한다. 이러한 경우에는 근력

강화를 시행하는 것이 어렵기 때문에 물리치료에 의한 근력 강화나 안정을 취하고, 구심성 수축으로 통증이 발생하지 않는 것을 확인하면 구심성 수축-> 등척성 수축-> 원심성 수축과 부착 부위에 가해지는 부하를 고려해 근수축 양상으로 근력 운동을 계획한다.

● 전완신근군에 대한 DTTT

전완신근군의 신장성 저하 및 근력 약화는 혼재되어 있는 경우가 많아 감별이 쉽지 않다. 따라서 DTTT를 시행하여 각 근육의 신장성을 개선하고, 이 후에 근력과 통증의 변화를 확인하여 병태를 파악한다.

● 단요측수근신근·총지신근에 대한 DTTT

통증유발조직	단요측수근신근
증상	팔꿈치 외측부 통증 및 수관절 배굴 근력의 저하
검사 방법	앉거나 누운 상태에서 주관절 신전·전완 회내 자세를 한다. 전완 근위부에서 단요측수근신근과 장요측수근신근의 사이에 손가락을 넣는다. 다른 손으로 수관절 원위부에 저항을 가하고 배굴·요굴 운동을 통증 통제 내에서 시행한다. 수축에 의한 근복의 외측 이동을 유도한다.
결과	단요측수근신근의 이완으로 압통이 개선되고 근력이 증가하면, 근력 저하의 원인이 통증이라고 추측할 수 있다.
기능적 의의	수축 시 통증으로 인해 근력이 저하될 수 있다. 이러한 경우 근육을 이완시켜 통증을 경감시키면 근력이 증가한다. 근력 저하와 통증이 있는 경우에는 이완을 해도 근력이 증강되지 않는다.
주의점	근육 통증인지, 관절 내 병변인지를 추정할 때에도 효과적이지만 관절 내 병변은 기본적으로 영상검사를 기본으로 해야 한다.

3) 상요척관절의 불안정성

상요척관절(superior radio-ulnar joint)은 요골두의 관절환상면(circumferential articular surface)과 척골의 요골절흔(radial notch)으로 구성되어 있으며 요골두는 앞뒤 길이가 좌우 길이 보다 긴 타원 모양을 하고 있다. 그래서 전완 회내 자세에서는 요골두가 2mm 정도 외측으로 이동하고 요골두와는 외하방으로 기울어져 있다.[30] 이 운동을 제어하고 있는 것은 요골윤상인대와 방형인대이다. **요골윤상인대**는 관절환상면을 덮고 있고 관절낭과 연속성을 가지며 표층은 섬유층, 심층은 활막층의 2층 구조이다. **방형인대**는 요골절흔의 원위부에서 요골두를 연결하는 얇은 섬유 모양의 인대로 안정성에 대한 기여는 명확하지 않다. 요골윤상인대가 손상되면 전완 회내/회외 운동 시 요골두의 운동을 억제하기 힘들어진다.

➡ **요골윤상인대**
annular ligament of radius

➡ **방형인대**
quadrate ligament

요골윤상인대의 안정성을 평가하는 검사 방법은 아직 존재하지 않으므로 저자들이 임상에서 시행하는 방법을 소개한다. 전완 회외 자세에서 한쪽 손으로 주관절 내측부를 꽉 쥐고, 다른 손으로는 요골두를 잡는다. 검사자의 엄지손가락을 상요척관절에 두고, 환자는 가볍게 전완을 회내시킨다. 이때 엄지손가락으로 요골두를 후외측 방향으로 압박하도록 힘을 가한다(그림 2-38). 요골두가 척골에서 분리되는 느낌을 좌우로 비교한다.

운동치료의 핵심

요골윤상인대에는 회외근의 건(힘줄)이 부착되어 있다. 상요척관절의 안정성을 높이기 위해서라도 회외근의 수축을 촉진하는 것은 중요하다. 또한, 회외근과 원회내근의 동시 수축을 촉진하는 것도 중요하다. 다만 주관절의 굴곡/신전 가동 범위가 제한되면 완요관절의 적절한 정렬이 유지되지 않으므로, 가동 범위를 회복한 상태에서 실시하는 것이 중요하다.

4) 전완 회내의 가동 범위 제한

전완 회내의 가동 범위는 상·하요척관절의 운동에 따라 결정된다. 그러나 전완 회내/회외 운동의 관절 가동 범위(ROM) 측정법에서는 이동 축이 수장면(palmar surface)이므로 요골수근관절의 운동도 반영하게 된다. 따라서 상·하요척관절의 관절 가동 범위를 과대평가할 수 있다. 그래서 저자들은 전완 원위 배측면에서 척골두의 근위부를 이동 축으로 하여 가동 범위를 측정하였다(그림 2-39). 그 결과 기존의 측정 방법과 함께 높은 재현성이 인정되었으며 회내 가동 범위가 77.7±4.7°, 회외 가동 범위가 86.2±3.8°로 Casting 등이 보고한 정상치[31, 32]에 근접한 수치였다. 이상의 결과로부터 저자들은 회내/회외 관절 가동 범위의 측정은 전완 원위 배측면의 척골두 근위부를 이동 축으로 측정하고 있다.

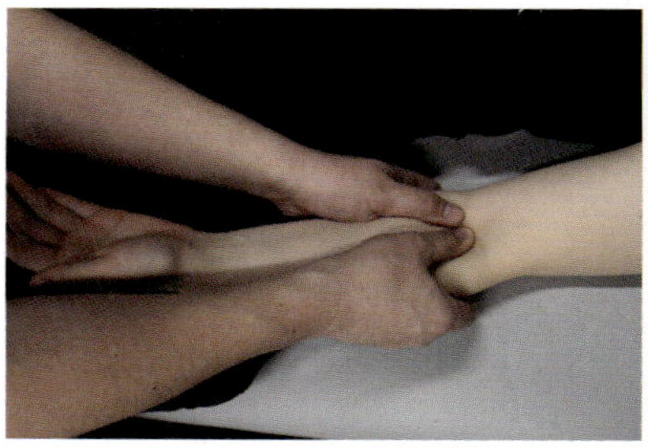

그림 2-38 상요척관절의 촉진

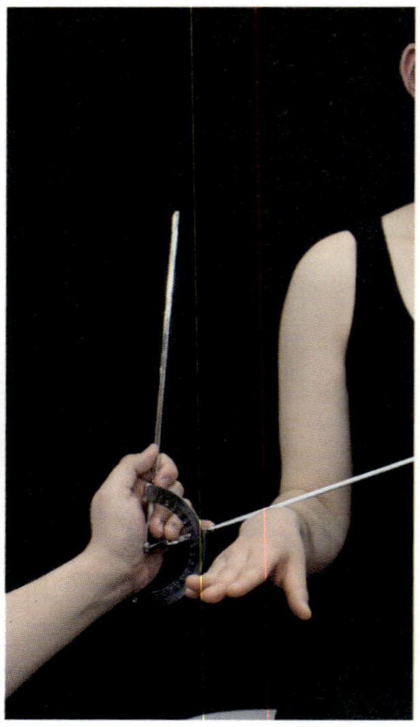

그림 2-39 전완 회내/회외 가동 범위의 측정 방법

운동치료의 핵심

전완 회내/회외 운동의 제한 요인은 ① 상요척관절, ② 전완골간막, ③ 하요척관절로 구분된다. 여기에서는 ① 상요척관절에 대해 설명한다. 상요척관절의 회내/회외 운동에서는 요골에 spin motion이라는 축회전 운동이 발생한다. 그러나 요골 모양은 앞뒤 길이가 더 길기 때문에 회내 시 2mm 정도 외측으로 이동하게 된다.[29] 이 움직임을 억제하는 요골윤상인대의 신장성이 저하되면, 요골의 외측 이동이 제한된다. 따라서 앞서 설명한 것처럼 전완 회내 운동 시 상요척관절에서 요골두가 멀어지도록 도수치료를 실시하여 회내 가동 범위를 확대한다.

5) 주관절 내반의 불안정성

주관절 내반의 불안정성은 내반 부하 검사(varus stress test)로 평가한다. 팔꿈치 내반 부하에 대해서는 외측측부인대가 주요한 지지기구이다. **외측측부인대**는 상완골 외측상과에서 요골윤상인대를 향해 하행한다. 이 섬유속(다발)은 요골윤상인대의 전방과 후방으로 퍼져 척골 근위 외측부에 정지한다. 외측측부인대 중 요골윤상인대의 외측부를 통과하여 후방으로 돌아들어가 척골 근위 외측에 부착하는 섬유를 **외측척측측부인대**라고 한다. 그러나 이 인대는 사체 해부에서는 대부분 흔적 정도만 존재한다고 보고되었다.[33]

또한, 주관절을 수동적으로 신전하며 요골과 척골을 동시에 회외시키면 요골과 척골이 상완골에 대해 후외측으로 불안전 탈구된다. 이 현상을 **후외측회전불안정증(PLRI)**이라고 한다. O'Driscoll의 통증유발검사(그림 2-40)에 의해 불안정성이 유발된다.

➡ **외측측부인대**
lateral collateral ligament

➡ **외측척측측부인대**
lateral ulnar collateral ligament

➡ **후외측회전불안정증(PLRI)**
postero-lateral rotatory instability

운동치료의 핵심

외측측부인대의 불안정성을 근육 활동으로 억제하기는 곤란하다. 전완신근군이나 주근으로 억제할 수도 있지만 충분한 효과를 기대하기 어렵다. 보조기나 테이핑 등의 사용 또한, 고려할 수 있다.

참고!

회외근과 완요관절의 안정성
회외근의 건(힘줄)은 윤상인대의 외측부에 부착하여 신근군 공통의 기시건이 외측상과에서 윤상인대까지를 인대처럼 결합하여 보강한다고 알려져 있다.[32] 즉 회외근은 근위 요척관절 뿐 아니라 완요관절의 안정성에도 깊게 관여한다고 볼 수 있다.

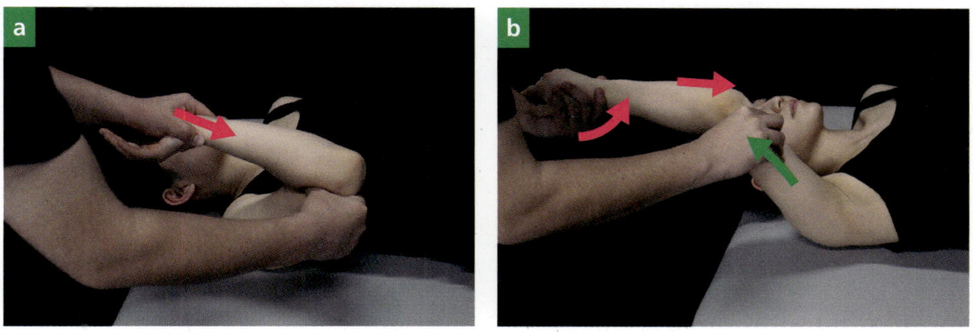

그림 2-40 O'Driscoll의 통증유발검사
전완 원위부에서 주관절에 축압을 가하고, 굴곡·회내 자세에서 내반을 가하면서 주관절을 신전·회외시킨다.

◈ 참고문헌

1. O'Driscoll SW, Jaloszynski R, Morrey BF, et al : Origin of the medial ulnar collateral ligament. J Hand Surg 17 : 164-168, 1992
2. 飛騨進：肘関節側副靭帯の機能解剖 外傷性肘関節拘縮の病態と治療に関連して. 日本整形外科学会雑誌68 : 864-877, 1994
3. Fleisig GS, Andrews JR, Dillman CJ, et al : Kinetics of baseball pitching with implications

about injury mechanisms. Am J Sports Med 23：233-239, 1995

4. Morrey BF, An KN：Articular and ligamentous contributions to the stability of the elbow joint. Am J Sports Med 11：315-319, 1983

5. Regan WD, Korinek SL, Morrey BF, et al：Biomechanical study of ligaments around the elbow joint. Clin Orthop Relat Res 271：170-179, 1991

6. O'Driscoll SW, Lawton RL, Smith AM：The "moving valgus stress test" for medial collateral ligament tears of the elbow. Am J Sports Med 33：231-239, 2005

7. An KN, Hui FC, Morrey BF, et al：Muscles across the elbow joint： a biomechanical analysis. J Biomech 14：659-669, 1981

8. Otoshi K, Kikuchi S, Shishido H, et al：The proximal origins of the flexor-pronator muscles and their role in the dynamic stabilization of the elbow joint： an anatomical study. Surg Radiol Anat 36：289-294, 2014

9. Otoshi K, Kikuchi S, Shishido H, et al：Ultrasonographic assessment of the flexor pronator muscles as a dynamic stabilizer of the elbow against valgus force. Fukushima J Med Sci 60：123-128, 2014

10. 西尾泰彦, 加藤貞利, 三浪三千男：外・内側上顆炎　上腕骨内側上顆炎　その病態と手術療法. 骨・関節・靭帯15：1025-1030, 2002

11. 田島克己, 古町克郎, 内村瑠璃子, 他：肘部管症候群再手術例の検討. 東日本整形災害外科学会雑誌23：58-62, 2011

12. 工藤陽平, 橘滋國：肘部における絞扼性尺骨神経障害の解剖学的病態と手術方法の選択. 末梢神経 20：219-220, 2009

13. Martínez MD, Cubas CL, Girbés EL：Ulnar Nerve Neurodynamic Test： Study of the Normal Sensory Response in Asymptomatic Individuals. J Orthop Sports Phys Ther 44：450-456, 2014

14. 林典雄(監), 鵜飼建志(編著)：セラピストのための機能解剖学的ストレッチング　上肢. pp126-130, pp150-152, メジカルビュー社, 2016

15. Riek S, Chapman AE, Milner T：A simulation of muscle force and internal kinematics of extensor carpi radialis brevis during backhand tennis stroke： implications for injury. Clin Biomech (Bristol, Avon) 14：477-483, 1999

16. Bunata RE, Brown DS, Capelo R：Anatomic factors related to the cause of tennis elbow. J Bone Joint Surg Am 89：1955-1963, 2007

17. Nimura A, Fujishiro H, Wakabayashi Y, et al：Joint capsule attachment to the extensor carpi radialis brevis origin： an anatomical study with possible implications regarding the etiology of lateral epicondylitis. J Hand Surg Am 39：219-225, 2014

18. 二村昭元, 秋田恵一：難治性テニス肘はこうみる テニス肘の病態　解剖学の所見から. 臨床整形外科50：303-308, 2015

19. Tsuji H, Wada T, Oda T, et al：Arthroscopic, macroscopic, and microscopic anatomy of the synovial fold of the elbow joint in correlation with the common extensor origin. Arthroscopy 24：34-38, 2008

20. Isogai S, Murakami G, Wada T, et al：Which morphologies of synovial folds result from degeneration and/or aging of the radiohumeral joint：an anatomic study with cadavers and embryos. J Shoulder Elbow Surg 10：169-181, 2001

21. 中川広志, 副島修, 柳志津, 他：上腕骨外側上顆炎に対する鏡視下手術のための解剖学的検討. 日本肘関節学会雑誌15：75-77, 2008

22. 副島修：手・肘関節　鏡視下手術　上腕骨外側上顆炎の鏡視下手術. 整形外科62：782-786, 2011

23. 室賀陽子, 鈴木正孝, 佐久間雅之, 他：手術が必要であった肘滑膜ヒダ障害. 臨床整形外科30：217-220, 1995

24. 日本整形外科学会診療ガイドライン委員会/上腕骨外側上顆炎ガイドライン策定委員会(編集)：上腕骨外側上顆炎診療ガイドライン．p15，南江堂，2006

25. Ruch DS，Papadonikolakis A，Campolattaro RM：The posterolateral plica：a cause of refractory lateral elbow pain．J Shoulder Elbow Surg 15：367-370，2006

26. 田村雅尋，清水弘之，新井猛，他：腕橈関節の解剖学的検討-滑膜ヒダと橈骨頭の関与について．聖マリアンナ医科大学雑誌 40：115-127，2012

27. 新井猛：テニス肘難治化の病態としての滑膜ヒダ．臨床整形外科50：333-337，2015

28. Mihata T，Quigley R，Robicheaux G，et al：Biomechanical characteristics of osteochondral defects of the humeral capitellum．Am J Sports Med 41：1909-1914，2013

29. 大渕聡已，高橋和久，山縣正庸，他：前腕回内回外運動時の腕橈関節の接触圧分布．日本臨床バイオメカニクス学会誌21：263-266，2000

30. Kapandji IA(著)，荻島秀男，嶋田智明(訳)：カパンディ関節の生理学 Ⅰ 上肢．pp100-131，医歯薬出版，1986

31. Casting J，Santini JJ(著)，井原秀俊(訳)：図解関節・運動器の機能解剖 上肢・脊柱編．pp45-51，協同医書出版社，1999

32. 磯貝哲：肘関節外側支持機構に関する解剖学的研究．整・災外 46：197-202，2003

33. 関敦仁：肘関節外側側副靭帯の機能解剖-輪状靭帯の組織学的検討．臨床整形外科41：1261-1266，2006

Case Note ②

- **증 례** 40대, 여성
- **진 단** 우측 상완골 외측상과염(lateral epicondylitis, Rt.)
- **현병력** 수개월 전, 무거운 물건을 들 때 주관절 외측에 통증을 느낌. 이후 서서히 통증이 악화되어 페트병이나 캔 뚜껑을 열 때에도 통증이 발생하게 되었다.
1년 전에 견관절 주위염으로 통원 치료를 받았으며 현재 견관절 통증은 없지만 어깨 거상 시 가동 범위 제한이 있다.

step 1 통증 유발 동작 : 역학적 부하

- **통증의 재현성** 수관절 배굴의 저항 운동을 시행하여 통증을 재현할 수 있었다. 또한, 수지 신전의 저항 운동에서도 통증을 재현할 수 있었다.

→ **단요측수근신근 혹은 총지신근의 부착부에 대한 신장 부하가 통증을 유발한다!**

step 2 통증의 위치 : 해부학적 평가

- **시진·촉진** 열감 (±) 발적 (-) 종창 (-)
- **압통 소견** 상완골 외측상과 (+) 완요관절 (-) 요골두 (±)
단요측수근신근 (+) 총지신근 (+)
- **부하 검사** Thomsen test (+) chair test (+)
middle finger extension test (+) fringe impingement test (-)

→ **단요측수근신근·총지신근 근위 부착부에서의 통증 가능성이 있다!**

step 3 통증의 원인 : 운동학적 평가

- **불안정성** 상요척관절의 불안정성 (+)
- **자세** 상완골두 전방 편위·견갑골 전경(anterior tilt)
- **촉진** 소원근, 극하근 압통 (+)
- **관절 가동 범위**
- **도수근력검사**

			좌	우(환측)
관절 가동 범위	수관절 장굴		90°	70°
	전완 회내		85°	95°*1
	견관절 굴곡(상지 거상)		180°	150°
	3rd 내회전		20°	-5°*2
도수근력검사	수관절	배굴	5	4*1
		장굴	5	4
	전완 회내		5	4*1

*1 : '2-2) 주관절 외측 통증' (p.102), *2 : '1-3) 어깨 외측 통증' (p.52)

→ **과거의 견관절 주위염으로 견관절의 가동 범위 제한이 존재하고 이것을 전완의 과회내에 의해 보상하고 있기 때문에 상요척관절의 불안정성이 발생한다. 또한, 전완굴근군의 근력 저하를 전완신근군의 과잉 수축으로 보상한다. 이것이 전완신근군의 과긴장을 유발하여 부착부에 신장 부하가 가해진다고 생각된다.**

〈실전! 운동치료〉

1. 전완신근군의 스트레칭

주관절 신전 자세에서 수동적으로 수관절 장굴과 수지 굴곡시킨다(➡).
이 때, 단요측수근신근, 총지신근의 근복을 요측·배측 방향으로 다이렉트 신장(direct stretching)한다(➡).

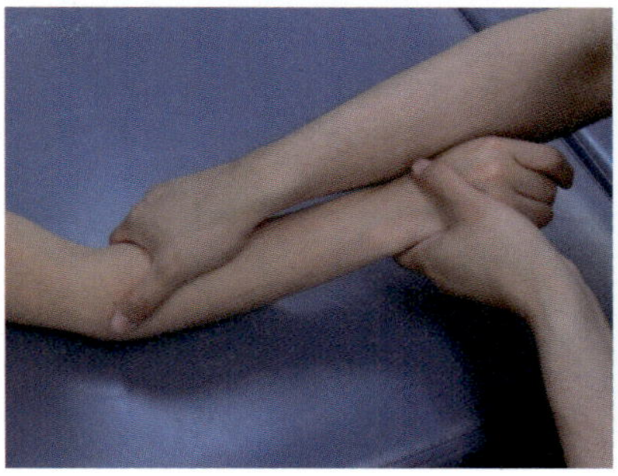
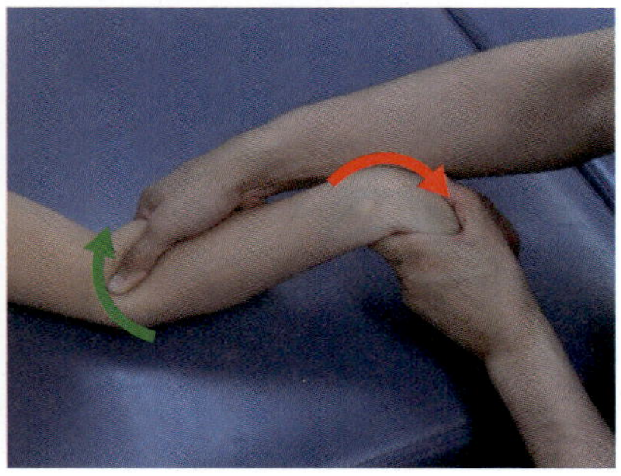

2. 소원근의 이완

견관절 90° 굴곡 자세에서 견관절 외회전을 능동 보조한다(➡).
이 때, 액와에서 소원근을 복측으로 유도한다(➡).

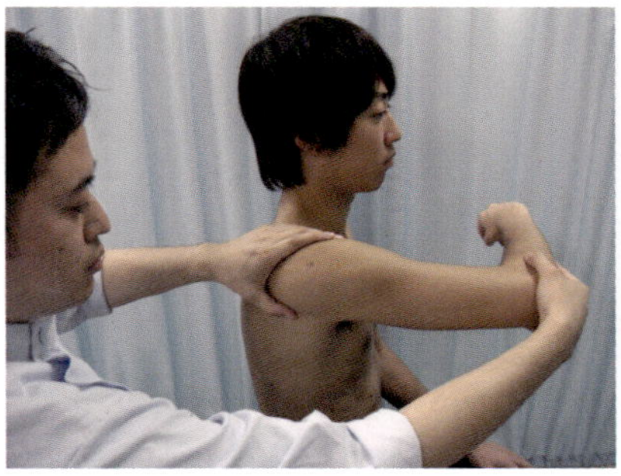
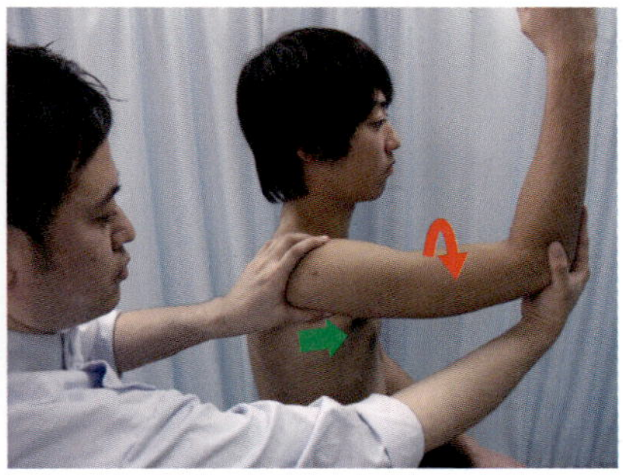

3. 전완굴근군의 근력 강화

쎄라밴드를 이용하여 수관절 장굴(➡)의 저항 운동을 실시한다. 이 때, 수근골의 배측 이동을 유도하기 위해 수관절 부위에 저항을 가한다.

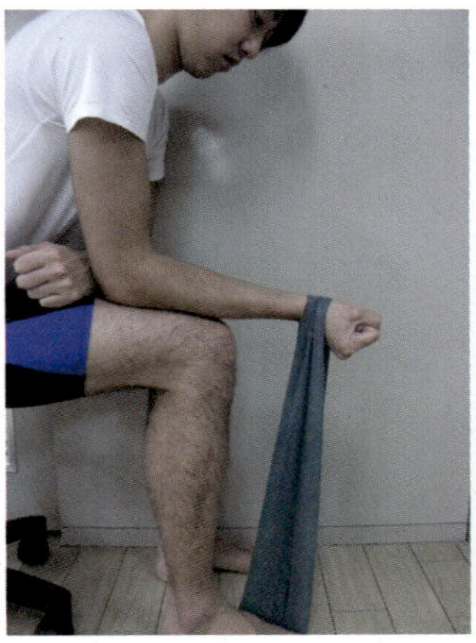
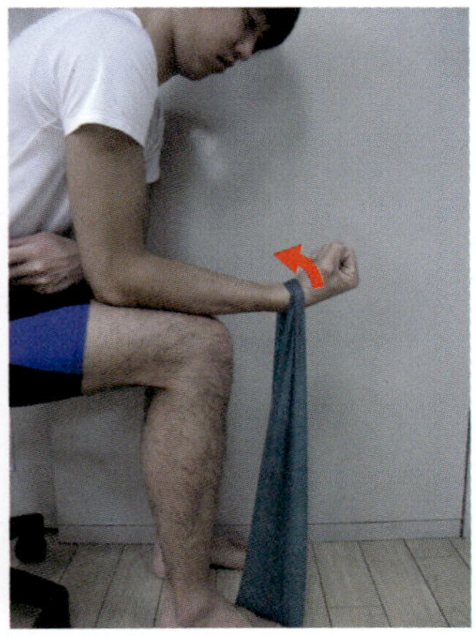

〈일맥상통! 검사와 치료〉 단요측수근신근의 이완

단요측수근신근은 수관절 배굴에 작용하기 때문에 수관절의 배굴 운동을 촉진한다(➡). 수축 시 근복은 외측으로 이동하기 때문에 근복의 외측으로 이동을 유도한다(➡). 외측상과염에서는 단요측수근신근의 외측으로 이동량이 감소한다(Tanaka, 2016).

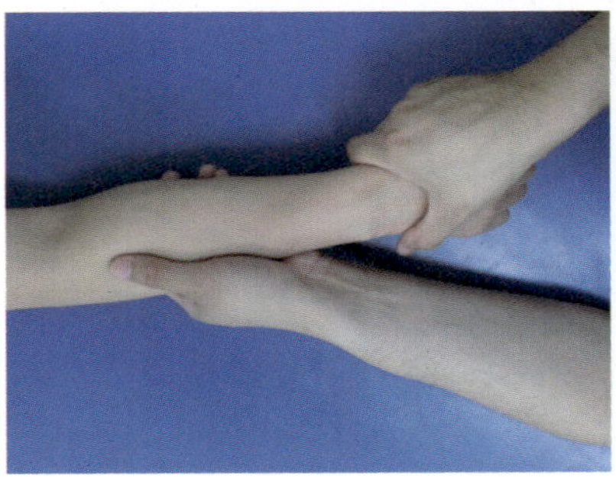
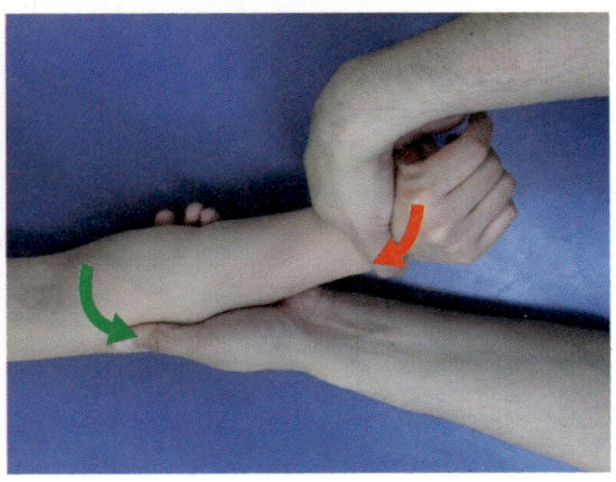

3 수관절(wrist joint)·수부(hand)

수관절·수부의 구조와 기능

수관절에는 요골과 수근골로 구성된 **요골수근관절**과 수근골간으로 구성된 **수근중앙관절**이 있다(그림 3-1).

수부의 뼈는 수근골, 중수골, 지골[기절골, 중절골, 말절골(proximal, mid, distal phalanx)]이 있다. 제2~5지(검지, 중지, 약지, 소지)에는 **수근중수관절**(CM joint), **중수지절관절**(MP joint), **근위지절간관절**(PIP joint), **원위지절간관절**(DIP joint)이 있다. 약지·소지의 CM관절은 검지·중지에 비해 가동성이 있으며, 강하게 쥘 때(power grip) 굴곡한다. 또한, 무지(엄지)의 CM관절은 안장관절(saddle joint)로 특징적인 구조를 갖는다.

요골과 척골은 근위와 원위로 **상·하요척관절**을 구성하여 전완의 회내/회외 운동을 한다.

➡ **요골수근관절**
wrist joint

➡ **수근중앙관절**
midcarpal joint

➡ **수근중수관절(CM joint)**
carpometacarpal joint

➡ **중수지절관절(MP joint)**
metacarpophalangeal joint

➡ **근위지절간관절(PIP joint)**
proximal interphalangeal joint

➡ **원위지절간관절(DIP joint)**
distal interphalangeal joint

➡ **상·하요척관절**
proximal/distal radio-ulnar joint

A. 수부의 흔한 기능장애

수관절·수부는 상지의 가장 말단에 위치한다. 옷을 갈아입거나 조리를 하는 등 상지를 이용한 일상생활 동작에서 어깨와 팔꿈치는 그 목적에 따라 위치를 규정한다. 수관절·수부는 목적한 작업을 정교한 동작에 의해 수행한다. 운동경기에서는 라켓이나 배트를 잡고 공을 쳐내거나 죽도로 안면을 가격하는 등, 긴 막대를 쥐고 충격을 가하는 동작도 수행한다. 또한, 바닥에서 일어서는 동작, 난간을 잡고 계단을 오르는 동작에서는 체중을 지지하는 역할도 한다.

수관절·수부는 일상생활에서 사용 빈도가 높아 이른바 과사용(over use)으로 인해 관절이나 조직에 대한 부하가 가해지기 쉽다. 이로 인해 관절의 퇴행성 변화나 인대조직의 비후가 발생한다. 강한 외력을 받아 뼈나 연부조직이 손상되면 통증과 부종, 저림, 가동 범위 제한, 악력 저하와 같은 기능장애가 생길 때가 많다.

B. 수관절·수부의 안정화기구

- **뼈의 형태** : 요골·척골과 8개의 수근골로 이루어져 높은 안정성을 갖는다(그림 3-2).
- **관절낭·인대** : 골성 요소를 지지하는 인대가 요측·척측·장측·배측(radial·ulnar·palmar·dorsal side)에 다수 존재한다(그림 3-3).
- **삼각섬유연골복합체**(TFCC : 그림 3-35, p.145) : 수관절 척측의 안정화기구로 작용한다. 회내/회외 시 하요척관절의 안정성에 관여하는 한편, 요골수근관절을 통해 온 힘을 흡수하여 분산시킨다.[1~3)]

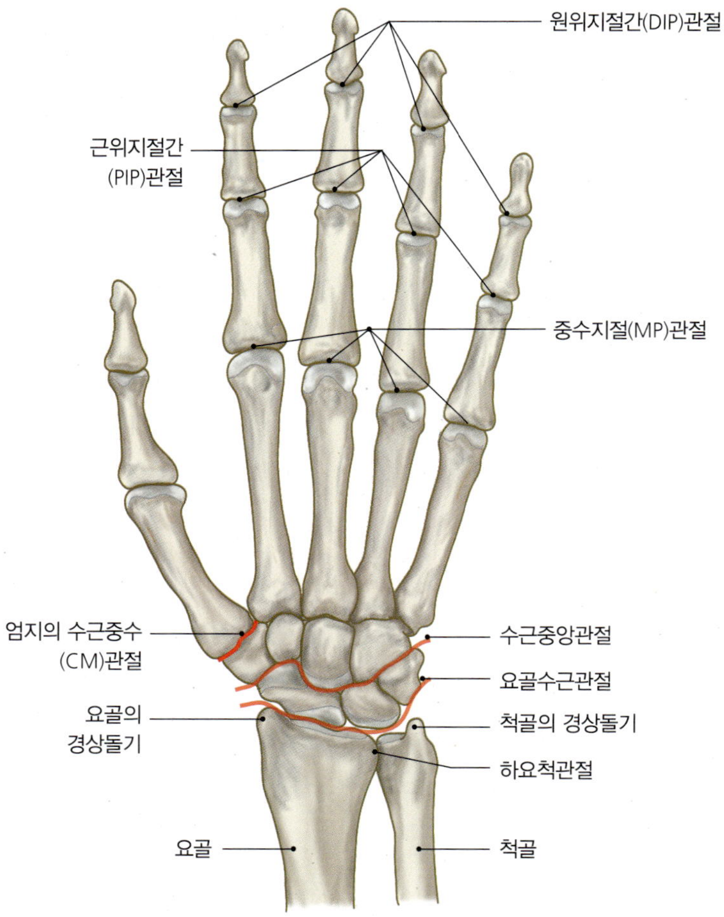

그림 3-1 수부와 수지관절

요척골 원위단에는 8개의 수근골이 있어 요골수근관절과 수근중앙관절을 구성한다. 그리고 수지(손가락)의 뼈가 연결되어 지절관절을 구성한다.

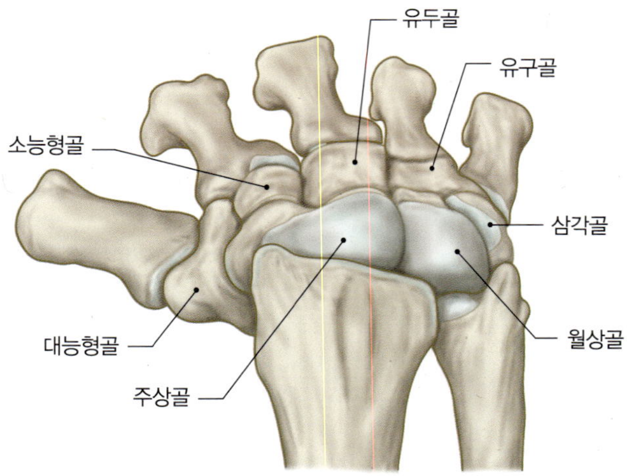

그림 3-2 수관절 뼈의 형태

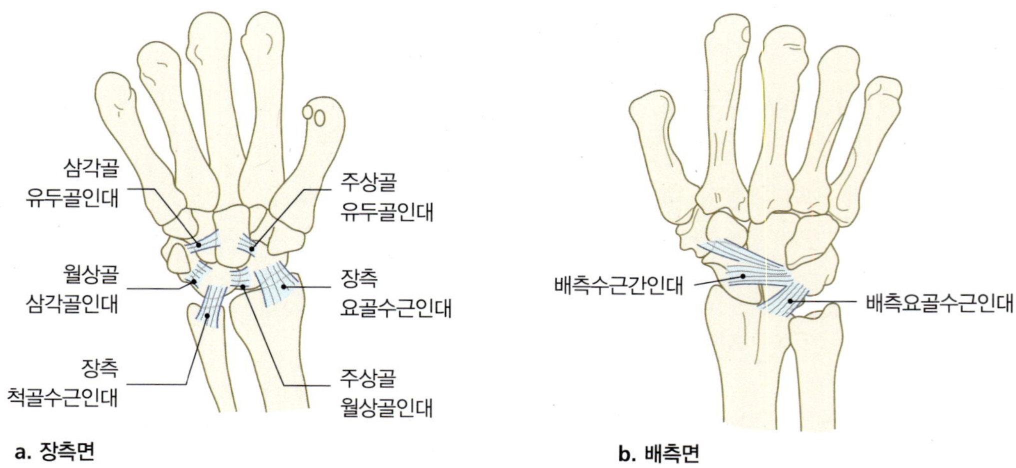

그림 3-3 수관절 주위의 인대

골성 요소가 많고, 인대조직으로 밀접하게 연결되어 있다. 특히 수근골간은 인대조직에 보다 강하게 결합되어 있다.

- **엄지의 수근중수(CM)관절**(그림 3-47, p.160) : 제1 중수골과 대능형골(trapezium)로 구성된 안장관절이며, 인대 성분으로 지지를 받고 있다.[4]

C. 수관절·수부의 운동

요골·척골의 원위부에는 8개의 수근골이 유닛으로 존재하고, 수관절의 운동을 담당한다. 수관절의 운동은 요골 원위단과 근위 수근열(proximal carpal row)로 구성된 **요골수근관절**(wrist joint), 근위 수근열과 원위 수근열(distal carpal row)로 구성된 **수근중앙관절**에 의해 발생한다. 이 두 가지 관절이 복합적으로 움직여 배굴/장굴과 척굴/요굴의 운동이 가능해진다.

최근 운동 분석을 통해 수관절 장굴(굴곡) 시에는 요골수근관절과 수근중앙관절이 약 1:4 비율로, 배굴(신전) 시에는 약 2:1 비율로 움직이는 것이 밝혀졌다.[5] 또한, 일상적인 수관절 움직임의 대부분은 수관절 배굴/요굴, 장굴/척굴을 동반한다. 이러한 움직임은 Dart throwing motion으로 요골수근관절의 움직임은 최소한으로 줄이고 수근중앙관절이 중심인 운동이라고 보고되었다.[6] 손의 재활치료 시 반드시 고려해야 할 중요한 운동학적 요소이다(그림 3-4).

또한, 요골·척골의 원위단에 구성된 하요척관절에서 발생하는 전완의 회내/회외를 통해 수부를 약 180° 회전시킬 수 있다. 이로 인해 전완-수부-손가락의 복합적이고 효율적인 움직임이 가능해져 일상생활을 영위할 수 있다.

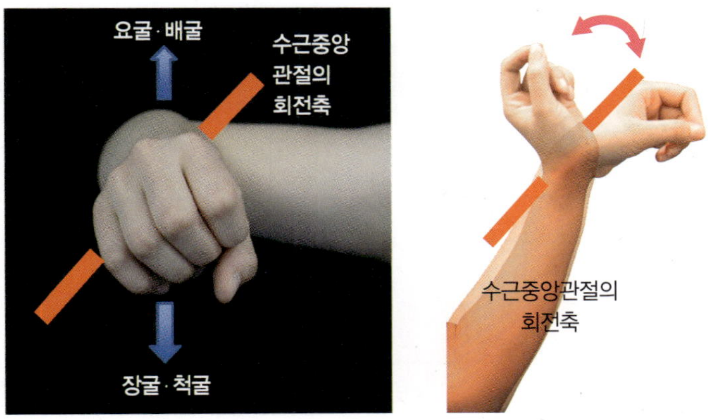

a. 전면　　b. 측면

그림 3-4 Dart throwing motion

1 수부의 저림

수부의 저림에 대한 평가 전략을 아래 flow chart에 표시하였다.

이번 장에서는 주관절보다 원위부에서 발생하는 포착성 신경병증(entrapment neuropathy)을 중심으로 각 단계(step) 별로 정리해 설명하였다.

뇌와 척수 등의 중추신경계 질환, 당뇨병과 같은 내과 질환, 상완신경총 병변으로 인한 저림 등을 감별하는 것을 전제로 서술하였다.

step 1 통증 유발 동작 : 역학적 부하

전완보다 원위부인 손에 저림이 발생한 경우, 말초신경인 **정중신경, 척골신경, 요골신경** 중에 이상이 발생했을 가능성이 높다. 말초신경은 상지의 운동에 따라 활주하는데, 모든 신경에 있어 해부학적으로 협착 부위가 존재하므로 해당 부분의 활주가 원활하지 못하면 증상이 발생하기 쉽다. 따라서 역학적 부하에는 협착 부위로 인한 **압박 부하**와 활주로 인한 **마찰 부하**가 발생할 수 있다.

즉, 전완 근위 굴측이나 수장면(palmar surface)의 무지측에 증상이 발생하는 경우에는 정중신경에 대한 압박·마찰 부하를 의심한다.

전완 척측부나 수장(palm of hand)의 소지측에 증상이 발생하는 경우에는 척골신경에 대한 압박·마찰 부하를 의심한다.

수배부에 증상이 발생하는 경우에는 요골신경에 대한 압박·마찰 부하를 의심한다.

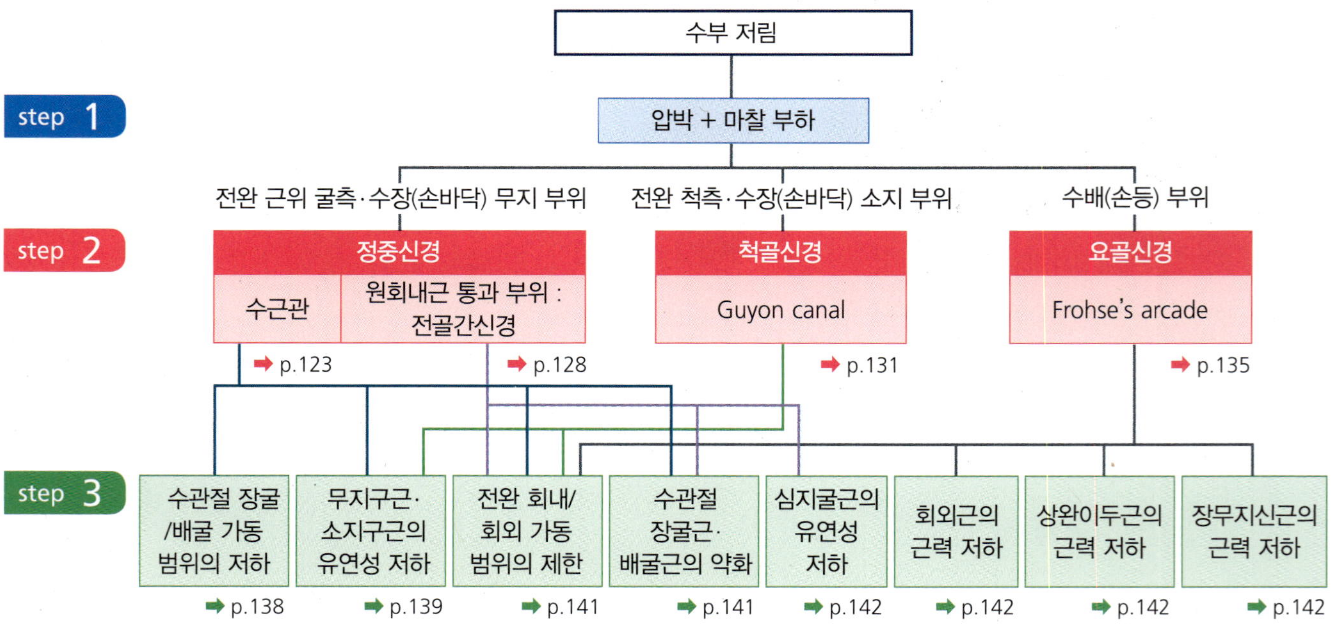

FLOW CHART 수부의 저림에 대한 평가 전략

step 2 신경 포착 부위 : 해부학적 평가

1) 정중신경(수근관)

● 저림 발생의 해부학적 요인

정중신경은 제6 경추신경(C6)~제1 흉추신경(T1)에서 분지한 완신경총 가지이며 손가락끝(fingertip) 부분까지 분포한다. 주로 전완 장측에서 요측 수지 운동과 감각을 지배한다. 정중신경은 수관절 부위에서 **수근관**(손목터널)이라는 섬유성-골성 터널을 통과한다(그림 3-5).

➡ 정중신경
median nerve

➡ 수근관
carpal tunnel

수근관의 천장 부분은 **횡수근인대**이다. Minamino 등[7]은 10례의 횡수근인대를 해부하여 모든 예에서 대능형골-유구골 사이, 대능형골-두상골 사이에 부착을, 2례에서 주상골-두상골 사이에 부착한 것을 확인하였다. 횡수근인대 바로 밑에는 정중신경이 위치하며 4개의 천지굴근건, 신지굴근건, 장무지굴근건이 인접해 있다(그림 3-6). Minamino 등[8, 9]은 수관절과 수지 운동에 따른 수근관 내의 정중신경 움직임을 초음파 단축상으로 관찰하여 수관절 장굴 자세에서의 모든 수지 굴곡 운동으로 인해 정중신경은 장측/척측, 즉, 횡수근인대로 밀어내듯이 이동하였으며 **수근관증후군**(손목터널증후군, CTS) 환자에서는 이러한 경향이 더욱 강해졌다고 보고하였다.

➡ 횡수근인대
transverse carpal ligament

➡ 수근관증후군(CTS)
carpal tunnel syndrome

또한, 수근관 내에는 일정한 압력이 유지된다. 정상에서는 2.5mmHg인데 반해, 수근관증후군(CTS) 사례에서는 30mmHg이며, 수관절 장굴(굴곡) 자세에서는 100mmHg에 이른다고 한다.[10] 수근관증후군에서는 정중신경 영역의 증상이 발생하지만 전기생리학적 소견에서는 이상이 보이지 않으며, 정중신경의 병태가 없이 증상만 있는 경우가 있다.[11~13]

한편, Uchiyama[14]의 MRI에 의한 관찰에서 수근관증후군 환자는 수근관 내 굴근건초의 종창, 정중신경의 부종, 횡수근인대의 장측 돌출 등이 시기에 관계없이 흔하게 확인된다고 한다. 또한, 여성들에게 대부분 발병하며 임신 초기나 폐경 후에 발생한다는 점에서 호

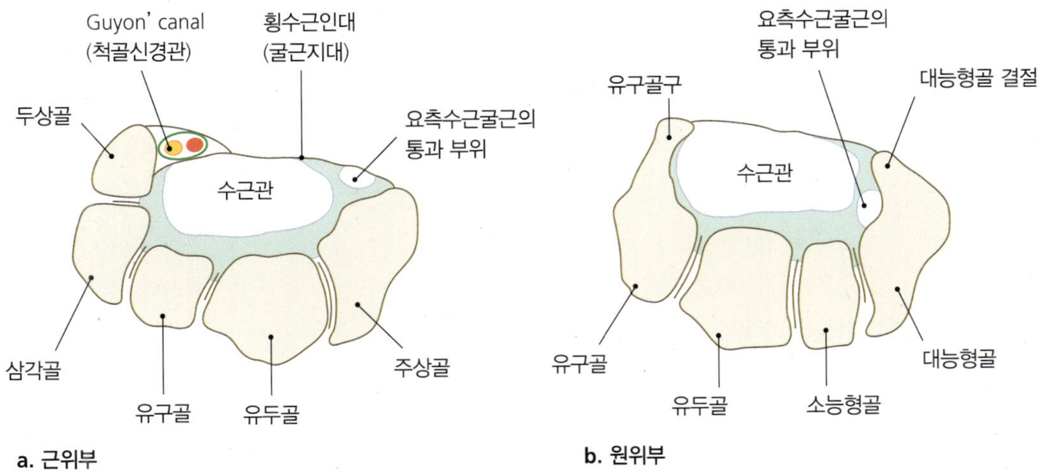

그림 3-5 수근관의 근위부와 원위부

a : 근위부의 상부는 횡수근인대, 하부는 유두골과 유구골, 요측은 주상골, 척측은 유두골로 이루어진다.

b : 원위부의 하부는 소능형골과 유두골, 요측은 대능형골, 척측은 유구골로 이루어진다.

르몬 균형과의 연관성도 지적된다. 일반적으로 여성 쪽이 남성보다 수근관 직경이 더 작다는 것도 수근관 내압 상승에 더 큰 영향을 미칠 것으로 생각된다.

이와 같이 굴근건과 정중신경의 마찰 부하 및 수근관 직경이나 수근관 내를 주행하는 건의 종창, 신경의 비대와 같은 내용량의 증가에 의해 신경 증상이 유발된다고 생각된다.

수근관증후군을 유발하는 검사는 다양하지만 기본적으로 수근관에 대한 압박 부하를 증가시켜 통증을 유발하는 것이 대부분이다. 대표적으로 Phalen test와 Tinel sign이 있다.

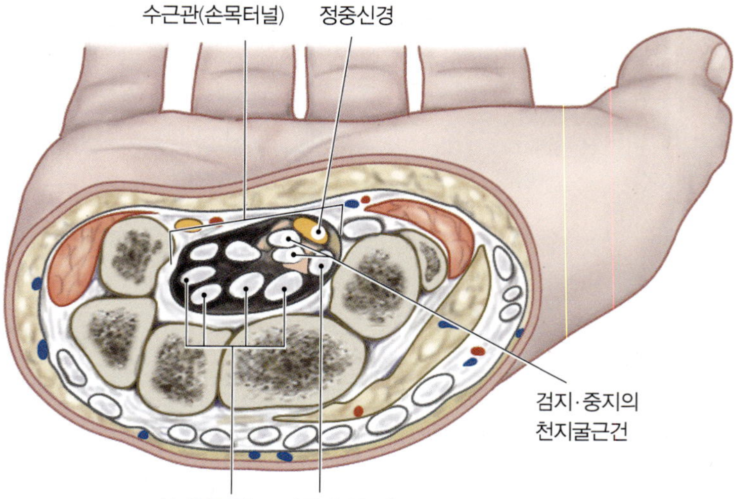

그림 3-6 수근관 내를 통과하는 굴근건과 정중신경의 위치 관계
수근관 내에서 횡수근인대의 바로 밑에는 정중신경이 위치하고 있으며 장무지굴근건, 검지·중지의 천지굴근건이 인접해 있다.

● 수근관(손목터널)증후군 통증유발검사[15)]

Phalen test(그림 3-7) & Reverse Phalen test(그림 3-8)

- **검사 자세** : Phalen test - 양쪽 수관절을 장굴 자세로 하고 수배(손등)를 마주보게 한다.
  Reverse Phalen test - 양쪽 수관절을 배굴하여 수장(손바닥)면을 마주보게 한다.
- **조작** : 검사 자세를 60초 동안 유지한다.
- **결과** : 정중신경 영역에 증상이 나타나면 양성이다.
- **기능적 의의** : 수관절을 장굴(굴곡) 자세로 유지함으로써 수근관 내압이 상승한다. 이것으로 수근관부에서 정중신경에 대한 압박 부하를 가할 수 있다. 이 때문에 수군관 내에서 정중신경이 압박되는 경우에는 저림(마비) 등이 발생한다. 또한, Reverse Phalen test에서는 수관절을 배굴 상태로 하여 정중신경이 원위부에 활주해야 하므로 수근관부에서 강한 마찰 부하를 가하게 된다.

- 주의점 : Phalen test와 정중신경 압박 검사(수관절 장굴 자세에서 횡수근인대를 장측에서 압박)를 조합할 경우 민감도는 0.92, 특이도는 0.92이다.[16)]

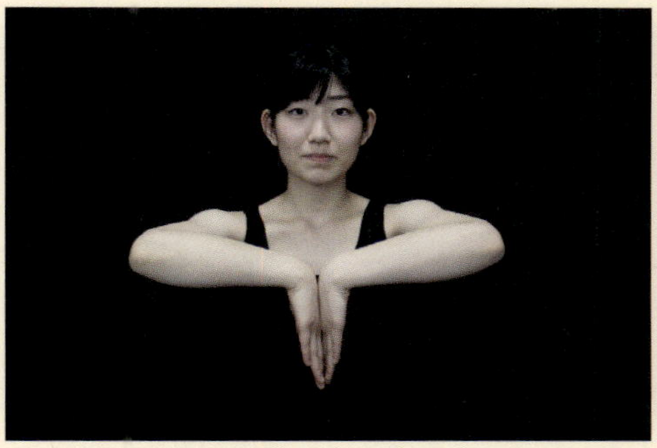

그림 3-7 Phalen test

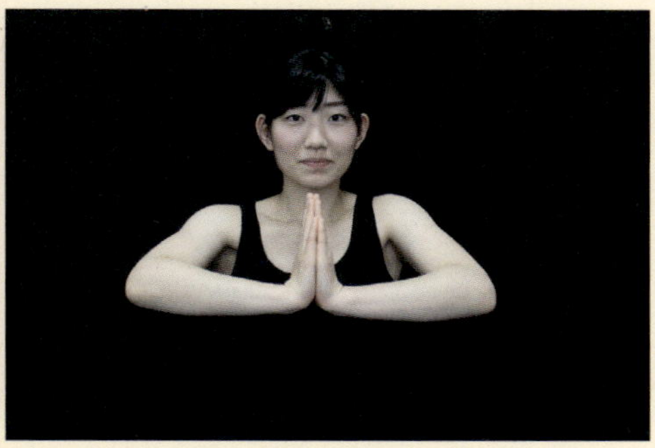

그림 3-8 Reverse Phalen test

정중신경의 Tinel-like sign(그림 3-9)

- 검사 자세 : 검사대에 환자의 전완을 회외 자세로 둔다.
- 조작 : 검사자는 환자의 수배(손등)에서 수관절을 잡고 주상골-대능형골 사이를 해머로 두드린다.
- 결과 : 두드림으로 정중신경 영역에 증상이 나타나면 양성이다.
- 기능적 의의 : 해머로 두드려 정중신경에 직접 자극을 준다. 수근관 내압이 상승하여 정중신경이 압박되는 경우, 두드림에 의한 자극으로 신경 증상이 유발된다.
- 주의점 : 민감도는 0.27~0.75, 특이도는 0.41~1.0이다.[15)]

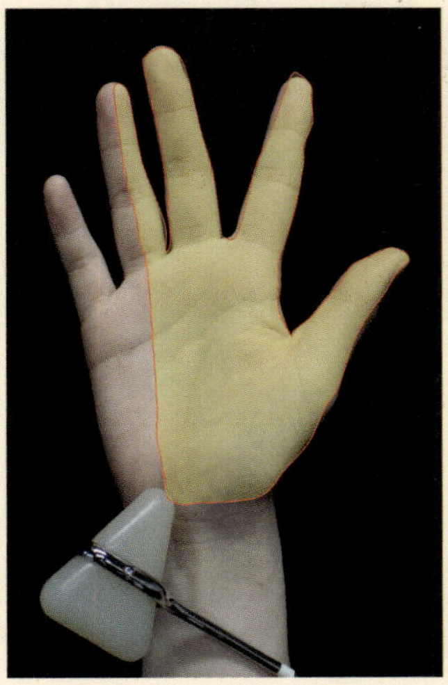

그림 3-9 **정중신경** Tinel-like sign
정중신경 지배영역을 노란색으로 표시하였다.

수근골·횡수근인대의 촉진

① 대능형골·두상골의 촉진(그림 3-10)[17]

➡ **대능형골** trapezium

➡ **대능형골 결절** tubercle of trapezium

대능형골은 무지중수골과 CM관절을 형성한다. 촉진 시 우선 무지중수골 기저부를 손가락으로 짚고, 다른 한 손으로 무지중수골 골간부를 잡아 CM관절을 굴곡 신전시킨다. 이때 움직임이 있는 무지중수골과 움직이지 않는 대능형골의 경계선을 확인할 수 있다면 그 근위부가 대능형골이다. 또한, 주상골을 촉진하고, 그 바로 원위부를 손가락으로 압박하면 심부에서 뼈 돌기를 촉지할 수 있다. 이것이 **대능형골 결절**이다.

➡ **두상골** pisiform

두상골은 수관절 장측에서 소지구근의 근위에 손가락을 대고, 원을 그리듯 가볍게 압박하면 뼈 돌기가 확인된다. 이것이 두상골이다.

② 유구골의 촉진(그림 3-11)[17]

➡ **유구골** hamate

유구골은 근위에서는 삼각골과 수근중앙관절의 일부를 형성하고, 원위에서는 약지·소지와 CM관절을 형성한다. 약지·소지의 CM관절은 검지·중지에 비해 가동성이 있다.

촉진은 소지중수골 기저부 부근에 손가락을 대고, 소지중수골을 수동적으로 굴신시킨다. 이 때 움직이는 중수골과 고정된 유구골의 경계선을 확인할 수 있다면 그 근위부가 유구골이다.

➡ **유구골구** hook of hamate

또한, 엄지로 두상골을 촉진하고, 엄지를 검지의 MP관절 방향으로 압박하면 심부에서 뼈 돌기를 확인할 수 있다. 이것이 **유구골구**이다.

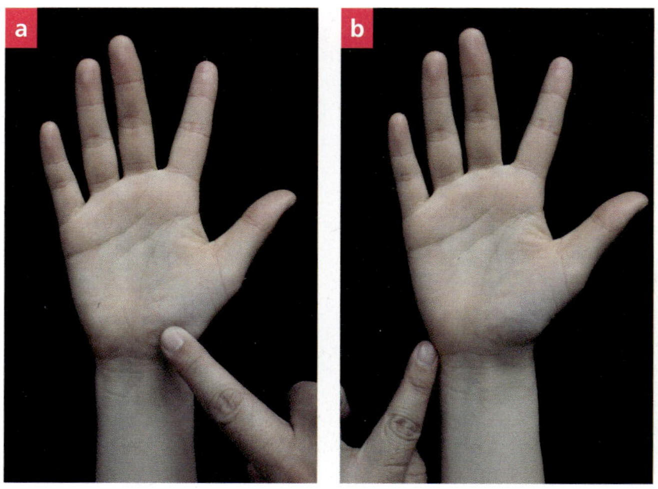

그림 3-10 **수근골의 위치**
a : 대능형골 결절의 위치, b : 두상골의 위치

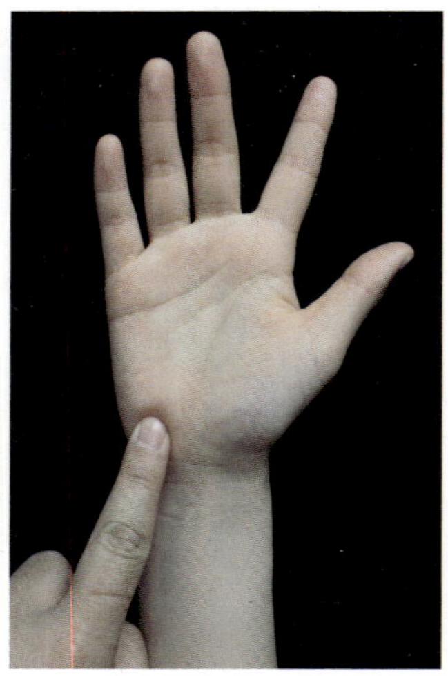

그림 3-11 **유구골구의 위치**

③ 횡수근인대의 촉진(그림 3-12)

횡수근인대 근위부에는 대능형골 결절과 두상골을, 원위부에는 대능형골 결절과 유구골구를 랜드마크로 한다.

랜드마크를 잇는 가상의 선에 손가락을 대고 가볍게 압박하며 수관절을 천천히 배굴시키면 횡수근인대의 긴장을 확인할 수 있다. 또한, 횡수근인대의 요측과 척측 부위를 잡고 부착 부위가 멀어지듯이 당기면 횡수근인대의 긴장 변화를 확인할 수 있다.

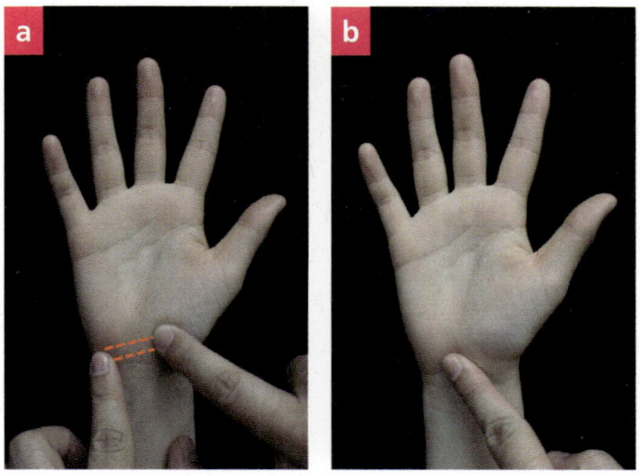

그림 3-12 횡수근인대의 위치
a : 부착 부위와 주행 이미지, b : 인대 실질 부위

● 촉진과 검사 결과를 통해 유추할 수 있는 것은?

Phalen test, Tinel sign이 양성이라면 수근관증후군을 의심한다. 특히 무지구근(thena muscle)의 명확한 위축[**원숭이손(ape hand)**]이나 정중신경의 신경전도 속도, MRI의 수근관 내 평가에 이상이 있으면 수근관증후군이 확정적이다. 발병 초기에는 운동치료 대신 보조기 등으로 환부를 안정시키는 것이 중요하다.

➡ **원숭이손**
ape hand

수근관에 압박+마찰 부하를 일으키는 요인을 운동학적으로 살펴보면 다음의 4가지와 같다.

① 수관절 장굴/배굴 가동 범위의 저하 ➡ step 3 p.138

Ryu 등[18]의 보고에 의하면 일상생활 동작 중 불편 없이 사용할 수 있는 손의 각도는 수관절 장굴 40°, 배굴 40°, 요굴 10°, 척굴 30°이다. 요골 원위단 골절 후 구축 등으로 가동 범위가 이보다 저하된 경우, 전완굴근군과 신근군의 근력이 충분히 발휘되기 어렵다. 한편, 손가락의 굴근군은 과활동 상태가 되어 수근관 내 마찰 부하가 상승할 가능성이 있다.

② 무지구근과 소지구근의 유연성 저하 ➡ step 3 p.139

무지구근의 단무지굴근·단무지외전근·무지대립근, 소지구근의 소지외전근·단소지굴근·소지대립근은 횡수근인대에 부착한다.[18] 수근관 내압이 상승하면 손바닥 쪽으로 밀려나면서 긴장되는 현상(**장측 돌출**)이 MRI에서 확인된다.[14] 이러한 근육의 과잉 긴장은 굴근지대의 장측 돌출을 막아 수근관 내압을 상승시키게 된다.

③ 전완 회내/회외 가동 범위의 제한 ➡ step 3 p.141

일상생활에서 전완 이하 원위부의 동작은 전완·수관절·손가락의 복합 운동이다.

전완의 회내/회외 가동 범위 제한은 수관절과 견관절 운동으로 보상 가능하다. 회내/회외 가동 범위 제한이 있는 경우, 수관절 장굴/배굴에 의한 보상으로 전완굴근군이 과활동을 한다. 이로 인해 수근관 내압이 상승한다.

④ 수관절 장굴근과 배굴근의 약화 ➡ step 3 p.141

천지굴근·심지굴근은 손가락의 굴곡 작용 외에 수관절 장굴에 작용한다. 다른 수관절 장굴근의 근력이 약화되면, 천지굴근·심지굴근에 대한 보상 활동이 생겨나 굴근건으로의 활주로 인한 마찰 부하를 유발할 가능성이 있다.

또한, 손가락의 효율적인 파지 동작은 수관절이 약간 배굴(신전) 상태인 것이 좋다. 배굴근의 약화로 수관절이 불안정해진다. MP·PIP·DIP관절이 충분히 굴곡됨으로써 천지굴근·심지굴근과 수부 내재근(hand intrinsic muscle)이 동시에 수축되면 강한 파지(악력)가 가능하지만 수관절이 중립 상태에서 약간 장굴 상태가 되면 MP관절이 굴곡되지 않고 PIP관절과 DIP관절이 우위에서 활동한다. 이는 천지굴근과 심지굴근이 우위에서 활동하여 움켜쥐는 작용을 하기 때문이다. 따라서 수근관 내 마찰 부하가 증가할 수 있다.

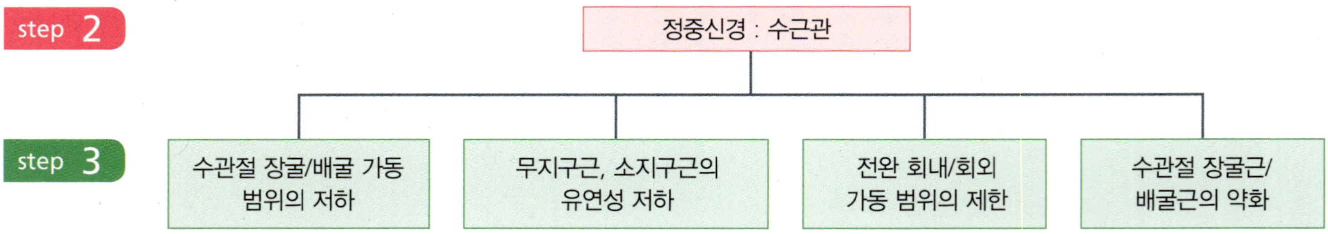

FLOW CHART 정중신경 : 수근관이 통증의 원인으로 의심되는 경우

2) 정중신경(원회내근 통과 부위 : 전골간신경)

● 통증 발생의 해부학적 요인

➡ **전골간신경**
anterior interosseous nerve

전골간신경은 원회내근 통과 부위로 **정중신경**이 분지되어 **천지굴근**과 **심지굴근** 사이를 주행하고, 장무지굴근과 심지굴근(검지) 및 방형회내근(pronator quadrates)에 분포한다(그림 3-13).

운동경기 등 동일한 동작을 반복하는 빈도가 높은 증례나 무거운 짐을 운반하는 증례의 수술 소견에서는 상완이두근 건막의 비후나 원회내근의 염증 소견이 보였다고 한다.[19] 또한, 천지굴근의 기시부는 폭이 넓은 건막 구조를 보이고, 상완이두근 건막을 포함한 건막 조직의 비후나 원회내근의 근긴장, 유연성 저하는 전골간신경에 압박 혹은 마찰 부하를 증가시키는 요인으로 보인다.

전골간신경마비가 발생하는 원인은 명확하지 않다. 포착성 신경장애와 신경염으로 구분되며, 신경염의 경우 박리수술 후 '협착된 부위'를 확인할 수 있다.[20] 전조 증상으로서 팔꿈치-전완의 통증이 있고, 이후 운동 마비가 발생하여 엄지 IP관절과 검지 DIP관절의 굴곡이 되지 않는다(그림 3-14).

전골간신경마비로 발생하는 것은 운동 마비뿐이다. 따라서 특징적인 운동 마비 유무와 전기생리학적 검사, MRI에 의한 정밀 소견에 의해 평가한다.

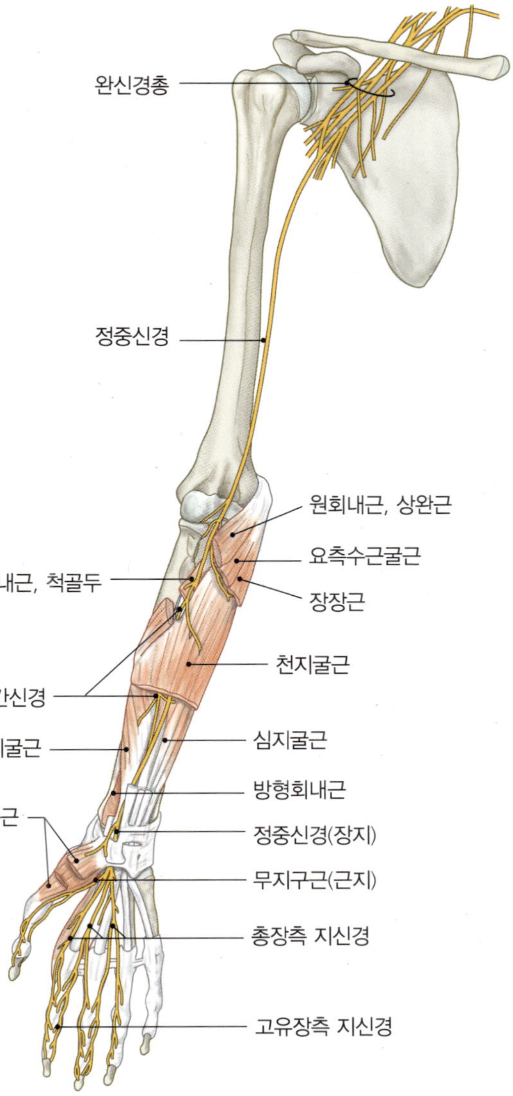

그림 3-13　**전골간신경**

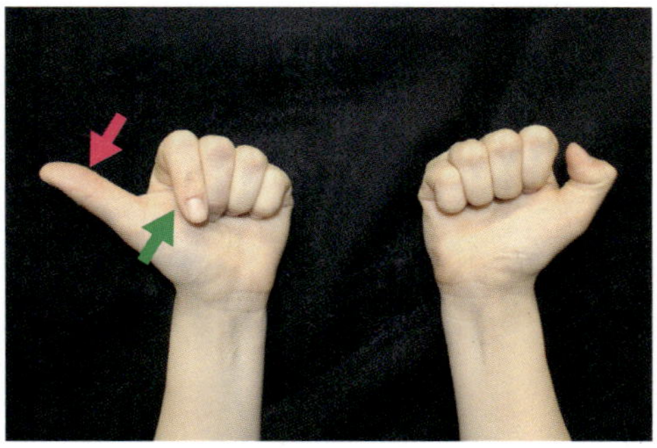

그림 3-14　**전골간신경마비**

사진의 왼쪽에서는 엄지 IP관절(➡)과 검지 DIP관절(➡)의 굴곡 부전이 있다.

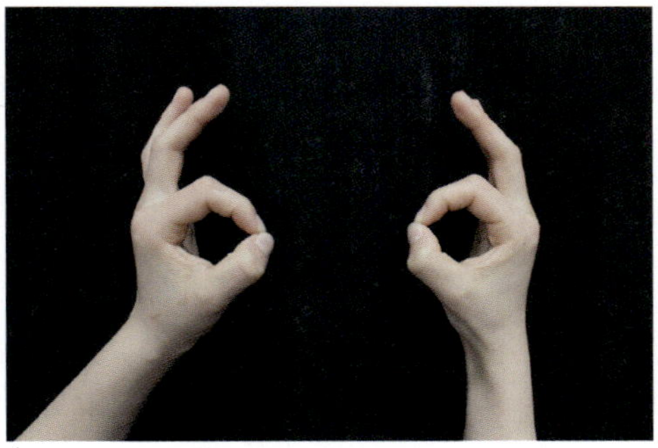

그림 3-15　Perfect O

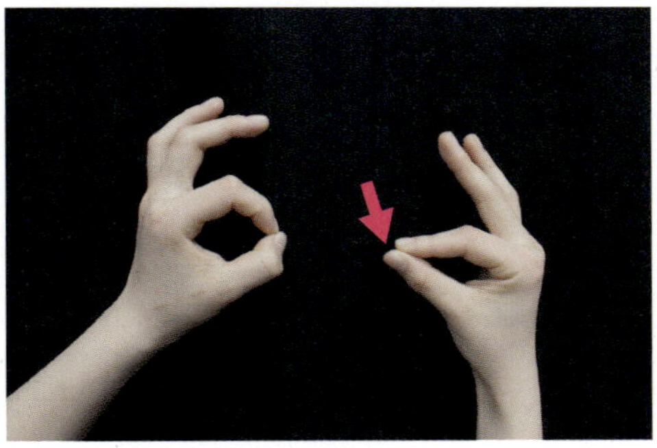

그림 3-16　Tear drop sign(오른쪽)

● 전골간신경마비의 평가

Perfect O(그림 3-15)

- **검사 자세** : 치료대 등 안정된 곳에 환자의 전완을 중립 자세로 둔다.
- **조작** : 검사자는 환자의 검지와 엄지 끝을 모아 'OK sign'을 만들게 지시한다.
- **결과** : 엄지 IP관절, 검지 DIP관절의 굴곡이 되지 않는 이른바 tear drop sign(그림 3-16)을 보이면 양성이다.
- **기능적 의의** : 전골간신경은 장무지굴근, 검지의 심지굴근, 방형회내근을 지배한다. 이러한 근육들에 기능 부전이 생기면 손가락 끝을 모으기 어렵게 된다.

• **주의점** : 방형회내근의 마비에서는 완요골근과 원회내근의 작용에 의한 보상 기능이 나타나므로 회내 부전이 발생하기 어렵다.

● 전완굴근군에 대한 DTTT

원회내근이나 천지굴근과 같은 전완굴근군은 전골간신경에 대한 압박 부하와 마찰 부하가 증상을 유발시킬 수 있으며 이들의 유연성을 평가하는 것은 중요한 지표가 된다. 전완굴근군의 개별적인 유연성 평가에 대해서는 '2장 주관절'을 참조한다(➡ pp.87-92).

● 촉진과 검사 결과를 통해 유추할 수 있는 것은?

Tear drop sign, 전기생리학적 검사, MRI 등에서 신경 병변이 발견된 경우, 혹은 수술 소견에서 전골간신경 자체의 절단이나 압박 등의 소견이 있으면 전골간신경마비(anterior interosseous nerve palsy)라고 진단한다.

한편, 운동장애(마비)가 있어도 명확한 이상이 발견되지 않는 경우도 흔하여 확정 진단을 받기 힘든 질환이라고 알려져 있다.

무거운 물건을 옮기거나, 손과 전완의 반복 동작으로 인해 발병하는 경우가 많으며 전골간신경에 대한 압박·마찰 부하가 증가하여 증상이 발생할 가능성이 있다. 운동학적 요인은 3가지로 나뉜다.

① 전완 회내/회외 가동 범위의 제한 ➡ step 3 p.141

전완 회내/회외 가동 범위의 제한이 있는 경우, 수관절에 의한 보상이 이루어지고 전완굴근의 과활동으로 인해 전골간신경의 마찰·압박 부하가 증가할 가능성이 있다.

② 수관절 장굴근과 배굴근의 약화 ➡ step 3 p.141

전골간신경은 천지굴근과 심지굴근 사이를 주행한다. 수근관증후군에서 설명한 것처럼(➡ p.123), 수관절 장굴/배굴의 근력 저하로 인해 천지굴근과 심지굴근이 우위에서 활동한 경우, 전골간신경에 대한 마찰·압박 부하가 증가할 가능성이 있다.

③ 심지굴근의 유연성 저하 ➡ step 3 p.142

전골간신경마비는 천지굴근 건막의 비후나 압박의 요인 중 한 가지라고 생각된다. 한편, 전골간신경의 심층에는 심지굴근이 위치한다. 심지굴근의 유연성이 저하되면 전골간신경에 대한 마찰·압박 부하가 증가한다.

step 2: 정중신경 (원회내근 통과 부위 : 전골간신경)

step 3: 전완 회내/회외 가동 범위의 제한 | 수관절 장굴근과 배굴근의 약화 | 심지굴근의 유연성 저하

FLOW CHART 전골간신경이 통증의 원인으로 의심되는 경우

3) 척골신경 : Guyon canal

● **통증 발생의 해부학적 요인**

➡ **척골신경**
ulnar nerve

➡ **척골신경관**
ulnar tunnel

척골신경은 제8 경추신경(C8), 제1 흉추신경(T1)에서 하신경간(truncus inferior)으로 분지하여 내측신경속(medial cord)에서 손가락 끝까지 분포하는 말초신경이다. 주로 전완-수지(손가락) 척측의 운동과 감각을 지배한다(➡ p.93).

Guyon canal(척골신경관)은 장측수근인대의 근위단에서 유구골구부까지를 가리킨다. 바닥은 횡수근인대, 천장은 장측수근인대, 척측은 두상골과 두구인대(pisohamate ligament), 요측은 유구골구로 구성된 터널 구조이다(그림 3-17). Murase 등[21]이 Guyon canal을 육안적으로 해부한 연구에서 압박 부위로서 두구인대부, 단소지굴근 근위부의 섬유성 아치, 소지외전근·단소지굴근의 파격근을 꼽고 있다.

척골신경은 Guyon canal 레벨의 두상골 부근에서 2개의 분지로 갈라진다. 천지(superficial branch)는 단장근(palmaris brevis)에 운동지를 보낸 후 소지와 약지 척측 1/2의 지각지에서 분지한다. 심지(deep branch)는 무지구근과 요측 2개 충양근을 제외한 수부 내재근 전체에 분지한다. 압박성 신경병증이 발생한 경우, 압박 부위에 따라 증상이 달라진다. Gross 등[22]에 따르면 압박 부위는 3개의 zone으로 구분된다. 이는 각각 척골신경의 분지 전, 분지 후의 심지, 분지 후의 천지이다(그림 3-18, 표 3-1). 일본에서는 Tsuge-Sanga 분류를 이용하기도 한다(표 3-2).[23]

● **표 3-1 GROSS 분류 : Guyon canal(척골신경관)의 압박 부위**

	압박 부위	증상	흔한 증례
Zone 1	천지, 심지(분지 전)	척골신경이 지배하는 수부 내재근의 위축, 근력 저하, 소지구근, 약지, 소지 부위 감각장애	유구골(구) 골절
Zone 2	심지(분지 후)	척골신경이 지배하는 수부 내재근의 근위축·근력 저하	유구골(구) 골절
Zone 3	천지(분지 후)	소지구근, 약지, 소지 부위 감각장애, 단장근의 운동장애	척골동맥 혈전증, 동맥류

● **표 3-2 Tsuge-Sanga 분류 : Guyon canal(척골신경관)의 압박 부위**

	장애 부위	장애신경	빈도(%)
Type I	척골신경의 중추	지각지와 운동지	61.7
Type II	척골신경관부	지작지	6.4
Type III	소지구근지 분지부에서 중추	운동지	12.8
Type IV	수지구근지 분지부에서 말초	소지구근지를 제외한 운동지	19.1

Guyon canal syndrome(척골신경관증후군)은 수근관증후군이나 주부관증후군에 비해 그 빈도는 높지 않다. 발생 요인으로는 결절종(ganglion)이나 외상, 건삭(tendinous cord)의 존재, 근육 변이 등에 의한 척골신경의 압박 부하가 흔하다고 알려져 있다.[24] 목발, 펜치의 사용, 자전거 손잡이 등에 의한 발병도 보고되었다.[24] Guyon canal 내로의 압박 부하가 발병의 시작이라고 생각되어지고 있다.

척골신경장애 유발검사에는 소지외전근의 신경전도 속도 및 CT, MRI에 의한 평가가 중요하다. 또한, 척골신경마비의 유무를 판별할 수 있는 검사를 시행한다.

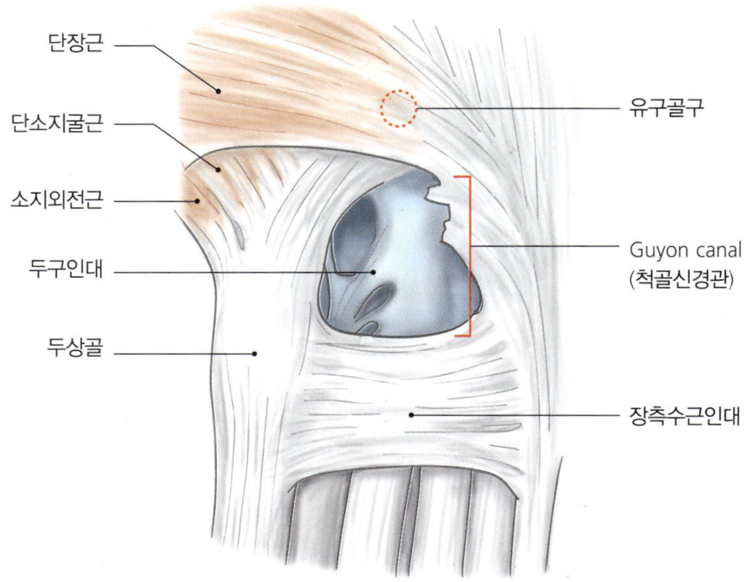

그림 3-17 Guyon canal

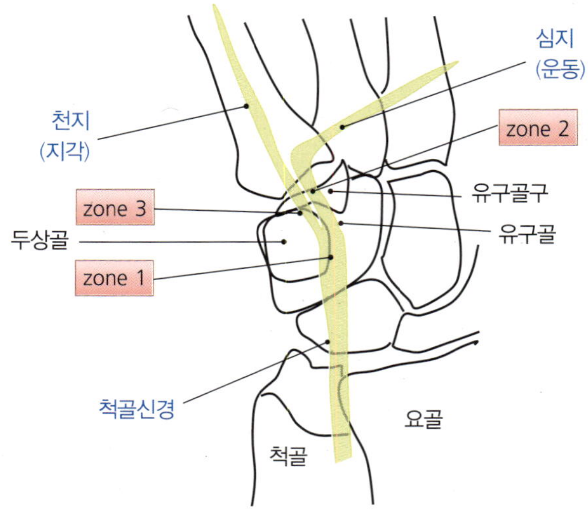

그림 3-18 척골신경의 분지와 압박 부위

- Guyon canal syndrome(척골신경관증후군)의 증상유발검사

척골신경의 Tinel-like sign(그림 3-19)

- 검사 자세 : 치료대 등 안정된 곳에 환자의 전완을 회외 상태로 위치시킨다.
- 조작 : 검사자는 환자의 수배에서 수관절을 잡고 Guyon canal을 해머로 두드린다.
- 결과 : 해머 조작으로 척골신경에 증상이 나타나면 양성이다.
- 기능적 의의 : 해머로 두드려 척골신경에 직접 자극을 준다. Guyon canal 내압이 상승하고 척골신경이 압박을 받는 경우, 두드림에 의한 신경 증상이 유발될 수도 있다.
- 주의점 : 운동지에만 장애가 있는 경우는 음성이다.

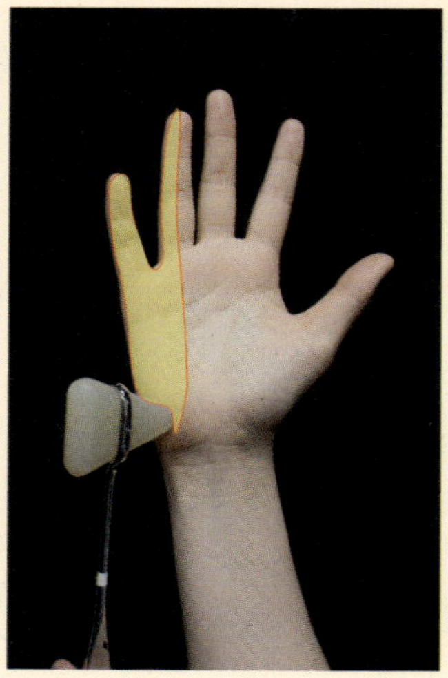

그림 3-19 척골신경의 Tinel-like sign
척골신경 영역을 노란색으로 표시하였다.

Froment sign(그림 3-20)

- 검사 자세 : 치료대 등 안정된 곳에 환자의 전완을 놓고 양손 엄지와 검지만으로 종이를 잡게 한다.
- 조작 : 검사자가 환자에게 양손으로 종이를 잡아 당기도록 지시한다.
- 결과 : 엄지 IP관절이 굴곡(장무지굴근에 의한 보상)되면 양성이다.
- 기능적 의의 : 강하게 잡아 당기기 위해서는 무지내전근의 근력이 필요하지만 척골신경마비가 있는 경우, 근력이 약하기 때문에 정중신경 영역의 장무지굴근이나 검지의 심지굴근 등이 보상하게 된다.

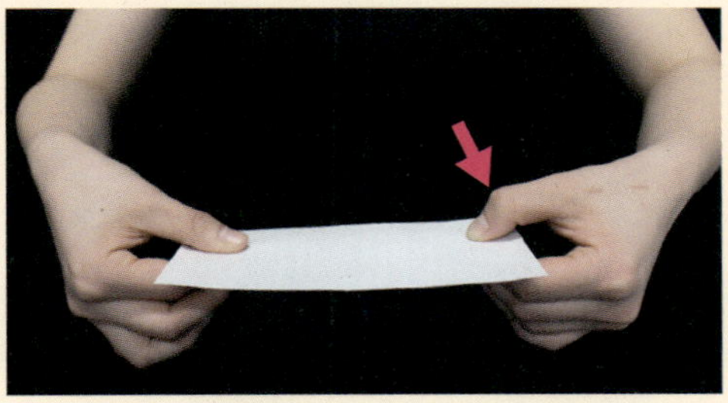

그림 3-20 Froment sign

Wartenberg reflex(그림 3-21)

- 검사 자세 : 치료대 등 안정된 곳에 환자의 전완을 회내 상태로 위치시킨다.
- 조작 : 검사자는 환자에게 소지의 내전/외전을 지시한다.
- 결과 : 내전이 곤란하면 양성이다.
- 기능적 의의 : 소지의 내전은 제4 장측골간근에 의해 수행되지만 척골신경마비가 있는 경우, 장측골간근이 기능하지 못하기 때문에 어려워진다.

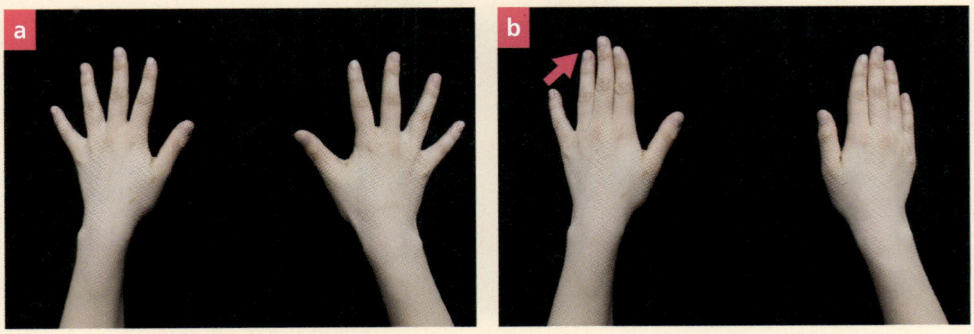

그림 3-21 Wartenberg reflex
a : 수지 외전 자세, b : 소지 내전이 불가능하면 양성(사진 왼쪽)

Palmaris brevis sign(그림 3-22)

- **검사 자세** : 치료대 등 안정된 곳에 환자의 손을 전완 회외 상태로 위치시킨다.
- **조작** : 검사자는 환자에게 소지의 외전을 지시한다.
- **결과** : 단장근의 수축(주름이 깊어짐)이 강해지면 양성이다.
- **기능적 의의** : zone 2(표 3-1)에서 모든 심지의 장애로 소지구근이 위축될 경우, 소지 외전에 의해 단장근의 수축이 강조된다.
- **주의점** : 정상에서도 보일 수 있는 현상이므로 다른 결과와 같이 종합적으로 판단할 필요가 있다.

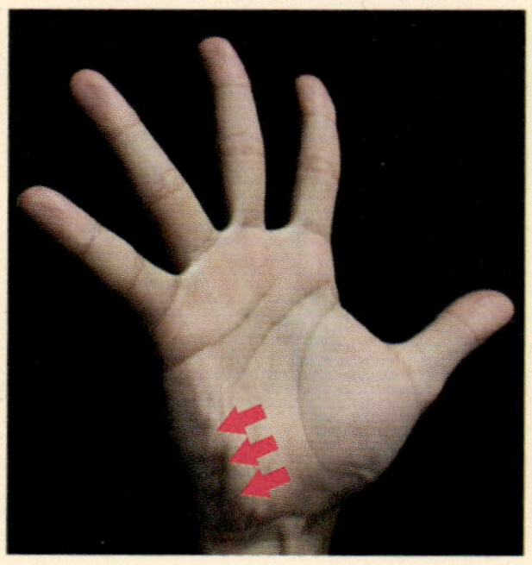

그림 3-22 Palmaris brevis sign

● Guyon canal(척골신경관)의 촉진(그림 3-23)

먼저 두상골을 찾고, 다음으로 유구골구를 랜드마크로 하여 두상골에서 요측으로, 유구골구에서 근위로 선을 긋는다. 그 교차점이 Guyon canal 근위측이다.

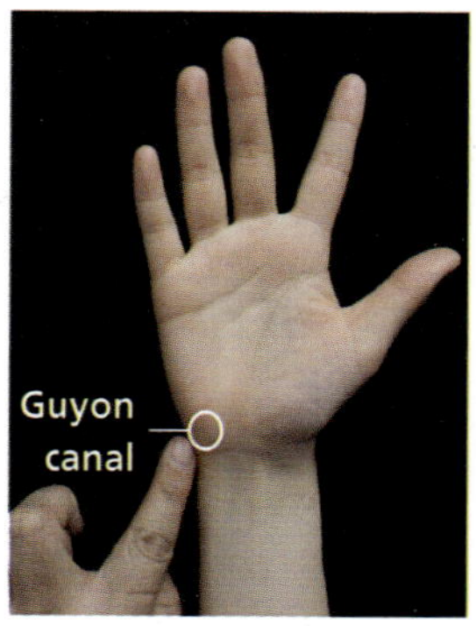

그림 3-23 Guyon canal의 위치

● 촉진과 검사 결과를 통해 유추할 수 있는 것은?

이상의 검사 결과가 양성이라면, Guyon canal syndrome을 의심한다. 또한, 결절종, 건삭 등 명확한 공간점유성 병변(space occupying lesion)에 의한 경우는 운동치료의 적응증이 아니다.

한편, 이 밖에도 척골신경관의 압력 상승을 유발하는 운동학적 요인으로는 다음의 2가지를 들 수 있다.

① 소지구근의 유연성 저하 ➡ step 3 p.139

소지구는 굴근지대·유구골구·두상골에 부착한다. 이들은 Guyon canal의 구성 요소이기도 하다. 소지구근 전체의 유연성 저하나 근긴장은 장측수근인대와 굴근지대를 압박할 수 있다.

② 전완 회내 가동 범위의 제한 ➡ step 3 p.141

드라이버를 돌리는 동작이나 펜치를 사용하는 동작은 전완의 회내 동작+수관절의 장굴/척굴 동작을 이용하는 경우가 많다. 이러한 상황에서 전완 회내 가동 범위의 제한이 있는 경우 수관절 척굴+장굴의 비중이 커진다. 이로 인해 자루를 쥐는 부위는 더욱 소지구에 압박되어 Guyon canal의 압력이 상승하게 된다.

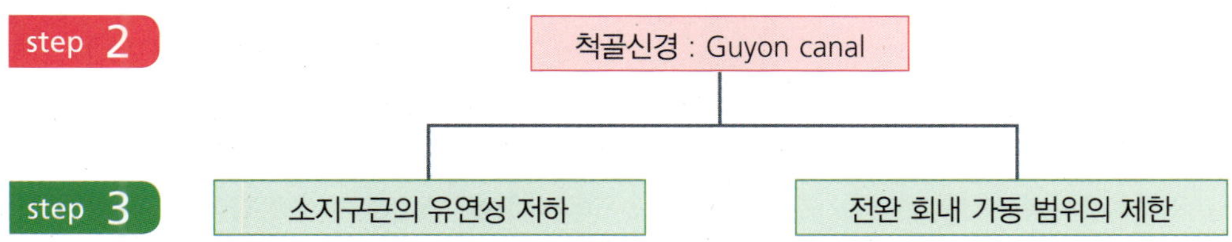

FLOW CHART 척골신경 : Guyon canal이 통증의 원인으로 의심되는 경우

4) 요골신경(후골간신경)

● 마비 발생의 해부학적 요인

요골신경은 제5-8 경추신경(C5-C8)에서 상·중·하신경간에 분지하여 후신경속(posterior cord)에서 수배(손등)까지 분포하는 말초신경이다. 주로 상완 후면에서 전완, 수지 배측의 운동과 지각(감각)을 지배한다. 요골신경은 회외근의 근위부에서 천지와 심지로 나뉘고, 심지는 **회외근**의 입구(Frohse's arcade)에서 원위부로 주행하며, 회외근을 통과 후 총지신근, 엄지(무지), 소지신근으로 주행한다(그림 3-24).

➡ **요골신경**
radial nerve

전골간신경마비는 수술 시 명확한 압박 부위가 없는 경우도 적지 않다. 한편으로 **후골간신경마비**의 압박 부위는 **Frohse's arcade**, **회외근 출구**, **단요측수근신근**, **상완골 소두** 등이 있다.[19, 25, 26]

후골간신경마비의 대표적 증상은 **하수지**(drop finger)이다. 또한, 근전도 검사에서 후골간신경 영역의 근육 활동을 검사한다.

➡ **후골간신경**
posterior interosseous nerve

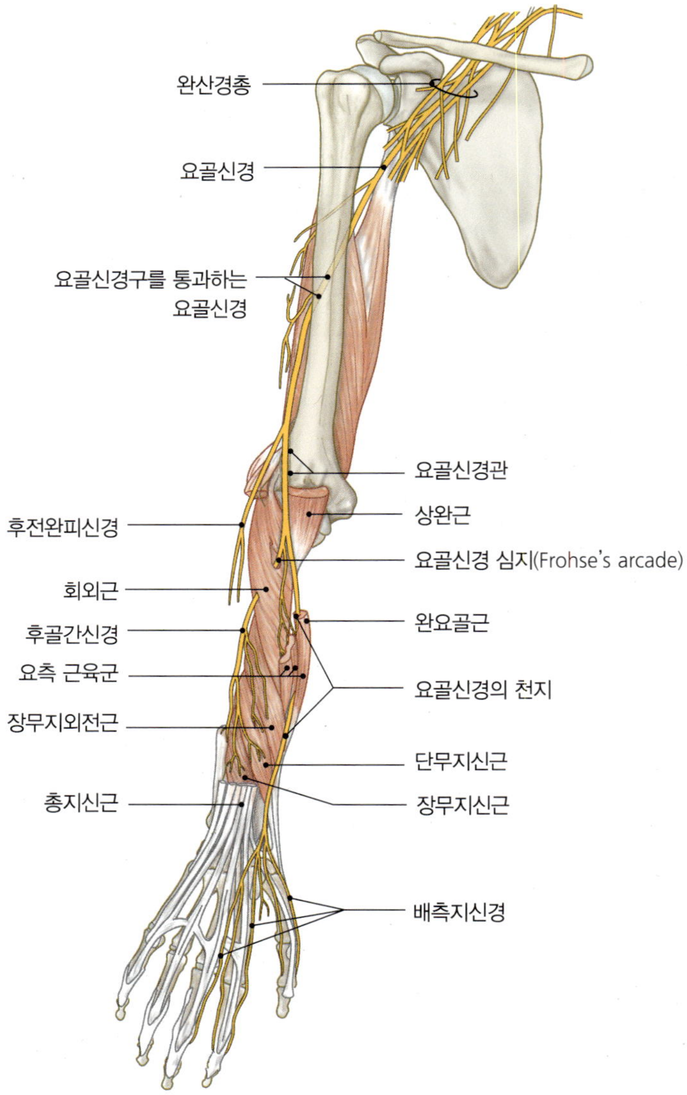

그림 3-24 **후골간신경**

후골간신경마비의 유발 검사(그림 3-25)

- **검사 자세** : 환자는 치료대 등 안정된 곳에 전완 회내 자세로 전완을 원위에 위치시킨다. 수관절은 치료대에 내려놓는다.
- **조작** : 검사자는 환자에게 엄지에서 소지까지의 수지 신전 운동을 지시한다. 또한, 수관절 배굴 운동도 지시한다.
- **결과** : 수관절 배굴은 가능하나 수지의 신전은 불가능한 경우에는 양성이다.
- **기능적 의의** : Frohse's arcade나 회외근 출구 등의 협착에 의해 후골간신경이 압박을 받으면 운동 마비의 신경 증상이 나타난다.
- **주의점** : DIP관절, PIP관절은 정중신경·척골신경이 지배하는 골간근의 수축으로 신전이 가능하다. MP관절의 신전이 충분히 나오고 있는지 관찰한다.

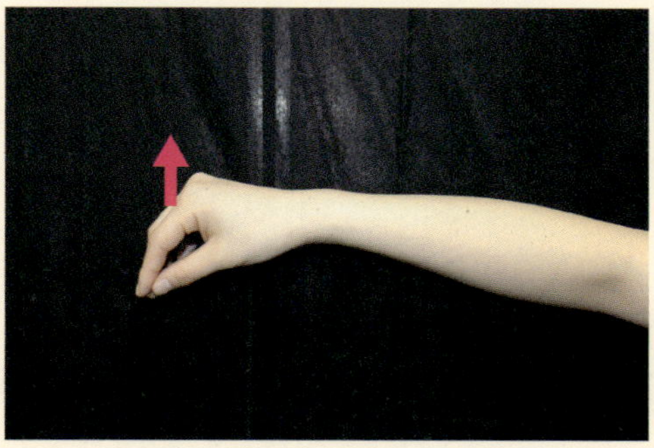

그림 3-25 후골간신경마비의 유발검사(drop finger)

● 회외근의 촉진(그림 3-26)[17]

> **회외근**
> 기 시 : 상완골 외측상과, 척골 회외근릉, 외측측부인대, 요골 윤상인대
> 정 지 : 요골 상부
> 신경지배 : 요골신경
> 작 용 : 전완 회외, 주관절 신전

➡ 회외근
Supinator m.

전완의 회외 작용을 하는 신전근의 활동을 억제하기 위해 수관절은 최대 배굴 자세로 한다. 회외 운동을 반복시키면 상완골 외측상과에서 기시하는 섬유와 척골 회외근릉에서 기시하는 섬유를 촉지할 수 있다.

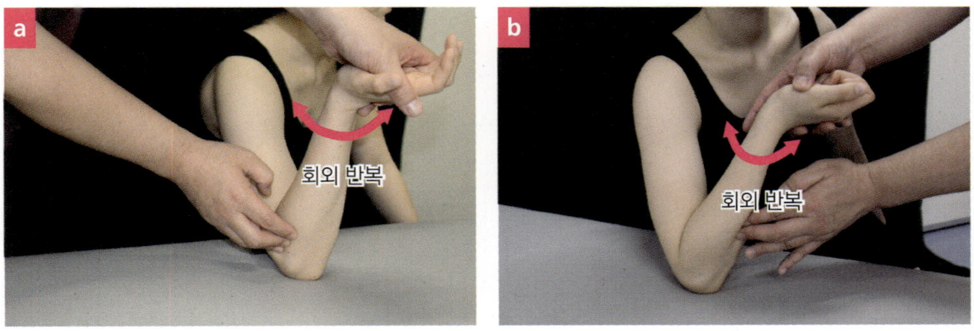

그림 3-26 회외근의 촉진
a : 상완골 외측상과의 레벨에서 촉진, b : 척골 회외근릉의 레벨에서 촉진

● 촉진과 검사 결과를 통해 유추할 수 있는 것은?

근전도·MRI를 통한 정밀검사 및 후골간신경마비 유발검사에서 양성이라면, 후골간신경마비를 의심한다. 수술 적응증인 경우 운동치료는 시행하지 않는다.

후골간신경의 압박을 유발하는 운동학적 요인은 다음과 같이 4가지를 생각한다.

① 전완 회내 가동 범위의 제한 ➡ step 3 p.141

회외근은 전완 회내에 의해 신장된다. 회내 가동 범위가 제한되면 회외근 자체의 신장성이 저하되고 유연성이 부족해진다. 이로 인해 압박 부위에 대한 압박 부하가 조장된다. 또한, 전완 회내 가동 범위의 제한을 수관절 장굴(굴곡)로 보상할 경우, 단요측수근신근의 기시와 정지를 연장시킨다. 이 상태에서 근수축을 반복하는 동작은 후골간신경에 마찰과 압박 부하를 유발할 수 있다.

② 회외근의 근력 저하 ➡ step 3 p.142

회내/회외 동작이나 수관절 배굴 동작의 반복은 회외근과 단요측수근신근의 과긴장을 발생시킨다. 이는 Frohse's arcade나 단요측수근신근 건막에 부하로 작용해 후골간신경의 압박으로 이어질 수 있다. 회외근 자체의 근력이 저하되면 회내/회외 동작 자체가 부하가 되고, 근긴장을 초래할 수 있다.

③ 상완이두근의 근력 저하 ➡ step 3 p.142

상완이두근은 전완 회외의 주동근으로 회외근의 약 3배에 이르는 생리학적 횡단 면적을 갖는다. 상완이두근의 근력 저하가 발생하면 회외근이나 전완신근군이 보상적 장력을 필요로 하기 때문에 근긴장이 항진되어 후골간신경 주위의 압력이 상승할 가능성이 있다.

④ 장무지신근의 근력 저하 ➡ step 3 p.142

드라이버로 나사를 조이는 동작은 주로 전완 회외로 이루어진다. 이 때 장무지신근, 회외근, 상완이두근이 강력하게 작용한다. 장무지신근의 근력 저하나 기능장애로 회외근의 보상적 활동이 발생하면, 후골간신경 주위의 압력이 상승할 수 있다.

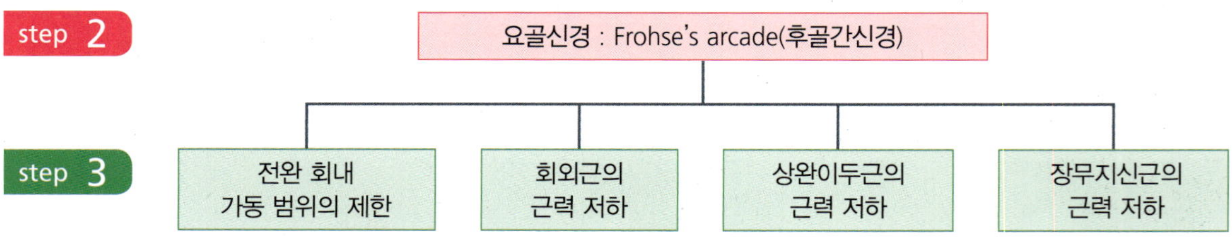

FLOW CHART 요골신경 : Frohse's arcade(후골간신경)가 통증의 원인으로 의심되는 경우

step 3 마비 발생의 원인 : 운동학적 평가

1) 수관절 장굴/배굴 가동 범위의 저하

수관절 장굴/배굴은 요골수근관절과 수근중앙관절의 복합 운동이다. 일반적으로 수관절의 가동 범위는 일본정형외과학회·일본재활의학회가 규정한 가동 범위에 준하여 측정한다. 그러나 이 방법으로는 가동 범위 제한의 원인 부위가 어딘지 알 수 없다.

따라서 dart-throwing motion 운동을 평가한다. Moritomo 등[6]은 수근중앙관절의 순수한 운동은 요굴/배굴 자세와 장굴/척굴 자세를 연결하는 운동이라고 보고하였다.

Dart-throwing motion 운동(그림 3-27)은 전완 회내 45°에서 수관절 요굴/배굴-장굴/척굴의 운동이다. 이를 수치화한 보고도 있지만,[27] 그 수가 적고, 측정에 특수한 장비를 이용하기 때문에 널리 보급되지는 못하였다.

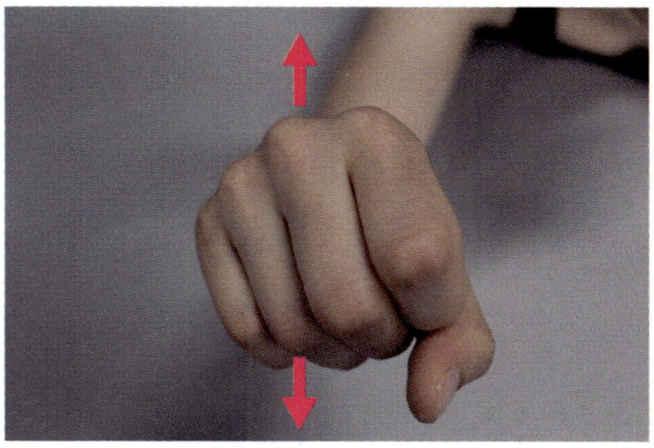

그림 3-27 Dart throwing motion 운동

따라서 평가에서는 전완 회내 45°에서 검사자가 환자의 전완을 고정하고 dart-throwing motion 운동을 좌우로 시행하여 환자 쪽 움직임을 관찰한다. 또한, 수동적으로 조작하여 end feel의 좌우차를 평가한다. Dart-throwing motion 운동 제한이 심한 경우는 특히, 수근중앙관절 운동이 제한되고 있다고 볼 수 있다.

2) 무지구근·소지구근의 유연성 저하

무지구·소지구는 수관절을 거치지 않고 부착하는 수부 내재근(hand intrinsic muscle)과 수관절을 지나는 수부 외재근(hand extrinsic muscle)으로 구성되어 있다.

무지구의 수부 내재근은 단무지굴근·단무지외전근·무지내전근·무지대립근으로 구성되며, 소지구의 수부 내재근은 소지외전근·소지대립근·단소지굴근·단장근으로 구성된다. 이 중 횡수근인대에는 무지내전근 이외의 근육이 부착한다.

이 근육들의 유연성을 평가하기 위해서는 촉진에 의한 평가가 중요하다. 수부 외재근의 영향을 배제하기 위해 수관절을 장굴 자세로 한다. 대상 근육의 기시와 정지부를 멀리하여 근육의 긴장 여부를 확인한다.

한편, 무지구근·소지구근의 유연성 저하가 수근관 압력을 증가시키는지 감별하는 검사는 없다. 따라서 저자들은 무지구근·소지구근의 유연성 저하로 인한 수근관 내압 상승의 가능성을 고려하여 다음의 DTTT를 시행해 감별하고 있다.

● 무지구근에 대한 DTTT

통증유발조직	단무지굴근, 단무지외전근, 무지대립근
증상	정중신경 영역의 저림
검사 방법[28]	**〈단무지굴근 : 그림 3-28〉** 수관절을 장굴 자세로 하고 수관절 장굴근군을 이완시킨다. 제2, 3 중수골을 고정하고 엄지 CM관절의 신전과 MP관절을 신전하여 신장한다. **〈단무지외전근 : 그림 3-29〉** 수관절을 장굴 자세로 하고 수관절 장굴근군을 이완시킨다. 엄지 CM관절에서 장측 내전하고 엄지 MP관절을 신전시켜 신장한다. **〈무지대립근 : 그림 3-30〉** 수관절을 장굴 자세로 하고 수관절 장굴근군을 이완시킨다. 무지중수골을 잡고 CM관절에서 요측 외전·신전·회내 조작으로 신장한다.

결과	스트레칭으로 무지구근이 이완되고 저림이 호전되면 무지구근의 근긴장으로 인해 횡수근인대의 장측으로 돌출이 제한되어 수근관 내압이 상승하였을 가능성이 있다.
기능적 의의	무지구근에 의한 수근관을 압박하는 경우, 이러한 긴장이 감소함으로써 증상이 경감된다.
주의점	스트레칭 시 수관절의 과도한 장굴은 수근관을 압박할 수 있어 경도 장굴 자세에서 시행한다.

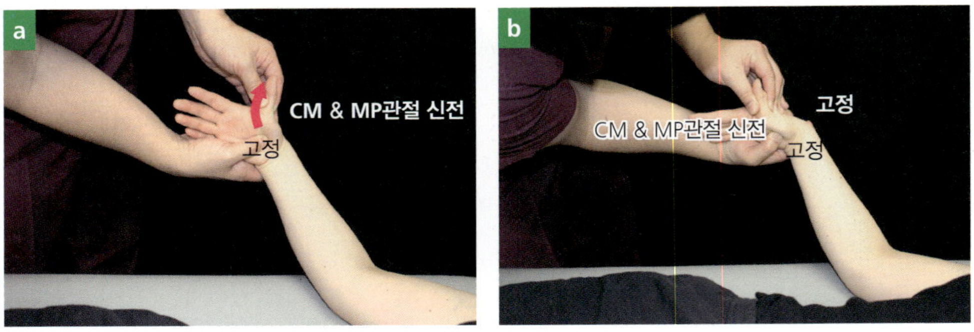

그림 3-28 단무지굴근의 DTTT
a : 수장면, b : 측면. 기절골을 잡고 CM & MP관절을 신전시킨다.

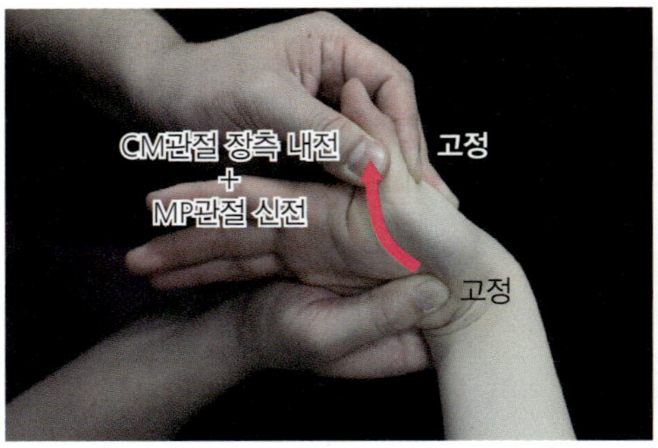

그림 3-29 단무지외전근의 DTTT

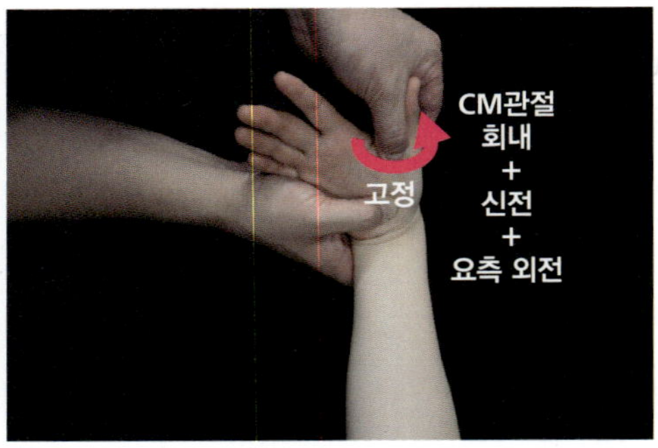

그림 3-30 무지대립근의 DTTT

● 소지구근에 대한 DTTT

통증유발조직	단소지굴근, 소지외전근, 소지대립근
증상	정중신경 영역의 저림
검사 방법[26]	**〈단소지굴근 : 그림 3-31〉** 수관절을 장굴 자세로 고정하고 소지 MP관절을 신전한다. **〈소지외전근 : 그림 3-32〉** 두상골을 원위에서 고정하고 소지 MP관절을 내전·신전 방향으로 조작한다. **〈소지대립근 : 그림 3-33〉** 소지 CM관절을 신전·외전 방향으로 조작하고, 대립(opposition) 동작과 반대의 제5중수골 회내 조작을 한다.
결과	스트레칭으로 소지구근이 이완되고 저림이 호전되면 소지구근의 근긴장으로 인해 횡수근인대의 장측으로 돌출이 제한되어 수근관 내압이 상승하였을 가능성이 있다.
기능적 의의	소지구근에 의한 수근관을 압박하는 경우, 이러한 긴장이 감소함으로써 증상이 경감된다.

주의점	장굴 자세는 수근관 압박 상태이므로 단소지굴근의 스트레칭 시는 경도 장굴 자세로 한다. 소지외전근을 조작할 때는 수근관을 직접 압박하지 않도록 주의한다.

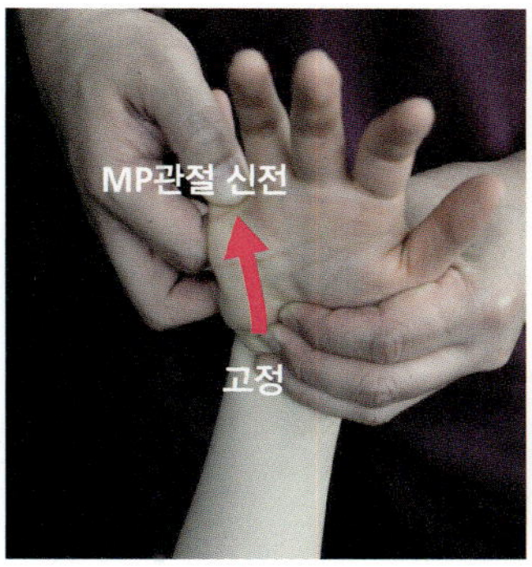

그림 3-31 단소지굴근의 DTTT

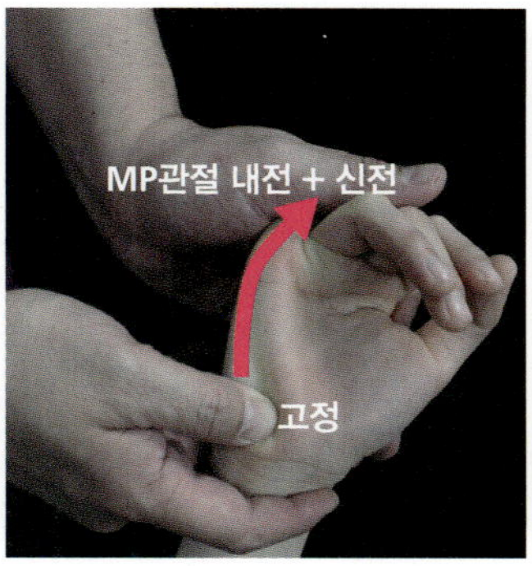

그림 3-32 소지외전근의 DTTT

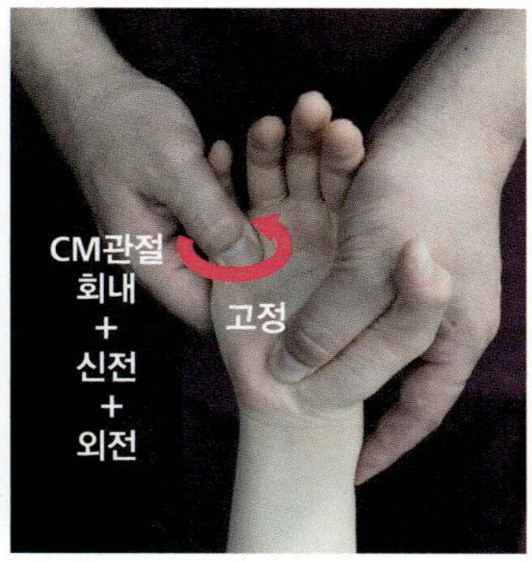

그림 3-33 소지대립근의 DTTT

3) 전완 회내/회외 가동 범위의 제한

회내/회외의 가동 범위 측정에 대해서는 '표 2-1 전완굴근군의 가동 범위 측정'(➡ p.98)을 참조한다.

운동치료의 핵심

전완의 회내/회외 움직임을 제한하는 요인은 ① 상요척관절, ② 전완골간막, ③ 하요척관절로 구분된다. 여기에서는 ③ 하요척관절에 대해 설명하겠다.

회내/회외 운동 시 하요척관절은 요골이 척골두 주위를 자동차의 와이퍼처럼 움직인다. 이 움직임은 골간막 및 복측·배측의 요척인대에 의해서 제동된다.[29] 요척인대는 장측과 배측에 두 개씩 존재하며, 천지와 심지로 불리고 부착부도 다르다. 회외 시에는 장측천지와 배측심지가 긴장하며, 회내 시에는 배측천지와 장측심지가 긴장하여 제동한다(그림 3-34).

● 표 3-3 요척인대의 구조

천지	척골 경상돌기에 부착	배측천지(DSL)	회내 시 긴장
		장측천지(PSL)	회외 시 긴장
심지	척골 소와에 부착	배측심지(DDL)	회외 시 긴장
		장측심지(PDL)	회내 시 긴장

회내/회외의 가동 범위가 제한되는 경우, 우선은 전완굴근군·신근군을 스트레칭한다. 하요척관절의 도수치료에서는 척골 부위를 잡고 고정한 상태에서 요골 부위를 움직이도록 한다.

➡ **배측천지(DSL)**
dorsal superficial limb

➡ **장측천지(PSL)**
palmar superficial limb

➡ **배측심지(DDL)**
dorsal deep limb

➡ **장측심지(PDL)**
palmar deep limb

4) 수관절 장굴근·배굴근의 약화

전완굴근군 중 손가락의 운동에 관여하지 않는 근육은 요측수근굴근·척측수근굴근이고, 전완신근은 단·장요측수근신근이다.

이러한 근육 고유의 순수한 근력을 평가하는 것은 쉽지 않다. 그러나 근력을 평가할 때 각각의 기시부와 정지부를 가까워지도록 운동 방향을 유도하고, 그 운동에 순수하게 대항하도록 저항을 가함으로써, 개별 근육의 근력을 어느 정도 파악할 수 있다.

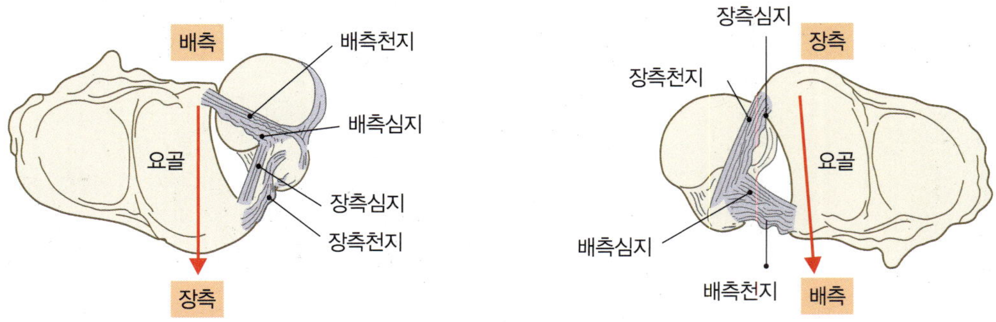

a 회내 : 배측천지와 장측심지가 긴장

b 회외 : 배측심지와 장측천지가 긴장

그림 3-34 요척인대

> **운동치료의 핵심**
>
> 근력 강화 운동을 실시할 때 수관절의 장굴/배굴을 수반하는 등장성 수축(isotonic contraction)에서는 수근관 내압이 변동하기 쉽다. 따라서 등척성 수축(isometric contration)을 이용하는 것이 좋다.

5) 심지굴근의 유연성 저하

심지굴근(flexor digitorum profundus m.)은 골간막에 부착하는 전완의 심층 근육이다. 심지굴근은 천지굴근과 같이 1개의 건에 1개의 근속이 있는 것이 아니라, 1개의 근육에 4개의 건이 발생하므로 분리 운동이 어렵다. 따라서 평가는 전완 회외 자세(골간막을 긴장시키는)+수관절 배굴 자세를 취한 후 거기에서 MP관절~DIP관절까지 검지~소지의 신전 운동을 시행하여 end feel이나 통증을 확인한다.

> **운동치료의 핵심**
>
> 스트레칭 시 수관절부터 DIP관절까지 충분히 신전시키는 것이 중요하지만 스트레칭을 중요시한 나머지 각 관절의 최대 신전 범위까지 스트레칭하면 관절에 대한 부하가 증가하게 된다. 전체적으로 조금씩 신전시키며 관절에 부담을 덜어 준다.

6) 회외근, 상완이두근, 장무지신근의 근력 저하

➡ **회외근** supinator m.

➡ **상완이두근** biceps brachii m.

➡ **장무지신근** extensor pollicis longus m.

회외근을 개별적 평가 시 각각의 근육에 대한 촉진이 중요하다. 저항 운동에 따른 근육의 팽창과 딱딱하게 굳어지는 변화를 포착한다.

또한, 검사 자세에 대해서도 몇 가지 노력이 필요하다. 상완이두근은 주관절 90° 굴곡 자세에서 가장 효율적으로 회외 토크를 발생시킨다.[4] 또한, 강력하고 빠른 수축으로 근육 활동이 일어나기 쉽다. 한편, 회외근은 팔꿈치의 관절 각도에 영향을 받지 않고 근육 활동이 발생하며, 전완 회내 자세에서 회외 운동이 가장 효율적이다. 그리고 가벼운 부하의 전완 회외 운동에서 활동 시 상완이두근은 활동하지 않으며 회외근은 회내 자세에서 가벼운 저항 운동과 촉진으로 개별적 평가될 수 있다고 생각된다. 상완이두근의 장력을 감소시키기 위해서는 주관절 90° 굴곡 자세와 전완 회내외 중립 자세에서의 강하고 빠른 수축으로 평가한다.

장무지신근은 위 두 가지 근육과 달리, 수관절을 지나 엄지에 부착한다. 때문에 저항은 엄지 IP관절에 가하지만 주관절은 90° 이상 굴곡시키고, 전완은 회외 자세에서 다른 근육의 장력을 약화시킨 상태로 평가한다.

운동치료의 핵심

근력 강화는 그 자체로 근긴장을 과도하게 증가시킬 수 있다. 이른바 생리적 횡단 면적을 늘리는 것과 같이 부하의 강한 근력 강화보다는 운동에 따라 근수축이 확실하게 이루어지고 있음을 확인하면서 체중을 이용한 운동 정도에서 서서히 시작한다.

2 수관절 척측부 통증

여기에서는 특히 step 3에서 중복되는 내용이 많아 단계(step) 별로 정리해 설명하였다.

step 1 통증 유발 동작 : 역학적 부하

수관절 척측부의 통증을 역학적 부하로 분류하면 **압박 부하**, **견인 부하**, **마찰 부하**로 크게 나눌 수 있다.

수관절을 척굴하면 척측으로 **압박 부하**가 가해진다. 또한, 수관절의 배굴/장굴, 전완의 회내/회외가 더해짐으로 **전단 부하**가 생길 수 있다. 그리고 요굴(굴곡)이 가해지면 **견인 부하**가 발생할 수도 있다.

압박 부하에 전단·견인 부하가 가해지는 것에 따라 통증이 발생하는 경우는 삼각섬유연골복합체(TFCC)와 하요척관절에 원인이 있다고 볼 수 있다.

수관절은 뼈·인대·건(힘줄)으로 구성되어 있으며, 힘줄 성분의 비율이 높고 관절 운동에 따라 힘줄이 마찰 자극을 받기 쉽다. 수관절의 요굴/척굴 운동으로 인해 척측에는 **마찰 부하**가 가해질 것으로 생각된다.

마찰 부하에 의한 통증이 발생하는 경우는 척측수근신근건에 원인이 있다고 볼 수 있다.

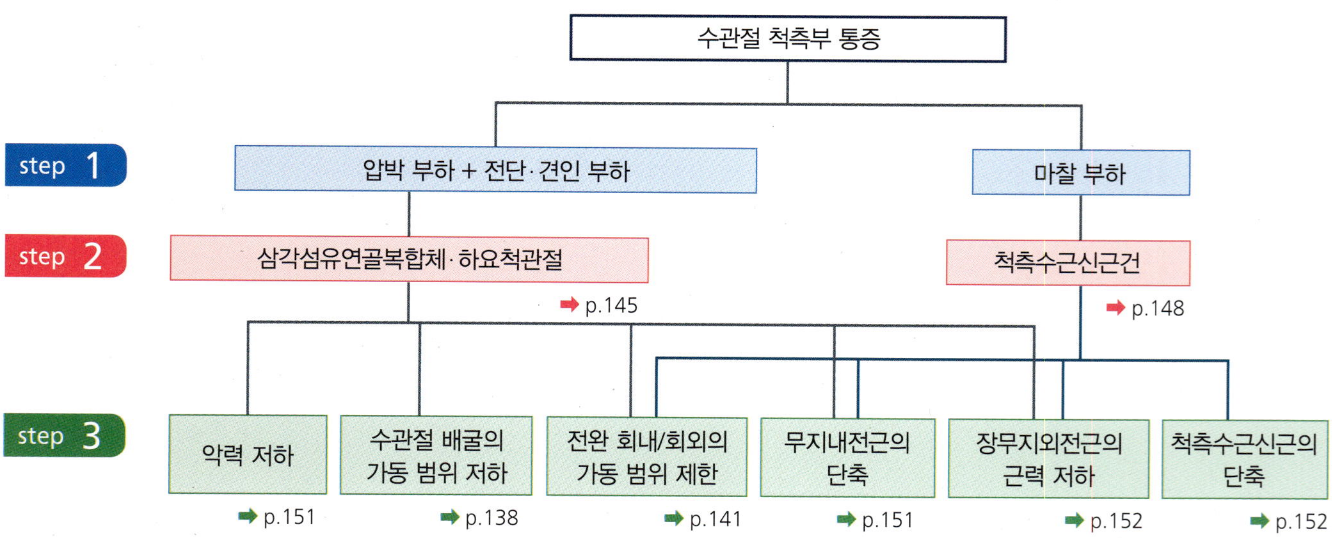

FLOW CHART 수관절 척측부의 통증에 대한 평가 전략

1) 삼각섬유연골복합체(TFCC)와 하요척관절

● 통증 발생의 해부학적 요인

삼각섬유연골복합체(TFCC)는 요골, 월상골, 삼각골 척측에 존재하며, 삼각섬유연골(TFC), 요척인대, 반월상연골유사체, 척골월상골인대, 척골삼각골인대로 구성된다.[1, 2, 30~33] TFC의 형태에 대해 Horii[2]는 요측에 기저부를 가지는 반월형으로 중앙이 얇은 양면 오목렌즈 형태의 섬유성연골이라고 하였으며, Palmar가 주변 조직을 포함하여 TFCC라고 총칭하였다고 덧붙였다. Nakamura 등[34~36]은 원위부(해먹 구조), 근위부(요척관절), 척측부(척측수근신근건초와 척측관절낭으로 구성된 기능적 척측측부인대)의 3가지 구성 요소로 이루어진다고 하였다(그림 3-35). TFCC를 구성하는 조직은 모두 척골신경의 지배를 받는다.[37] **요척인대**는 장측과 배측에 존재하며, 척측을 향하여 4개의 섬유로 나뉜다(그림 3-34). Horii[2]는 TFCC 기능에 대해 하요척관절의 안정성 유지, 요골수근관절의 척측 지지기구, 척측으로의 힘 전달과 쿠션 작용 3가지로 구분하여 설명하였다. TFCC는 회내/회외 운동 시 안정된 요골·척골 운동에 기여하고 요골수근관절의 가동성을 유지하며 강력히 지지한다.

➡ **삼각섬유연골복합체**(TFCC) triangular fibrocartilage complex

➡ **요척인대** radio-ulnar ligament

하요척관절은 요골 원위의 척골절흔과 척골두로 이루어진다. 상요척관절(➡ p.81)과 함께 전완의 회내/회외 운동에 관여한다. 하요척관절의 안정화기구에는 TFCC 이외에 골간막과 방형회내근이 있다. 이들을 모두 분리하면, 하요척관절이 쉽게 탈구된다.[38] 회내/회외 운동은 척골두를 고정하고 생각하면 이해하기 쉽다(그림 3-36). 요골관절면이 척골두

➡ **하요척관절** distal radio-ulnar joint

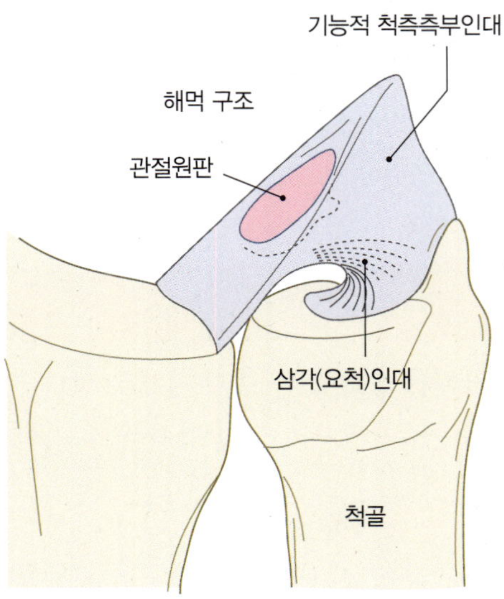

그림 3-35 **삼각섬유연골복합체(TFCC)**

수관절 척측의 축압에 대한 완충 작용과 수관절로 힘을 전달하는 역할을 한다. 수근부 축압의 20%는 관절원판에서 흡수한다.[3]

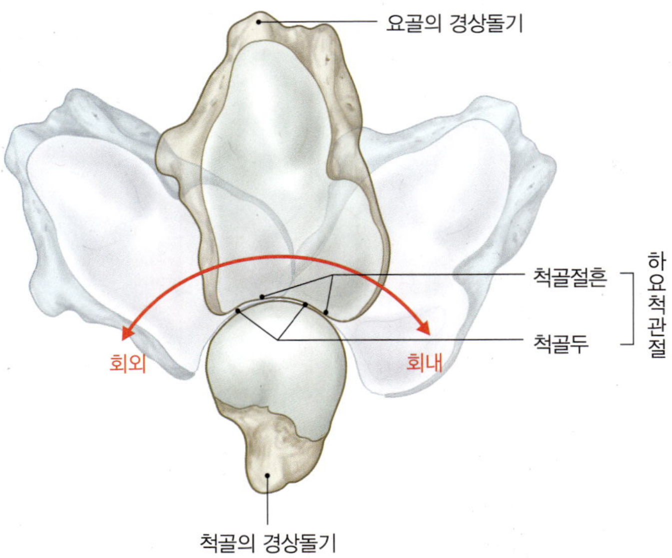

그림 3-36 **하요척관절**

요골이 척골두 주위를 회전하고 병진함으로써 전완의 회내/회외 움직임이 발생한다.

주위를 회전(rotation)과 동시에 병진(translation)하여 회내/회외 운동이 가능하게 된다. 이 운동에 따라 장측배측 요척인대의 긴장이 변화한다(표 3-3, 그림 3-34). 하요척관절의 탈구는 요척인대를 포함한 TFCC의 파탄(breakdown)으로 발생한다.[39)]

TFCC, 하요척관절 검사에서는 척측부의 압박이나 전단 부하를 가함으로써 통증을 유발한다. 또한, x-ray 검사를 통한 평가도 중요하다.

● TFCC, 하요척관절의 통증유발검사

TFCC 부하 검사(ulnocarpal stress test)(그림 3-37)[40)]

- 검사 자세 : 검사자는 한쪽 손으로 환자의 팔꿈치를 잡고 다른 한 손은 환자의 손바닥을 꽉 쥐어 수관절을 척골 자세로 유지한다.
- 조작 : 검사자는 수관절을 최대 척굴시키고 척측부에 축압을 가한다. 또한, 수동적으로 전완을 회내/회외시킨다.
- 결과 : 수관절 척측부에 통증이 발생하면 양성이다.
- 기능적 의의 : TFCC, 하요척관절에 손상이나 불안정성이 있는 경우, 축압 부하와 회전 부하가 더해짐으로써 척측부에 통증이 발생한다.

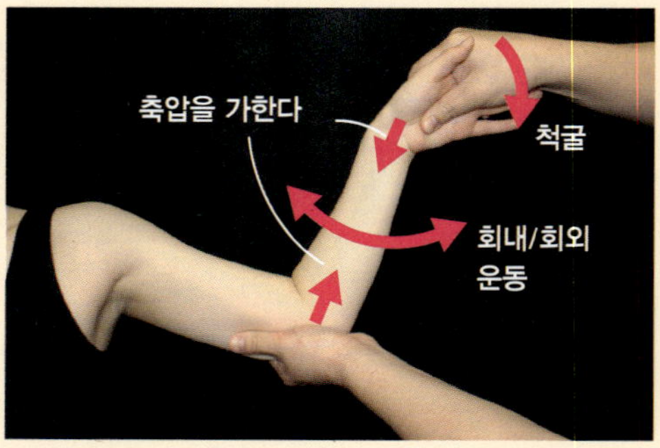

그림 3-37 TFCC 부하 검사

Fovea sign(그림 3-38)[41)]

- 검사 자세 : 치료대 등 안정된 곳에 환자의 팔꿈치를 놓고 전완 중립 자세로 한다.
- 조작 : 검사자는 환자의 척골 경상돌기와 척측수근굴근건 사이에 손가락을 두고 장측에서 압박을 가한다.
- 결과 : 압박 부위에 통증이 발생하면 양성이다.
- 기능적 의의 : 척골 경상돌기·척측수근굴근 사이에서 두상골 근위부에 **척골 소와부(fovea)**가 존재한다. 척골 소와부나 삼각골인대에 손상이 있는 경우 압박에 의해 통증이 발생한다.

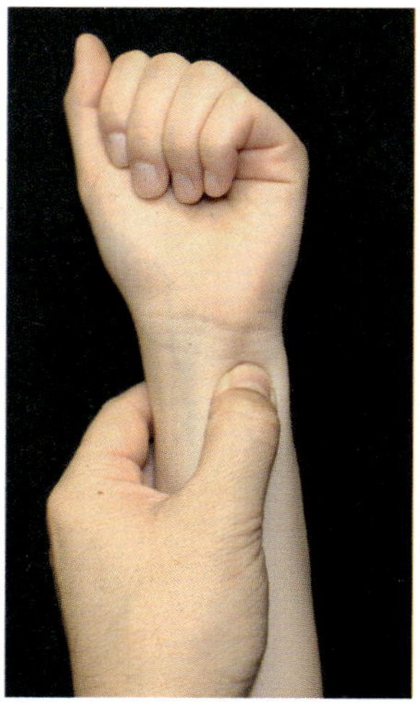

그림 3-38 Fovea sign

Plus variance(variant)[42, 43]

- **검사 자세** : 견관절 외전 0º, 팔꿈치 90º, 회내/회외 0º에서 X선 촬영을 한다.
- **검사 방법** : 정면상에서 요골 척측 관절면과 척골 관절면의 높이차(varaiance)를 측정한다.
- **결과** : ±1mm 이내이면 (0) variance, +2mm 이상이면 (+) variance, -2mm 이상이면 (-) variance이다.
- **기능적 의의** : (+) variance일 경우, 통증의 원인은 TFCC일 때가 많고, 척골 단축 수술의 적응증이 된다. (-) variance일 경우, 척측수근신근이나 척측수근굴근의 건초염에 의한 통증을 의심한다.
- **주의점** : 촬영 방법에 따라 variance가 쉽게 변할 수 있기 때문에 모두 동일한 방법으로 촬영해야 한다.

● 촉진과 검사 결과를 통해 유추할 수 있는 것은?

부하 검사(stress test)가 양성이고, MRI 혹은 관절경 소견에서 손상이 확인되면 TFCC 손상을 확진한다. TFCC 손상이 있고, 하요척관절의 불안정성을 보이는 경우, 운동치료는 효과가 없다. 수술을 통한 복원 혹은 보존적 치료를 시행하여도 3개월 이상 보조기를 착용하여 안정하는 것이 통증 개선에 효과적이다.

한편, TFCC에 기계적 자극이 가해지는 운동학적 요인은 다음의 5가지이다.

① 전완 회내/회외 가동 범위의 제한 ➡ step 3 p.141

임상에서 특별한 증상이나 원인 없이 회내/회외 제한을 보이는 증례는 적지 않다. 사무 작업이나 가사 등으로 인한 전완굴근·신근의 근피로가 서서히 진행되면, 견관절 내전/외전 혹은 수관절 장굴/배굴, 요굴/척굴 등으로 전완의 회전을 보상하게 된다. 또한, 골프 스윙 등에서는 클럽을 쥔 상태로 전완 회내/회외, 요굴/척굴 운동이 요구되기 때문에 회내 제한이 있는 경우에서는 TFCC에 압박·전단·견인 부하가 작용할 수 있다.

② 악력 저하 ➡ step 3 p.151

장시간 테니스 시합이나 야구 타격 연습을 지속하면, 처음보다 횟수가 거듭될수록 그립을 쥐는 힘이 약해진다. 또한, 포핸드(forehand)나 백핸드(backhand) 스트록 동작은 그 자체가 TFCC에 부하로 작용한다.[44]

악력 저하로 수관절의 고정력이 약해지고, 이를 수관절 장굴/배굴+요굴/척굴이 보상하게 되어 TFCC와 하요척관절의 부하가 증가한다. 통증이 발생할 때와 그렇지 않을 때의 자세 차이 등을 주의 깊게 관찰해야 한다.

③ 무지내전근의 단축 ➡ step 3 p.151

④ 장무지외전근의 근력 저하 ➡ step 3 p.152

Yamauchi 등[44]은 TFCC 손상 증례의 테니스 라켓 그립 동작에서 악력 저하나 척측 불안정성이 있었던 경우, 수장(손바닥) 쪽으로 무지구근을 끌어당기는 즉, 수관절을 요굴하여 쥐는 보상 동작을 확인할 수 있었다. 척측수근굴근이나 척측수근신근의 기능 저하로 인해 수관절 척측의 동적 불안정성은 악력 저하를 초래하기 쉽다. 이 현상이 테니스에만 한정된 것은 아니다. 일상적인 파지 동작에서 우리는 엄지와 검지·중지에 의한 파지 동작을 자주 사용하는 경향이 있다. 척측의 동적 불안정성 혹은 악력 감소가 있는 경우 엄지를 손바닥 쪽으로 끌어당겨 파지 기능을 유지하고 있다고 생각되며, 이 때 엄지에는 무지내전근에 의한 CM관절 장측 내전·MP관절 굴곡 작용이 강력하게 작용하고 있다고 할 수 있다. 무지내전근의 과활동으로 인한 근긴장은 점차적으로 근육의 단축을 유발하고, 길항근인 장무지외전근의 기능도 저하된다.

무지내전근의 과활동에 의해 수관절의 요굴이 우세해지고, TFC에는 견인 부하가 발생한다. 한편, 장무지외전근은 요굴근이며 척굴에 대한 제동 작용을 한다. 따라서 이 근육의 기능이 저하되면 척굴 시 제동 기능이 저하되어 TFCC에 대한 압박 부하를 조장한다.

⑤ 수관절 배굴의 가동 범위 저하 ➡ step 3 p.138

수관절 배굴의 가동 범위가 저하되면, 대표적으로 척굴과 회외 가동 범위가 증가한다. 핸들 조작과 일어서기 동작 등으로 축압 부하가 증가하면 통증이 발생한다.

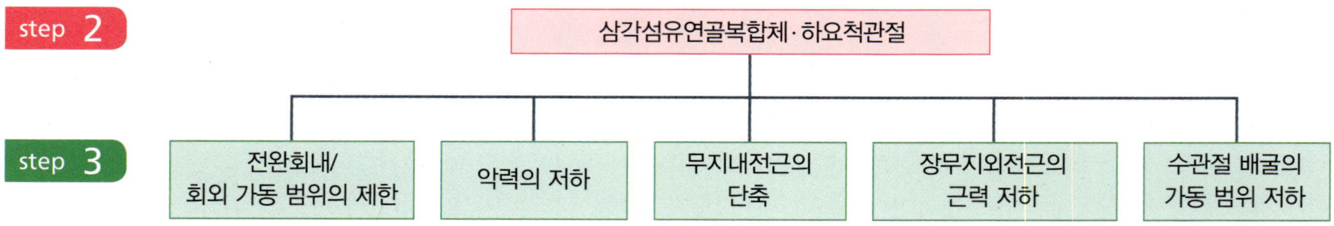

FLOW CHART 삼각섬유연골복합체·하요척관절이 통증의 원인으로 의심되는 경우

2) 척측수근신근건(extensor carpi ulnaris tendon)

● 척측부 통증의 해부학적 요인

➡ **척측수근신근(ECU)**
extensor carpi ulnaris m.

척측수근신근

기　　시 : 상완골 외측상과, 척골의 후면 상부
정　　지 : 제5 중수골저 배측
신경지배 : 요골신경
작　　용 : 수관절의 척굴, 주관절의 신전

척측수근신근은 상완골 외측상과·척골 후면에서 기시하여 제5 중수골저 배측에 정지한다. 척측수근신근건은 TFCC의 일부를 형성하고 척측 지지기구로 기능을 하고 있다. 또한, 척측수근신근건은 척골 원위단의 척골구(ulnar groove)를 통과한다. 이 부분에 1.5~2cm 정도 폭의 밴드가 존재하며, **subsheath(tendon sheath)**로 불린다(그림 3-39).[45] 이 구조물이 척골 원위 레벨에서 건(힘줄)을 안정시키는 것으로 보인다. Subsheath에는 마찰 부하가 가해지기 쉽다. 회외 운동 시 척측수근신근건은 마찰 부하를 받는다.

척측수근신근의 통증유발검사는 다음과 같다.

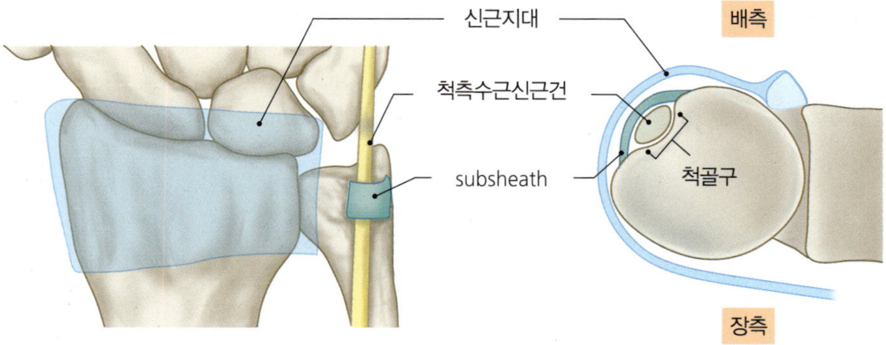

그림 3-39 척측수근신근의 subsheath

● 척측수근신근(ECU)의 통증유발검사

ECU synergy test(그림 3-40)[46]

- **검사 자세** : 치료대 등 안정된 곳에 환자의 팔꿈치를 놓고 90° 굴곡, 수관절 중립, 수지 신전 자세를 한다.
- **조작** : 검사자는 환자에게 전완을 최대 회외하도록 하고 엄지~중지를 파지한다. 환자는 엄지를 외전시키는 방향으로 저항한다.
- **결과** : 수관절 척측의 척측수근신근건을 따라 통증이 발생하면 양성이다.
- **기능적 의의** : 전완 회외 자세에서 엄지를 외전 운동하면 소지 쪽도 신전되어 수관절은 척측 방향으로 힘이 들어간다. 이 운동 자체가 척측수근신근의 활동을 촉진하며 척측수근신근 subsheath에 염증이 있는 경우, 척측수근신근건이 척측수근신근건구에서 아탈구 방향으로 올라오기 때문에 통증(▼)이 발생한다.

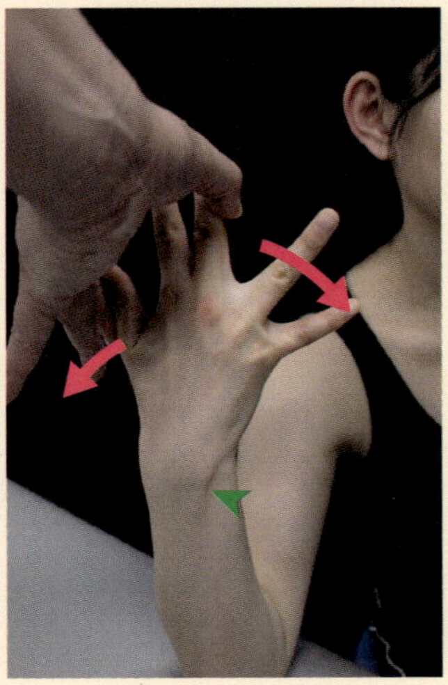

그림 3-40 ECU synergy test

Carpal supination test(그림 3-41)[47]

- **검사 자세** : 치료대 등 안정된 곳에 환자의 팔꿈치를 놓고 90° 굴곡, 전완 회외, 수지 신전 자세를 한다.
- **조작** : 검사자는 환자의 검지~소지를 파지하고 수부 전체를 수동적으로 회외 방향으로 비튼다.
- **결과** : 수관절 척측의 척측수근신근건을 따라 통증이 발생하면 양성이다.
- **기능적 의의** : 척측수근신근의 수지~수근부까지 전체를 회외 방향으로 비틀어 척측수근신근이 신장되고 힘줄의 긴장이 높아져 subsheath에 마찰 부하가 증가한다. 척측수근신근건에 염증이 있는 경우, 척측부에 통증(▼)이 발생한다.

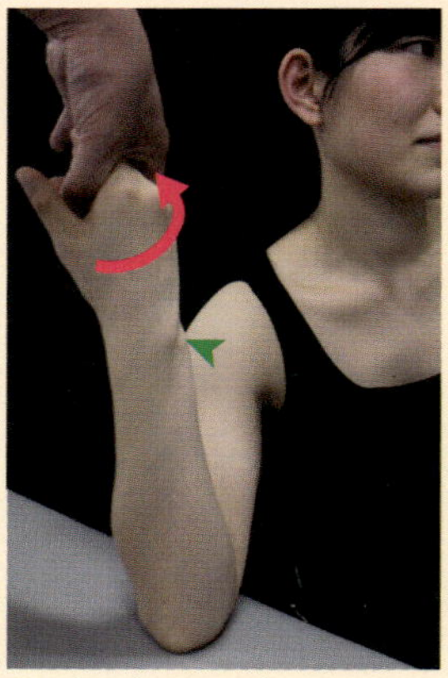

그림 3-41 Carpal supination test

● 촉진과 검사 결과를 통해 유추할 수 있는 것은?

위와 같은 검사가 양성일 경우, 척측수근신근건염을 의심하며 염증이 심한 경우는 운동치료의 적응증이 아니다. 보조기로 환부를 안정시켜야 한다.

한편, 그 이전 단계에서 척측수근신근건에 기계적 자극이 가해지는 요인을 운동학적으로 생각하면, 앞서 설명한 TFCC 요소 외에 또 하나가 추가된 다음 4가지를 생각할 수 있다.

① 전완 회내/회외 가동 범위의 제한 ➡ step 3 p.141

전완 회내/회외 가동 범위 제한을 보상하기 위해 수관절 척굴을 강제하고 척측수근신근에 대한 마찰 부하가 증가한다.

② 무지내전근의 단축 ➡ step 3 p.151

무지내전근이 단축되는 경우, 동작 시 수관절의 요굴이 커지고 척측수근신근에 대한 마찰 부하가 증가한다.

③ 장무지외전근의 근력 저하 ➡ step 3 p.152

장무지외전근의 근력 저하는 척굴 동작의 제동력을 저하시키고 수관절 척측에 대한 마찰 부하를 증가시킨다.

④ 척측수근신근의 단축 ➡ step 3 p.152

척측수근신근이 단축된 상태에서의 척굴이나 회외는 척측수근신근건과 subsheath 사이의 마찰 부하를 증가시킨다.

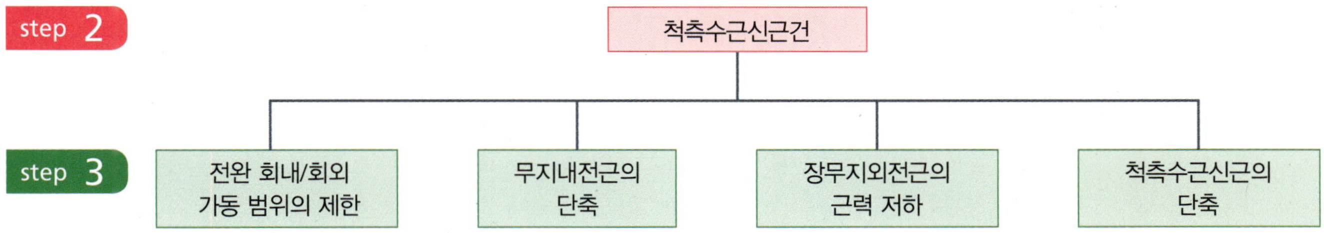

FLOW CHART 척측수근신근건이 통증의 원인으로 의심되는 경우

step 3 통증의 원인 : 운동학적 평가

1) 전완의 회내/회외 가동 범위의 제한 ➡ p.141

2) 악력 저하

악력은 양쪽 차이로 평가한다. 일반적으로 왼손잡이가 오른손잡이보다 악력이 크다. 측정 시 그립 범위는 검지 PIP관절을 90°가 되도록 조정한다. 또한, 검지~약지, 중지~소지로 나누어 측정하고 좌우차를 검토함으로써, 요측 우위(radial dominance)인지, 척측 우위(ulnar dominance)인지 평가할 수 있다.

> **운동치료의 핵심**
>
> 보조기 치료가 장기화되면, 악력이 저하된다. 악력은 수관절 배굴 30° 정도가 가장 힘을 발휘하기 좋은 상태이다.[3] 수건을 원통형으로 말아 전완 회내/회외 중립 자세와 약간 장굴 자세로 배굴 20°~30° 정도의 범위에서 수건을 짜는 운동을 실시한다. 처음에는 수건을 굵게 말았다가 악력이 개선됨에 따라 서서히 가늘게 만든다.

3) 무지내전근의 단축

무지내전근(adductor pollicis)이 수관절 척측부 통증에 미치는 영향을 평가하는 검사는 없다. 따라서 DTTT를 시행하여 무지내전근의 신장성을 획득한 후 통증이 어떻게 변화하는지 확인한다(그림 3-42).

● 무지내전근에 대한 DTTT

통증유발조직	무지내전근
증상	수관절 척측부 통증

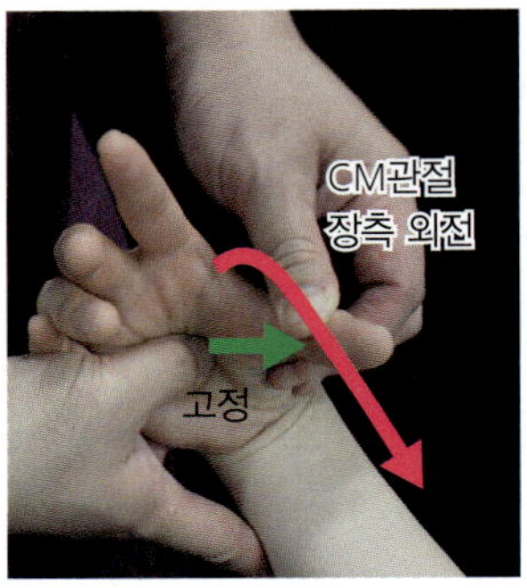

그림 3-42 무지내전근의 DTTT

검사 방법[26]	수관절을 장굴 자세로 하여 수관절장굴근군을 이완시킨다. 엄지의 CM관절을 장측 외전 조작하여 신장시킨다.
결과	스트레칭으로 무지내전근이 이완되어 그립 동작 등, 통증을 보이던 동작에서 증상이 완화되면 무지내전근의 근긴장에 의한 척측부 통증의 가능성을 생각한다.
기능적 의의	무지내전근의 단축에 의해 그립 시 동작에서 척측으로 압박 부하가 가해지는 경우, 무지내전근의 유연성이 개선되어 척측부 통증이 감소한다.

4) 장무지외전근의 근력 저하

장무지외전근(abductor pollicis longus)은 엄지의 요측 외전·장측 외전의 주동근이다. 정지부는 엄지 중수골 기저부에 있으며, 장무지신근 또한, 엄지의 요측 외전에 작용한다. 따라서 장무지외전근을 우세하게 작용시키기 위해서는 엄지의 IP관절을 굴곡시켜 상반된 억제로 장무지신근의 장력을 약화시킨 상태에서 엄지의 요측 외전운동을 한다.

운동치료의 핵심

장무지외전근은 엄지의 CM관절 움직임을 조절하는 근육이다. 엄지 CM관절은 안장관절(saddle joint)이라는 구조로 인해 불안정하다. 관절의 강화운동이 CM관절 자체에 부담으로 작용할 수도 있어, CM관절의 운동 방향에 맞추어 하는 것이 바람직하다. 혹은 등척성 수축을 이용할 수도 있다.

5) 척측수근신근의 단축

척측수근신근의 신장성 저하를 평가하는 검사는 없다. 따라서 DTTT로 같은 근육을 신장시킨 후 통증의 변화를 확인한다(그림 3-43).

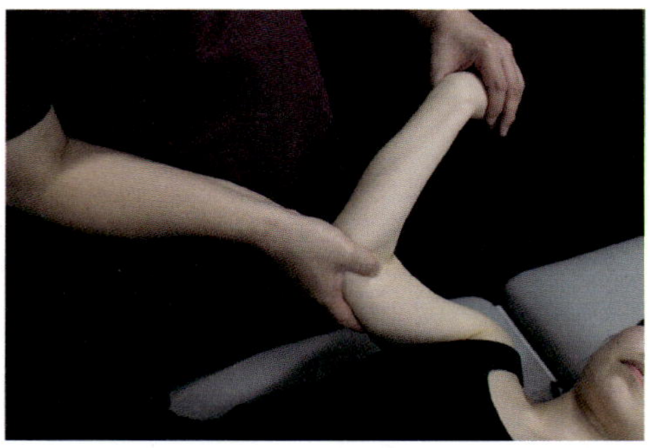

그림 3-43 척측수근신근의 DTTT

● 척측수근신근에 대한 DTTT

통증유발조직	척측수근신근
증상	수관절 척측부 통증

검사 방법[26]	주관절을 굴곡하여 상완골 원위부에서 견관절을 내회전 방향으로 고정한다. 전완을 회외시키고, 수관절을 요측 굴곡시키면서 약간 장굴하여 신장한다.
결과	스트레칭으로 척측수근신근이 이완되어 척측부 통증이 감소하면 척측수근신근 단축에 의한 마찰 부하가 통증의 원인일 수 있다.
기능적 의의	척측수근신근건의 긴장 상태가 강하면 신근지대에서의 내압이 상승하여 마찰 부하가 증가한다. 척측수근신근의 근복 유연성이 개선됨으로써 건(힘줄)의 긴장도 개선되어 내압이 감소한다.
주의점	스트레칭 후 증상이 악화되는 경우에는 통증이 발생하지 않는 범위에서 근복을 직접 스트레칭하여 긴장이 개선된 후의 통증 변화를 확인한다.

6) 수관절 배굴의 가동 범위 저하 ➡ p.138

Case Note ③

- **증 례** 40대, 여성
- **진단명** 드퀘베인병(de Quervain disease)
- **현병력** 1년 전부터 수관절 요측부의 통증을 반복하고 있다. 공장에서 부품을 선별하는 작업을 하고 있으며, 손끝을 자주 사용한다. 작업이 많아지자 통증이 발생하고 서서히 악화되었다. 통증이 나타나면 냉찜질을 하거나 최대한 사용을 피하려고 했지만 최근에는 통증의 출현 빈도가 높아졌다. 주사는 원하지 않아 보조기 치료로 증상이 호전되었으나 아직 이상감각이 발생하고 엄지를 움직이기 어려운 상태이다.

step 1 통증 유발 동작 : 역학적 부하

- **통증의 재현성** 엄지손가락을 잡고 수관절 척굴을 강제하면 수관절 요측부의 통증을 재현할 수 있었다. 또한, 능동 운동에 의한 엄지를 요측 외전시키면 통증이 재현되었다.

→ **수관절 요측부의 마찰 부하가 통증을 유발한다!**

step 2 통증의 위치 : 해부학적 평가

- **압통 소견** 신근건 제1구획 : (+) 장무지외전근 : (+) 단무지신근 : (+)
- **부하 검사** Eichhoff test : (+)

  Brunelli test : (+)

→ **신근지대 제1구획 유래의 통증 가능성 있음!**

step 3 통증의 원인 : 운동학적 평가

- **압통 소견** 상·하요척관절 (+)
- **관절 가동 범위**

		환측	건측
전완	회내	60°	90°
	회외	70°	90°
수관절	장굴	60°	80°
	배굴	70°	80°

→ **전완 회내/회외와 수관절 장굴/배굴의 가동 범위 제한을 수관절 척굴·엄지의 장측 내전으로 보상함으로써 장무지외전근·단무지신근을 과사용(over use)하게 되어 신근건 제1구획에 마찰 부하가 증가한다.**

〈실전! 운동치료〉

1. 전완 회내/회외의 가동 범위 개선

① 요골윤상인대의 스트레칭(뒤에서 설명)
② 하요척관절의 회내/회외 가동 범위 연습
척골을 배측으로 유도하면서(➡), 요골을 회내시킴(➡).

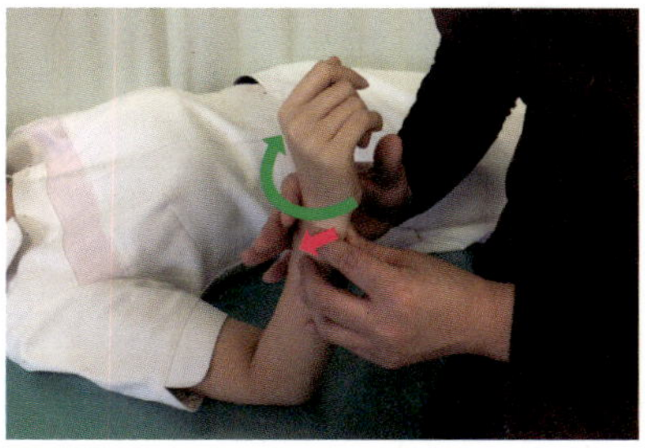

2. 수관절의 가동 범위 개선

장굴 시 수관절을 '요굴-굴곡'하는 reverse dart throw 운동을 하면서 월상골(lunate)의 장측 회전을 유도(➡).

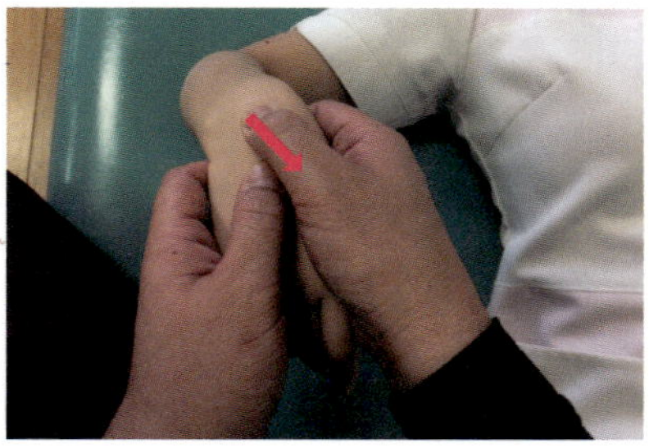

3. 장무지외전근(APL)·단무지신근(EPB)의 스트레칭

통증이 완화되면, 서서히 스트레칭을 병행한다.
장무지외전근은 주관절 굴곡, 전완 회내, 수관절 척굴 자세에서 엄지 CM관절을 척측 내전(➡)시켜 스트레칭한다.
단무지신근은 전완 중립 자세에서 약간 회내, 수관절 척굴, 엄지 CM관절 대립 상태로 MP관절을 굴곡(➡)시켜 스트레칭한다.
모두 제1구획(1st compartment) 부분에 마찰 부하가 가해지지 않도록 근위부를 잡고 근복을 원위부로 활주시킨다.

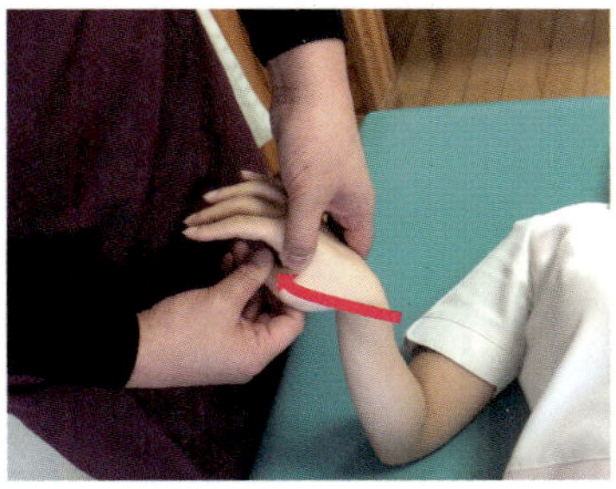

장무지외전근의 스트레칭

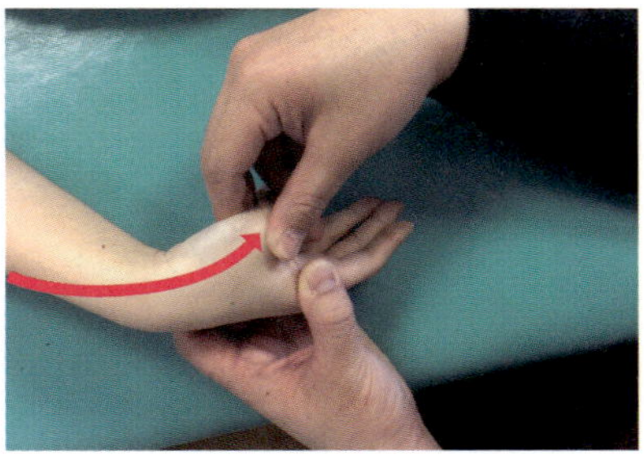

단무지신근의 스트레칭

〈일맥상통! 검사와 치료〉 건초염과 전완 회내 제한

상지의 팔꿈치 아래 동작의 대부분은 전완과 손·손가락의 복합운동이라고 할 수 있다. 드퀘베인(de Quervain)병 외에도 수관절 주변 통증을 호소하는 증례에서는 전완의 회내 제한이 잠재되어 있는 경우가 적지 않다. 수관절 주변 건성 유래의 통증은 과사용이 흔한 원인이다. 그러나 한편으로 기존 요척관절 구축이 잠재되어 있는 환경에서의 손 사용은 증상을 유발할 수 있다. 전완 회내의 제한 인자는 요골윤상인대의 신장성 저하가 문제가 되는 경우가 많다. 건초염에 대한 운동치료를 시행할 때는 요골윤상인대의 유연성 저하로 인한 회외 구축을 염두에 두고 요골윤상인대를 스트레칭하여 회내 제한과 건성 통증의 변화를 평가한다.

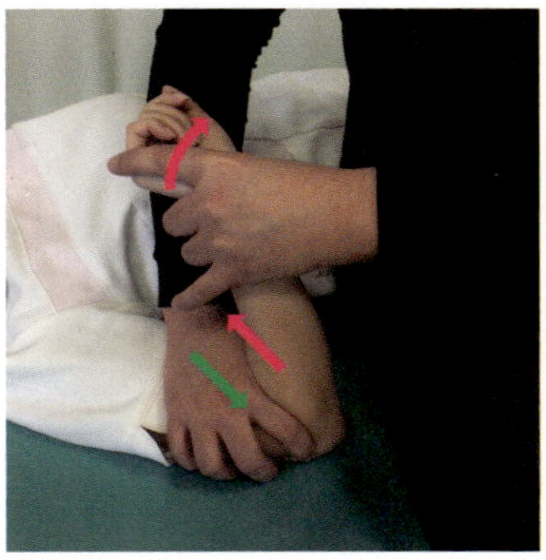

요골윤상인대의 스트레칭

견관절 내회전 중립 자세·경도 외전 자세와 전완 회내 상태에서 상완과 전완 원위부를 잡는다. 검사자의 우측 엄지로 요골두를 배측에서 압박하면서 상완 원위부를 침대 바닥 쪽으로 압박 고정한다(➡). 이 상태에서 주관절을 굴곡, 내반 방향으로 움직여(➡), 요골윤상인대를 스트레칭한다. 상완측을 고정한 손의 검지는 요골윤상인대의 신장감을 촉진하고 있다.

3 수관절 요측부 통증

이번 장에서는 특히 step 3에서 중복되는 항목이 많아 단계(step) 별로 정리해 설명하였다.

step 1 통증 유발 동작 : 역학적 부하

수관절 요측부의 통증을 역학적 부하로 분류하면, **마찰 부하**와 **압박 부하**로 크게 나눌 수 있다.

➡ **신근지대**
extensor retinaculum

➡ **장무지외전근(APL)**
abductor pollicis longus

➡ **단무지신근(EPB)**
extensor pollicis brevis

수관절을 척굴(ulnar flexion)하면, 수관절 요측 연부조직에는 **신장 부하**가 가해진다. 수관절 배측(dorsal side)에는 **신근지대(extensor retinaculum)**가 존재하고 6개의 구획으로 나누어져 있다. 그 중에서도 가장 요측에 위치하는 것이 제1구획으로, 여기를 통과하는 것이 장무지외전근과 단무지신근이다. 그러므로 요굴(radial flexion)에 의해 두 근육의 건과 제1구획 사이에는 강한 **마찰 부하**가 가해진다.

따라서, 마찰 부하로 인한 통증이 발생하는 경우는 장무지외전근(APL), 단무지신근(EPB) 중 어느 하나에 문제가 있다고 의심한다.

엄지와 검지·중지 등에서 수행하는 손잡이 동작과 잡는 동작이나 엄지와 소지(새끼손가락)의 대립 동작에서는 CM관절이 운동 방향을 유도하며, 중수골의 토대에서 안정화를 담당한다. 이때 CM관절에는 **압박 부하**가 가해지게 된다.

엄지 CM관절은 **안장관절(saddle joint)**이며 가동성이 크면서도 불안정한 관절면을 나타내고 있다. 엄지 CM관절은 일상에서 사용빈도가 매우 높으며, 작업 중에는 항상 압박 부하에 노출되어 있다. 요측부 통증이 발생하면 관절면에 압박 부하가 가해지는 것으로

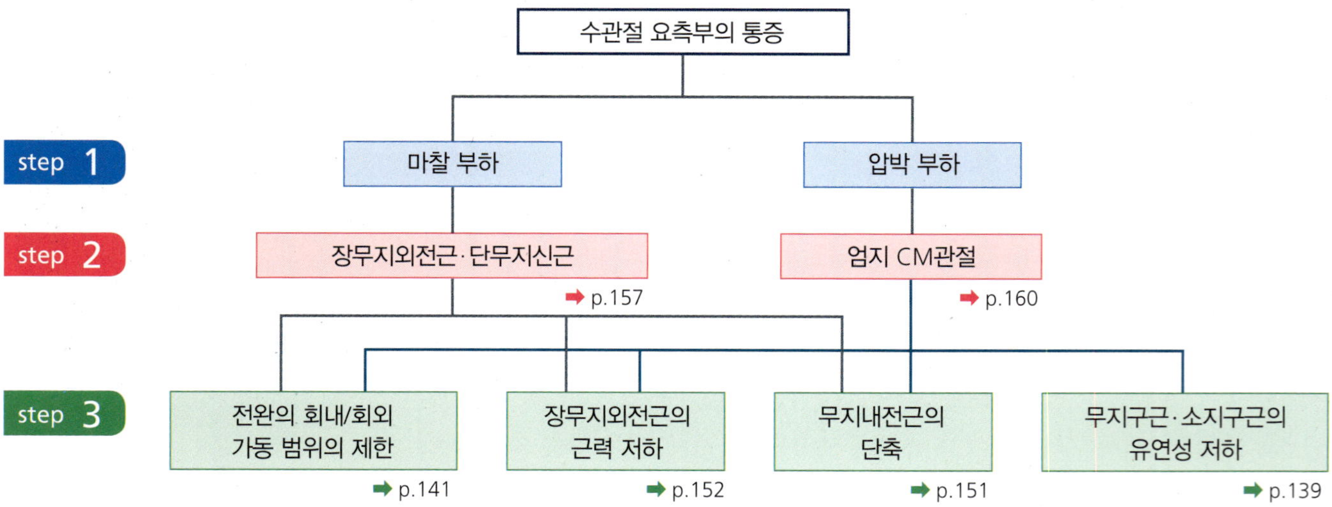

FLOW CHART 수관절 요측부의 통증에 대한 평가 전략

생각된다.

따라서 압박 부하로 인한 통증이 발생하는 경우는 **엄지 CM관절**이 원인이라고 볼 수 있다.

step 2 통증의 위치 : 해부학적 평가

1) 장무지외전근과 단무지신근

장무지외전근

기 시 : 척골 골간 배측[회외근릉(supinator crest)의 원위, 장무지신근의 근위], 전완골간막, 요골 골간 배측

정 지 : 무지 중수골저 장측

신경지배 : 요골신경

작 용 : 엄지 CM관절의 요측 외전·장측 외전, 전완의 회외, 수관절의 장굴·요굴

단무지신근

기 시 : 요골 골간 배측 원위 1/3, 전완골간막

정 지 : 무지 기절골저 배측

신경지배 : 요골신경

작 용 : 엄지 CM관절의 요측 외전, 엄지 MP관절의 신전, 보조적 수관절의 배굴

● 통증 발생의 해부학적 요인

장무지외전근·단무지신근은 신근지대의 제1구획에 위치한다. 이 근육들은 요골 골간부에서부터 수관절 레벨의 가장 요측에서 주행한다. 즉, 이 근육들은 수관절 레벨에서 척굴 동작에 의해 신장되어 마찰 부하가 증가한다. 또한, 엄지 레벨에서 장무지외전근은 CM관절의 요측 외전과 장측 외전, 단무지신근은 CM관절의 요측 외전과 MP관절의 신전에 작용하여 이러한 움직임에 대항하는 동작에서 신장된다.

즉, 드라이버, 전동 공구, 뜨개질, 키보드 조작, 테니스나 골프 중의 그립(grip)과 같은 엄지손가락을 '쥐는' 동작에서 이들 근육들이 항상 마찰과 신장 부하를 받고 있다고 말할 수 있다. 그립에 요굴과 척굴 같은 동작이 더해지면 제1구획에 마찰 부하가 증가하여 통증을 유발한다.

장무지외전근과 단무지신근의 통증유발검사는 다음과 같다.

● 장무지외전근과 단무지신근의 통증유발검사

Eichhoff test(그림 3-44)[48]

- 검사 자세 : 치료대 등 안정된 곳에 환자의 팔꿈치를 놓는다. 전완 중립 자세에서 엄지를 다른 손가락으로 가리듯이 말아 쥔다.
- 조작 : 검사자는 환자에게 엄지를 강하게 쥐도록 지시하고 수관절을 척굴시킨다.

- **결과** : 제1구획 주위의 수관절 요측부에 통증이 발생하면 양성.
- **기능적 의의** : 엄지 MP관절을 수동 굴곡시키고 CM관절은 장측 내전 방향으로 고정함으로써 장무지외전근과 단무지신근을 신장시킨다. 또한, 수관절을 수동적으로 척굴함으로써 양쪽 근육의 건(힘줄)은 긴장이 더욱 높아진다.
- **주의점** : 통증유발검사이지만 상당히 날카로운 통증이 발생할 수 있다. 통증을 악화시키지 않도록 수동적인 척굴 동작 시 충분히 주의한다.
- 이 검사는 Finkelstein test로 소개되기도 하지만, 이는 잘못된 것이며,[45] 원저에서는 Eichhoff test로 설명되어 있다.

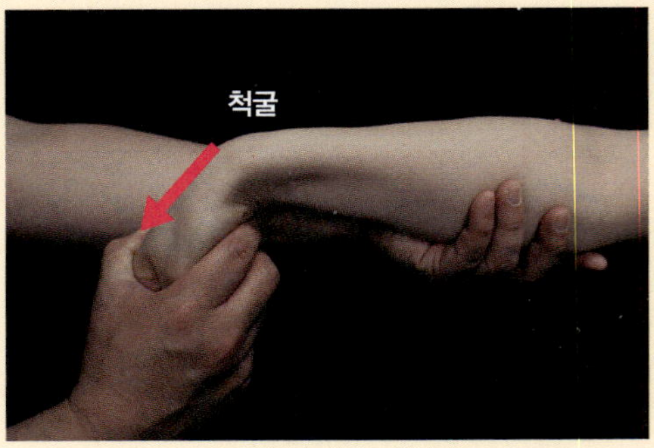

그림 3-44 Eichhoff test

Brunelli test(그림 3-45)[49]

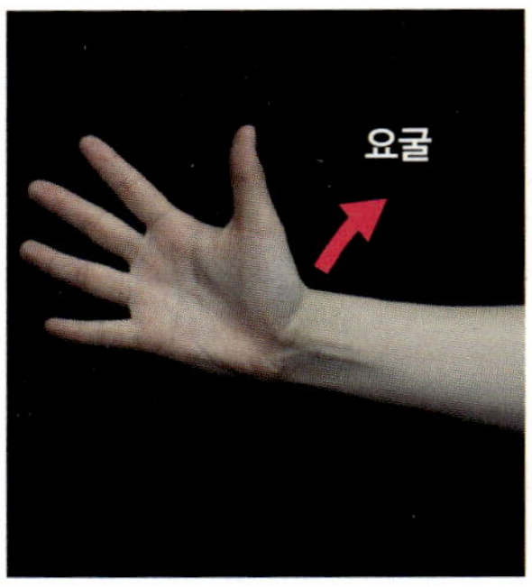

그림 3-45 Brunelli test

- **검사 자세** : 치료대 등 안정된 곳에 환자의 팔꿈치를 놓는다. 전완 중립 자세에서 엄지는 요측 외전 자세를 취한다.
- **조작**: 검사자는 환자에게 엄지를 요측 외전한 상태에서 수관절을 요굴(radial flexion)하도록 지시한다.
- **결과** : 제1구획에 통증이 발생하면 양성.
- **기능적 의의** : 이 검사는 장무지외전근과 단무지신근을 수축시켜 건의 긴장을 고조시킨 상태에서 요굴로 인해 건이 마찰되어 통증을 유발하는 것이다.
- **주의점** : Eichhoff test와 마찬가지로 날카로운 통증이 나타날 수 있어 통증 악화에 주의한다.

Finkelstein test(그림 3-46)[50]

- **검사 자세** : 치료대 등 안정된 곳에 환자의 팔꿈치를 올려 놓고 전완 중립 자세를 취한다.
- **조작** : 검사자는 환자의 엄지를 잡고 수동적으로 수관절을 척굴한다.
- **결과** : 제1구획에 통증이 발생하면 양성이다.
- **기능적 의의** : 이 검사는 Eichhoff test와 비해 엄지 MP관절 굴곡이 작기 때문에 단

무지신근건의 긴장이 다소 떨어질 가능성이 있다.

- **주의점** : 날카로운 통증에 주의하며 음성일 경우 Eichhoff test를 병행한다.

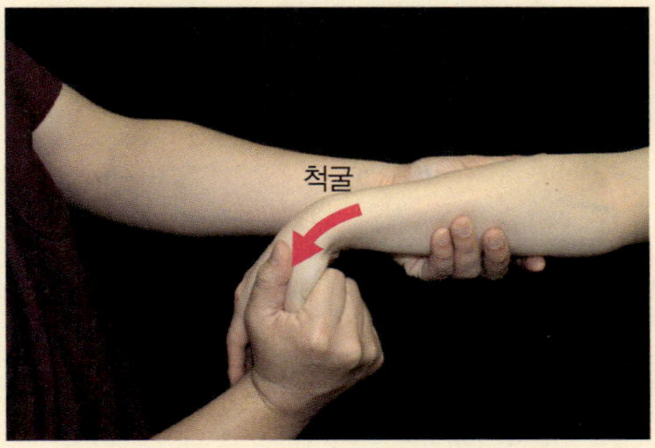

그림 3-46 Finkelstein test

● 촉진과 검사 결과를 통해 유추할 수 있는 것은?

이 검사들이 양성으로 나타나면 **드퀴베인병**으로 의심한다. 염증 단계에는 운동치료의 적응증이 없으며 보조기 등으로 안정된 자세를 유지하는 것이 중요하다. 염증 단계가 지나 통증이 감소하면 서서히 장무지외전근과 단무지신근의 유연성 개선을 도모하고 일상생활 중 손의 잘못된 사용이 관찰되면 이를 교정한다.

한편, 제1구획에 대한 마찰·신장 부하가 가해지는 요인을 운동학적으로 보면 아래의 3가지를 생각할 수 있다.

참고!

드퀴베인병(de Quervain disease)

엄지를 신전·외전하는 장무지외전근과 단무지신근이 수관절 배측의 수배(dorsum of hand) 제1구획이라고 불리는 좁은 터널을 통과하는 부위에 마찰 부하가 가해짐으로써 생기는 건초염이다.

① 전완 회내/회외 가동 범위의 제한 ➡ step 3 p.141

전완과 엄지 부위를 자주 사용하는 직업을 가진 사람은 서서히 전완의 근긴장이 증가해 본인도 모르는 사이에 회내/회외가 제한되는 경우가 발생할 수도 있다. 회내/회외 동작이 제한되면 척굴·장굴 및 엄지의 내전으로 보상하기 때문에 제1구획의 마찰 부하가 증가하게 된다.

② 장무지외전근의 근력 저하 ➡ step 3 p.152

③ 무지내전근의 단축 ➡ step 3 p.151

엄지와 검지·중지를 이용한 쥐거나 잡는 동작은 무지내전근의 근긴장 증가에 의한 근육의 단축을 유발하고 동시에 길항근인 장무지외전근의 근기능을 저하시킨다. 장무지외전근은 요굴 작용이 있으며, 근기능이 저하되면 척굴에 대한 제동 작용이 저하된다. 단무지신근에도 요굴 작용과 척굴 시 제동 작용이 있어 장무지외전근의 기능을 보상할 필요가 있다. 또한, 장무지외전근은 근력이 저하되어도 요굴 혹은 척굴 시 근육 활동이 필요하게 되어 이때 제1구획에는 강한 마찰 부하가 발생할 것으로 생각된다.

step 2 — 장무지외전근·단무지신근

step 3 — 전완 회내/회외 가동 범위 제한 | 장무지외전근 근력 저하 | 무지내전근의 단축

FLOW CHART 장무지외전근·단무지신근이 통증의 원인으로 의심되는 경우

2) 엄지 CM관절

● 통증 발생의 해부학적 요인

엄지 CM관절은 대능형골과 제1 중수골저 관절면으로 구성된 안장관절로서 큰 가동성을 가지며 엄지의 움직임이 자유롭게 이루어지는 토대가 되고 있다(그림 3-47). 제1 중수골은 관절면 위를 회전하면서 움직이기 때문에 굴곡, 신전, 외전, 대립과 같은 3차원의 복잡한 운동이 가능하다.

Imaeda[51, 52]는 CM관절을 구성하는 인대의 기능 해부에 대해 상세히 검토하고 있으며, 5가지 주요 인대를 확인하고 그 부착부에 대해 어느 운동 방향으로 긴장하는지 보고하였다(그림 3-48). 그 중에서 전방경사인대(AOL)가 엄지 중수골 배측 아탈구를 억제하여 CM관절의 안정성에 가장 크게 기여한다고 보고하였다.

즉, 엄지의 신전 방향에 대한 부하로 인해, 전방경사인대에 신장 부하가 더해져 엄지 CM관절에 압박 부하가 증가하고 통증이 발생하게 된다.

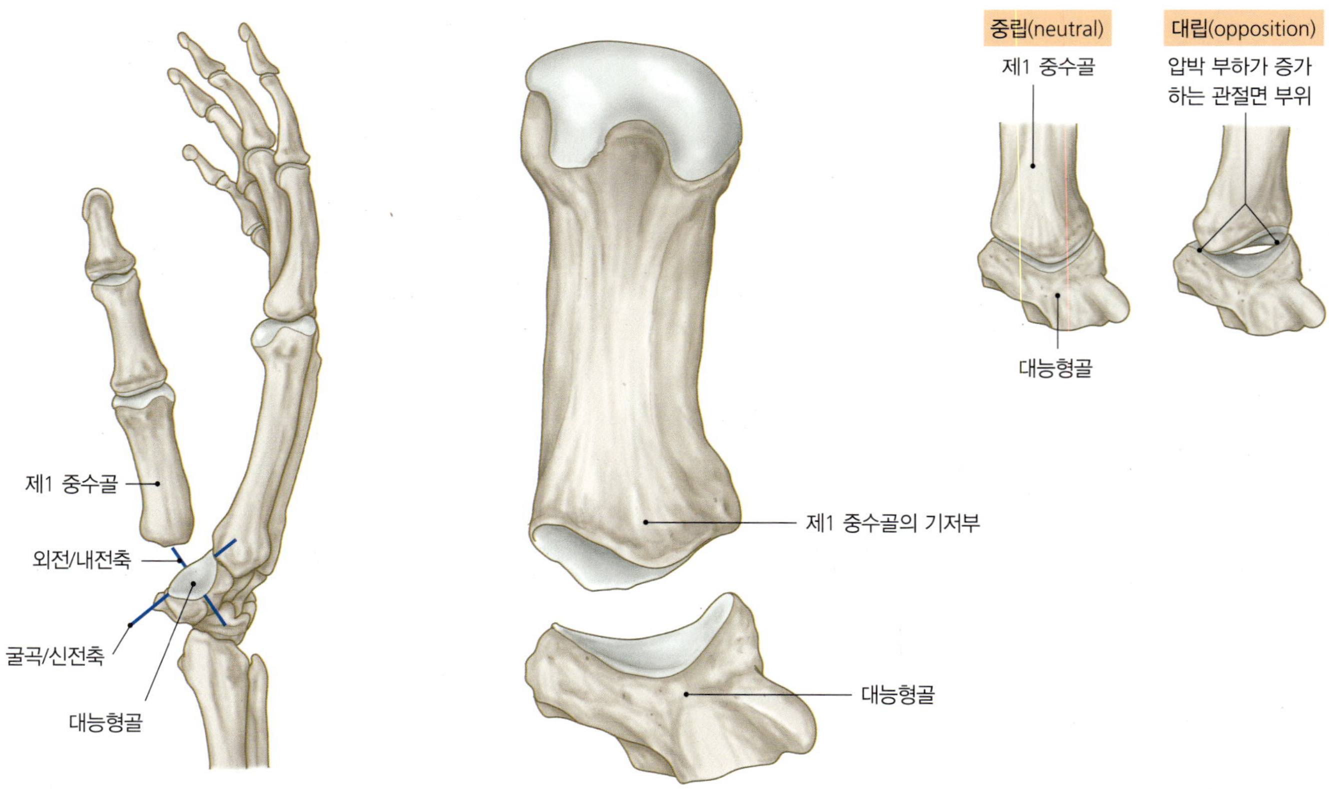

그림 3-47 엄지 CM관절

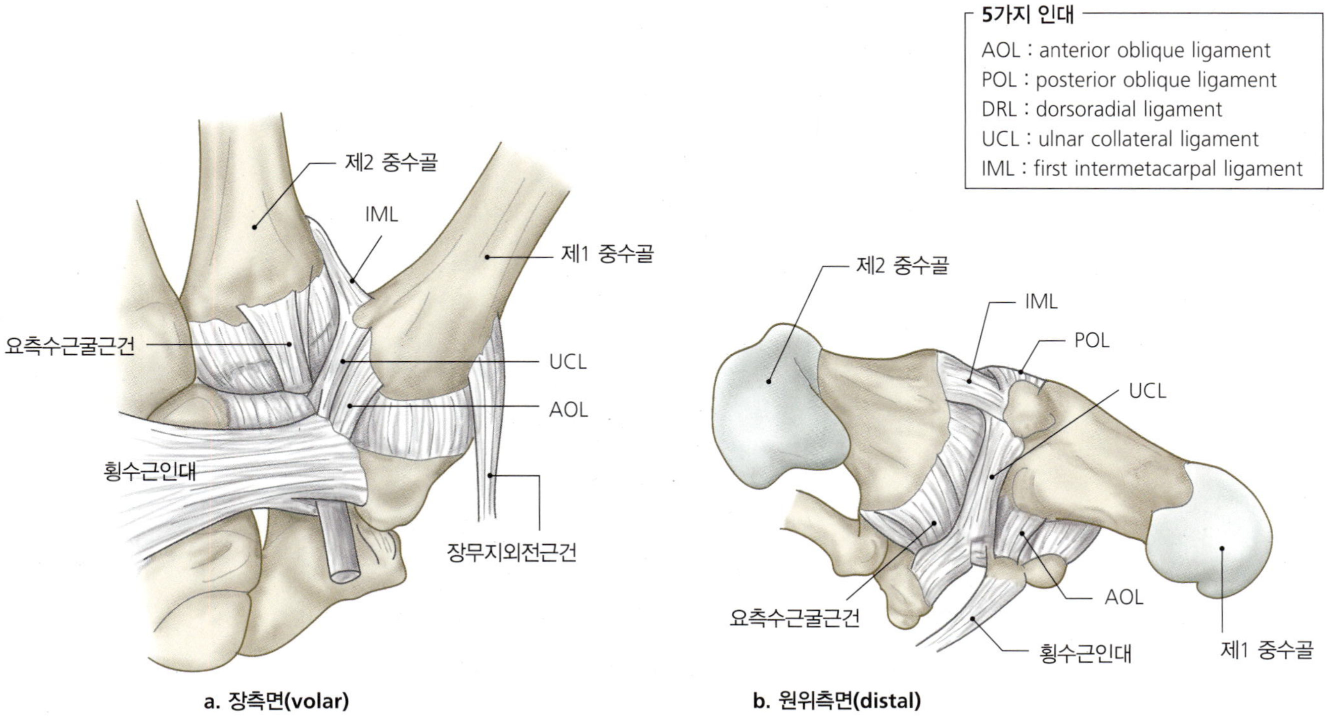

그림 3-48 CM관절인대

한편, Minamino 등[4]은 사체를 이용한 연구에서 인대 성분을 4가지로 구분하여 조사한 결과, dorsoradial ligament(DRL)가 신장율이 가장 높아 primary stabilizer라고 주장하였으나 아직 중론이라고 할 수 없다.

엄지 CM관절의 통증유발검사는 다음과 같다.

● 엄지 CM관절의 통증유발검사

Grind test(그림 3-49)[53]

- 검사 자세 : 치료대 등 안정된 곳에 환자의 팔꿈치를 놓는다.
- 조작 : 검사자는 환자의 엄지 중수골을 잡고 CM관절에 축압을 가하면서 중수골을 회전시킨다.
- 결과 : 엄지 CM관절에 통증이 발생하면 양성이다.
- 기능적 의의 : 엄지 CM관절의 퇴행성 변화가 발생한 경우, 축압+회전 부하로 인해 관절 내압이 상승하므로 통증이 발생할 수 있다.
- 주의점 : 민감도는 그다지 높지 않은 수기이다.

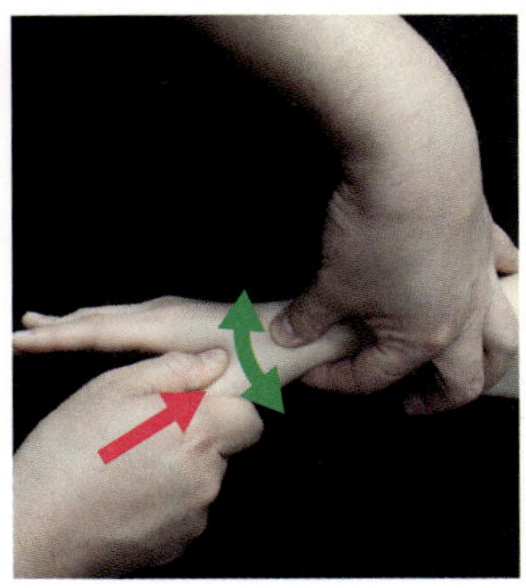

그림 3-49 Grind test

Destruction test(그림 3-50)[54]

- 검사 자세 : 치료대 등 안정된 곳에 환자의 팔꿈치를 놓는다.

- **조작** : 검사자는 환자의 엄지 중수골을 잡고 CM관절을 견인하면서 중수골을 회전시킨다.
- **결과** : 엄지 CM관절에 통증이 발생하면 양성이다.
- **기능적 의의** : 엄지 CM관절의 퇴행성 변화가 발생한 경우, 견인+회전 부하로 관절낭과 인대의 신장 부하가 발생하여 통증이 발생할 수 있다.
- **주의점** : 민감도는 그다지 높지 않은 수기이다.

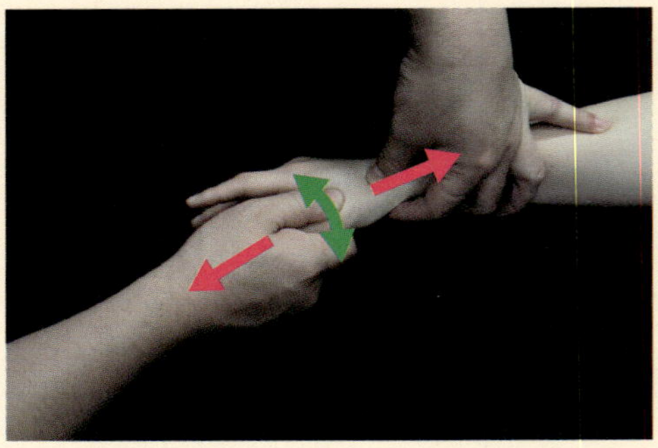

그림 3-50 destruction test

엄지 신전/내전 검사(그림 3-51)[55)]

- **검사 자세** : 환자는 치료대 등 안정된 곳에 전완 회내 자세로 손바닥을 올려두고 엄지 CM관절은 내전 자세를 취한다.
- **조작** : 검사자는 환자의 엄지손가락 끝부분을 잡고 엄지를 최대한 내전한 후 수장(손바닥)면에 대해 수직 방향으로 강제 신전한다.
- **결과** : 엄지 CM관절 장측에 통증이 발생하면 양성이다.
- **기능적 의의** : 이 검사는 강제 신전을 가함으로써 AOL에 신장 부하가 가해져 통증이 유발된다.

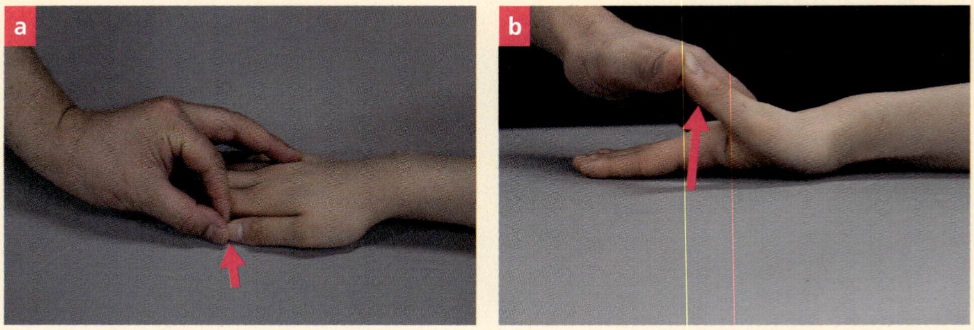

그림 3-51 엄지 신전/내전 검사
a : 검사 시작 자세(CM관절 내전 자세), b : 엄지 최대 내전과 강제 신전

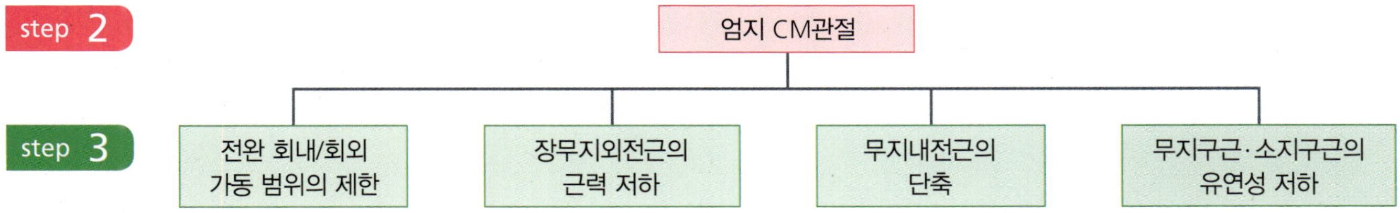

FLOW CHART 엄지 CM관절이 통증의 원인으로 의심되는 경우

● 촉진과 검사 결과를 통해 유추할 수 있는 것은?

위와 같은 도수검사와 함께 X-ray에서 엄지 CM관절의 관절증 변화가 있으면 엄지 CM 관절증이 의심된다. 엄지 CM관절의 불안정성이 심하고 통증을 호소하는 시기는 운동치료의 적응점이 되지 않는다. 보조기 등으로 3개월간 고정하여 엄지 CM관절 주위를 안정화시키는 것이 중요하다.

또한, 엄지 CM관절에 대한 압박 부하가 되는 요인을 운동학적으로 보면 다음 4가지를 생각할 수 있다.

① 전완 회내/회외 가동 범위의 제한 ➡ step 3 p.141

전완의 회내 제한을 엄지 CM관절의 장측 내전/외전 혹은 요측 외전으로 보상함으로써 엄지 CM관절에 대한 압박 부하가 증가한다.

② 장무지외전근의 근력 저하 ➡ step 3 p.152

③ 무지내전근의 단축 ➡ step 3 p.151

장무지외전근의 근력이 저하되면 엄지의 장측 외전력이 저하된다. 이를 보상하기 위해 무지내전근이 과활동을 일으켜 엄지 CM관절에 대한 압박 부하가 증가한다.

④ 무지구근·소지구근의 유연성 저하 ➡ step 3 p.139

손은 이완된 상태로 있으면 바닥면이 오목하다. 손에는 근위횡아치(proximal transverse arch), 원위횡아치(distal transverse arch), 종아치(longitudinal arch)의 3개 아치가 있다. 무지구근·소지구근의 긴장 등으로 유연성이 저하될 경우 횡아치가 거상되면 엄지는 내전 자세가 되기 쉽다. 이로 인해 엄지 CM관절은 요측 외전이 제한되어 과신전으로 이를 보상하려고 한다. 결과적으로 엄지 CM관절의 불안정성이 증가되어 압박 부하가 늘어난다.

step 3 통증의 원인 : 운동학적 평가

1) 전완 회내/회외 가동 범위의 제한 ➡ p.141

2) 장무지외전근의 근력 저하 ➡ p.152

3) 무지내전근의 단축 ➡ p.151

4) 무지구근·소지구근의 유연성 저하 ➡ p.139

무지구근·소지구근의 유연성 저하는 DTTT를 이용해 감별한다.

또한, 횡아치가 거상되는 원인은 정점의 중수골이 거상되기 때문이 아니라, 엄지와 소지 부위가 내려가게 되어 상대적으로 아치가 거상되는 것이다. DTTT로 아치 형태의 개선 여부를 확인한다.

◈ 참고문헌

1. 安部幸雄，冨永康弘：手関節鏡によるTFCC損傷の診断と治療．整形・災害外科53：327-332，2010
2. 堀井恵美子：TFCCの解剖と機能．医学のあゆみ159：837-839，1991
3. Donald A. Neumann(著)．嶋田智明，有馬慶美(監訳)：カラー版　筋骨格系のキネシオロジー原著第2版，pp232，247，261，医歯薬出版，2012
4. 南野光彦，Steren F Viegas，澤泉卓哉，他：第1手根中手関節靭帯の3次元運動解析．日本手外科学会雑誌25：22-26，2008
5. 多田薫，菅沼省吾，瀬川武司，他：手関節掌背屈運動時における「手関節リズム」の提唱．日本手外科学会雑誌29：10-14，2012
6. Moritomo H，Apergis EP，Herzberg G，et al：2007 IFSSH committee report of wrist biomechanics committee：biomechanics of the so-called dart-throwing motion of the wrist．J Hand Surg Am 32：1447-1453，2007
7. 南野光彦，澤泉卓哉，高井信朗：横手根靭帯の3次元解析による解剖学的研究．日本手外科学会雑誌29：6-9，2012
8. 南野光彦，小寺訓江，友利裕二，他：超音波短軸像による正中神経の手根管内て゛の移動の検討　手根管開放術前後の比較．日本手外科学会雑誌32：52-54，2015
9. 南野光彦，澤泉卓哉，小寺訓江，他：超音波短軸像における正中神経の手根管内での移動について　健常者での手関節肢位変化および手指運動による検討．日本手外科学会雑誌29：15-18，2012
10. Gelberman RH，Hergenroeder PT，Hargens AR，et al：The carpal tunnel syndrome．A study of carpal canal pressures．J Bone Joint Surg Am 63：380-383，1981
11. Mackinnon SE：Pathophysiology of nerve compression．Hand Clin 18：231-241，2002
12. Padua L，Padua R，Aprile I，et al：Carpal tunnel syndrome：relationship between clinical and patient-oriented assessment．Clin Orthop Relat Res 395：128-134，2002
13. Wright SA，Liggett N：Nerve conduction studies as a routine diagnostic aid in carpal tunnel syndrome．Rheumatology(Oxford) 42：602-603，2003
14. 内山茂晴：手根管症候群のMRI診断のポイント．Orthopaedics 19：78-82，2006
15. Joshua Cleland(著)，柳澤健，赤坂清和(監訳)：エビデンスに基づく整形外科徒手検査法．pp481-483，486-497，エルゼビア・ジャパン，2007
16. Keith MW，Masear V，Amadio PC，et al：Treatment of carpal tunnel syndrome．JAAOS 17：397-405，2009
17. 林典雄(著)，青木隆明(監)：運動療法のための機能解剖学的触診技術　上肢．pp80，93，99，257，メジカルビュー社，2011
18. Ryu JY，Cooney WP 3rd，Askew LJ，et al：Functional ranges of motion of the wrist joint．J Hand Surg Am 16：409-419，1991
19. 櫛田学，角光宏，今村宏太郎，他：非外傷性前骨間神経麻痺，後骨間神経麻痺の治療経験．日本手外科学会雑誌16：518-521，1999
20. 山本真一，田尻康人，三上容司，他：特発性前骨間神経麻痺の手術適応．日本手外科学会雑誌 26：76-78，2010

21. 村瀬政信，中野隆，金丸みき，他：Guyon管における尺骨神経の絞扼に関する解剖学的因子の検討．理学療法学 34：341，2007

22. Gross MS，Gelberman RH：The anatomy of the distal ulnar tunnel．Clin Orthop Relat Res 196：238-247，1985

23. 松元征徳：尺骨神経管症候群の3例．整形外科と災害外科 42：1206-1211，1993

24. 今井富裕：尺骨神経管症候群．臨床神経生理学43：183-188，2015

25. 阿部友和，中野隆，林満彦：後骨間神経麻痺の原因に関する局所解剖学的検討―Frohseのアーケードと短橈側手根伸筋，周辺血管の形態を中心に．理学療法学 32：250，2005

26. 高瀬勝己：後骨間神経麻痺の検討．日手会誌13：793-797，1996

27. 土肥義浩，粕渕賢志，山口史哲，他：橈骨遠位端骨折術後のダーツスロー・モーション 手関節動態X線との比較．日本手外科学会雑誌29：505-509，2013

28. 林典雄(監)，鵜飼建志(編著)：セラピストのための機能解剖学的ストレッチング 上肢．pp179-183，200-207，217-237，メジカルビュー社，2016

29. 森友寿夫：掌側進入による直視下TFCC縫合術と尺骨手根骨靭帯修復術．整形・災害外科 53：333-339，2010

30. Kauer JM：The articular disc of the hand．Acta Anat (Basel) 93：590-605，1975

31. Palmer AK，Werner FW：Biomechanics of the distal radioulnar joint．Clin Orthop Relat Res 187：26-35，1984

32. Tsai PC，Paksima N：The distal radioulnar joint．Bull NYU Hosp Jt Dis 67：90-96，2009

33. Lewis OJ，Hamshere RJ，Bucknill TM：The anatomy of the wrist joint．J Anat 106：539-552，1970

34. Nakamura T，Yabe Y，Horiuchi Y：Functional anatomy of the triangular fibrocartilage complex．J Hand Surg Br 21：581-586，1996

35. 中村俊康：背側進入による直視下TFCC縫合術とTFCC再建術.整形・災害外科53：341-347，2010

36. 中村俊康：手関節三角線維軟骨複合体(TFCC)損傷における画像診断．MB Orthop 19：57-62，2006

37. Shigemitsu T，Tobe M，Mizutani K，et al：Innervation of the triangular fibrocartilage complex of the human wrist：quantitative immunohistochemical study．Anat Sci Int 82：127-132，2007

38. 木原仁，Short WH，Werner FW，他：遠位橈尺関節の安定性機構について．日本手外科学会雑誌11：6-8，1994

39. 渡辺健太郎，室捷之，中村蓼吾：遠位橈尺関節の支持機構破綻に関する臨床的検討 関節造影および関節鏡所見を中心に．日本手外科学会雑誌11：10-14，1994

40. Nakamura R，Horii E，Imaeda T，et al：The ulnocarpal stress test in the diagnosis of ulnar-sided wrist pain．J Hand Surg Br 22：719-723，1997

41. Tay SC，Tomita K，Berger RA：The "ulnar fovea sign" for defining ulnar wrist pain：an analysis of sensitivity and specificity．J Hand Surg Am 32：438-444，2007

42. 水関隆也，梶谷典正，横田和典，他：TFCC損傷/尺骨突き上げ症候群に対する尺骨短縮術の成績．日本手外科学会雑誌19：225-228，2002

43. 坪川直人，吉津孝衛：手の外科における単純X線写真―肢位と読影．Orthopaedics 19：1-10，2006

44. 山内仁，大工谷新一：TFCC損傷に対する理学療法 テニスにおけるグリップ動作を中心に．関西理学療法6：59-64，2006

45. Maffulli N，Renstrom P，Leadbetter WB(Eds.)：Tendon injuries：basic science and clinical medicine．Springer，pp142-146，2005

46. Ruland RT, Hogan CJ : The ECU synergy test : an aid to diagnose ECU tendonitis. J Hand Surg Am 33 : 1777-1782, 2008

47. Kataoka T, Moritomo H, Omori S, et el : Pressure and tendon strain in the sixth extensor compartment of the wrist during simulated provocative maneuvers for diagnosing extensor carpi ulnaris tendinitis. J Orthop Sci 20 : 993-998, 2015

48. 後藤佳子, 薄井正道, 石崎仁英, 他 : de Quervain病に対する疼痛誘発テスト. 日本手外科学会雑誌28 : 76-79, 2011

49. Brunelli G : Finkelstein's versus Brunelli's test in De Quervain tenosynovitis. Chir Main 22 : 43-45, 2003

50. Finkelstein H : Stenosing tendovaginitis at the radial styloid process. J Bone Joint Surg Am 12 : 509-540, 1930

51. 今枝敏彦 : 大菱形中手骨関節(TMC)の靭帯解剖. 日本手外科学会雑誌10 : 704-707, 1993

52. 今枝敏彦 : 大菱形中手骨関節(TMC)構成靭帯の機能. 日本手外科学会雑誌10 : 708-710, 1993

53. Shuler MS, Luria S, Trumble TE : Basal joint arthritis of the thumb. J Am Acad Orthop Surg 16 : 418-423, 2008

54. Eaton RG, Floyd WE 3rd : Thumb metacarpophalangeal capsulodesis : an adjunct procedure to basal joint arthroplasty for collapse deformity of the first ray. J Hand Surg Am 13 : 449-453, 1988

55. 蔡栄浩, 佐々木勲 : 母指CM関節に対する母指内転伸展テストの有用性　注射施行例の検討. 日本手外科学会雑誌30 : 992-994, 2014

Part 2

몸통
Trunk

척주(vertebral column) 총론

척주의 구조와 기능

A. 척주를 구성하는 뼈와 자세

척주(vertebral column)는 **경추** 7개, **흉추** 12개, **요추** 5개, **천추** 5개, **미추** 3~5개로 구성된다. 천추는 30세까지, 미추는 20대 후반에 골유합된다.

➡ **경추** cervical vertebrae

➡ **흉추** thoracic vertebrae

➡ **요추** lumbar vertebrae

➡ **천추** sacral vertebrae

➡ **미추** coccyx vertebrae

● **생리적 만곡**(physiological curvature)

척주에는 생리적 만곡(그림 1)이 존재하며, **경추 전만**, **흉추 후만**, **요추 전만**, **천골 후만**에서 전체적으로 S자 형태를 띤다.[1] 생리적 만곡은 중력과 활동량에 깊은 관계가 있다.

태생기·신생아기에는 항중력 자세를 취하는 일이 없어 척주 전체가 C자형 만곡이 된다. 목을 가누면 척주의 장축 방향으로 중력이 작용하여 만곡 형성이 시작된다. 또한, 걷기, 달리기, 물건 들어올리기 등의 활동량이 높아지는 아동기 종료 시점[2]에는 S자 모양의 **생리적 만곡**이 완성된다.[3]

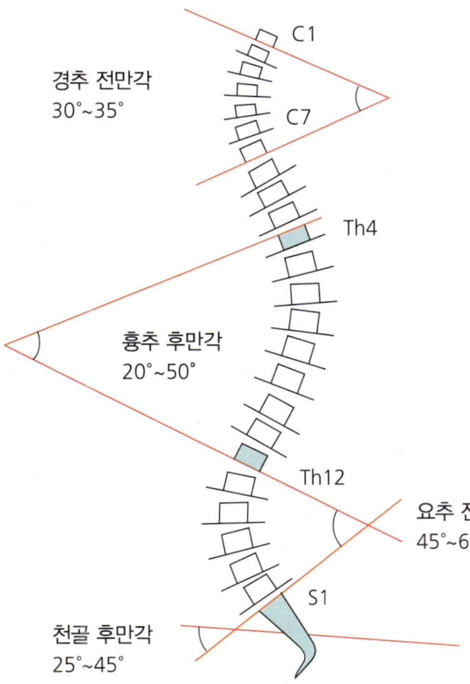

그림 1 척주의 생리적 만곡

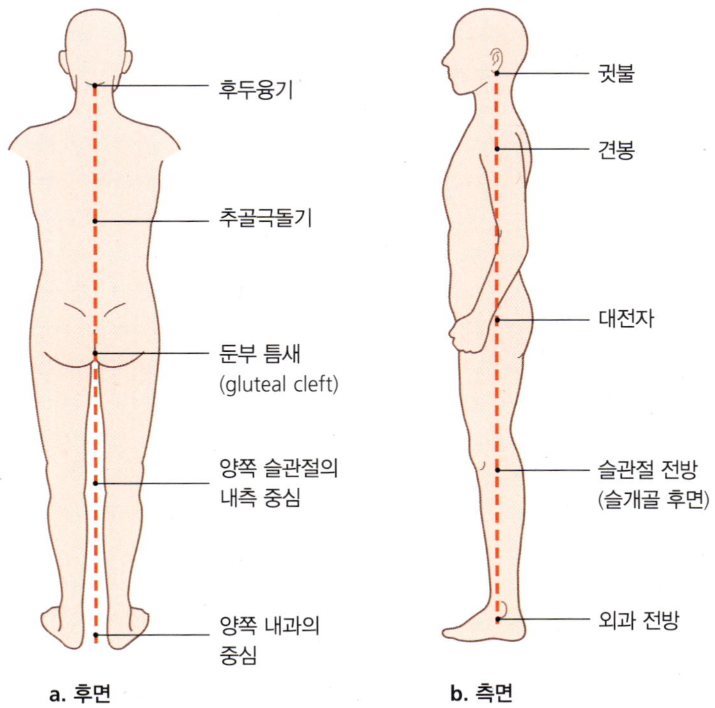

그림 2 정렬(alignment) 평가에 필요한 랜드마크

생리적 만곡은 지면에서의 충격을 완충하여 머리로의 진동을 경감하는 기능이 있어 활동량이 증가하는 시기에는 필수불가결하다. 반대로 활동량이 줄면 생리적 만곡이 불필요하게 된다. 따라서 노화에 따라 활동이 저하되면 중력에 따라 흉추 후만이 늘고, 요추 전만이 줄어든다.

이러한 생리적 만곡의 변화는 정적·동적 자세, 균형 능력 등에도 영향을 미치게 되므로 기능적인 자세, 이른바 생리적 척주 정렬(그림 2)을 평가하는 것이 중요하다.

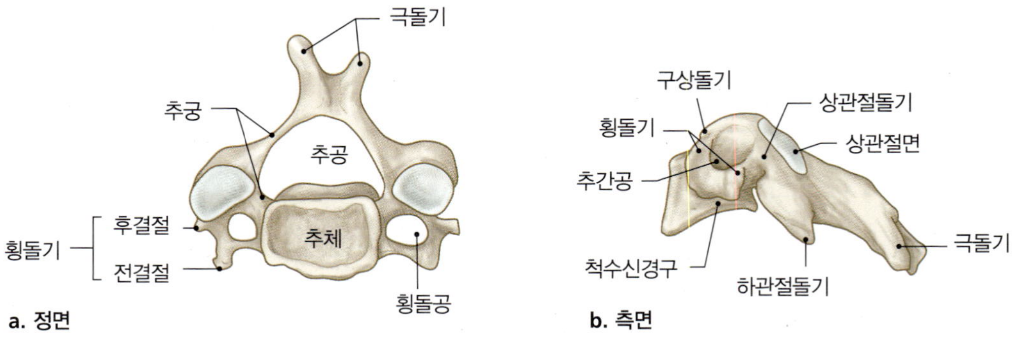

그림 3 경추의 각 부위

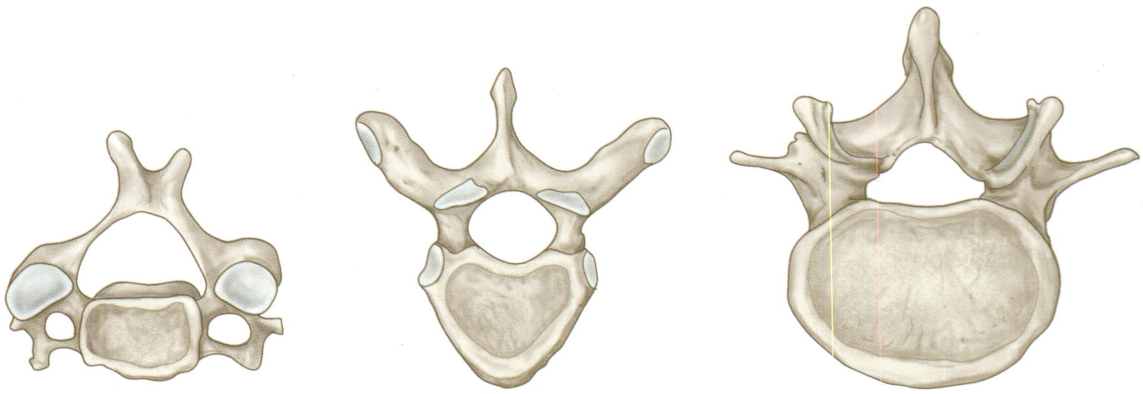

그림 4 추체 윗면 비교

● 각 추체의 특징(그림 3~6)

➡ **구상돌기**
uncinate process

➡ **횡돌공**
transverse foramen

➡ **추골동맥**
vertebral artery

➡ **늑골와**
costal facet

- **경추** : 머리의 무게를 지탱하는 추체는 흉추나 요추에 비해 작지만 척주관은 넓다. 제3-7 경추 추체의 외측 모서리에는 **구상돌기**라는 뼈 돌기가 있으며, 제4~6 경추에서는 상위 추체와 **루스카(Luschka)관절**을 형성한다. 또한, 경추에는 전결절과 후결절에 둘러싸인 **횡돌공**이 존재한다. 이 부위를 **추골동맥**이 통과한다. 추골동맥은 뇌로 들어가 뇌저동맥(basilar artery)이 되어 뇌에 혈액을 공급한다. 횡돌공은 뇌로의 혈액 공급을 확보하기 위해 척추동맥을 뼈로 감싸는 구조라고 할 수 있다.
- **흉추** : 상부에서 하부로 내려갈수록, 서서히 추체가 커진다. 또한 극돌기는 **제5 흉추**를 경계로 후하방으로 방향이 바뀐다. 흉추에는 늑골과 관절을 이루는 **늑골와**가 존

재한다.

- **요추** : 상반신의 무게를 지탱하기 위해 추체의 크기가 크며, 극돌기는 직사각형 모양으로 짧다. 상관절면 후방에 짧은 **유두돌기**가 존재하고, 다열근이 부착한다.[4)]

➡ **유두돌기**
mammillary process

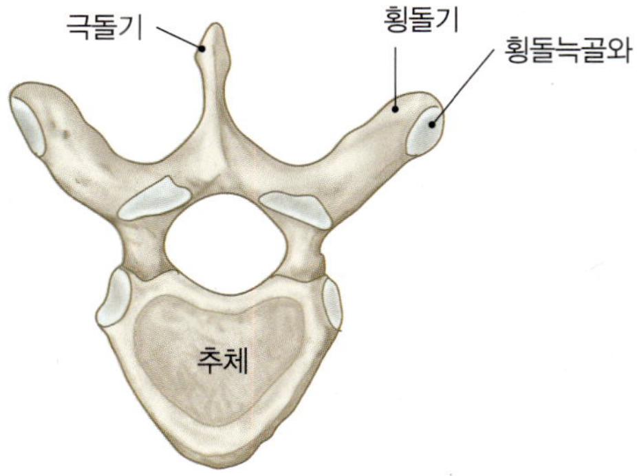

a. 흉추 윗면

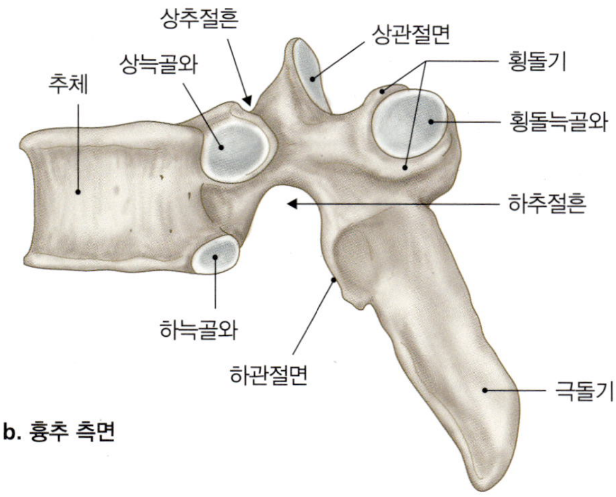

b. 흉추 측면

그림 5 흉추의 각 부위

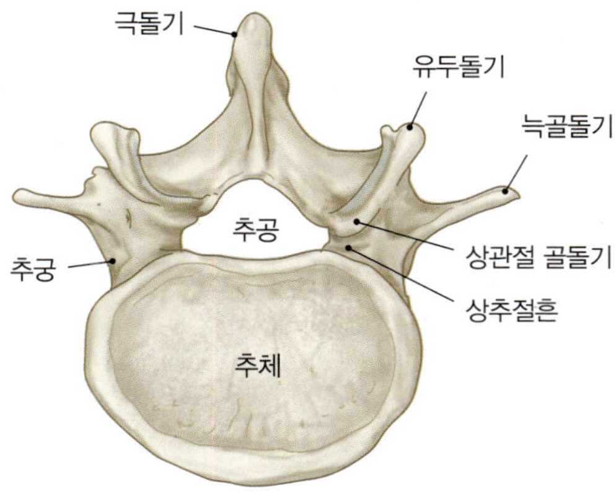

a. 요추 윗면

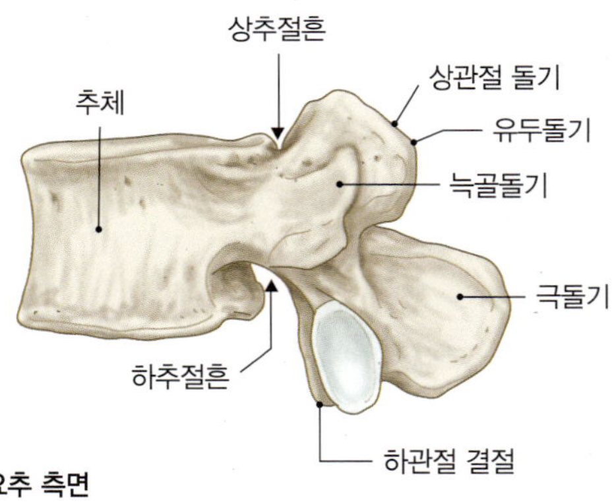

b 요추 측면

그림 6 요추의 각 부위

B. 척주의 관절

척주는 추간관절과 추간판을 포함하는 추체간 관절(interbody joint)로 연결되어 있다.

추간관절은 상위 추골의 하관절돌기와 하위 추골이 상관절돌기로 구성되는 평면관절(plane joint)이며, 전형적인 **해부학적 관절**(활막관절, synovial joint)이다. 또한, 관절연골(유리연골, hyaline cartilage)과 활막, 관절낭으로 구성된다.

➡ **추간관절**
zygapophysial joint

추간판을 포함한 추체간관절은 섬유성 골결합에 의한 **기능적 관절**로 정식 관절 명칭은 존재하지 않는다.

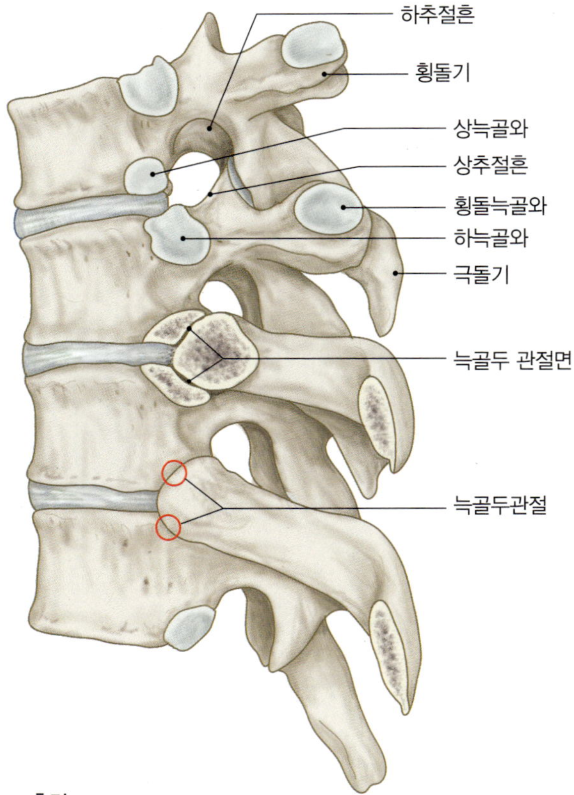

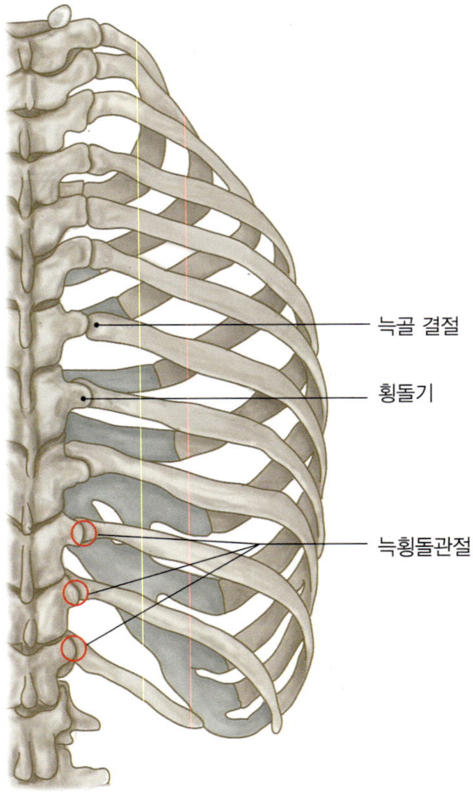

그림 7 늑추관절(costovertebral joint)

➡ **늑골두관절**
joint of head of rib

➡ **늑횡돌관절**
costotransverse joint

➡ **늑추관절**
costovertebral joint

흉추부에는 흉곽을 구성하는 늑골과의 관절면인 **늑골두관절**과 **늑횡돌관절**이 있으며, 이를 합하여 **늑추관절**이라고 한다(그림 7).

● 추간관절(그림 8)

추간관절은 상관절 돌기의 시상면에 대해 기울기가 수평 방향이면 추체의 전방 미끄러짐을, 수직 방향이라면 축회전을 억제하는 효과가 높다.

경추의 관절면(환축관절 제외)은 수평면에 대해 약 45° 기울어져 있으며, 흉추로 내려가면 수직 방향으로 기울어지는 구조이다.[5] 요추의 관절면은 시상면과 평행하며, 상관절면은 내측, 하관절면은 외측으로 약간 기울어져 있다.

● 추간판

➡ **추간판**
intervertebral disk

➡ **수핵**
nucleus pulposus

➡ **섬유륜**
annulus fibrosus

➡ **종판(척주단판)**
end plate

추간판은 **수핵**과 그 주변을 둘러싸는 **섬유륜**, **종판**으로 구성된다. 조직 구조는 주로 collagen, proteoglycan, 물로 이루어져 퇴행성 변화가 유발되기 쉽다. 특히 수핵은 proteoglycan이 감소하여 수분 유지가 곤란해지는 경우가 흔하다. 또한, 섬유륜 내의 collagen fiber 방향은 수직이 아닌 비스듬히 경사져 있고 인접한 층은 역방향이다. 이러한 배열은 10~20층으로 구성된다. 이로 인해, 추간판은 견인, 전단, 비틀림이라는 힘에 저항할 수 있다(그림 9).[4]

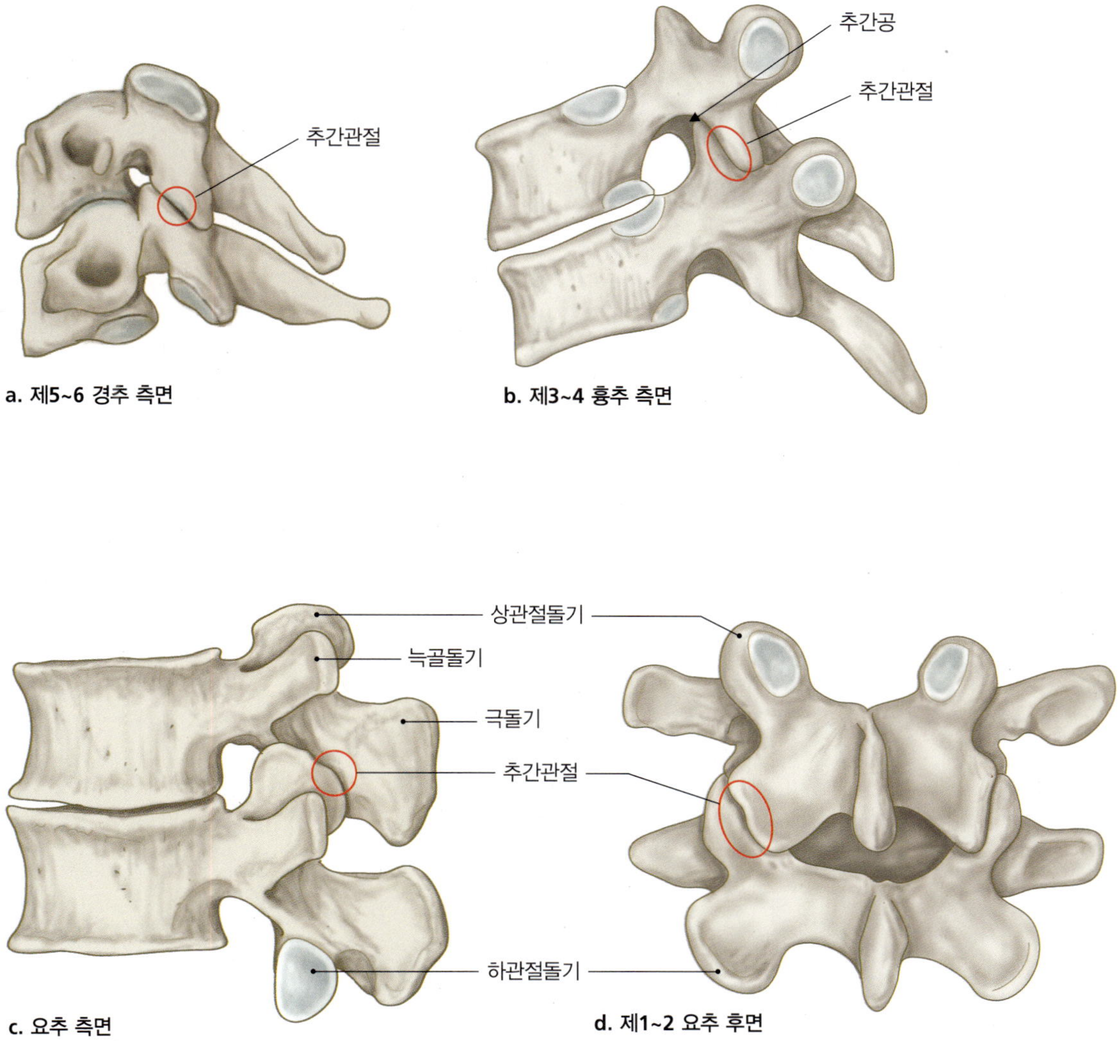

그림 8 추간관절 비교

추간판의 기능적 역할은 체중 지지와 척추 분절의 가동성을 보조하는 것이다. 체중 지지는 쿠션 작용에 따라 충격을 완화하는 것이다. 분절적 가동성의 보조는 굴곡/신전, 측굴, 회전 운동으로 발생하는 압박 부하에 대하여 유연하게 변형되는 기능을 말한다.

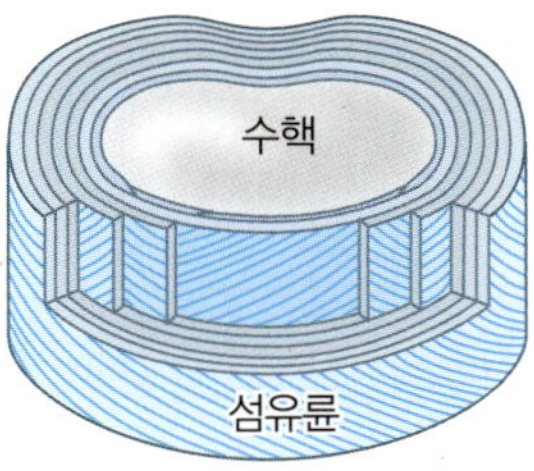

그림 9 섬유륜의 층 구조

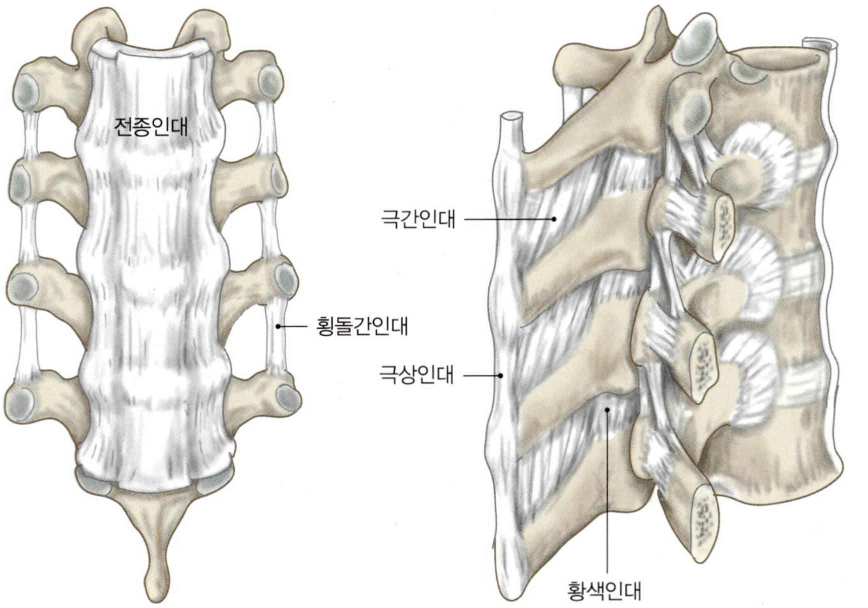

그림 10 척주의 인대

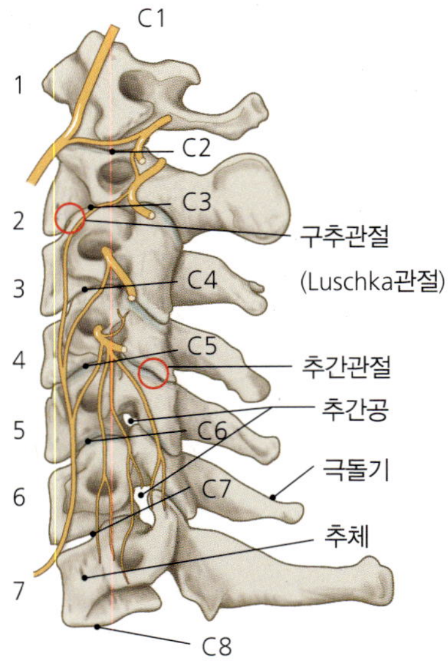

그림 11 경추와 경추신경

● 늑골두관절과 늑횡돌관절

늑골두관절은 2개의 인접한 추골로 구성되는 한쌍의 늑골와와 그 사이에 존재하는 추간판에 인접해 있다. **늑횡돌관절**은 늑골의 관절결절면과 흉추횡돌기에서의 늑골관절면을 연결한다. 상위 늑골은 전면에서 흉골과 관절을 형성하므로 가동성이 낮다. 늑횡돌관절은 횡돌기가 오목한 것에 비해 늑골두는 볼록하여 관절의 안정성이 유지된다.

하위 늑골은 전면에서 흉골과 관절을 형성하지 않고 늑연골에 부착되므로 상위 늑골보다 가동성이 높고, 횡돌기의 관절면이 평탄한 것에 비해 늑골두는 볼록한 형태이다. 이러한 형태 차이로 인해, 상위 늑골의 가동성은 흉추의 움직임에 영향을 받으며, 하위 늑골은 자유도와 가동성이 높은 반면, 근육과 인대 등 관절 외 영향을 받기 쉽다.[6]

C. 척주의 인대(그림 10)

➡ **황색인대**
ligamenta flava

➡ **전종인대(ALL)**
anterior longitudinal ligament

➡ **후종인대(PLL)**
posterior longitudinal ligament

➡ **항인대**
nuchal ligament

척주의 인대는 황색인대, 전종인대, 후종인대, 극상인대, 극간인대, 횡돌간인대로 구성되어 있다.

황색인대는 척주 전체의 굴곡을 제한하여 과도한 압박으로부터 추간판을 보호하고 있다. **전종인대**와 **후종인대**는 추체의 전면과 후면에 각각 부착하여 추간판 내로 들어가 보강한다. 전종인대는 경추와 요추의 과도한 전만을 제한한다. 황색인대와 후종인대는 척주의 보호에도 관여한다. 그리고 극상인대는 경부에서는 **항인대**라고도 불린다.[4]

D. 척수신경과 추간공

척주관 및 추간공은 추골의 추체, 추궁, 추간관절, 추간원판, 후종인대, 황색인대로 구성되어 있다. 경추에서는 Luschka관절(구추관절)이 추간공의 전벽에 해당한다.[7]

척수신경은 경추신경 8쌍, 흉추신경 12쌍, 요추신경 5쌍, 천골신경 5쌍, 미골신경 1쌍으로 구성된다. 척수의 전각에서 **전근**이, 후각에서 **후근**이 나와 하나의 **신경근**을 형성하고 추간공을 통해 척주관을 빠져나온다. 이후 척수신경은 곧바로 **전지**와 **후지**로 나뉘며, 전지는 복잡하게 분지 및 합류를 반복하여 **신경총**을 형성한다. 후지는 몸통의 배측에만 분포되어 있어 일반적으로 전지에 비해 발달하지 못했다.[8)]

제7 경추신경(C7)까지는 하위 추체와 동일한 번호의 척수신경이 나온다[예 : 제6 경추신경(C6)은 제5 경추와 제6 경추 사이에서 나온다]. 제8 경추신경(C8)이 제7 경추와 제1 흉추 사이에서 나오기 때문에 제1 흉추(T1) 이하는 상위 추체와 동일한 번호의 척수신경이 나오게 된다[예 : 제6 흉추신경(T6)은 제6 흉추와 제7 흉추 사이에서 나온다(그림 11)].

일반적인 척수의 말단은 제1~2 요추의 추간공 부근에서 종료되고, 그 이하는 **마미**를 형성하여 각각의 추간공까지 뻗어 있다.

➡ **척수신경** spinal nerve

➡ **전근** ventral root

➡ **후근** dorsal root

➡ **신경근** nerve root

➡ **전지** anterior ramus

➡ **후지** posterior ramus

➡ **신경총** plexus

➡ **마미** cauda equina

◈ 참고문헌

1. 竹井仁：体幹の骨・関節の解剖学的理解のポイント．理学療法23：1343-1350，2006
2. 渡曽公治：二足直立の基礎知識．脊椎脊髄26：624-631，2013
3. 工藤慎太郎：運動療法の「なぜ？」がわかる超音波解剖．pp6-16，医学書院，2014
4. Donald A．Neumann(著)，嶋田智明，平田総一郎(監訳)：筋骨格系のキネシオロジー．pp266-367，医歯薬出版，2005
5. Kirpalani D，Mitra R：Cervical facet joint dysfunction: a review．Arch Phys Med Rehabil 89：770-774，2008
6. 田中創，城内若菜，梅田泰光：高齢者の胸郭の機能障害と理学療法．理学療法32：624-639，2015
7. 中野隆，颯田季央，鳥居亮，他：マスターの要点　機能解剖学 末梢神経系の機能解剖(3)．理学療法24：382-392，2007
8. 中野隆：マスターの要点　機能解剖学 末梢神経系の機能解剖(1)．理学療法23：1542-1555，2006

1 경부(cervical region)

경부의 구조와 기능

경부에는 크게 3개의 관절이 있다. **환추후두관절**, **환축관절 복합체**(그림 1-1), 제2~7 경추 각각의 **추간관절**이다. 또한, 각 추체 사이에는 체중 부하를 완충하는 **추간판**이 있다.

➡ **환추후두관절**
atlanto-occipital joint

➡ **환축관절 복합체**
atlanto-axial joint complex

➡ **추간관절**
zygapophysial joint

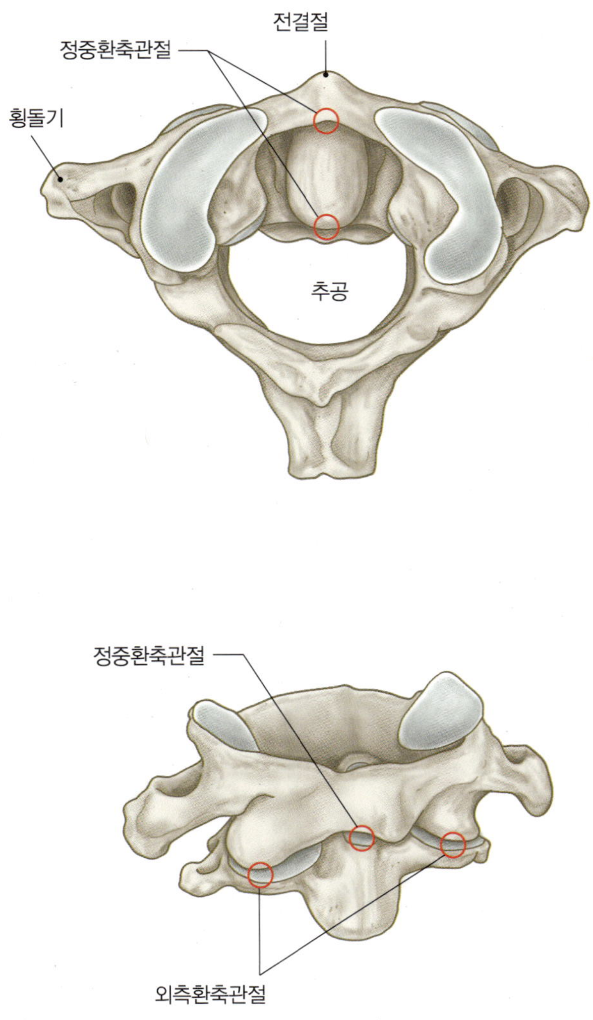

그림 1-1 환축관절 복합체

A. 경부의 흔한 기능장애

경부는 척주 전체 중 가장 가동성이 큰 부위이다. 머리는 청각, 시각, 후각, 미각, 평형감각 등의 감각장치를 수용하고 있으며, 경부는 머리의 위치 제어에 기여하고 있다.[1)]

경부는 큰 충격을 주는 컨텍트 플레이 운동이나 노화에 의한 퇴행성 변화와 변성에서 기능장애가 발생하기가 쉽다. 또한, 불량한 자세로도 저림이나 통증을 일으키는 경우가 많다.

B. 경부의 안정화기구

● 정적 안정화기구

➡ **구추관절**
uncovertebral joint

➡ **익상인대**
alar ligaments

- **뼈의 형태** : 경추의 추체 외측에 있는 **구추관절(Luschka관절)**은 머리의 하중을 받고 있기 때문에 추간판 변성이나 골극 형성이 발생하기 쉽다.[2)]
- **인대** : 경추의 노화로 인해 골화나 비후가 발생하는 경우가 있다. 또한, 경부에는 강한 **익상인대**가 존재하며, 축추 치돌기(C2 dentate process)의 끝에서 후두과(occipital condyle)의 내측면까지 비스듬히 주행한다. 익상인대는 축추에 대한 환추 및 머리의 회전을 제한하고 있다.[3)]
- **추간판** : 경추 추간판의 수핵량은 요추에 비해 적고 경추 추간판탈출증의 발생 빈도는 요부에 비해 낮다.[2)]

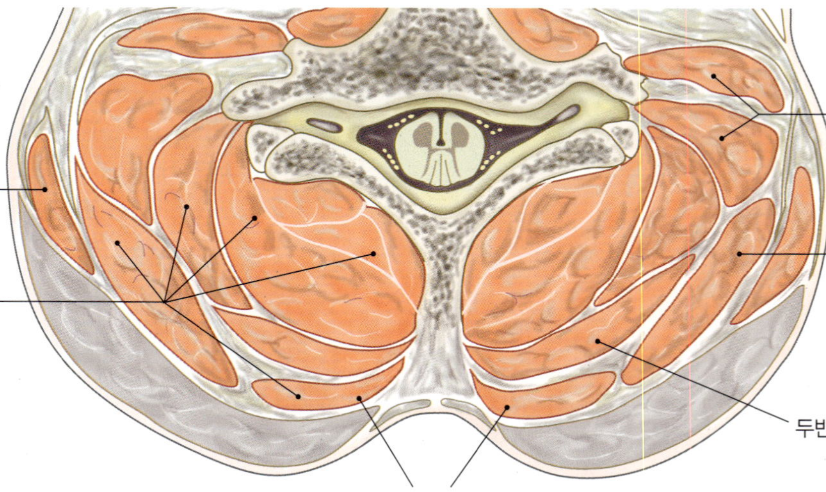

그림 1-2 경부(C2 level)의 동적 안정화기구

● 동적 안정화기구(그림 1-2)

- **경부 고유배근** : 두판상근, 경판상근, 두최장근, 경최장근, 경장늑근으로 이루어진 **외측근군**과 극간근, 극근, 장·단회전근, 다열근, 두·경반극근으로 이루어진 **내측근군**으로 분류된다. 외측근군은 경추의 운동에 관여하고, 내측근군은 경추의 안정성에

기여한다. 외측근군은 척수신경 후지의 외측지 혹은 전지의 지배를 받고, 내측근군은 척수신경 후지의 지배를 받는다.

- **경추굴근군** : 흉쇄유돌근, 사각근, 경장근·두장근 등의 **추전근군**(prevertebral muscles)이 있다.

C. 경부의 운동학

경추는 관절의 가동 범위가 크고 머리의 위치를 조절한다. 경추의 좌우 회전·측굴·굴곡·신전을 통해 상방·하방·측방·후방을 볼 수 있다.[4)]

- **환추후두관절** : 관절면은 좌우 양쪽에 2개가 있으며 후두와는 볼록면, 환추의 상관절면은 오목한 면을 이루고 있어 굴곡과 신전, 약간의 측굴을 일으킨다.
- **환축관절** : 정중환축관절과 외측환축관절로 형성된다. 환축관절의 운동은 주로 축추 위에서 환추의 회전이며, 경부의 회전은 대부분 환축관절에서 발생한다.
- **경추추간관절** : 수평면에 대해 **약 45°** 기울어져 있어 굴곡·신전·측굴·회전이 가능하다.

경부의 **coupling motion**은 상위 경추[후두골, 환추(C1), 축추(C2)]에서는 회전에 반대쪽 측굴을 동반한다. 중위·하위 경추에서는 회전과 같은 쪽 측굴이 발생한다.[5)]

> **참고!**
>
> **coupling motion**
>
> couple로 발생하는 능동적 복합 운동. 주로 회전 동작에서 나타나며, 경흉추에서는 회전 방향과 같은 쪽에 측굴, 요추에서는 회전 방향과 반대 쪽에 측굴이 발생한다.

1 경부 통증

여기에서는 단계(step) 별로 정리해 설명하였다.

step 1 통증 유발 동작 : 역학적 부하

경부의 신전 운동 시 경부 후방조직에는 압박 부하가 가해지고, 전방조직에는 신장 부하가 가해진다. 반대로 굴곡 운동 시 경부 전방조직에는 압박 부하가 가해지고, 후방조직에는 신장 부하가 가해진다. 또한, 신전 운동 시 최종 제한은 극돌기간의 충돌로 인한 것이며 이때 극돌기에는 압박 부하가 가해진다. 추간관절에는 신전 혹은 측굴 시 압박+전단 부하가 가해진다.

추간관절은 **압박 부하**, 근육은 부정렬(malalignment)에 의한 **신장 부하**를 받게 되는 경우가 흔하다.

따라서 압박·전단 부하로 인한 통증 발생 시 추간관절에 문제가 있다고 볼 수 있다.

신장·압박 부하로 인한 통증 발생 시는 우선 경부 근육에서 유래된 기능장애를 의심한다.

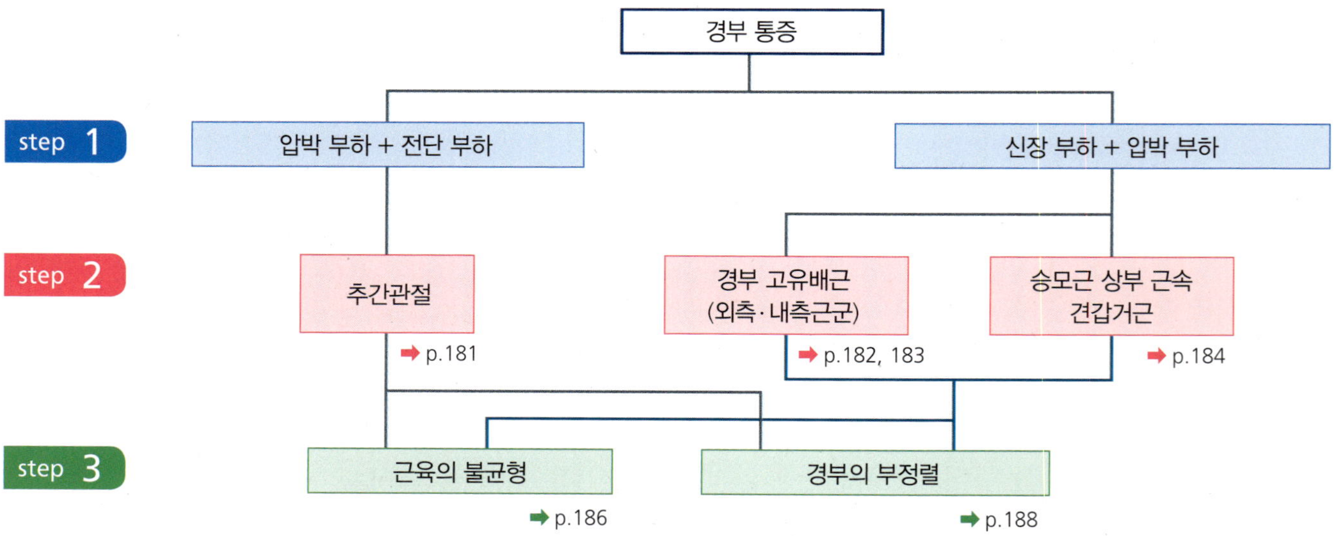

FLOW CHART 경부 통증에 대한 평가 전략

step 2 통증의 위치 : 해부학적 평가

1) 추간관절(그림 1-3)

● 통증 발생의 해부학적 요인

➡ **추간관절**
zygapophysial joint

중간·하위 경추의 추간관절은 수평면에 대해 약 45° 기울어져 있기 때문에 경부의 굴곡·신전 운동은 상위 경추가 하위 경추의 추간관절면 전방(굴곡)으로 혹은 후방(신전)으로 미끄러져 발생한다. 또한, 측굴 시 추간관절면에 측굴 방향으로 슬라이딩하기 때문에 회전이 반드시 동반된다. 이러한 운동 상태에서 추간관절에 과도한 압박 부하를 받으면 추간관절이 손상되거나 통증이 유발될 수 있다.

각 추간관절은 섬유성 관절낭으로 덮여 있으며, 내부에는 활막, 관절연골, 지방세포로 구성된 여러 조직이 있다. Kallakuri 등은 관절낭 내 단백질, substance P, 칼시토린유전자관련펩타이드(calcitonin gene-related peptide)를 발견하였고, 이러한 물질이 추간관절 통증 발생에 관여하고 있을 가능성을 시사하였다.[6]

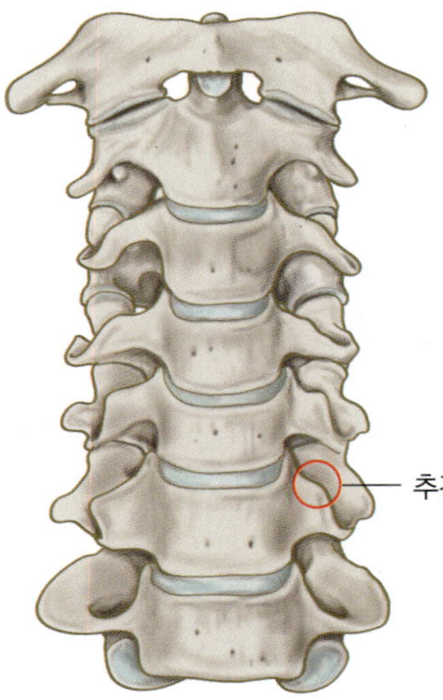

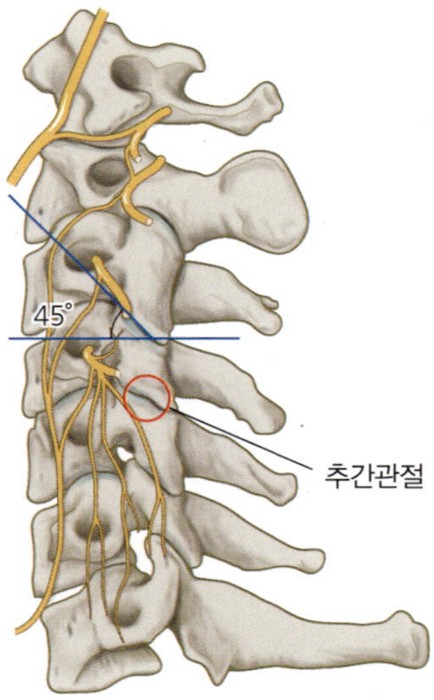

그림 1-3 경추의 추간관절

● 경부의 통증유발검사

Spurling test(그림 1-4)

- 검사 자세 : 환자를 앉은 상태로 위치시킨다.
- 접촉 부위 : 환자의 두정부(정수리)에 손을 둔다.
- 유도 동작 : 경부를 신전, 회전(환자 쪽)시키고 수직으로 압력을 가한다.
- 결과 : 회전하는 쪽에서 증상이 재현되면 양성이다.
- 기능적 의의 : 경추의 신전과 회전이 결합함으로써 추간공이 협착하고 신경근 증상

이 유발된다.

- **주의점** : 이 검사는 신경 증상을 유발하는 검사이기 때문에 경부 통증만 발생하는 경우 음성으로 판단해야 한다. 그러나 동시에 추간관절에도 압박 부하가 가해지기 때문에 경부 통증만 발생하는 경우, 추간관절장애가 의심된다. 또한, 신전만으로 증상이 나타나는 경우에는 척추관 협착을 의심한다.

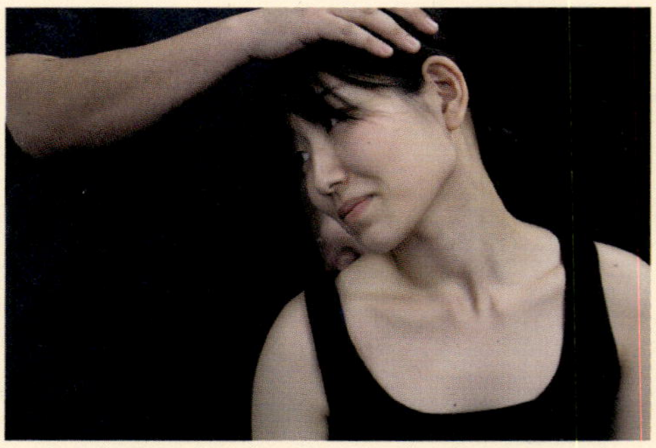

그림 1-4 Spurling test

2) 경부 고유배근 외측근군

● 통증이 발생하는 해부학적 요인

➡ 두판상근
splenius capitis m.

두판상근

기　　시 : 제4 경추~제3 흉추극돌기

정　　지 : 상항선(superior nuchal line) 외측부, 유양돌기

신경지배 : 경신경 후지의 외측지

작　　용 : 경부 신전(한쪽 수축 시 같은 쪽 측굴과 회전)

➡ 경판상근
splenius cervicis m.

경판상근

기　　시 : 제3~6 흉추극돌기

정　　지 : 제1·2 경추극돌기

신경지배 : 경신경 후지의 외측지

작　　용 : 경부 신전(한쪽 수축 시 같은 쪽 측굴과 회전)

고유배근 외측근군에는 **두판상근**, **경판상근**, 경최장근, 두최장근, 경장늑근이 있다. 장늑근이나 최장근은 늑골과 횡돌기에 부착되어 있기 때문에 늑골이 퇴화된 경부에서는 발달하지 않았다. 이에 비해, 횡돌기 내측에 존재하는 내측근군(➡ p.209, 그림 2-8)이 발달되어 있다.

외측근군은 척수신경 후지의 외측지 혹은 전지의 지배를 받으며 경추의 운동에 관여한다. 경추의 전만을 유지하기 위해서는 내측근군이 중요하다. 내측근군의 긴장이 저하되고, 경추의 전만을 유지하지 못하는 경우에는 정적 안정화기구 혹은 외측근군의 긴장을 고조시켜 상대적으로 경추의 안정성을 높일 수 있다. 근긴장이 항진함으로써 근연축이 발생하여 머리의 무게가 무겁게 느껴지거나 통증이 발생하는 원인이 된다.[8] 또한, 이처럼 근긴장이 항진된 상태로 경부의 신전 방향에 압박 부하가 가해지면 통증이 발생한다.

● 두판상근의 촉진(그림 1-5)

두판상근은 경부와 배부에 위치하는 판 형태의 근육으로 기시부는 승모근과 능형근군에 덮여 있다. 따라서 정지부 쪽의 승모근 상부 섬유와 흉쇄유돌근 사이를 촉진한다. 유양돌기와 C4 극돌기를 연결하는 선 위의 중간에 위치한다. 두판상근과 경판상근의 경계는 기시부에서 명확하지 않다.[9] 두판상근은 흉쇄유돌근과 함께 경부의 회전에 작용하기 때문에 신전+같은 쪽 회전에 의해 압박 부하가 가해진다.

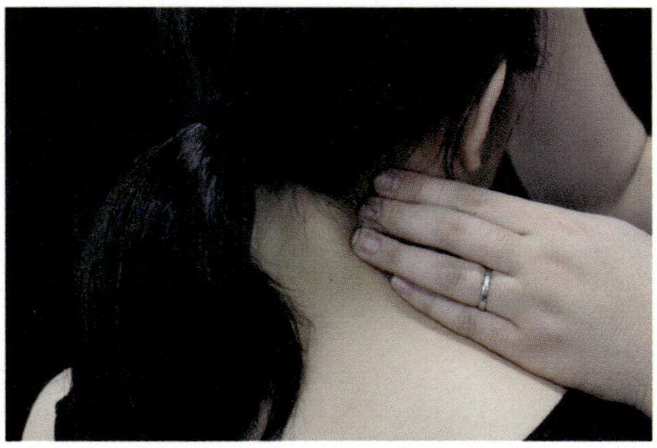

그림 1-5 두판상근의 촉진

3) 경부 고유배근 내측근군

두반극근

기　　시 : 제3 경추~제6 흉추횡돌기
정　　지 : 후두골의 상항선과 하항선 사이
신경지배 : 척수신경 후지의 외측지·내측지
작　　용 : 머리·경추·흉추 신전, 한쪽 수축 시 같은 쪽 측굴과 반대쪽 회전

경반극근

기　　시 : 제1~6 흉추횡돌기
정　　지 : 제2~7 경추극돌기
신경지배 : 척수신경 후지의 내측지
작　　용 : 머리·경추·흉추 신전, 한쪽 수축 시 같은 쪽 측굴과 반대쪽 회전

➡ **두반극근** semispinalis capitis m.

➡ **경반극근** semispinalis cervicis m

● 통증 발생의 해부학적 요인(그림 1-6)

고유배근 내측근군은 척수신경 후지의 지배를 받으며, 극간근, 극근, 장/단회전근, 다열근, 경/두반극근이 이에 해당한다. 경부에서는 반극근이 대부분을 차지한다.[7]

경추의 전만을 유지하기 위해서는 **반극근**이 중요하다. 예를 들면, 머리가 전방으로 나오는 자세에서는 반극근에 보다 강한 장력이 가해진다. 내측근군도 외측근군과 마찬가지로 경부의 신전 운동에 더 강한 장력이 발생한다.

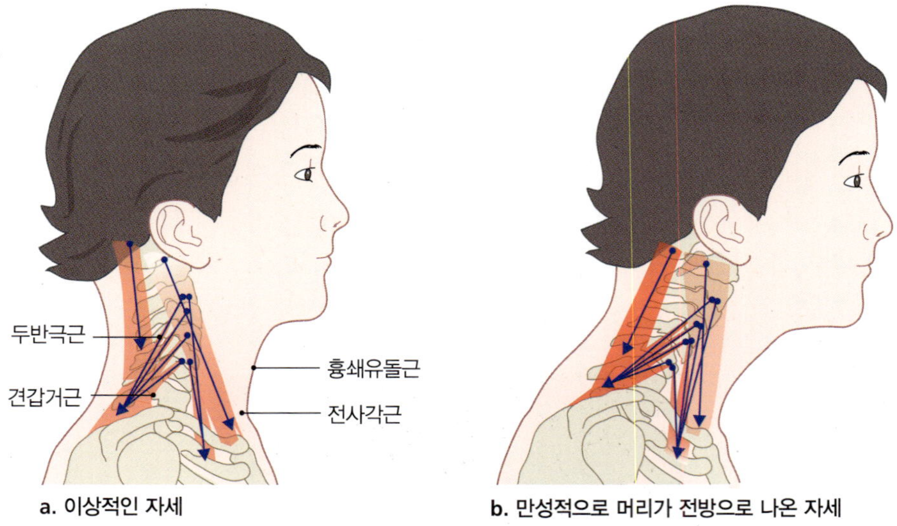

그림 1-6 자세 비교

● 반극근의 촉진

경부의 반극근은 두꺼운 두반극근과 경반극근으로 나뉘고, 두반극근의 심층에 경반극근이 위치한다. 두반극근과 경반극근 사이에는 다른 부위에 비해 **소성결합조직**(loose connective tissue)과 지방의 양이 많아 혈관도 주행하고 있다. 따라서 두반극근과 경반극근의 근육 뭉침(근경결)이 일어나면 혈관을 압박하여 어깨 결림이나 두통 등을 유발할 수 있다.[7)]

반극근의 표층에는 두판상근과 승모근 상부 근속이 위치하고 있으므로 이들 근육을 통해 촉진한다. 또한, 반극근의 심층에는 다열근, 장/단회전근이 위치한다.

> **참고!**
> 소성결합조직
> 교원섬유가 드문드문 불규칙하게 배치된 결합조직으로 콜라겐, 탄성 섬유, mucopolysaccharide, 결합조직 세포들로 구성된다. 피하 및 전신에 분포한다.

4) 승모근 상부 근속·견갑거근

승모근 상부 근속

기 시 : 외후두융기(external occipital protuberance), 항인대(nuchal ligament)
정 지 : 쇄골 외측 1/3 상연
신경지배 : 부신경(accessory nerve), 경신경
작 용 : 견갑골 거상, 견갑골 상방회전

견갑거근

기 시 : 1~4번 경추 횡돌기
정 지 : 견갑골 상각
신경지배 : 경신경, 견갑배신경(dorsal scapular nerve)
작 용 : 견갑골 거상

● 통증 발생의 해부학적 요인

승모근은 상부·중부·하부 근속으로 나뉜다. 상부 근속의 작용은 견갑대를 거상(올림)하거나 견갑골을 상방회전하는 것이다. 또한, 승모근 상부 근속과 흉쇄유돌근의 쇄골두로 둘러싸인 부분을 **후경삼각**이라고 부르며, 이 안으로 부신경이 주행하여 승모근을 지배한다. 승모근은 다른 제2~4 경신경이 지배하기 때문에 이중신경지배를 받는다.[7)]

견갑거근은 제1~4 경추횡돌기에서 기시하여 견갑골 상각에 부착되어 있으며, 견갑대 거상과 견갑골을 하방회전시킨다. 세로로 길쭉한 견갑거근의 후경부는 내측과 외측으로 나뉜다. 승모근에 분포하는 부신경·경신경·경횡동맥 천지는 견갑거근의 외측을 통과한다. 내측에는 능형근으로 주행하는 견갑배신경과 경횡동맥 심지가 통과한다. 즉, 견갑거근과 내외측은 혈행이 악화되기 쉽다.[7)]

따라서 승모근 상부 근속이나 견갑거근은 부정렬 등으로 인해 근연축이 발생하기 쉽고, 이 상태에서 견갑대를 거상하거나 같은 쪽으로 측굴·회전하면 압박 부하가 가해져 통증이 발생하기 쉽다.

➡ **승모근**
trapezius m.

➡ **후경삼각**
posterior triangle

➡ **견갑거근**
levator scapulae m.

● 승모근 상부 근속의 촉진

승모근 상부 근속의 촉진 시 쇄골 외측 1/3 부위에 손가락을 대고 외후두융기에서 2횡지 외측으로 손가락을 이동시킨다. 승모근 상부는 가장 표층에 위치하며 삼각형 모양이다.

● 견갑거근의 촉진

견갑거근의 촉진은 경부의 앞뒤 중앙에서 할 수 있다. 견갑거근은 머리 쪽으로 감에 따라 흉쇄유돌근으로 덮여 있다. 또한, 견갑거근보다 복측으로는 사각근군이, 배측으로는 승모근이 위치하므로 압통 소견이 있는 경우, 이 근육들의 위치 관계를 고려해야 한다.

● 촉진과 검사 결과를 통해 유추할 수 있는 것은?

이와 같은 검사 결과를 통해 추간관절과 근육 유래의 통증으로 크게 구분된다. 이러한 증상들은 서로 연관성을 가지고 있어 복잡하다. 예를 들어, 추간관절의 통증이 고유배근 내측근군의 연축을 발생시키면 내측근군 근육 유래의 통증이 생기는 경우이다. 즉, 추간관절 유래 혹은 근육 유래에 관계없이 이 조직에 역학적 부하를 증가시키는 원인을 찾아내야 한다. 여기에는 ① 근육의 불균형, ② 경부의 부정렬을 생각할 수 있다.

① 근육의 불균형 ➡ step 3 p.186

근육의 불균형이란 주동근과 길항근의 관계나 주동근과 협동근의 생리적 관계가 무너진 것이다. 예를 들면, 주동근의 근력 저하가 있는 경우에 어떠한 원인으로 경부신근이나 굴근에 과도한 동시 수축이 발생하면 굴근·신근의 과긴장을 초래할 수 있다. 또한, 주동근의 근력 저하를 협동근의 과활동으로 보상하기도 한다. 임상에서는 경부굴근의 근력 저하를 경부신근군이 보상하는 경우나 경부신근의 근력 저하를 견갑대의 근육이 보상하는 경우가 많다.

② 경부의 부정렬 ➡ step 3 p.188

우선, 턱을 앞으로 내민 자세가 문제가 된다(그림 1-7). 턱이 앞으로 돌출되면 경추의 생리적 만곡이 과도해진다. 경추의 전만이 과도해진 자세에서 경추 신전이 발생하면 후방에 위치한 추간관절에 가해지는 압박+전단 부하가 증가한다. 또한, 경부의 전만을 유지하는 내측근군은 단축 상태이기 때문에 장력이 감소한다. 이것이 근육의 불균형을 초래하며, 머리를 지지하기 위해 외측근군이 과활동하여 경부의 과긴장이 발생한다.

한편, 경부 전만이 감소한 일자목(straight neck)에서는 머리를 효율적으로 지지하기 위한 전만이 소실되기 때문에 머리를 지지하기 위해서는 경부굴근과 신근의 동시 수축이 필요하며 경부근에 과긴장을 초래한다.

또한, 처진 어깨나 솟은 어깨와 같은 견갑대의 부정렬도 경부의 부정렬을 유발하기 때문에 문제가 된다.

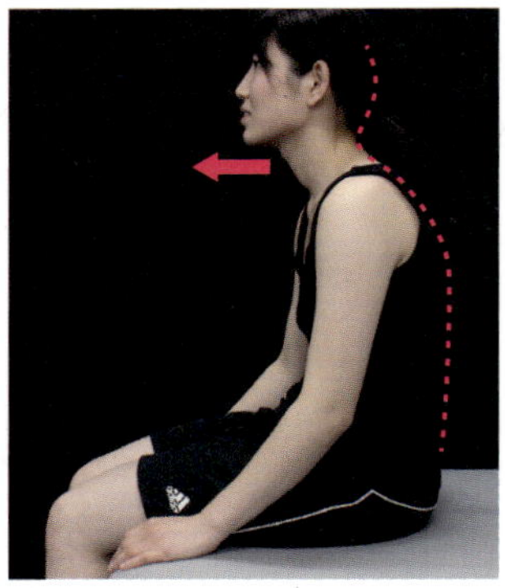

그림 1-7 턱을 앞으로 내민 자세

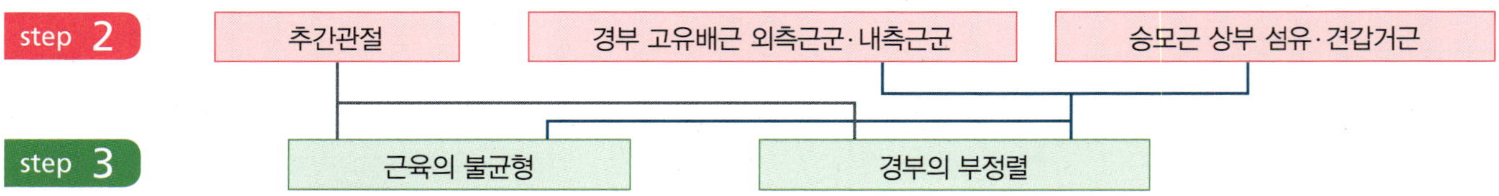

FLOW CHART 추간관절, 경부 고유배근, 승모근 상부 섬유, 견갑거근이 통증의 원인으로 의심되는 경우

step 3 통증의 원인 : 운동학적 평가

위와 같은 이유로 경부의 압박 부하가 원인이 되는 경우, 근육의 불균형과 정렬을 평가해야 한다.

1) 근육의 불균형

경추 위에 놓인 무거운 머리를 지탱하기 위해서 근육과 인대, 추간판이 존재한다.[10] 이 중 수의적으로 자세를 유지할 수 있게 해주는 것이 근육이다. 예를 들어, 추전근군(전·외측두직근, 두·경장근, 설골하근군, 설골상근군의 총칭)이나 경부 고유배근 내측근군 등, 심부에 존재하는 근육의 협조적인 움직임이 없다면 경추의 전만을 유지할 수 없다. 이러한 협조적 움직임이 불가능(불균형)해지면, 흉쇄유돌근이나 경부 고유배근 외측근군, 견갑거근과 같은 비교적 크고, 긴 근육에 경추의 안정화를 의존하게 된다. 따라서 추전근군과 고유배근의 근력 평가가 중요해진다. 경부의 근력은 도수근력검사(MMT)로 평가한다.

머리 굴곡의 근력 검사(그림 1-8)

- **검사 자세** : 바로 누운 자세.
- **조작** : 환자에게 턱을 당기게 하고 저항을 가한다.
- **결과** : 다음의 6 단계로 판정한다.
  - (5) 최대한의 저항 있음(normal).
  - (4) 중등도의 저항 있음.
  - (3) 저항은 없지만 할 수 있음.
  - (2) 가동 범위의 일부분만 움직일 수 있음.
  - (1) 움직일 수는 없지만 근수축은 있음.
  - (0) 근수축 없음.
- **주의점** : 머리 부분이 검사대에서 내려가지 않도록 주의한다. 너무 심하게 근력 저하가 보이면 중추신경계의 장애가 의심되므로 주의를 요한다.

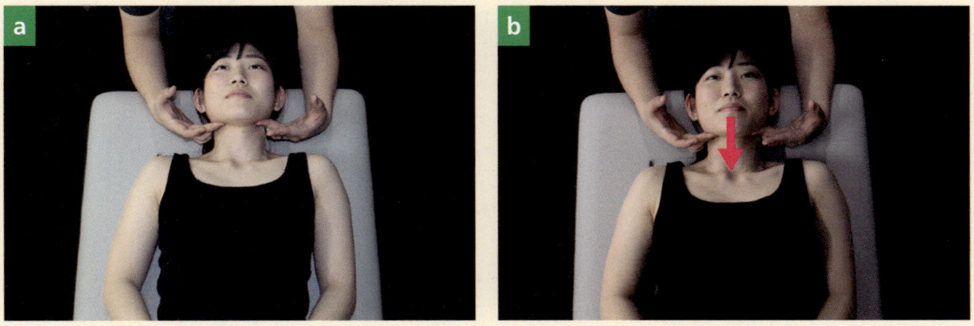

그림 1-8 머리 굴곡의 근력 검사

● 경부 고유배근 내측근군에 대한 DTTT(그림 1-9)

한편, 경부신근군의 근력을 MMT로 검사하는 것은 쉽지 않다. 특히 경부 신전으로 인한 통증이 발생하는 증례에서 신전 운동에 저항을 가하는 것은 임상적으로 어렵다. 또한, 경추 전만이 증가하고 있는 증례에서는 두판상근의 근긴장도 항진되고 고유배근 내측근군, 특히 반극근의 근력 저하가 의심된다. 그러나 내측근군과 외측근군의 근력을 개별적으로 측정할 수 있는 방법은 없다. 따라서 저자들은 경부 고유배근 내측근군의 수축을 촉진하는 DTTT를 이용하여 통증의 변화를 관찰하고 내측근군 근출력의 영향을 검토하고 있다.

통증유발조직	경부 고유배근 내측근군
증상	경부의 부정렬
검사 방법	경부의 정렬을 바르게 한 상태에서 경부 후방에 수건 등을 끼우고, 그 상태에서 머리의 신전 운동을 실시하여 경부의 안정화를 도모한다.

결과	통증 개선이 보이며 추전근군의 근력에 문제가 없다면 경부 고유배근 내측근군의 근력 저하가 원인이다.
기능적 의의	경부 고유배근 내측근군은 경부의 정렬을 유지하는 데 중요한 근육이다. 정렬을 바르게 하기 위해서는 경부의 굴근과 신근의 동시 수축이 중요하기 때문에 트레이닝 전후의 통증과 정렬 변화를 확인한다.

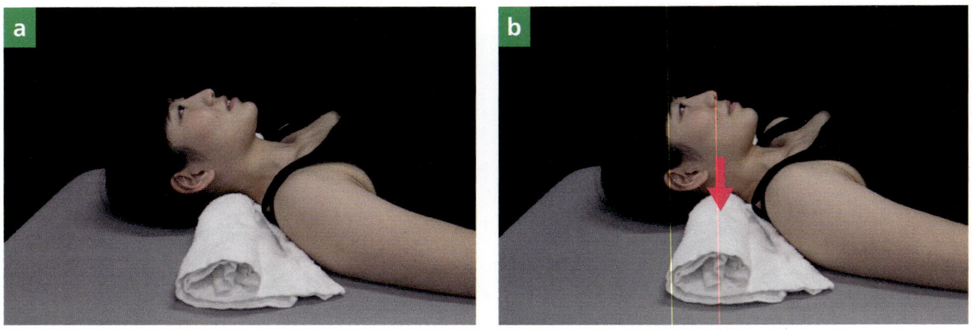

그림 1-9 **경부 고유배근 내측근군에 대한 DTTT**
a : 경부 전만에 맞춰 수건을 끼운다.
b : 수건을 누르듯이 머리에 힘을 주어 경부의 굴근과 신근의 동시 수축을 자극한다.

2) 경부의 부정렬

경부에서 주로 나타나는 부정렬은 ① 머리 전방 자세, ② 일자목, ③ 처진 어깨, ④ 솟은 어깨 등 4가지를 들 수 있다. 다음에 각 정렬과 특징적인 소견을 제시한다.

① 머리 전방 자세(턱을 내민 자세)

턱이 전방으로 돌출된 자세. 옆에서 보면 귓바퀴의 위치가 견봉보다 전방으로 나온다. 소아의 자세를 관찰해 보면 후두부의 위치는 척추보다 후방에 위치하고 있는 것이 대부분이다. 이러한 자세에서는 **두부 신전+경추 굴곡의 정렬**을 보인다. 경추 전만이 과도하면 경부 고유배근 내측근군의 근력이 저하되고 고유배근 외측근군과 승모근, 흉쇄유돌근의 근긴장도 증가한다.

② 일자목

경추는 C4, C5를 정점으로 하는 활 모양의 전방 볼록 곡선을 말하며, 이 경추의 정렬이 직선으로 된 것을 **일자목**이라고 한다. 정확한 평가는 X-ray로 판단해야 한다. 그 밖에도 후만, S자(상위 경추 전만, 하위 경추 후만), 역S자(상위 경추 후만, 하위 경추 전만) 등이 있다.[4] 경추의 만곡이 감소하기 때문에 머리를 지지하는 경부근은 모두 근긴장 항진을 보인다.

③ 처진 어깨(그림 1-10a)

쇄골 하제(내림), 견갑골 외전·하방회전, 흉추 굴곡, 상위 늑골 하제 등을 보인다. **마른 체형의 성인 여자**에게 흔하다. **처진 어깨**는 중력을 이기지 못하고 상지와 견갑대가 하방으로 내려간 상태로 확인된다.[8] 이런 자세에서는 경부근이 위축되고 경도가 높은 경우가 많다. 특히 승모근 상부 근속이나 견갑거근은 신장되어 딱딱하게 굳어 있으며, 승모근 중

부나 하부 근속, 능형근의 근력은 저하되어 있는 경우가 많다. 이러한 검사 방법에 대해서는 **견갑흉곽관절의 안정성 저하**(➡ p.25)를 참조한다.

④ 솟은 어깨(그림 1-10b)

쇄골 하제, 견갑골 상방회전·내전, 흉추 신전, 상위 늑골 거상을 보인다. 근육질 남성에게 흔하다. 처진 어깨와 다르게 상지나 견갑대를 하방으로 당기는 중력에 대해 승모근 상부와 견갑거근, 흉쇄유돌근이 과긴장한 상태로 확인된다.[8)]

운동치료의 핵심

정렬 평가와 해부학적 평가를 종합하여 적절한 정렬을 유지할 수 있는 스트레칭이나 트레이닝을 실시하는 것이 중요하다.

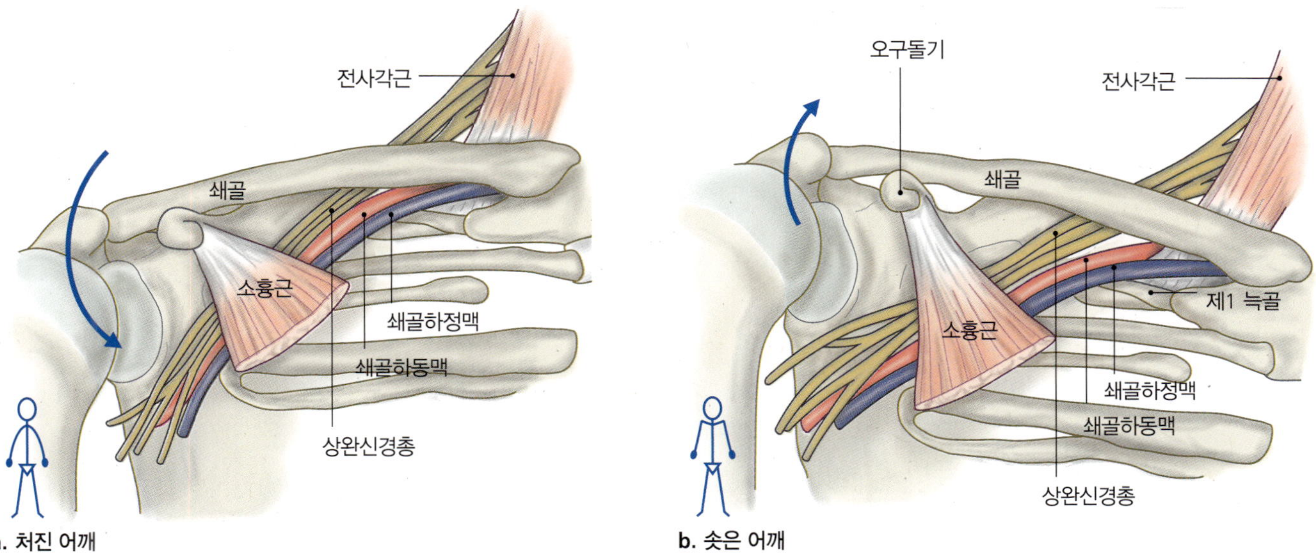

그림 1-10 처진 어깨와 솟은 어깨

2 경부에서 유래된 저림

여기에서는 단계(step) 별로 정리해 설명하였다.

step 1 증상의 위치 : 발생 부위의 확인

경부에서 유래된 저림은 **압박 부하**와 **신장 부하**가 가해지는 경우가 많다. 따라서 우선 증상이 발생하는 위치를 확인하여 압박 부위를 추측한다.

예를 들어 쇄골 상부, 견갑골 주위, 상지 등 부위에 따라 압박되는 신경이 다르다. 그러므로 저림 부위를 상세히 청취하는 것이 중요하다. 주요 포착(교액)신경과 증상이 발생하는 부위를 표 1-1에 정리하였다.

● 표 1-1 포착(교액) 부위와 저림 발생 부위

포착 부위	저림 발생 부위
경신경총(제1~4 경신경)	후두부, 이개후부, 전경부, 측경부, 쇄골 상부
제5, 6 경신경	상완 외측, 전완 외측
제6, 7, 8 경신경	제2~4지 장배측
제8 경신경, 제1 흉신경	상완 내측, 전완 내측
사각근간	견갑골 주위, 상지
늑쇄간격	상지
소흉근하간격	상지

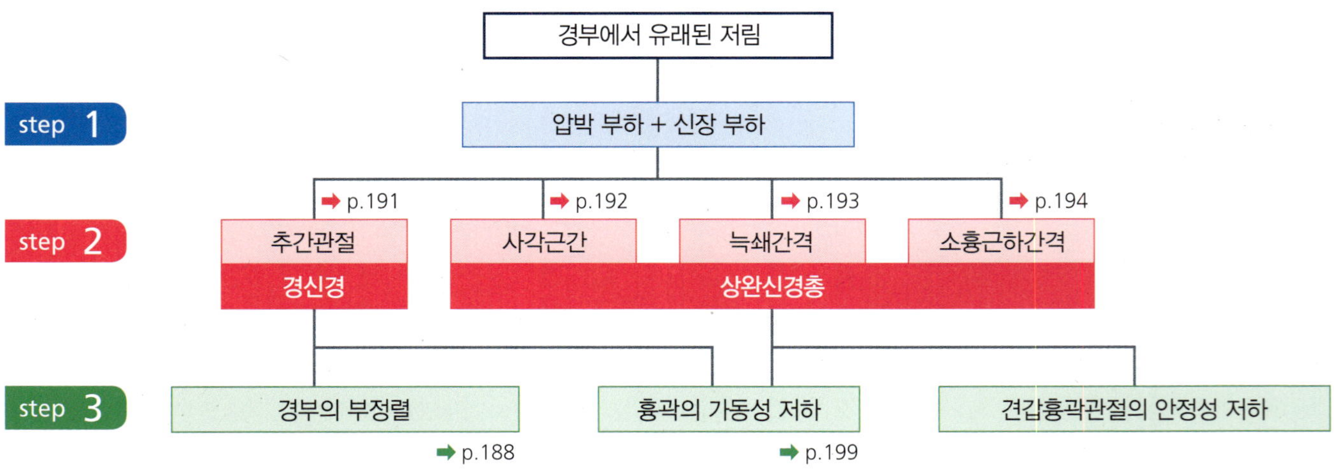

FLOW CHART 경부에서 유래된 저림에 대한 평가 전략

step 2 신경 포착(교액) 부위 : 해부학적 평가

경신경은 각 추간공을 통과한 후 굵은 전지와 가는 후지로 분지하며, 전지는 추골동맥의 후방을 통과하여 경추횡돌기 전결절과 후결절 사이의 신경구(groove for nerve)를 지나 횡돌기 끝에서 나온다.

➡ **경신경** cervical nerves

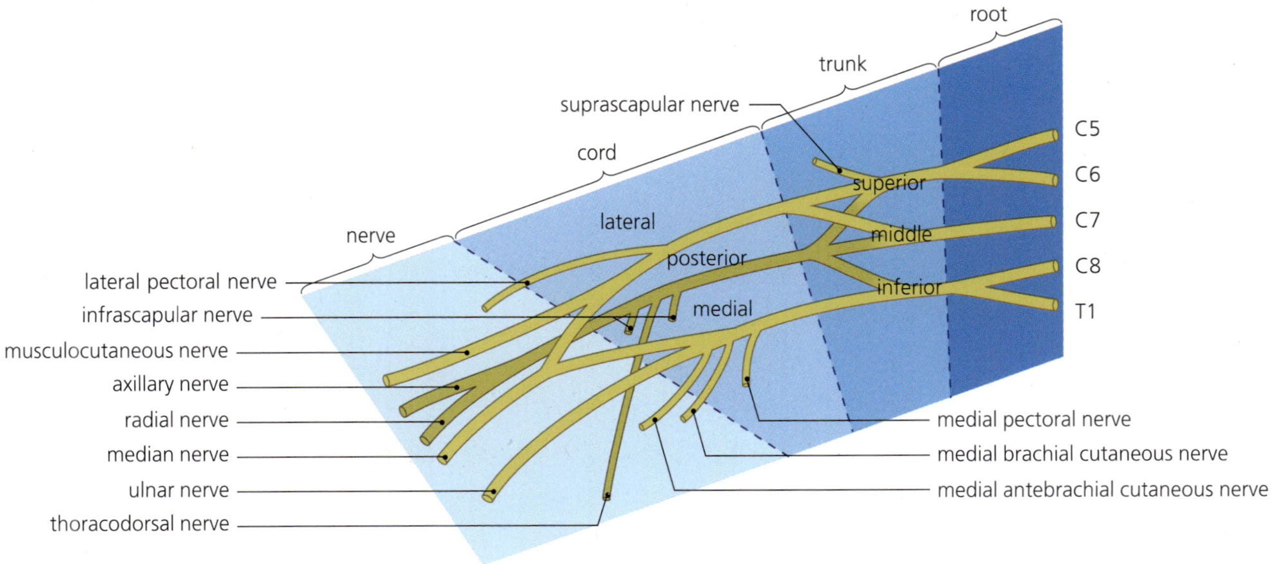

그림 1-11 상완신경총의 구성

상완신경총은 C5~T1, 5개의 척수신경 전지로 이루어진다. C5~6은 상신경간(superior trunk), C7은 중신경간(middle trunk), C8~T1은 하신경간(inferior trunk)을 형성한다(그림 1-11). 상신경간과 중신경간은 상완의 굴외측(외측신경속, lateral cord)으로, 하신경간은 굴내측(내측신경속, medial cord)으로 주행한다. 3개의 신경간은 액와동맥 주위에서 후신경속(posterior cord)을 형성하기 위해 결합한 후 후방(신측)으로 주행한다.

➡ **상완신경총** brachial plexus

상완신경총이 상지로 주행하는 동안 포착되는 부위에는 **사각근간**, **늑쇄간격**, **소흉근하간격**이 있다. 이 포착 부위에서 압박 부하와 견인 부하가 가해지는 것으로 증상이 유발된다. 이것을 **흉곽출구증후군**(TOS)이라고 한다.

➡ **흉곽출구증후군**(TOS) thoracic outlet syndrome

1) 경신경

● 저림이 발생하는 해부학적 요인

경신경의 신경근이 압박 부하를 받아 발생하는 저림을 **경추 신경근병증**이라고 한다. 이른바 경수증(cervical myelopathy)이나 경추 추간관절증을 가리키는 경추증(cervical spondylosis)과는 구별된다. 경추 신경근병증에서는 신경근이 지배하는 영역의 신경근성 통증과 감각 증상을 주증상으로 하는 경우가 많고, 운동마비를 보이는 경우는 드물다. 또

➡ **경추 신경근병증** cervical radiculopathy

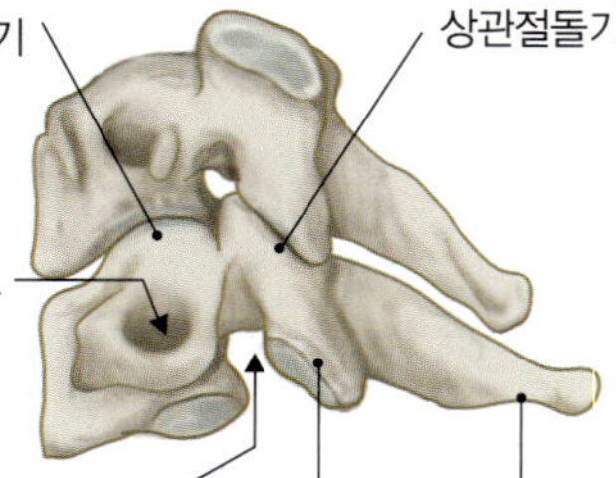

그림 1-12 경추의 추간공

한, 신경근의 가지가 척수에서 분지하여 추간공을 통과할 때까지가 손상되기 쉽다.[11)]

경추는 생리적 만곡(전만)이 있기 때문에 추체 후방에 있는 추간공(그림 1-12)은 굴곡 시 넓어지고, 신전 시에는 좁아진다. 예를 들면, 추체 후외측에 골극이 있는 경우, 좌우 어느 한쪽으로 회전한 상태에서 경추가 과도하게 신전되는 경우에 경신경이 압박 부하를 받게 된다.

Yoshida는 추간공 단면적을 생각함에 있어 상부 추체 후연과 하관절돌기 전연, 하부 추체의 구상돌기와 상관절돌기 전연의 위치 관계가 중요하다고 했으며, 상관절돌기(SAP)가 추체 후연보다 전방으로 돌출된 골격 형태나 상관절돌기부터 구상돌기 사이의 최단거리가 추간공 단면적에 영향을 준다고 했다.[11)] 즉, 상관절돌기가 추체에 대해 전방으로 위치하여 상관절돌기와 구상돌기 및 추궁으로 구성된 골성 추간공이 길어져 이 곳을 통과하는 신경근이 압박 부하를 받을 확률이 높아진다고 할 수 있다.

또한, C4, C5, C6의 상관절돌기 전연이 추체 후연보다 전방에 위치하는 경우가 많고, C3/4, C4/5, C5/6의 추간공을 통과하는 신경근은 추간관절 부근을 통과하므로, 구상돌기나 상관절돌기의 골극, 탈출한 추간판의 영향을 받기 쉽다. C5, C6, C7의 신경근은 상완신경총을 형성하기 위해 굽어져 있어 추간공이 좁아진 경우에는 기계적 압박을 받기 쉽다.[11)]

● 신경증상 유발 검사

경신경에서 유래된 증상을 감별하기 위해서는 Spurling test를 이용한다(➡ p.181).

2) 상완신경총을 압박하는 질환 : 흉곽출구증후군(TOS)

● 저림이 발생하는 해부학적 요인

상완신경총의 포착(교액) 부위는 세 곳이다.

➡ **사각근간** scalene space

➡ **사각근증후군** scalenus syndrome

첫 번째로 **사각근간**은 전벽을 전사각근, 후벽을 중사각근, 바닥면을 제1 늑골이 구성하고 있다(그림 1-13). C5~T1 신경근이 추간공을 빠져 나온 후, 상완신경총이 형성되어 사각근간 사이를 쇄골하동맥과 함께 외하방으로 비스듬하게 주행한다. 사각근군의 과긴장 등으로 사각근간이 좁아지면, 상완신경총에 압박 부하가 가해진다. 이를 **사각근증후군**이라고 한다. 또한, 전사각근은 경추횡돌기 전결절에, 중사각근은 후결절에 부착되어 있으며 이 사이를 상완신경총이 통과하게 된다. **처진 어깨**와 같은 부정렬로 제1 늑골이 내려간 경우, 전·중사각근에도 견인 부하가 가해지며 삼각형 터널의 삼각이 더 뾰쪽하게 되어 상완신경총에도 압박 부하가 가해지게 된다. 그 밖에도 **경늑골**은 사각근간에 있으므로 상완신경총에 압박 부하를 가할 수 있다.

➡ **경늑골**
cervical rib

두 번째는 **늑쇄간격**으로 윗면은 쇄골, 바닥면은 제1 늑골로 구성된 골성의 터널이다(그림 1-14). 이 터널을 상완신경총, 쇄골하동맥·정맥이 통과한다. 쇄골이 내려가거나 늑골이 거상될 때 늑쇄간격이 좁아져 압박 부하가 가해진다(**늑쇄증후군**). 또한, 쇄골과 늑골 사이에는 쇄골하근(subclavius m.)이 존재하며, 이 근긴장이 항진됨으로써 쇄골이 내려가게 되어 상완신경총에 압박 부하를 가할 수 있다.

➡ **늑쇄간격**
costoclavicular space

➡ **늑쇄증후군**
costoclavicular syndrome

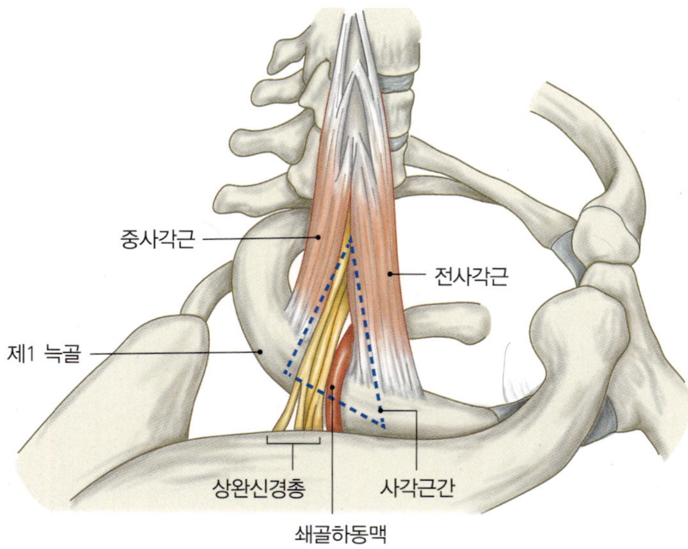

그림 1-13 **사각근간**(scalene space)

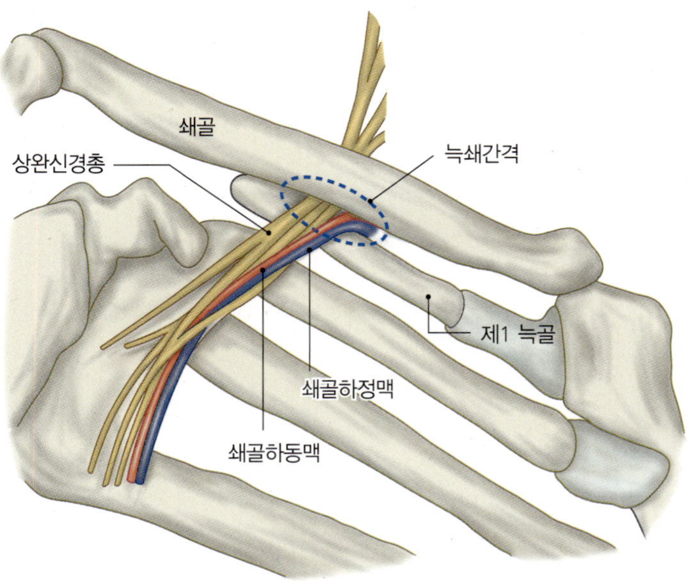

그림 1-14 **늑쇄간격**(costoclavicular space)

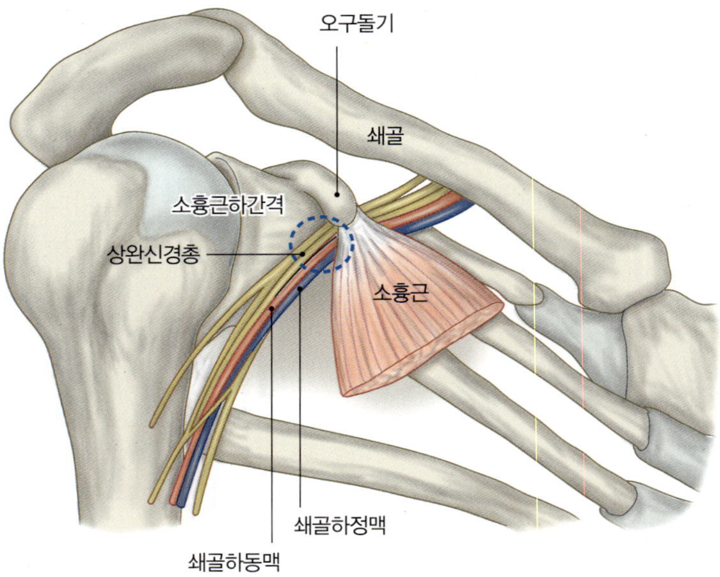

그림 1-15 **소흉근하간격(subpectoral space)**

➡ **소흉근하간격** subpectoral space

➡ **과외전증후군** hyperabduction syndrome

세 번째로 **소흉근하간격**의 윗면은 소흉근, 오구쇄골인대는 바닥면을 구성하고 있다(그림 1-15). 상완신경총, 쇄골하동맥·정맥은 소흉근 심층을 주행한다. 따라서 상지를 거상하면 상완신경총, 쇄골하동맥·정맥은 소흉근하간격을 지점으로 하여 주행을 상방으로 바꾸게 된다. 이 때, 상완신경총과 쇄골하동맥·정맥으로 견인 부하가 가해져 **과외전증후군**이 발생한다.

Kataoka[12]는 상완신경총에 대한 압박 부하로 저림 증상이 발생하는 증례와 견인 부하로 인한 증례를 각각 **압박형**과 **견인형**으로 구분하였고, 압박과 견인이 동시에 작용하는 증례를 **혼재형**이라고 하였다. 발생 빈도는 압박형이 18.7%, 견인형이 6.1%, 혼재형이 75.4%였다. 즉, 사각근간에서 압박되고 소흉근하간격에서 견인되는 등, 여러 부위에서 포착되는 경우가 많다는 것을 염두에 두고 평가를 실시해야 한다.

● 전사각근과 중사각근의 촉진(그림 1-16)

➡ **전사각근** anterior scalene m.

➡ **중사각근** middle scalene m.

전사각근

기 시 : 제3~6 경추횡돌기의 전결절
정 지 : 제1 늑골의 전사각근 결절
신경지배 : 경신경 전지
작 용 : 늑골을 거상하여 흉곽을 넓힌다(흡기). 늑골을 고정하면 경부 굴곡·편측의 수축 시 경부 동측 측굴

중사각근

기 시 : 제2~7 경추횡돌기의 후결절
정 지 : 제1 늑골의 쇄골하동맥구 후방 융기(제2·3 늑골인 경우도 있음)
신경지배 : 경신경 전지

작 용 : 늑골을 거상하여 흉곽을 넓힌다(흡기). 늑골을 고정하면 경부 굴곡·편측의 수축 시 경부 동측 측굴

대쇄골상와(greater suprascapular fossa)에 흉쇄유돌근 쇄골두의 후연에서 1횡지 정도 외측에 전사각근, 중사각근 순으로 나열되어 있다. 쇄골상와에서는 전사각근과 중사각근의 근육 사이가 새끼손가락 1개 정도이지만, 근위부에서는 중사각근이 전사각근 후방에 위치하며 두 근육은 밀접하고 있다. 두 근육 모두 깊게 숨을 들이쉴 때 두드러지는 근육으로 촉진할 수 있다.

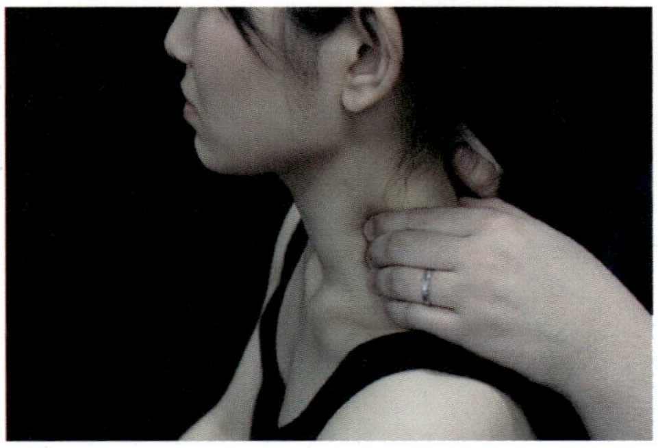

그림 1-16 전사각근과 중사각근의 촉진

신경증상 유발 검사

Adson test(그림 1-17)[13]

- 검사 자세 : 환자를 앉은 자세로 하여 팔을 편하게 내리게 한다.
- 촉지 부위 : 요골동맥을 촉지한다.

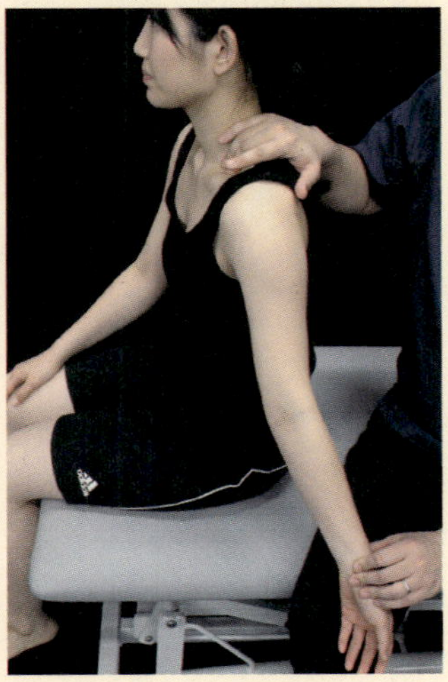

그림 1-17 Adson test

- **유도 동작** : 촉지한 쪽으로 머리를 회전시켜, 턱을 올린 상태로 깊게 숨을 들이 쉬고 숨을 멈추게 한다.
- **결과** : 요골동맥의 맥박 소실, 약해지거나 환측 상지 증상이 나타나면 양성이다.
- **기능적 의의** : 전사각근, 중사각근, 제1 늑골의 터널을 좁힘으로써 쇄골하동맥이나 상완신경총이 압박되는지 확인하는 사각근간에 대한 혈관 검사.
- **주의점** : 민감도가 낮고, TOS 증례에서도 양성을 보이지 않는 경우가 많다. 그러나 특이도가 높아 양성인 경우에는 TOS를 강하게 의심할 수 있다.

Morley test(그림 1-18)[14)]

- **검사 자세** : 환자는 앉은 자세에서 팔을 내린다.
- **촉지 부위** : 대쇄골상와부에서 상완신경총을 엄지로 압박한다.
- **결과** : 국소적 압통, 말초까지 방사통이 나타나면 양성이다.
- **기능적 의의** : 쇄골상와부에서 상완신경총의 Tinel sign을 확인하는 것으로, 신경자극 검사로서 포착(교액) 부위의 상완신경총 과민 상태에 대한 평가가 되며, 사각근간에 대한 상완신경총 압박형 TOS의 평가로 유용성이 높다.
- **주의점** : 상완신경총 견인형 TOS의 평가로서 유용성이 높은 것은 사각근 삼각부에서 압통, 방사통을 확인하는 것이다.

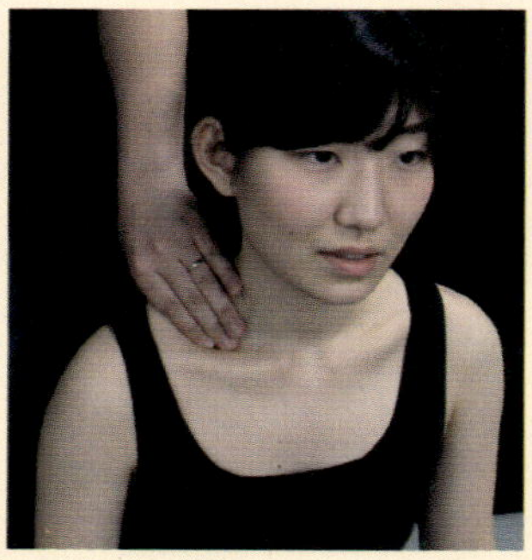

그림 1-18 Morley test

쇄골하근의 촉진(그림 1-19)

➡ 쇄골하근
subclavius m.

쇄골하근

기　　시 : 제1 늑골과 제1 늑연골 경계 부근의 전상면
정　　지 : 쇄골의 쇄골하동맥구
신경지배 : 쇄골하근신경
작　　용 : 쇄골을 전하방으로 당긴다.

쇄골 외측 1/3 부위에 손가락을 대고 쇄골의 후방으로 압박을 가한다. 쇄골을 내리면 후하방에서 팽창하는 쇄골하근이 확인된다. 대쇄골상와의 하방에서는 상완신경총이나 쇄골하동맥이 주행하고 있고 또한, 대흉근의 부착부이므로 주의한다.

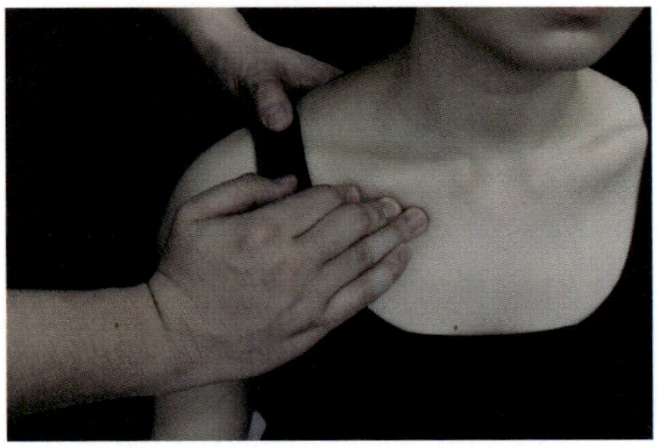

그림 1-19 쇄골하근의 촉진

● 전사각근과 중사각근의 신경증상 유발 검사

Roos test(그림 1-20)[14)]

- **검사 자세** : 환자를 앉은 자세로 하여 양쪽 견관절을 90° 외전 · 외회전 및 주관절 90° 굴곡 자세를 유지시킨다. 주관절은 약간 가슴보다 후방으로 당긴 상태에 위치시킨다.
- **필요 동작** : 손가락을 3분 동안 천천히 굴신 운동 시킨다.
- **결과** : 3분간의 검사 중 초기부터 환측 상지에 피로감과 무게를 자각하고 서서히 손이 저리거나 통증이 나타나면 양성이다. 또한, 검사 중 피로감이나 통증이 경미하면 정상 범위로 본다.
- **기능적 의의** : 늑쇄간격에서의 상완신경총 자극 상태를 반영하는 검사로 검사 중 증상이 발생하고 있는 동안에 요골동맥을 촉지하거나(견인형), 촉지할 수 없는(압박형) 것으로 압박형인지, 견인형인지 구별할 수 있다. 또한, 소흉근하간격에서 포착(교액)되는 경우에도 양성으로 작용할 가능성이 있으므로 증상 및 압통 소견을 함께 확인해야 한다.

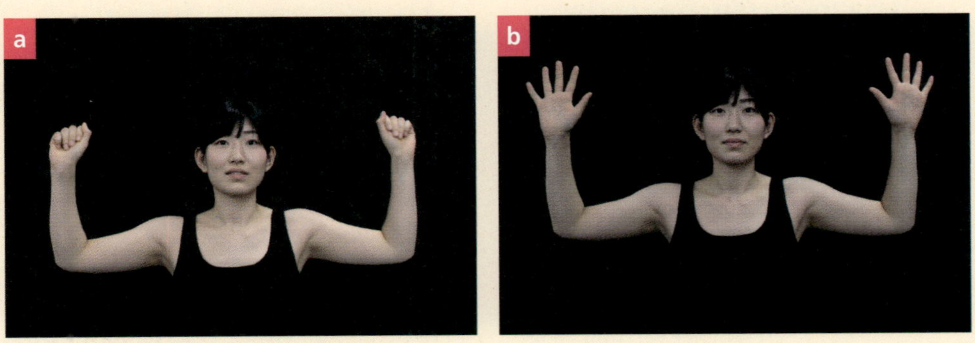

그림 1-20 Roos test

- 주의점 : 위양성율이 높고, 검사 시간을 3분에서 90초로 단축시키면 특이도가 상승한다는 보고도 있다.[14)]

Eden test(그림 1-21)[14)]

- 검사 자세 : 환자는 앉은 자세에서 가슴을 펴고(견관절 경도 신전 자세), 턱을 당긴다. 검사자는 환자의 후방에 선다.
- 촉지 부위 : 요골동맥을 촉지한다.
- 유도 동작 : 양쪽 어깨를 후하방으로 견인한다.
- 결과 : 요골동맥의 맥박이 소실 혹은 약화되면 양성이다.
- 기능적 의의 : 늑쇄간격의 쇄골하동맥 압박 부하를 진단하는 혈관 검사이다. 또한, 증상의 재현성이나 악화 유무를 조사하면 민감도는 92%로 높다.
- 주의점 : 맥박의 약화·소실만을 평가하는 것으로 음성이라고 해도 TOS를 배제할 수 없으므로 증상의 재현성과 악화를 함께 확인해야 한다.

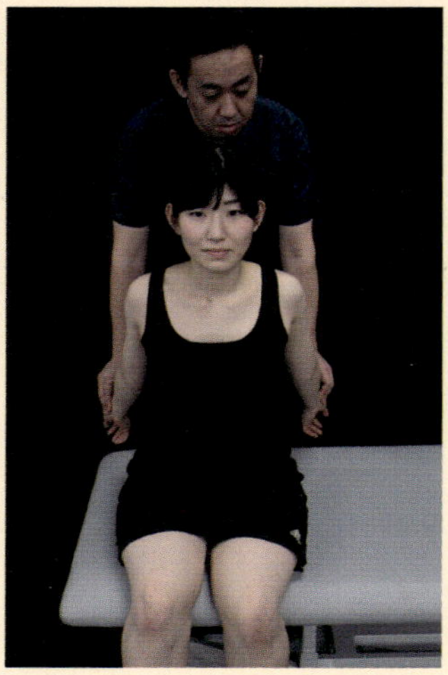

그림 1-21 Eden test

● 소흉근의 촉진(그림 1-22)

➡ 소흉근
pectoralis minor m.

소흉근

기　　시 : 제2~5 늑골 전면
정　　지 : 오구돌기
신경지배 : 내측·외측 흉근신경
작　　용 : 오구돌기를 전하방으로 당긴다.

소흉근은 제2~5 늑골 전단에서 기시하여 견갑골 오구돌기에 부착하며, 표층에는 대흉근이 위치한다. 소흉근의 촉진을 앉은 자세로 할 경우 견관절 신전·내전·내회전 자세에서 lift-off를 실시한다. 이때 견갑골 오구돌기 내측 하방에 손가락을 두면 수축하는 소흉근을 촉진할 수 있다.

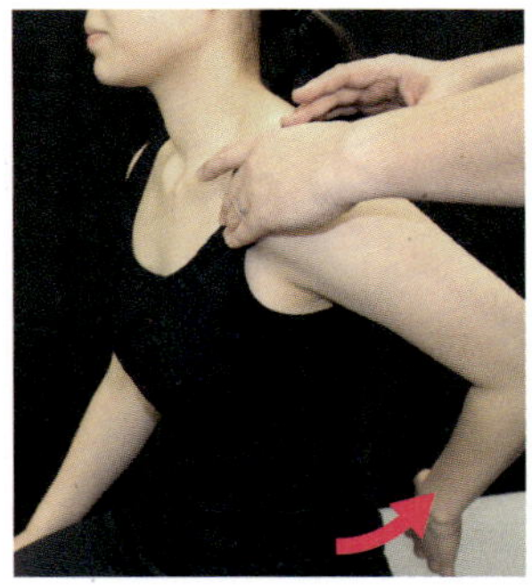

그림 1-22 소흉근의 촉진

● 촉진과 검사 결과를 통해 유추할 수 있는 것은?

이와 같은 검사 결과를 통해 어느 부위에서 어떤 신경이 기계적인 부하를 받는지 판단할 수 있다. 신경에 대해 물리치료로 대처할 수 있는 것은 많지 않다. 따라서 다음에 열거된 운동학적 요인에 주목하여 신경에 가해지는 부하를 완화시킬 필요가 있다.

① 경부의 부정렬 ➡ step 3 p.188

경신경에서 유래된 통증이 발생하는 경우, 경부의 정렬을 평가해야 한다. 특히 경부 전만이 과도해진 정렬은 추간공이 좁아지기 때문에 문제가 된다.

② 흉곽의 가동성 저하 ➡ step 3 p.199

상완신경총의 포착 부위를 구성하는 사각근이나 소흉근은 흉곽에 부착하여 **강제 흡기**에 작용하는 근육이다. 이러한 근육이 단축되거나 근긴장이 항진되면 흉곽의 가동성이 저하된다. 따라서 흉곽의 가동성을 평가하는 것이 중요하다.

> **참고!**
> 강제 흡기
> 강제로 숨을 들이쉬는 것. 강제 흡기 시에는 안정 흡기인 횡격막과 외늑간근뿐 아니라 보조 근육인 흉쇄유돌근, 사각근, 늑골거근 등이 작용한다.

③ 견갑흉곽관절의 안정성 저하 ➡ step 3 p.25

특히 상완신경총에 대한 견인 부하에는 처진 어깨(그림 1-10a)와 같은 부정렬을 보이는 경우가 많다. 처진 어깨에서는 흔히 견갑흉곽관절의 안정성이 저하되므로, 안정성을 높이는 IST muscle의 근력 평가가 중요하다.

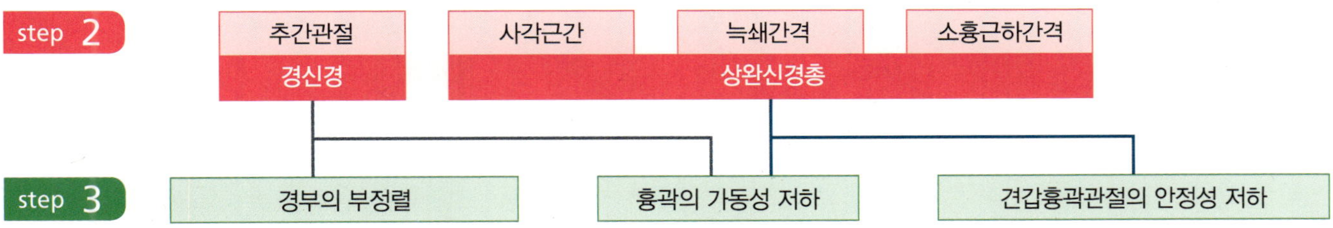

FLOW CHART 경신경 및 상완신경총이 통증의 원인으로 의심되는 경우

step 3 신경 포착의 원인 : 운동학적 평가

경부에서 유래된 저림의 운동학적 요인은 다음의 3가지를 생각할 수 있다.

1) 경부의 부정렬 ➡ p.188

2) 흉곽의 가동성 저하

흉곽은 흉추와 12쌍의 늑골로 구성되어 있으며, 확장 가능한 구조로 되어 있다. 또한,

견갑골은 후면에서 견갑흉곽관절을 형성하고 있으며, 흉곽은 견갑골의 정렬을 평가할 때에도 중요하다(➡ p.27).

➡ **전후경 확대** pump-handle motion

➡ **횡경 확대** bucket-handle motion

➡ **횡경 확대를 동반한 후방 운동** caliper motion

흉곽은 호흡 운동과 관계가 깊다. 흡기 시 상위 늑골에는 **전후경(앞뒤지름) 확대**가 나타난다. 하위 늑골은 횡격막의 작용에 의해 **횡경(가로지름) 확대**가 나타나며 흉골 운동에 따라 전후경 확대가 생긴다(그림 1-23). 최하 늑골에서는 **횡경의 확대를 동반한 후방 운동**이 나타난다.[15)]

이러한 흉곽 운동은 호흡기 질환 환자에게 문제가 될 수 있지만, 근골격계 질환에서만 이상을 보인다고 할 수는 없다. 그러나 중력 하에서의 몸통의 움직임을 감안할 때, **상체의 무게 중심**은 머리와 흉곽의 위치 관계에 따라 결정된다. 머리에는 가동성이 없지만 경부와 흉곽이 협조적으로 움직여 상체의 무게 중심을 조절하고 있는 것이다.

참고!

상체의 무게중심

상체의 무게중심은 흉골의 검상돌기(xiphoid process, 제7-9 흉추 레벨)에 위치한다.

경부와 흉곽의 협조적인 움직임	
경추 굴곡	흉추 후만이 증가하고, 상하 늑골 사이가 좁아지며 흉곽이 내려간다.
경추 신전	흉추 후만이 감소하고, 상하 늑골 사이를 확대하면서 흉곽을 들어올린다.
경추 회전	상위 흉추도 같은 쪽으로 회전한다.

즉, 흉곽의 유연성이 저하되면 흉추의 가동성이 저하되므로, 경추나 요추의 가동성에 이상을 초래하여 경부 고유배근 내측근군의 근력 저하나 경부 고유배근 외측근군, 승모근 상부 근속, 견갑거근, 흉쇄유돌근의 근긴장이 항진될 수 있다.

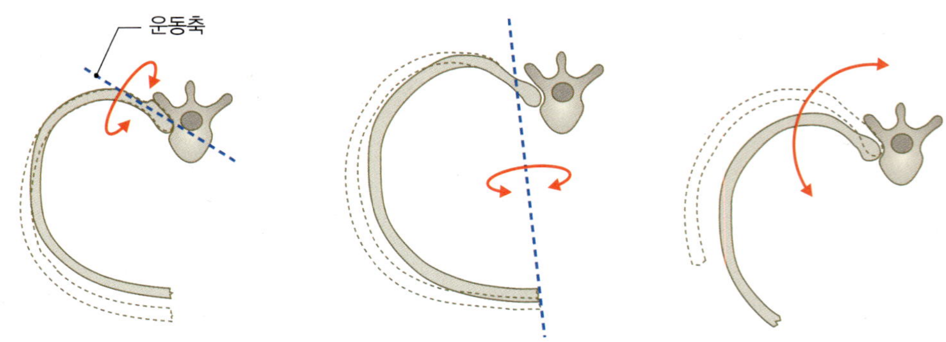

그림 1-23 **호흡 시 흉곽 운동**

흉곽의 가동성 평가(그림 1-24)

- **검사 자세** : 바로 누운 자세, 옆으로 누운 자세, 앉은 자세.
- **조작** : 흉곽을 넓게 감싸듯이 손바닥 전체로 가볍게 만진다. 환자의 흉곽에 압력을 가하지 않고 안정 시 호흡과 심호흡 시 흉곽의 움직임을 평가한다. 그림 1-24에 나

타내는 구획별로 평가한다.

- **결과** : 흡기·호기가 어느 구간에서 시작되었는지, 어느 정도 움직이는지, 좌우차는 없는지, 안정 시와 심호흡 시의 차이가 있는지 관찰한다.
- **주의점** : 호흡기 질환이 동반된 경우에서도 흉곽의 가동성이 저하되므로 자세(흉추 후만각이 크고, 몸통 신전 자세를 유지할 수 없는 등)와 근긴장을 함께 평가해야 한다.

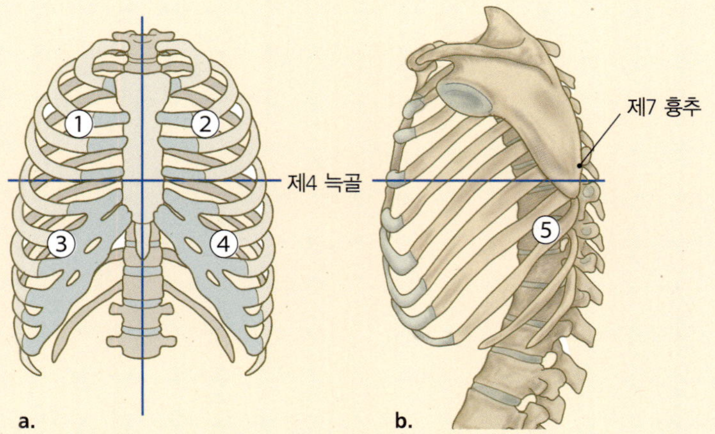

그림 1-24 흉곽의 구획

3) 견갑흉곽관절의 안정성 저하 ➡ p.25

◈ 참고문헌

1. Lee SH, Terzopoulos D : Heads Up! Biomechanical Modeling and Neuromuscular Control of the Neck. ACM Transactions on Graphics 25 : 1188-1198, 2006
2. 佐藤友紀：頸椎機能解剖に基づいた病態と徒手理学療法. 理学療法学39：301-304, 2012
3. Donald A.Neumann(著), 嶋田智明, 平田総一郎(監訳)：筋骨格系のキネシオロジー. pp267-341, 医歯薬出版, 2005
4. 木村慎二：骨関節X線像のみかた 脊椎(頸椎). J Clin Rehabil 19：264-270, 2010
5. 竹井仁：体幹の骨・関節の解剖学的理解のポイント. 理学療法23：1343-1350, 2006
6. Kallakuri S, Singh A, Chen C, et al : Demonstration of substance P, calcitonin gene-related peptide, and protein gene product 9.5 containing nerve fibers in human cervical facet joint capsules. Spine 29 : 1182-1186, 2004
7. 佐藤達夫：頸部の筋の解剖 特に神経支配との関連について. 理学療法ジャーナル49：383-392, 2015
8. 工藤慎太郎：運動器疾患の「なぜ？」がわかる臨床解剖学. pp1-11, 医学書院, 2012
9. 河上敬介, 磯貝香(編)：骨格筋の形と触察法 改訂第2版. 大峰閣, p51-75, 2015
10. 金子操：脊柱変形とADL. 理学療法ジャーナル39：625-632, 2005
11. 吉田泰雄：頸椎椎間孔と神経根の形態学的測定. 昭和医学会雑誌68：44-54, 2008
12. 片岡泰文：胸郭出口症候群の病態－腕神経叢造影を用いて. 日整会誌68：357-366, 1994

13. 進藤重雄：Adsonテスト．脊椎脊髄28：284-285，2015

14. 唐杉樹，井手淳二：胸郭出口症候群の理学所見 Edenテスト，Morleyテスト，Roosテスト．脊椎脊髄28：286-289，2015

15. 金尾顕郎，中根征也：呼吸器疾患患者の胸郭の機能障害と理学療法．理学療法32：640-648，2015

2 흉요부(thoracolumbar region)

흉요부의 구조와 기능

흉요부의 척주는 인접한 추골의 하관절돌기(IAP)와 상관절돌기(SAP)로 이루어진 **추간관절**과 추간판을 포함한 추체간 관절로 연결되어 있다. 전자는 전형적인 해부학적 관절(활막관절, synovial joint)로서, 관절연골(유리연골, hyaline cartilage)이나 활막·관절낭을 가진다. 후자는 섬유연골결합에 의한 기능적 관절로서 정식 관절 명칭은 없다.

또한, 흉추부에는 **늑골두관절**과 **늑횡돌관절**이 있으며, 이를 합쳐 **늑추관절**이라고 한다(그림 2-1).

➡ **추간관절**
zygapophysial joint

➡ **늑골두관절**
joint of head of rib

➡ **늑횡돌관절**
costotransverse joint

➡ **늑추관절**
costovertebral joint

A. 흉요부의 흔한 기능장애

흉요부의 공통적인 역할은 척수신경의 보호와 3축성의 큰 가동성을 확보하는 것이다. 이와 다른 상반된 역할을 하기 위해서는 척주 전체 및 추체간 분절의 안정성이 필수 조건이 되지만 뼈와 인대만으로는 충분한 안정성이 보장되지 않는다.[1, 2] 또한, 흉추부에서는

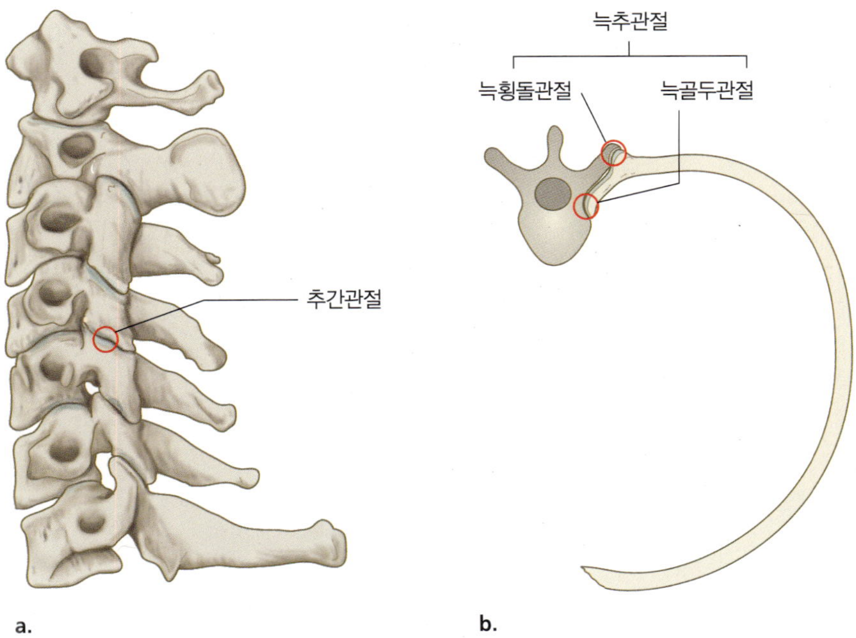

그림 2-1　추간관절과 늑추관절
a : 추간관절(측면), b : 늑추관절(윗면)

전방에 위치하는 흉곽의 무게가 굴곡 방향으로 작용한다. 요추부에서는 천골의 경사와 몸통의 무게 때문에 전하방으로 미끄러지려는 힘이 항상 발생한다.

그러므로, 흉요부의 근육·근막 활동이 중요하지만, 무거운 물건을 다루는 사람들은 과부하에 빠지기 쉽다. 또한, 노화나 스포츠 등의 요인에 의한 지속적인 자세 불량, 척추 부정렬이 추간관절 및 추간판의 퇴행성 변화에 영향을 미쳐 통증을 유발하는 경우가 흔하다.

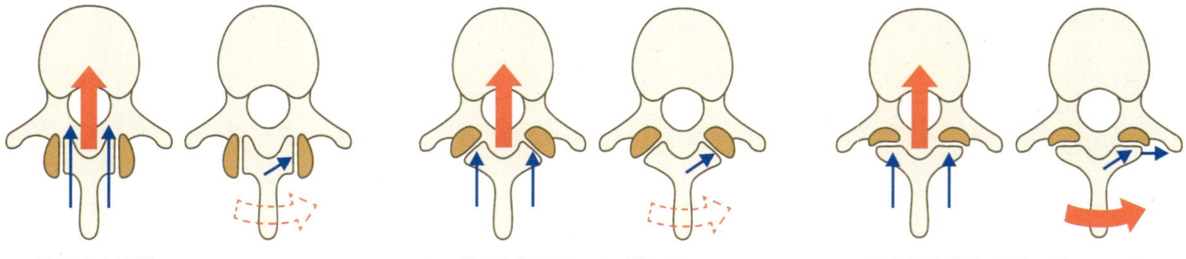

그림 2-2 상관절돌기의 기울기가 추체의 미끄러짐, 축회전에 미치는 영향

a : 상위 추체의 전방 변위에 대한 저항력은 최소, 회전에 대한 저항력은 최대

b : 상위 추체의 전방 변위·회전의 움직임은 제한된다.

c : 상위 추체의 전방 변위에 대한 저항력은 최대, 회전에 대한 저항력은 낮음

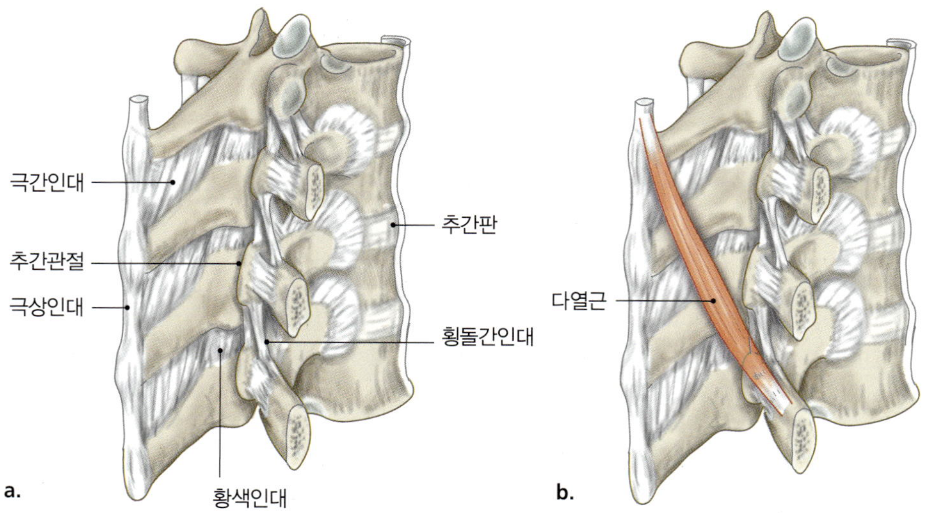

그림 2-3 관절낭과 인대의 섬유성 결합

추간관절의 관절낭은 앞쪽에서는 황색인대, 뒤쪽에서는 다열근과 섬유성 결합을 하고 있다.

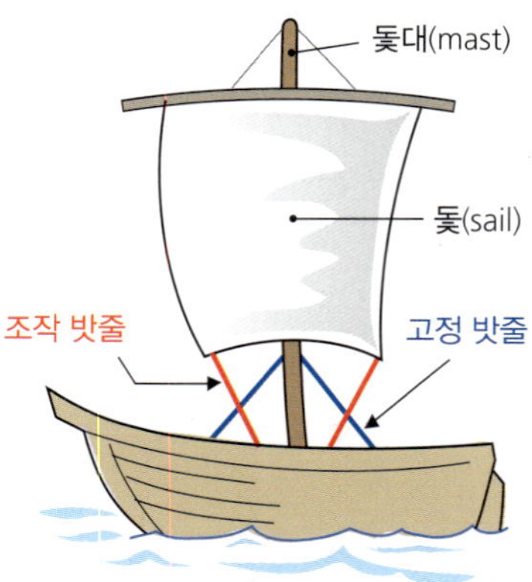

그림 2-4 돛단배(범선)의 구조

B. 흉요부의 안정화기구

● 정적 안정화기구

- **뼈의 형태** : 상관절돌기의 시상면에 대한 기울기가 추체의 전방 미끄러짐·축회전을 억제하는 효과를 높인다(그림 2-2).

- **추간판** : 수핵과 섬유륜으로 구성되며, 추체간 운동과 체중 지지에 관여한다.
- **관절낭·인대** : 관절낭은 복측에서 황색인대, 배측에서 다열근과 섬유성 결합을 하고 있다. 또한, 전종인대·후종인대는 추간판의 섬유륜과 결합하여 척주 전체의 안정성에 기여한다(그림 2-3).

● 동적 안정성

- **고유배근 내측근군의 배치** : 추체의 극돌기와 횡돌기 사이를 메우는 형태로, 장·단회전근, 다열근, 반극근이 존재하며, 섬유는 외측 하방을 향해 주행한다. 척주를 범선의 돛을 지지하는 기둥에 비유하면 고유배근 내측근군은 척주를 안정시키는 고정 밧줄 역할을 한다(그림 2-4).[3)]
- **요방형근(quadratus lumborum)** : 장골릉에서 기시하여 제12 늑골 및 제1~4 요추의 늑골돌기에 정지한다. 양쪽 요방형근의 수축은 요추를 압박하여 안정성에 크게 기여한다.[4)]

C. 흉요부의 운동

흉요부 운동은 해부학적 관절인 추간관절에서 일어난다. 추간관절은 관절면이 평평한 평면관절로 이 관절 운동의 특징은 **미끄러짐(glide) 운동**밖에 일어나지 않는다는 것이다. 몸통 굴곡 운동의 경우 상관절돌기에 대해 하관절돌기가 미끄러져 운동을 일으키므로 추체간 배측은 넓어지고, 반대로 복측은 좁아진다. 동시에 추간판 복측은 오목해지고, 배측은 볼록해진다. 이 추간판의 유연한 변형이 굴림(roll) 운동을 보상하여 흉요부의 원활한 운동이 가능해진다(그림 2-5).

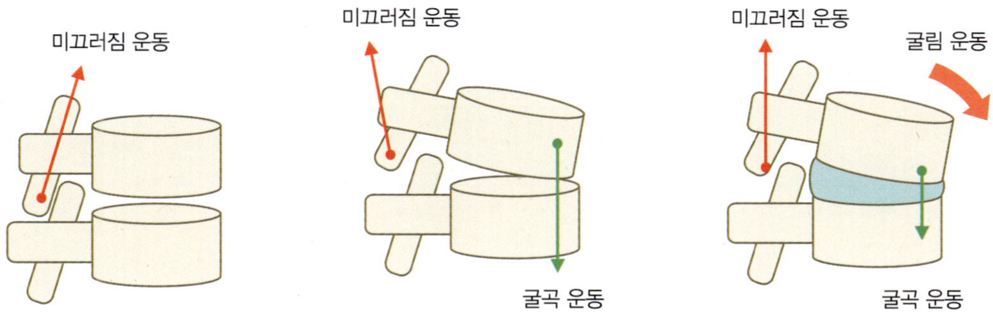

a. 추간관절의 미끄러짐 운동 **b. 몸통 굴곡 운동(추간판 없음)** **c. 몸통 굴곡 운동(추간판 있음)**

그림 2-5 추간관절의 미끄러짐 운동과 추간판
a : 하위 추체의 관절면에 대해 상위 추체의 관절면이 미끄러진다.
b : 추간관절의 미끄러짐 운동이 전방의 추체를 하강시키지만 원활하지 않다.
c : 추간판의 작용으로 추체의 하강이 감소하고, 굴림 운동이 발생해 관절 운동이 원활해진다.

1 흉요부의 통증

여기에서는 단계(step) 별로 정리해 설명하였다.

step 1 통증 유발 동작 : 역학적 부하

흉요부의 통증을 일으키는 역학적 부하는 **신장 부하**, **압박 부하**, **전단 부하** 3가지로 분류할 수 있다.

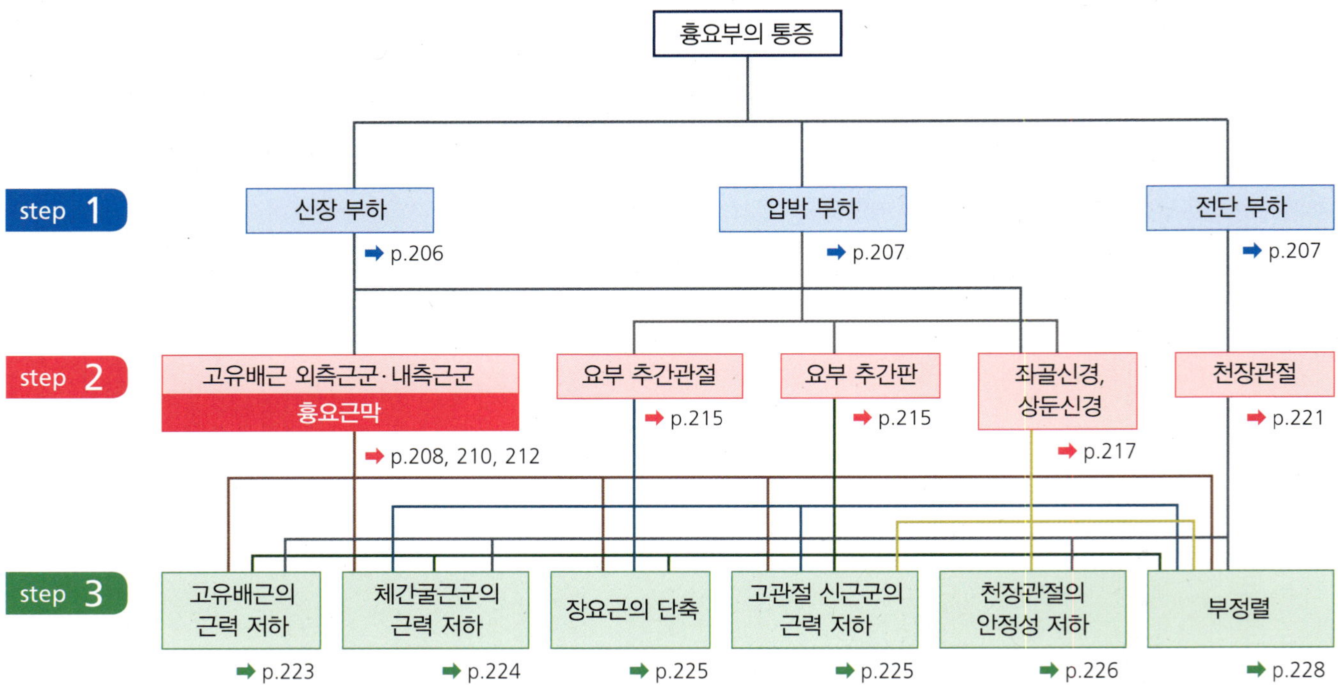

FLOW CHART 흉요부의 통증에 대한 평가 전략

1) 신장 부하

서거나 앉은 자세 등의 항중력 자세의 경우, 흉곽의 무게가 전방으로 쏠리는 힘을 발생시키기 때문에 흉배부의 근육과 흉요근막에는 항상 **신장 부하**가 발생한다. 또한, 두경부가 전방으로 변위되는 불량 자세, 상지를 들어 올리는 동작, 무거운 물건을 자주 운반하는 작업 등은 신장 부하를 증가시키는 원인이 된다. 이러한 신장 부하의 증가는 근육 내압을 상승시켜 통증의 원인이 된다. 또한, 근육이 유연성을 잃고, 근육과 근막 사이의 활주성이 저하되면, 근육의 신장성이 저하된다. 따라서 흉요부에 신장 부하가 가해지는 일상생활 동작 중 통증이 발생하는지 확인한다.

신장 부하에 의한 통증이 발생하는 경우에는 고유배근 외측근군/내측근군, 흉요근막, 좌골신경, 상둔신경에서 유래하는 기능장애를 의심한다.

2) 압박 부하

직립 자세에서의 압박 부하율은 **추간관절**에서 약 20%, **추체·추간판**에서 약 80%를 담당한다. 이러한 압박 부하율은 자세에 따라 달라진다. 요추 굴곡 시 추체·추간판부의 압박 부하율이 증가하고, 반대로 요추 신전 시 추간관절의 압박 부하율이 증가한다. 또한, 무거운 물건을 들어 올리거나, 상지를 들어 올리는 동작 등에서는 추체·추간판의 압박 부하율이 증가한다.

여기에 회전 동작이 추가되면, 한쪽 추간관절면은 압박 부하율이 증가하고, 반대쪽 추간관절은 감소한다. 즉, 좌우 차이가 발생하게 된다. 또한, 회전 운동이 계속되면, 압박 부하율이 높은 추간관절로 운동축이 이동하고 추간판에 전단력을 발생시켜 추간판 섬유륜을 손상시키는 원인이 된다.

좌골신경과 **상둔신경**은 이상근 상공(구멍) 부위에서 압박 부하를 받게 되며, 몸통 굴곡 시 고관절 굴곡이 발생하여 좌골신경과 상둔신경에는 신장 부하가 가해진다. 따라서 하지와 둔부에 통증이 발생한다.

그러므로, 압박 부하에 의한 통증이 발생하는 경우에는 추간관절과 추간판 손상 그리고 좌골신경과 상둔신경의 기능장애를 의심한다.

3) 전단 부하

천장관절은 천골과 장골이 형성되는 관절로 형태는 반관절이다. 반관절은 평면관절의 일종으로 관절 주위가 인대에 둘러싸여 운동 범위가 작다.[5] 관절 전면에는 **전천장인대**, 후면에는 **후천장인대**, **골간천장인대**, **천결절인대**, **천극인대**가 존재하며 가동성 대신 천장관절의 안정성을 높인다(그림 2-6). 특히 골간천장인대는 천골에 장골을 단단히 연결시키는

➡ **좌골신경**
sciatic nerve

➡ **상둔신경**
superior gluteal nerve

➡ **천장관절(SI joint)**
sacroiliac joint

➡ **전천장인대**
anterior sacroiliac ligament

➡ **후천장인대**
posterior sacroiliac ligament

➡ **골간천장인대**
interosseous sacroiliac ligament

➡ **천결절인대**
sacrotuberous ligament

➡ **천극인대**
sacrospinous ligament

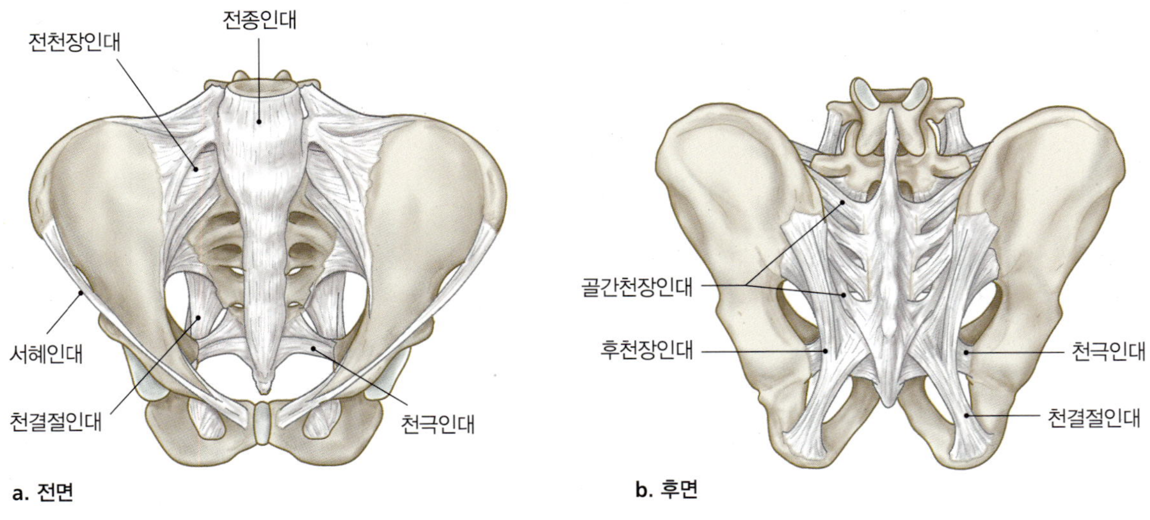

그림 2-6 천장관절 주위의 인대

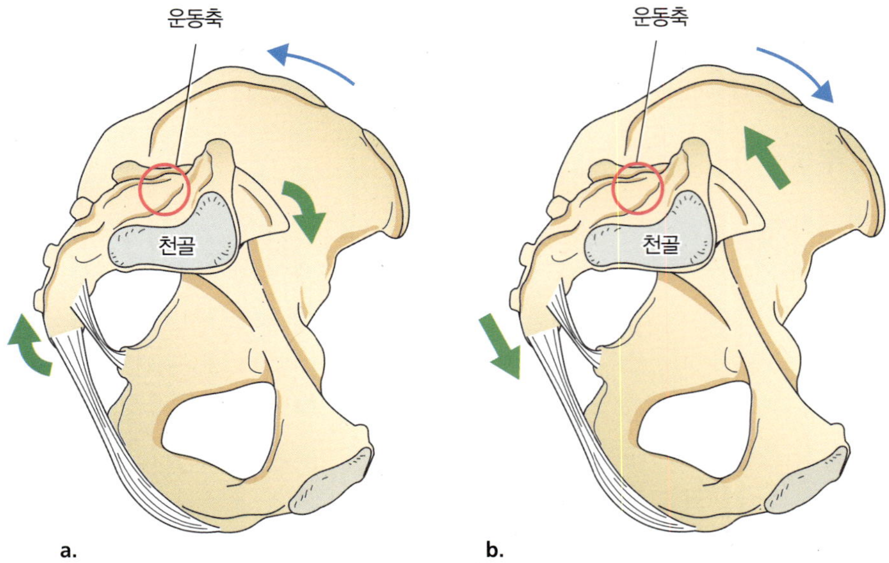

그림 2-7 천골의 뉴테이션(a)과 카운터 뉴테이션(b)
a : 천골이 전방으로 기울면 장골은 후방으로 기울어진다.
b : 천골이 후방으로 기울면 장골은 전방으로 기울어진다.

중요한 인대이다.

천장관절은 체중 지지에 적합한 구조이지만, 미세한 **병진운동**도 발생한다. 서 있는 상태에서 몸통의 무게는 요추를 통해 천장관절에 전단력으로 전해진다. 이때 뉴테이션(nutation)이 발생한다(그림 2-7). 뉴테이션은 인대의 장력을 증가시키고 천장관절의 안정성을 높인다. 반대로 카운터 뉴테이션(counter-nutation)은 인대가 느슨해지는 위치가 되므로 천장관절이 불안정해진다. 그러나, 천장관절의 가동 범위는 매우 작아 평균 2° 정도이다.

즉, 전단 부하에 대해 뉴테이션이 과도하게 발생하면 인대의 장력이 증가해 통증이 발생하며, 또한, 뉴테이션이 작아지면 전단 부하가 증가하여 천장관절에서 유래한 통증이 증가한다고 볼 수 있다. 단, 천장관절의 유래와 천장관절 주위의 인대 유래를 구별하는 것은 어렵다. 이 때문에 둘을 합쳐 **천장관절 유래**의 통증이라고 생각한다.

따라서 전단 부하에 의한 통증이 발생하는 경우에는 천장관절의 이상을 의심한다.

> **참고!**
> **병진운동 (translational motion)**
> 모든 물체가 동일한 속도와 같은 방향으로 움직이는 것을 병진운동이라고 한다. 관절낭 내 운동에서 치료면에 대해 평행한 방향으로 병진운동하는 것을 “미끄러짐(glide)”, 수직 방향으로 병진운동하는 것을 “이개(separation)”라고 표현한다.

step 2 통증의 위치 : 해부학적 평가

1) 고유배근 외측근군

→ **최장근** longissimus m.

최장근
기 시 : 천골, 상후장골극
정 지 : 흉추횡돌기 내측단, 늑골돌기
신경지배 : 척수신경 후지의 외측지
작 용 : 양쪽 수축 시 척추 신전, 한쪽 수축 시 동측 굴곡·회전

장늑근
기　　시 : 천골, 장골릉, 흉요근막
정　　지 : 하위 늑골, 요추횡돌기, 늑골각
신경지배 : 척수신경 후지의 외측지
작　　용 : 양쪽 수축 시 척추 신전, 한쪽 수축 시 같은 쪽으로의 측굴·회전

➡ 장늑근
iliocostalis m.

● 통증 발생의 해부학적 요인

고유배근(intrinsic muscles of back)은 외측근군과 내측근군으로 분류된다(그림 2-8). 외측근군은 추체간 여러 분절을 통해 주행하며 척주가 큰 운동을 가능하게 한다.

외측근군에는 **최장근**과 **장늑근**이 있다.

최장근과 장늑근은 상외측으로 부채꼴로 퍼지면서 주행하며, 늑골 및 늑골돌기에 부착한다. 이러한 배치는 돛단배의 돛을 제어하는 동작과 유사하여 척주를 신전·회전할 때 매우 유리하다(그림 2-4). 고유배근 내측근군 또한, 척주의 신전에 작용하지만, 신전 모멘트의 약 80%는 외측근군이 담당한다.[6]

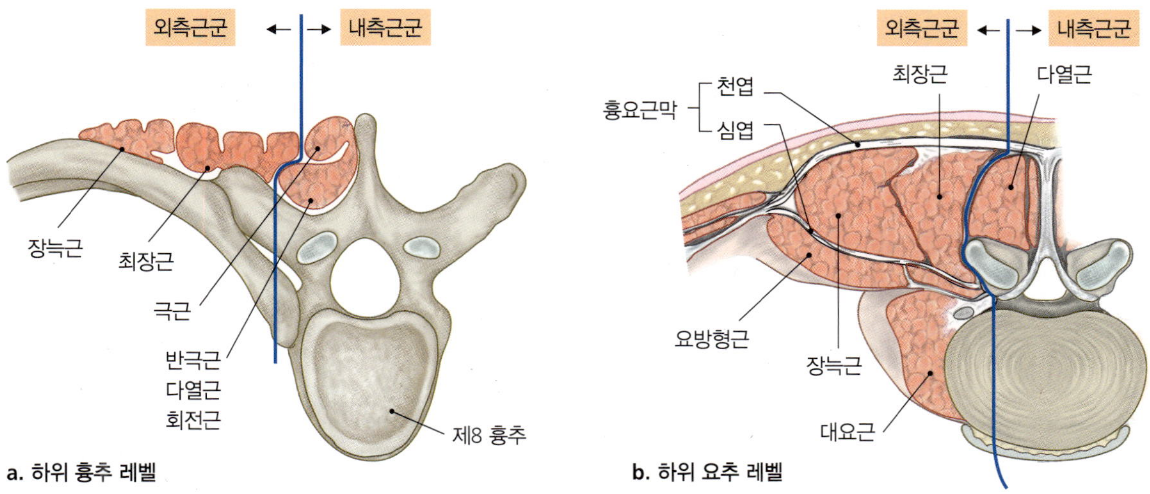

그림 2-8　고유배근 외측근군과 내측근군의 배치
최장근과 장늑근은 흉요근막의 천엽과 심엽으로 완전히 덮여 있으나, 뼈와 접촉하는 면이 없어 근육 내압은 확산되기 쉽다.

즉, 항중력 자세에서 발생하는 흉요부의 신장 부하(전방으로 작용하는 힘)는 고유배근 외측근군의 신전 모멘트로 상쇄된다. 그리고 불량한 자세, 과도한 노동·운동 등이 지속되면 외측근군의 근긴장이 높아지고 유연성이 낮아진다. 따라서, 양말을 신는 등 허리를 숙이는 동작이 현저하게 제한된다.

● 고유배근 외측근군의 촉진

① 최장근

최장근은 천골·상후장골극에서 기시하여 흉추횡돌기의 내측단, 늑골돌기에 정지한다.

요부의 극돌기에서 외측으로 약 3cm 부분에 손가락을 대고, 정지부는 늑골돌기를 향해 상외방으로, 기시부는 상후장골극을 향해 후하방으로 손가락을 이동시킨다. 최장근은 장늑근보다 단단하게 솟아 있어 촉진이 쉽다.

② 장늑근

장늑근은 최장근 외측에 위치하며 천골·장골릉·흉요근막에서 기시하여 하위 늑골, 요추횡돌기에 정지한다. 요부 최장근의 외측연에 손가락을 대고 극돌기 쪽을 향해 압박을 가하며 손가락을 외측으로 이동시킨다. 요부는 장늑근의 근복이 두껍기 때문에 외측연까지 촉지하기 쉽다. 반대로 흉부에서는 근복이 얇지만, 늑골각보다 내측에 위치하여 체표면에서 촉진이 가능하다.

근육의 주행(그림 2-9)에 따라, 신전 운동은 최장근 쪽이, 신전·회전 동작은 장늑근 쪽이 그 작용이 더 크다. 따라서 신전 동작 시에는 최장근의 근복이, 신전·회전 운동 시에는 장늑근의 근복이 촉진하기 쉽다.

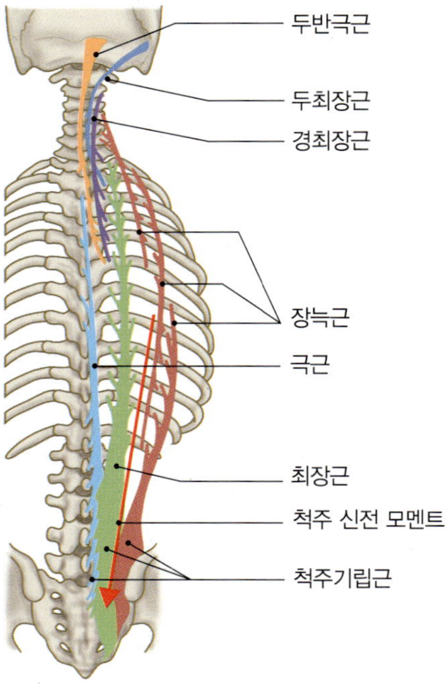

그림 2-9 고유배근 외측근군의 주행

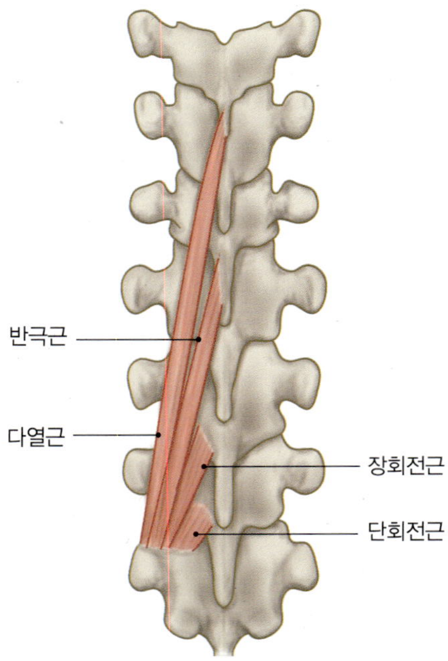

그림 2-10 고유배근 내측근군

2) 고유배근 내측근군 : 다열근

➡ 다열근
multifidus m.

다열근(요부)

기　　시 : 전체 요추의 유두돌기, 천골 후면, 상후장골극
정　　지 : 기시보다 3추체 상위의 극돌기
신경지배 : 극돌기에 부착하는 고위 척수신경 후지의 내측지
작　　용 : 양쪽성에서 척주 신전, 일측성에서 반대쪽으로 회전[7)]

● 통증 발생의 해부학적 요인

고유배근 내측근군이란 추골의 횡돌기와 극돌기 사이에 존재하는 근육으로 1추체간을 잇는 **단회전근**, 2추체간을 잇는 **장회전근**, 3추체간 이상을 잇는 **다열근**이 존재한다(그림 2-10). 또한, 반극근, 극간근도 존재하지만, 여기에서는 다열근의 일부로서 표기한다.

➡ **단회전근** short rotatores m.

➡ **장회전근** long rotatores m.

요부 다열근은 요추의 생리적 전만 자세에서 가장 활동성이 높고, 후만 자세에서 가장 낮다고 보고되고 있다.[8] 또한, 심층 섬유는 추체간 안정성이 상당한 기여를 하며, 하지 운동에도 영향을 미친다.[9~12] 그러므로, 신장 부하가 증가하여 요추 후만 자세가 되면 요부 다열근 기능이 저하되어 추체간 안정성이 저하되고 하지의 운동에도 영향을 준다.

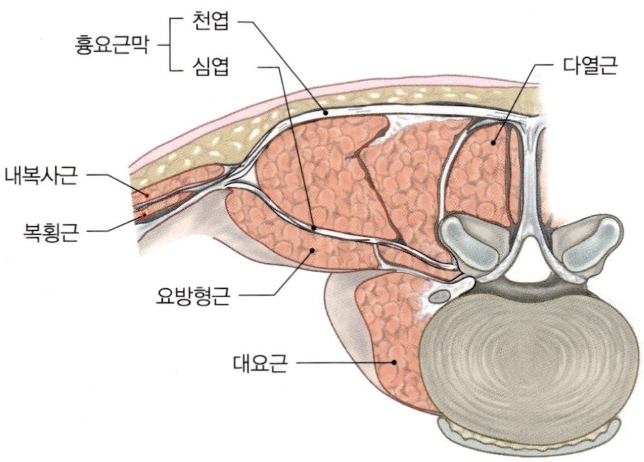

그림 2-11 **흉요근막과 고유배근 내측근군의 위치 관계**

또한, 요부 다열근은 흉요근막의 심엽에 완전히 둘러싸여 하나의 구획을 형성하고 있다(그림2-11). 따라서 요추 후만 자세가 지속되면 근육 내압이 상승하여 **구획증후군**을 초래하고 통증이 발생한다.[13]

참고!
구획증후군
compartment syndrome
구획 내압이 상승하여 혈액 순환장애와 근육의 기능부전을 일으키는 증후군을 말한다. 구획은 뼈와 근막으로 구성된다.

● 고유배근 내측근군(다열근)의 촉진(그림 2-12)

고유배근 내측근군은 유두돌기, 천골 후면, 상후장골극에서 기시하여 극돌기에 정지한다. 요부에서는 천골 후면·상후장골극에 정지하기 때문에, 극돌기와 상후장골극을 랜드마크로 하여 흉부에서는 내측⇔외측, 요부에서는 하외측⇔상외측에 손가락을 대면 쉽게 촉진할 수 있다. 특히 요부 다열근은 L5 레벨로 발달되어 있으며 상후장골극의 부착부까지 잘 촉진할 수 있다. 요부에는 생리적 전만이 존재하므로 복부에 수건 등을 받쳐 전만을 감소시키면 극돌기를 선명하게 촉지할 수 있다. 또한, 척주를 아주 조금 신전(코끝을 바닥에서 띄우는 정도)시키면, 고유배근 내측근군이 수축하여 근복을 촉지할 수 있다.

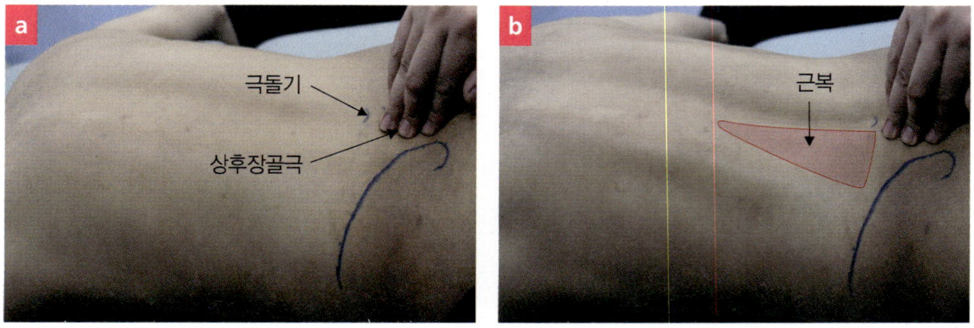

그림 2-12 다열근의 촉진

a : 평상 시, b : 신전 시. 극돌기와 상후장골극을 기준으로 한다. 빨간색 테두리는 내측근군의 범위를 나타낸다.

3) 흉요근막

➡ 흉요근막
thoracolumbar fascia

흉요근막은 고유배근 외측근군을 둘러싸듯 천엽과 심엽의 2개의 엽(lobe)으로 나뉜다.(그림 2-11). **천엽**의 상부에서는 광배근과 하후거근(serratus posterior inferior m)이 기시하고, 하부에서는 대둔근과 연결된다. **심엽**은 다열근을 완전히 감싸며, 복횡근·내복사근의 기시부(그림 2-13)가 되므로,[14~15] 흉요근막의 섬유밀도는 제4 요추(L4) 레벨에서 현저하게 증가한다.[16] 즉, 고유배근 외측근군과 내측근군의 근막은 복횡근·내복사근·대둔근 등의 근막과 밀접하게 연결되어 서로의 근육 활동에 영향을 미친다.

참고!

기계적 수용기 (mechanoreceptor)

자세의 변화에 따른 압박이나 신장과 같은 기계적 자극에 의해 흥분하는 수용기.

Type I : 루피니 소체(Ruffini's corpuscle)형. 역치가 낮고 반응이 느리며, 관절의 위치와 움직임을 감지한다.

Type II : 파시니 소체(Pacini's corpuscle)형. 역치가 낮고 반응이 빠르며, 관절의 빠른 움직임과 진동, 가로 방향의 부하에 반응한다.

Type III : 골지건기관(Golgi tendon organ). 역치가 높고 반응이 느리며, 과도한 근육 활동을 억제한다.

Type IV : 자유신경종말(free nerve ending). 높은 역치에는 반응하지 않는다. 관절에서 통증 신호를 보낸다.

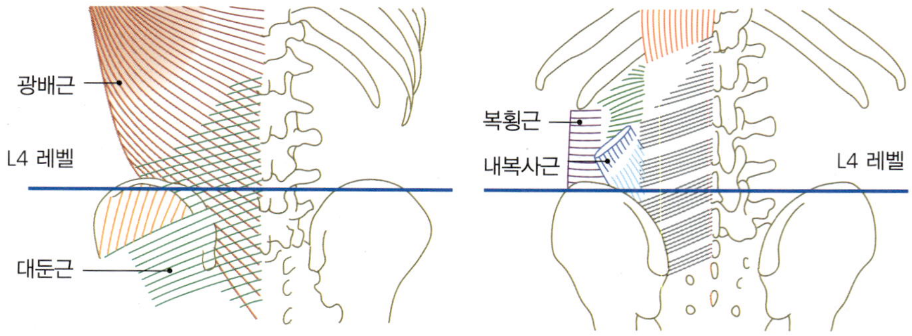

그림 2-13 각 근육의 근막과 흉요근막의 융합

a: 광배근·대둔근의 근막과 흉요근막의 융합, b: 복횡근·내복사근의 근막과 흉요근막의 융합

또한, Yahia 등[17]은 흉요근막의 혈관 주위에 **기계적 수용기** Type I(루피니 소체형)과 Type II(파시니 소체형)가 존재함을 밝혔다. Type I은 역치가 낮고 반응이 느리며, 관절의 위치와 움직임을 감지한다. Type II는 역치가 낮고 반응이 빠르며, 관절의 빠른 움직임과 진동, 가로 방향의 부하에 반응한다. 따라서 안정 시 자세 제어와 운동 시 몸통 제동을 담당한다.

고유배근 외측근군과 내측근군, 흉요근막의 통증유발검사

전굴 동작 검사(그림 2-14)

- **검사 자세** : 편안하게 선 자세로 시선은 정면을 향하게 하고 양쪽 다리는 어깨너비 정도로 외전 자세, 양쪽 팔은 몸쪽으로 내린다.
- **유도 동작** : 바닥에 양쪽 손이 닿도록 시킨다.
- **결과** : 통증이 발생하면 양성.
- **기능적 의의** : 흉요근막을 포함한 고유배근 외측근군과 내측근군의 신장을 강제함으로써 근육의 신장과 근육 내압을 상승시킨다.
- **주의점** : 전굴 동작 검사에서는 흉요근막을 포함한 고유배근 외측근군과 내측근군의 신장을 유도하기 위해 고관절의 굴곡을 억제시킬 필요가 있다. 따라서, 검사자는 환자의 골반을 손으로 고정하거나 벽 등에 환자의 둔부와 양쪽 다리를 접촉시켜 벽에서 떨어지지 않도록 전굴 동작을 지시한다. 이 검사만으로는 고유배근의 외측근군과 내측근군 중 어느 쪽에 큰 문제가 있는지 감별할 수 없으므로 통증 부위를 자세히 듣고, 신장 상태를 관찰하여 확인하는 것이 중요하다. 또한, 전굴 자세에서 몸을 되돌릴 때는 신장 부하가 증가하여 더 쉽게 통증이 발생한다. 따라서 급하게 움직이는 것을 피하고 천천히 자세를 바꾸도록 한다.

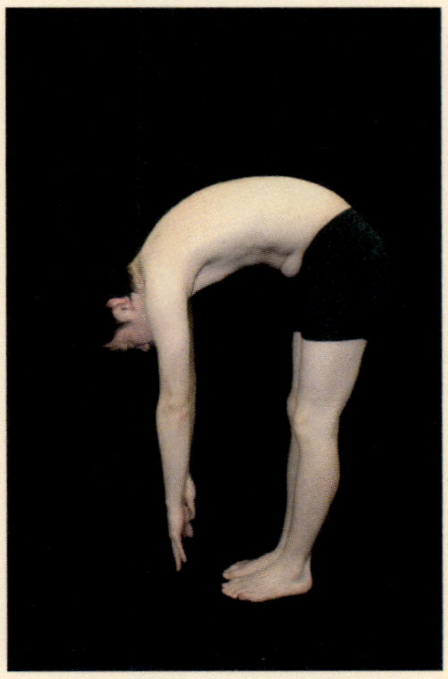

그림 2-14 **전굴 동작 검사**

촉진과 검사 결과를 통해 유추할 수 있는 것은?

전굴 동작 검사에서 통증이 발생한 경우, 근근막성 통증이 의심된다. 정지 자세에서 전굴 동작을 실시하면 무게 중심이 전하방으로 이동하게 된다. 따라서 배부에 위치하는 흉요근막, 고유배근의 외측근군과 내측근군은 신장되면서 상체를 지지하게 된다. 이렇게 상반된 작용은 체간굴근군·신근군, 고관절 주위 근육 등의 협조된 기능이 요구되며 다음 4가지의 운동학적 요인에 문제가 생기면 통증이 발생할 수 있다.

① 고유배근의 근력 저하 ➡ step 3 p.223

중력하에서 흉곽을 포함한 상체의 무게는 흉요근막과 고유배근이 지지한다. 고유배근의 근력이 저하되면 그 무게를 지지하기 위해 흉요근막과 고유배근이 과긴장 상태가 되고, 신장성이 저하된다. 따라서, 전굴 동작 등으로 과도한 신장 부하가 가해지면 통증이 쉽게 발생한다.

② 체간굴근군의 근력 저하 ➡ step 3 p.224

체간굴근군의 복횡근과 내복사근은 흉요근막의 심엽에서 기시하여, 복측에서 복직근초(rectus sheath) 전엽을 통해 복직근과 연결된다. 즉, 체간굴근군과 배근군은 서로 연결되어 원기둥 모양의 코르셋을 형성함으로써 요부의 안정성을 높인다. 체간굴근군의 근력이 저하되면, 배근군은 요부의 안정성을 유지하기 위해 과도한 활동을 요구받고, 근긴장이 항진된다. 그 결과 신장성이 저하되고 전굴 동작 등으로 인해 과도한 신장 부하를 받으면 통증이 발생한다.

③ 장요근의 단축 ➡ step 3 p.225

장요근(iliopsoas m.)이 단축되면 골반 전경(앞기울기)과 요추 전만이 강화된다. 따라서 흉요근막과 고유배근이 단축되고 신장성이 저하된다. 그 결과 전굴 동작 등으로 과도한 신장 부하가 가해지면 통증이 발생한다.

④ 고관절 신근군의 근력 저하 ➡ step 3 p.225

흉요근막 천엽은 광배근과 하후거근(serratus posterior inferior m.)에 의해 비스듬히 상방으로, 대둔근에 의해 하방으로 견인됨으로써 돛단배가 돛을 당기듯이 긴장되어 요배부의 안정성을 높인다.[7] 대둔근의 근력이 저하되면 흉요근막을 비스듬히 아래로 당기는 힘이 감소하여 요배부가 불안정해진다. 이를 보상하기 위해 흉요근막과 고유배근이 과긴장한 결과 신장성이 저하되고 전굴 동작 등으로 인해 과도한 신장 부하가 가해지면 통증이 발생한다.

참고!

부정렬 (malalignment)

바르지 않거나 불안전한 배열을 의미

⑤ 부정렬 ➡ step 3 p.228

①~④의 운동학적 요인은 모두 일상 자세에 큰 영향을 미치기 때문에 전신의 **부정렬**(malalignment)을 평가하는 것이 중요하다.

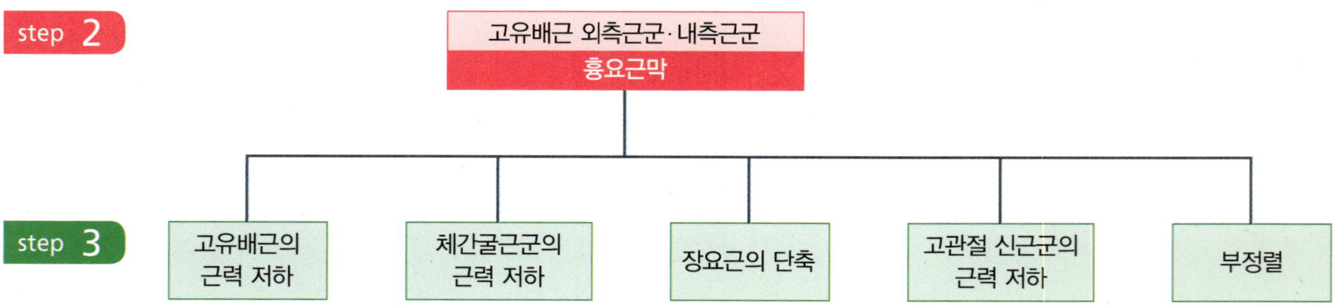

FLOW CHART 고유배근 외측근군과 내측근군이 통증의 원인으로 의심되는 경우

4) 요부 추간관절

● 통증 발생의 해부학적 요인

추간관절의 관절낭은 전방은 황색인대, 배측은 다열근과 섬유성 결합을 하고 있다. 또한, 관절낭의 상단과 하단에는 지방이 존재하여 관절면 보호를 보조한다.[18] 요추의 신전은 하관절돌기가 하위 추골(추궁판, lamina)에 충돌하는 것으로 제한되어 압박부하율이 증가한다. 이 상태에서 신전하면 관절돌기를 중심으로 회전 작용이 발생하여 추간관절의 관절낭을 손상시켜 **요부 추간관절증**을 초래한다.

> **참고!**
> **요부 추간관절증 (lumbar facet joint syndrome)**
> 퇴행성 요추증의 일종. 추간관절의 관절낭이 파열(추간관절 염좌)되거나 끼여(충돌) 통증을 유발한다.

● 추간관절의 촉진

체표에서 추간관절을 촉지하는 것은 어렵지만 그 위치를 체표에서 추측하는 것은 다른 질환을 감별하기 위해서도 중요하다. 추간관절은 극돌기의 외측에 위치하기 때문에 극돌기를 촉지하여 그 외측(1횡지)에 손가락을 대고 세로 방향으로 이동시킨다. 약간 둥근 유두돌기에 닿을 수 있으며, 그 내측에서 추간관절을 촉지할 수 있다.

● 추간관절의 통증유발검사

신전·회전 운동

- **검사 자세** : 편안하게 선 자세로 시선은 정면을 향하게 하고 양쪽 다리는 어깨너비 정도로 외전 자세, 양쪽 팔은 몸쪽으로 내린다.
- **유도 동작** : 최대한의 신전·회전.
- **결과** : 통증이 발생하면 양성.
- **기능적 의의** : 완전한 신전 자세에서 회전 운동을 수행하면 관절면에 압박 부하가 가해진다. 다열근의 근경도가 높으면 관절낭을 후방으로 당기는 힘이 약해져 통증이 쉽게 발생한다.
- **주의점** : 이 검사만으로는 추간관절증으로 진단할 수 없다. 신경증상의 유무 등을 확인하는 것이 중요하다.

5) 요부 추간판

● 통증 발생의 해부학적 요인

추간판은 수핵, 섬유륜, 종판으로 구성된다. 요추를 굴곡시키면 추간판 전방에는 압박 부하가 가해져 오목하게 변형되고, 후방은 전방에서 분산된 압력이 가해지기 때문에 신장 부하가 강화된다. 여기에 회전력을 가하면, 신장 부하가 증가한다. 이러한 추간판 후방에 대한 신장 부하가 섬유륜 내의 자유신경종말(free nerve ending)을 자극하여 통증을 유발할 수 있다. 또한, 추간판 섬유륜의 후방은 전방과 외측에 비해 얇고 취약하다.[19] 따라서 요추 굴곡 자세에서 회전 동작을 하면 추간판 후방이 분리되어 수핵이 탈출하는 이른바 **추간판탈출증**의 원인이 된다.

> **참고!**
> **추간판탈출증 (disc herniation)**
> 추간판 내의 수핵이 섬유륜에서 돌출된 상태. 후측방으로 돌출하면 신경근병증(radiculopathy) 증상을 보일 수 있다.

추간판탈출증의 통증유발검사

추간판을 체표면에서 촉지하기는 어렵기 때문에 추간판 탈출에 의한 신경증상 혹은 통증의 유무를 확인한다.

Laségue sign(그림 2-15)

- 검사 자세 : 바로 누운 자세에서 요부 전만 등의 긴장이 높지 않은지 확인한다.
- 유도 동작 : 고관절 중립 자세, 슬관절 완전 신전 상태에서 고관절을 굴곡한다.
- 결과 : 70°~90° 이하로 대퇴 후면과 슬와부에서 좌골신경 증상이 발생하면 양성.
- 기능적 의의 : 슬관절 완전 신전 상태에서 고관절 굴곡 운동을 시행함으로써 제5 경추 신경근, 제1 천골 신경근에 압박 부하를 가해 좌골신경 증상이 발생하는지를 확인한다.
- 주의점 : 이 검사만으로는 추간관절증과 추간판탈출증을 진단할 수 없다.

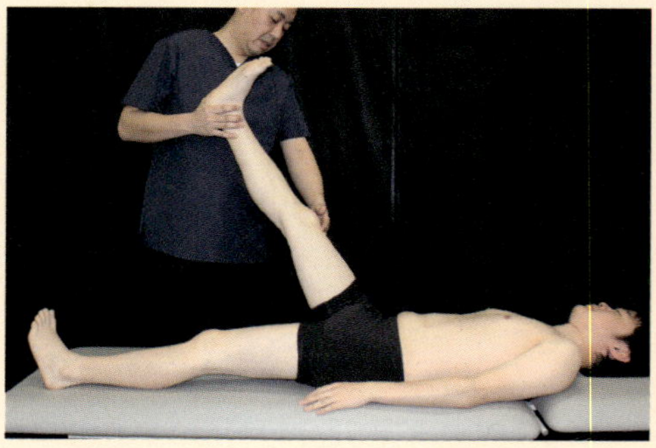

그림 2-15 Laségue sign

Bragard test(그림 2-16)

- 검사 자세 : 바로 누운 자세에서 요부 전만 등의 긴장이 높지 않은지 확인한다.
- 유도 동작 : Laségue sign과 동일하게 검사하고 좌골신경 증상이 나타난 고관절 굴

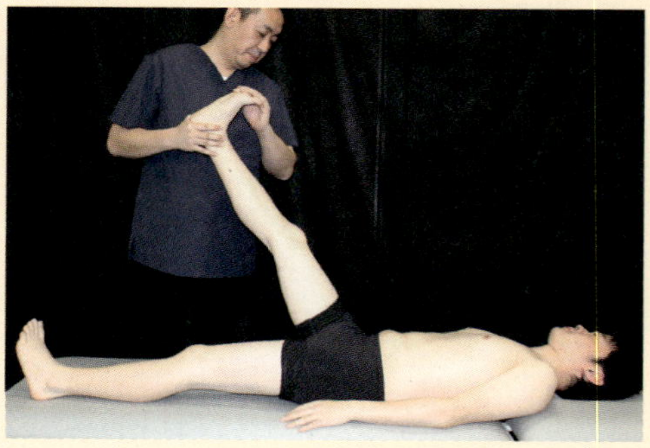

그림 2-16 Bragard test

곡 각도보다 5° 내려 족관절을 배굴시킨다.

- 결과 : 좌골신경 증상이 악화되면 양성.
- 기능적 의의 : Laségue sign과 Bragard test 양쪽 모두 양성인 경우 추간판탈출증을 의심한다.

● 촉진과 검사 결과를 통해 유추할 수 있는 것은?

① 요부 추간관절이 원인으로 의심되는 경우

요부 추간관절증은 요추 신전 자세에서 발생하는 압박 부하의 증가로 인해 유발된다. 압박 부하의 증가는 장요근의 단축이나 고관절 신전근의 근력 저하가 골반의 경사(기울기)를 크게 하는 경우와 체간굴근군의 근력 저하인 경우를 생각할 수 있다.

② 요부 추간판이 원인으로 의심되는 경우

요부 추간판에 의한 통증은 요추 후만 자세에서 발생하는 압박 부하의 증가로 인해 유발된다. 압박 부하의 증가는 고유배근의 근력 저하로 인해 골반 전방 경사가 감소하고 그에 따른 요추 후만이 발단이 되는 경우가 많다, 요추 후만 자세는 체간굴근군의 근력 저하와 고관절 신근군의 근력 저하도 초래한다.

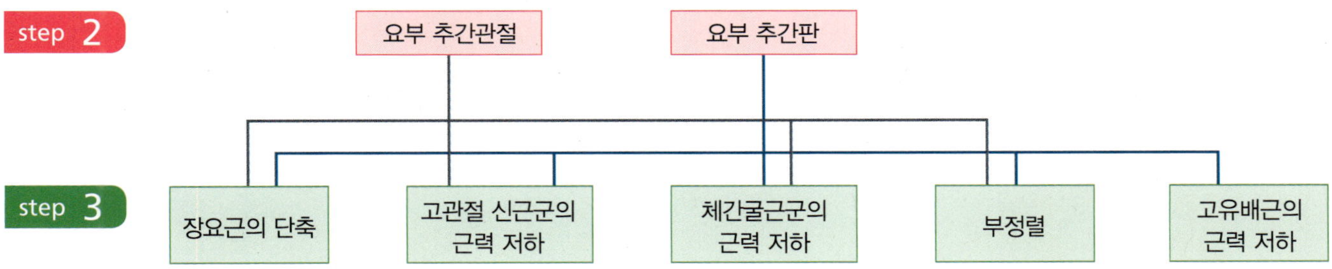

FLOW CHART 요부 추간관절과 추간판이 통증의 원인으로 의심되는 경우

6) 좌골신경·상둔신경(그림 2-17)

좌골신경(sciatic nerve)
기시분절 : L4~S3
지배영역 : 경골신경 부분 - 대퇴이두근 장두, 반막양근, 반건양근, 대내전근
총비신경 부분 - 대퇴이두근 단두

● 통증 발생의 해부학적 요인

좌골신경은 인체에서 가장 폭이 넓고 긴 신경이다. 좌골신경은 일반적으로 이상근 하공(Infrapiriformis foramen)을 통과하여 골반 밖으로 나온다. 골반 밖으로 나온 좌골신경은 대둔근으로 덮여 쌍자근·내폐쇄근·대퇴방형근을 가로지르듯 종주하여 하행한다. 좌골신경은 경골신경과 총비골신경의 2가지 신경으로 구성되어 두 신경 모두 하나의 결합조직

➡ **좌골신경** sciatic nerve

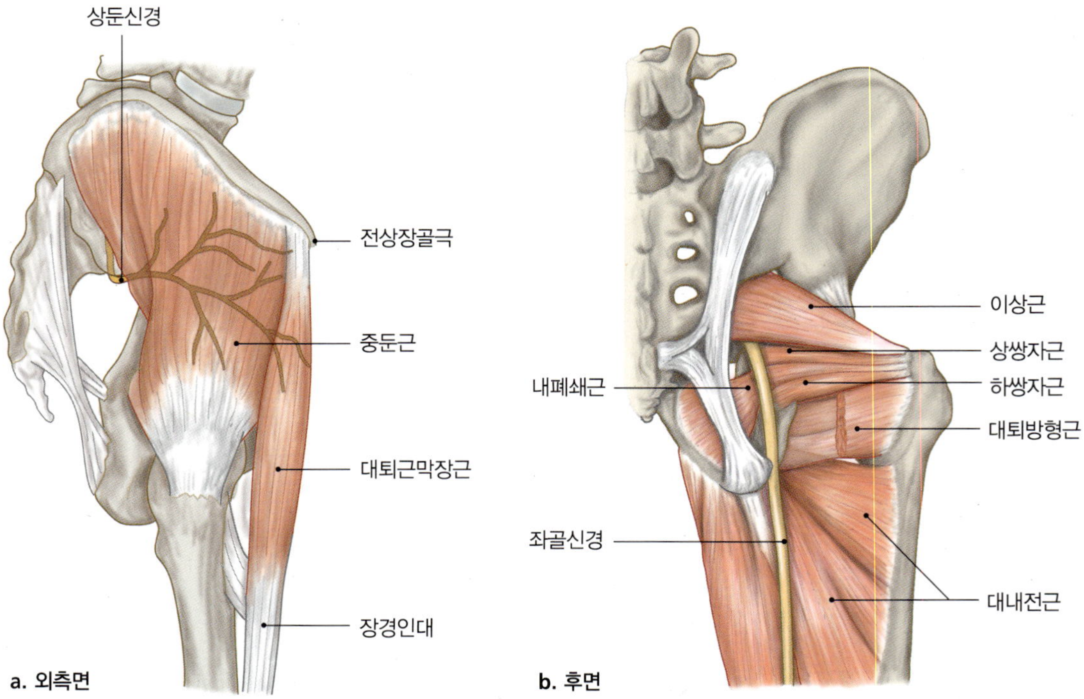

그림 2-17 좌골신경과 상둔신경

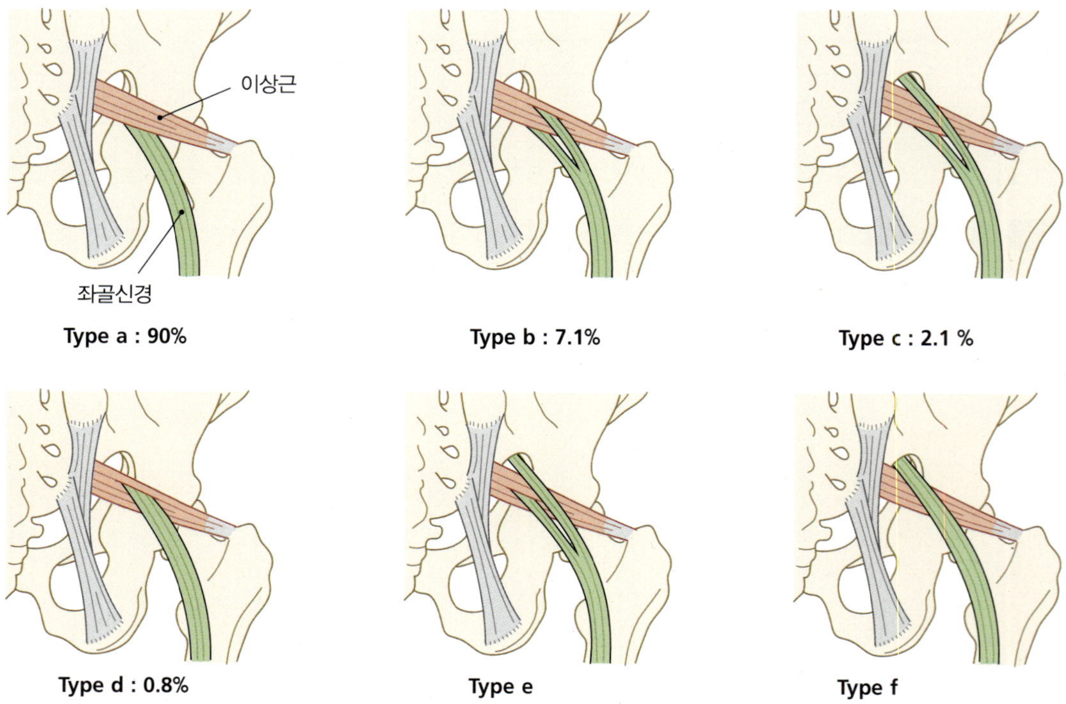

그림 2-18 이상근과 좌골신경의 위치 관계

성 초(sheath)에 싸여 있다. 하둔신경도 이상근 하공을 통과하여 둔부에 이르러 대둔근을 지배한다. 이상근의 크기는 사람마다 차이가 있으며 지나치게 긴장된 상태가 지속되면 이상근이 좌골신경을 압박(교액)하여 통증이 발생한다. 또한, Beaton 등[20]에 따르면 이상근과 좌골신경의 위치 관계는 6가지 유형으로 나뉜다(그림 2-18). 좌골신경이 2개로 나뉘어 이상근 내를 관통하는 유형이 **이상근증후군**을 보이기 쉽다.[21~23]

또한, 이상근의 심층을 통과한 좌골신경은 그 후 대퇴방형근과 내폐쇄근의 표층을 통과한다. 즉, 이상근에 의해 위로부터 압박받은 좌골신경은 그 후에 다른 심층의 외회전 6개 근육에 의해 밀어 올려지게 된다. 이 또한 좌골신경에 대한 기계적 부하가 되기 때문에 이상근뿐만 아니라 다른 심층 외회전 6개 근육과의 연관성을 염두해 둘 필요가 있다.

상둔신경은 천골신경총에서 나와 이상근이 대좌골공(greater sciatic foramen)을 지나는 상방에 형성되는 이상근 상공을 상둔동맥·정맥과 함께 주행한다. 이상근 상공을 통해 골반강을 나와 소둔근·중둔근 사이를 주행하여 대퇴근막장근에 이른다. 대좌골공을 이상근과 함께 통과하기 때문에 이상근의 강한 수축 혹은 장기간에 걸친 연축에 의해 상둔신경의 압박성 병변이 발생하게 된다.

➡ **상둔신경**
superior gluteal nerve

좌골신경과 상둔신경은 모두 골반강 내에서 외부로 나오면 심층 외회전 6개 근육에 의해 압박을 받음으로써 둔부에서 하지로 방사통을 유발한다.

● 좌골신경의 촉진

좌골신경은 이상근 하방에서 대좌골공을 통과하여 골반을 벗어나 대둔근 하방을 지나 대퇴 후면으로 주행하고 있다. 상후장골극과 대전자의 상단을 잇는 중점으로부터 수 cm 하방에서 촉진된다.[24]

● 상둔신경의 촉진

주행 시 상후장골극의 미측(caudal)이며, 이상근의 바로 두측(cranial) 부위에 위치한다. 대둔근과 중둔근을 통한 촉진이기 때문에 매우 어렵다.

● 이상근증후군(piriformis syndrome)의 감별 검사

Freiberg test

- **검사 자세** : 바로 누운 자세.
- **부착 부위** : 고관절 부위, 하퇴 근위.
- **유도 동작** : 골반을 고정하고 고관절을 굴곡 및 내회전시킨다.
- **결과** : 둔부 통증의 유무.
- **기능적 의의** : 골반을 고정하고 고관절을 굴곡·내회전시키면 이상근에 신장 부하가 가해진다. 이 상태에서 통증이 발생하면 이상근증후군을 의심한다.
- **주의점** : 골반 고정 시 음성, 골반 비고정 시 양성이면 천장관절성 통증으로 의심한다.

Pace test

- 검사 자세 : 앉은 자세.
- 부착 부위 : 대퇴 원위, 하퇴 원위.
- 유도 동작 : 고관절 외전·외회전.
- 결과 : 근력 저하, 둔부 통증의 유무.
- 기능적 의의 : 걸터 앉은 자세에서 고관절 외전·외회전 운동에 저항을 가하면 고관절 외전과 외회전근을 수축시키고, 그 수축에 따라 이상근에서의 압박 부하가 증가하며 좌골신경, 상둔신경에 압박이 일어나 통증이 유발된다. 이로 인해 이상근 증후군이 의심된다.
- 주의점 : 몸통 측굴의 보상 동작에 주의한다.

상둔신경에 대한 DTTT

상둔신경의 압박에 의한 둔부 통증을 감별하는 검사는 없다. 상둔신경이 이상근의 과긴장에 의해 압박될 가능성을 고려하여 DTTT를 실시하여 감별한다.

통증유발조직	이상근
증상	둔부에 방사통
검사 방법	옆으로 누운 자세로 고관절 경도 굴곡 상태에서 외회전 운동을 하고, 이때 대전자에 저항을 가한다.
결과	대전자 상부에서 이상근의 주행으로 압통이 소실되고 둔부 통증이 변화하면 이상근에 의한 상둔신경의 압박 가능성이 있다.
기능적 의의	상둔신경은 이상근 상공을 통과하여 둔부에 분포한다. 이상근의 과긴장은 상둔신경에 대한 기계적 부하를 증가시킬 가능성이 있다. 따라서 이상근을 포함한 고관절 외회전근을 이완시켜 이완 전후의 통증 변화도 확인한다.
주의점	이상근을 중심으로 한 심층 외회전근(6개) 자체의 통증이 발생할 수 있으나, 이러한 통증은 일부에 국한된다(방사통은 없다).

촉진과 검사 결과를 통해 유추할 수 있는 것은?

상둔신경이나 좌골신경이 이상근에 의해 압박되고 있을 가능성이 있다. 이상근의 긴장이 높아지는 원인으로는 다음과 같은 운동학적 원인이 있다.

① 고관절 신근군의 근력 저하 ➡ step 3 p.225

이상근을 비롯한 심층 외회전근(6개)은 대둔근, 햄스트링 등의 고관절 신근군과 함께 고관절의 동적 안정화기구로서 작용한다. 따라서 대둔근 및 햄스트링의 근력이 저하되면 이를 보상하기 위해 이상근 등 심층 외회전근의 부하가 증가되고 근육 경도가 항진된다. 이로 인해 이상근의 좌골신경이나 상둔신경에 대한 압박 부하가 증가한다.

② 천장관절의 안정성 저하 ➡ step 3 p.226

이상근은 천장관절을 횡단하여 대전자에 이른다. 그 때문에 이상근의 수축은 천장관절을 안정시키는 벡터(vector)를 생성한다. 천장관절에서의 안정성이 저하되면, 과도한 이상근 수축이 유발될 수 있고, 따라서 이상근에 의한 좌골신경과 상둔신경으로의 압박 부하가 증가한다.

③ 부정렬 ➡ step 3 p.228

편평등이나 굽은 등에서는 골반이 뒤로 기울고(posterior tilt), 고관절은 외회전된다. 이로 인해 고관절 외회전근군의 신장성이 저하되고, 경도가 높아진다. 따라서 이상근에 의한 좌골신경이나 상둔신경으로의 압박 부하가 증가한다.

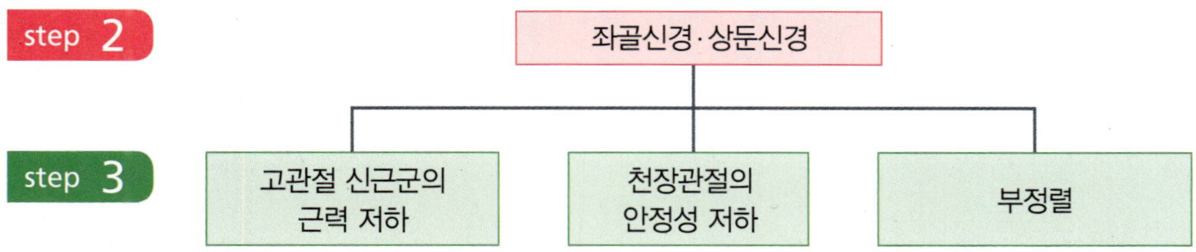

FLOW CHART **좌골신경과 상둔신경이 통증의 원인으로 의심되는 경우**

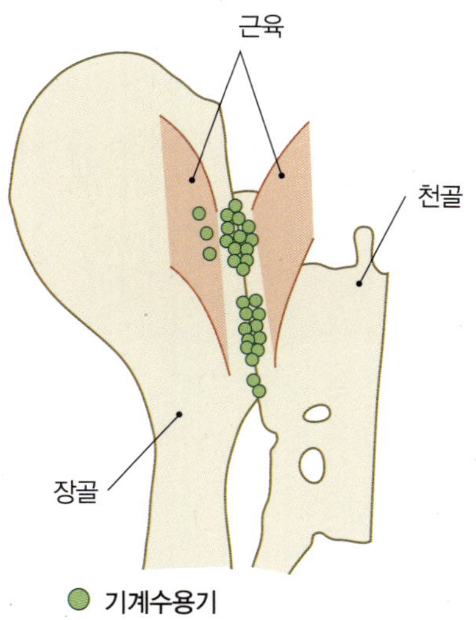

그림 2-19 천장관절 및 주변 조직에 존재하는 기계수용기

〔Sakamoto N, et al : An electrophysiologic study of mechanoreceptors in the sacroiliac joint and adjacent tissues. Spine 26 : E468-471, 2001〕

7) 천장관절(sacroiliac joint)

● 통증 발생의 해부학적 요인

천장관절에 차단술을 시행하여 통증이 소실되었다는 보고[25] 이후 천장관절이 요통의 원인으로 널리 알려지게 되었다. Murakami[26]는 요통 중 천장관절 유래 통증은 10.7%이며, 여성에서 2배 흔하고, 30대와 70대에 많았다고 하였다. 또한, 골간천장인대와 후천장인대로의 전단 부하가 미세하게 관절을 어긋나게 하여 통증을 유발한다고 주장하였다. Saka-

> **참고!**
>
> 침해수용기(nociceptor)
>
> 기계적·화학적·온열 자극 등, 조직을 파괴하는 자극에 반응하는 수용기. 고역치 기계적 수용기와 polymodal 수용기가 있으며, 1차 통증(예리한 통증)은 고역치 기계적 수용기, 2차 통증(둔한 통증)은 polymodal 수용기가 반응한다.

moto 등[27]은 천장관절 주위의 수용기는 근위부 1/3과 중앙부 1/3에 집중하며, 그 대부분이 **침해수용기**라고 보고하였다(그림 2-19).

즉, 천장관절에 대한 전단 부하가 침해수용기를 자극하여 통증이 유발될 수 있음을 시사하였다. 그러나 아직 근거가 확립되지 않았고, 천장관절의 통증 부위에 대해서도 명확하지 않다.

● 천장관절의 촉진

천장관절의 촉진은 바로 누운 자세에서 실시한다. 후상장골극을 확인 후 서서히 손가락을 미측으로 이동시킨다. 천골과 장골 사이 간격이 만져지면 그 표면에 후천장인대가 존재하는 것이며, 직접 촉진은 불가능하다(그림 2-6, p.207).

● 천장관절의 통증유발검사

> **참고!**
>
> Patrick test
>
> 바로 누운 자세에서 고관절의 굴곡, 외전, 외회전 상태로 무릎 내측을 바닥에 대고 압박하여 고관절의 통증을 유발하는 검사. 양성인 경우 고관절 염증과 근육성 통증을 의심한다.

Gaenslen test

- **검사 자세** : 바로 누운 자세에서 환자는 건측 하지의 무릎을 굴곡하여 끌어안는다.
- **유도 동작** : 검사자는 검사받는 쪽 고관절을 신전시킨다.
- **결과** : 천장관절 부위에 통증을 호소하면 양성.
- **기능적 의의** : 천장관절에 강제적으로 전단 부하를 가함으로써 통증을 유발시킨다.
- **주의점** : 고관절 통증의 문제를 지울 수 없기 때문에 Patrick test와 병행하는 것이 좋다. Patrick test가 음성이라면 천장관절 통증을 의심한다.

Pelvic rock test

- **검사 자세** : 옆으로 누운 자세의 환자는 건측 하지의 무릎을 굴곡하여 끌어안는다.
- **유도 동작** : 검사자는 양손을 관골에 올려놓고 10초 정도 압박한다. 검사는 양쪽으로 한다.
- **결과** : 천장관절 부위에 통증을 호소하면 양성.
- **기능적 의의** : 천장관절에 강제적으로 전단 부하를 가함으로써 통증을 유발시킨다.
- **주의점** : 압박은 양손으로 확실히 한다.

● 촉진과 검사 결과를 통해 유추할 수 있는 것은?

천장관절에 대한 부하 검사로 통증이 유발되면, 천장관절 유래 통증이라고 볼 수 있다. 따라서 천장관절의 안전성 저하라는 운동학적 요인이 의심된다. 천장관절의 불안정 요인으로 다음 항목을 생각할 수 있다.

① 고유배근의 근력 저하 ➡ step 3 p.223

고유배근은 흉요근막을 통해 천골 후면에 부착한다. 따라서 고유배근의 장력은 천골의 뉴테이션(nutation)을 유발한다. 반대로 장력이 약해지면 이러한 작용이 소실되고 천장관절의 불안정을 초래하는 요인이 된다.

② 체간굴근군의 근력 저하 ➡ step 3 p.224

복횡근과 내복사근은 흉요근막을 통해 고유배근과 연결된다. 따라서 복횡근과 내복사근의 긴장은 고유배근에 영향을 미친다. 또한, 복횡근과 내복사근의 장력은 장골능을 내측으로 끌어 당기므로, 골간천장인대의 장력을 높여 천장관절의 안정성에 기여한다. 반대로 장력이 약해지면 이러한 작용이 소실되어, 천장관절의 불안정을 초래하는 요인이 된다.

③ 천장관절의 안정성 저하 ➡ step 3 p.226

천장관절의 안정화 기전에는 form closure와 force closure가 있다.

form closure는 뼈와 인대 등에 의한 정적 안정화기구이다. 몸통의 무게로 인해 천골에는 앞으로 기우는(전경) 힘이 가해진다. 천골은 상부가 하부에 비해 넓은 쐐기 형태이므로, 앞으로 기울어 장골 사이에 끼여 들게 된다. 따라서 천장관절의 골격 구조로 인해 안정성이 향상된다. 또한, 천골이 앞으로 기울면 천장관절 주위 인대의 장력이 증가한다. 이러한 인대 구조로 인해 안정성이 높아진다. 이와 같은 **천골의 전경(anterior tilt)**을 **뉴테이션(nutation)**이라고 한다.

한편, **force closure**는 동적 안정화기구라고 할 수 있으며, 근육과 근막에 의한 안정화기구이다. force closure에서는 복횡근과 내복사근, 고유배근, 고관절 신근군이 중요하다. 이러한 안정화기구가 기능을 잃으면, **천골의 후경(counter nutation)**이 발생한다. 그러면, 천장관절에 대한 전단 부하가 증가하여 통증이 발생할 수 있다.

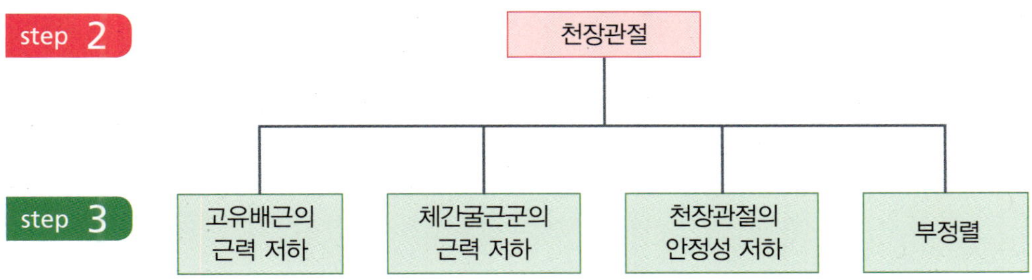

FLOW CHART 천장관절이 통증의 원인으로 의심되는 경우

step 3 통증의 원인 : 운동학적 평가

1) 고유배근의 근력 저하

고유배근 외측근군과 내측근군의 근력을 개별적, 정량적으로 평가하는 방법은 없다. 상세한 평가를 위해서는 MRI 등의 영상 진단이나 혹은 근전도를 사용할 필요가 있다. 임상에서는 근력을 도수근력검사(MMT)로, 요추 신전 지구력은 **Sorensen test**를 통해 평가한다.

또한, 주관적이기는 하지만 내측근군의 근력 평가로서 다열근 촉진을 응용하는 경우가 있다. 환자에게 약간의 척추 신전 운동을 실시하게 하고, 다열근의 근복이 팽창하는지 여부를 판단한다. 근력이 저하된 경우, 다열근의 근복이 확인되지 않고, 외측근군의 근복이 팽창한다.

● 종합적 배부 근육의 근력 평가

Sorensen test

- **검사 자세** : 몸을 상전장골극과 배꼽 사이의 레벨로 침대 끝에서 밖으로 나가도록 엎드린 상태에서 굴곡 자세를 취하게 한다. 양손은 가슴 위에서 깍지를 낀다.
- **조작** : 환자는 몸통이 수평하도록 거상하고, 그 자세를 유지한다.
- **결과** : 요통이 없는 남성에서 80~200초, 여성에서 140~230초. 요통이 있는 남녀에서 110±50초가 정상 범위.
- **해석** : 약 120초를 유지하지 못하면 배근군의 근력 저하를 의심한다.

운동치료의 핵심

다열근 수축을 우선할 경우, 고유배근 외측근군을 억제하면서 다열근 수축을 유도한다. 예를 들면 환자에게 엎드인 자세에서 양쪽 팔꿈치로 체중을 지지하면서 몸통을 신전시키도록 한다. 이때 외측근군을 도수적으로 신장시키고, 억제하면서 다열근 수축을 유도한다.

다열근의 기능평가(그림 2-12)

- **검사 자세** : 엎드린 자세.
- **조작** : 환자의 코끝이 바닥에서 떨어질 정도로 척추 신전을 지시한다.
- **결과** : 고유배근 외측근군의 근복이 팽창하면 양성.
- **해석** : 척추의 작은 신전은 다열근의 작용이지만, 기능부전이 있는 경우에는 외측근군이 그 역할을 담당한다. 따라서 외측근군의 근복은 팽창한다.

참고!

Hold-relax
2~3초간 최대등척성 수축한 직후 힘을 빼게 하여 이완시키는 테크닉. 관절 가동 범위를 개선하려는 경우나 통증을 완화하려는 경우에 이용된다.

운동치료의 핵심

통증이 발생하는 경우, 과도한 근긴장을 억제한다. 큰 척추 운동을 하지 않는 **hold-relax** 등이 효과적이다. 고유배근은 체간굴근군과 고관절 주위 근육 등의 영향을 받기 때문에 통증이 감소하면 골반과 요추를 조절하면서 전신 운동을 한다.

2) 체간굴근군의 근력 저하

고유배근의 평가 방법과 마찬가지로 근력을 개별적이고, 정량적으로 평가하는 방법은 없다. 상세한 평가를 위해서는 MRI나 근전도를 이용한다. 임상에서는 도수근력검사(MMT)가 일반적으로 이루어지고 있지만 고유배근과 고관절 주위 근육의 협조된 근력을 측정할 수 없기 때문에 불충분하다. 그래서 주관적인 방법이지만, 바로 누운 자세에서 양쪽 다리를 들어 올릴 수 있는 지 등의 사지를 컨트롤 하면서 몸통의 안정성을 확인하여 판단하는 경우가 있다(그림 2-20).

운동치료의 핵심

고유배근의 운동치료와 마찬가지로 골반과 요추를 컨트롤하면서 전신 운동을 한다.

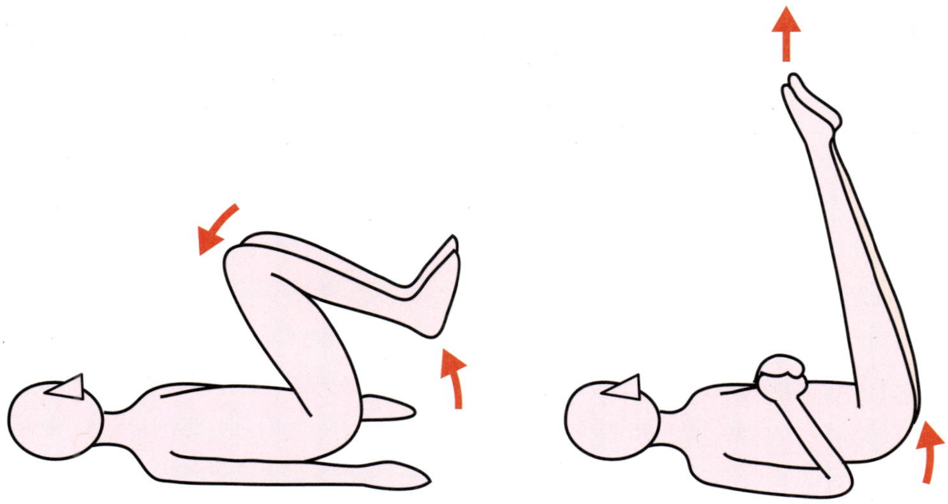

a. 고관절·슬관절 굴곡 자세의 유지

b. 고관절 굴곡·슬관절 신전·골반 후경 자세의 유지

그림 2-20 체간굴근군의 근력 평가

3) 장요근의 단축

Thomas test를 시행한다(➡ p.245).

운동치료의 핵심

장요근의 신장은 요추 전만 증가에 대한 보상이 발생하기 쉬우므로 골반의 고정이나 과도한 신장은 피해야 한다. 특히, 앉거나 옆으로 누운 자세에서는 보상 동작이 발생하기 쉽다. Thomas test의 자세를 이용해 골반 전경/요추 전만을 배제한 후 천천히 고관절을 신전시킨다. 단축이 심한 경우는 고관절 내회전만을 실시해도 좋다.

4) 고관절 신근군의 근력 저하

대둔근·햄스트링의 근력 평가를 실시한다(➡ p.280).

운동치료의 핵심

대둔근과 햄스트링의 근력 운동은 골반 전경과 요추 전만에 대한 보상 운동을 유발할 수 있다. 엎드린 자세에서 하복부에 수건 등을 말아 넣어 과도한 요추 전만을 방지해야 한다. 또한, 브릿지(bridge) 동작을 하는 경우에도 허리가 뒤로 젖혀지지 않도록 주의한다.

5) 천장관절의 안정성 저하

천장관절의 안정성을 평가하는 신뢰도와 타당성이 높은 검사는 아직 없다. 따라서 천장관절에 대한 DTTT를 시행하여 검사한다.

● DTTT의 도수 조작과 해석

도수 조작	통증 변화	해석
천골 상부의 압박 (뉴테이션 유도)	통증 감소	고유배근의 근력 저하를 의심 → force closure 기능평가 1 로
햄스트링의 횡단마사지 (카운터 뉴테이션 억제)	통증 감소	햄스트링의 단축을 의심 → force closure 기능평가 2 로
천골 상부의 압박·햄스트링의 횡단마사지 (뉴테이션 유도·카운터 뉴테이션 억제)	변화 없음	복횡근과 내복사근의 근력 저하를 의심 → force closure 기능평가 3 으로

① Force closure 기능평가 1

고유배근은 흉요근막을 통해 천골 후면에 부착한다. 따라서 고유배근의 장력은 천골의 뉴테이션을 유발한다. 반대로 장력이 약해지면 작용이 소실되어 천장관절의 불안정성을 초래하는 요인이 된다('고유배근의 근력 저하' ➡ p.223). 고유배근의 근력 저하를 원인으로 의심하는 경우, 고유배근의 활동을 촉진하고 통증이 소실되거나 완화되는지 DTTT를 시행한다.

고유배근의 근력 저하에 대한 DTTT	
통증유발조직	고유배근
증상	둔부로 방사되는 통증
검사 방법	엎드린 자세에서 양팔에 힘을 주며, 몸통을 신전하도록 지시한다.
결과	통증이 소실되거나 경감되면 고유배근의 근력 저하가 원인이다.
기능적 의의	고유배근의 활동이 증가함으로써 천골의 뉴테이션이 유발되고 천장관절의 안정성이 높아진다.
주의점	엎드린 자세에서 실시할 수 없는 경우에는 등받이를 이용한 등척성 수축을 실시한다.

② Force closure 기능평가 2

대퇴이두근 장두(long head of biceps femoris)는 천결절인대에 부착되어 있기 때문에 대퇴이두근이 단축되면 천결절인대의 장력이 높아지고 천골의 뉴테이션이 제한된다. 즉, 천장관절의 불안정성을 초래하는 요인이 된다. 햄스트링의 단축은 SLR test나 Laségue 각도를 측정하여 평가한다.

③ Force closure 기능평가 3

복횡근과 내복사근은 흉요근막을 통해 고유배근과 연결되어 있기 때문에 복횡근과 내복사근의 긴장은 고유배근에 영향을 미친다. 또한, 복횡근과 내복사근의 장력은 장골릉을 내측으로 끌어당기기 때문에 골간천장인대의 장력을 높여 천장관절의 안정성에 기여한다. 반대로 장력이 약해지면, 이러한 작용은 소실되고 천장관절의 불안정성을 초래하는 요인이 된다. 체간굴근군의 근력 평가는 p.225를 참조한다.

천장관절 유래 통증이 발생한 증례에서, 일반적인 MMT에 의한 체간굴근군의 근력 평가는 통증으로 인해 어려운 경우도 많다. 이러한 증례에서는 다음과 같은 DTTT를 시행하여 복근군의 근력 관계를 평가한다.

고유배근의 근력 저하에 대한 DTTT	
통증유발조직	복횡근·내복사근
증상	둔부로 방사되는 통증
검사 방법	가장자리에 앉은 자세에서 환자는 복부를 끌어당기면서 골반의 전후경(앞뒤 기울임) 운동을 시행한다.
결과	통증이 소실되거나 경감되면 체간굴근군의 근력 저하가 원인이라고 판단한다.
기능적 의의	체간굴근군의 활동이 증가함으로써 카운터 뉴테이션에 의한 골반의 후경을 내복사근과 복횡근으로 제어하고 천장관절의 안정성을 높인다.
주의점	골반의 전후경 운동 시에는 흉추부를 중간 상태로 유지한다.

운동치료의 핵심

골반 전경 운동은 고유배근을 의식하고, 골반 후경 운동은 내복사근을 의식하며 시행한다. 또한, 복부를 배측으로 끌어당기면서 복식호흡을 하도록 한다.

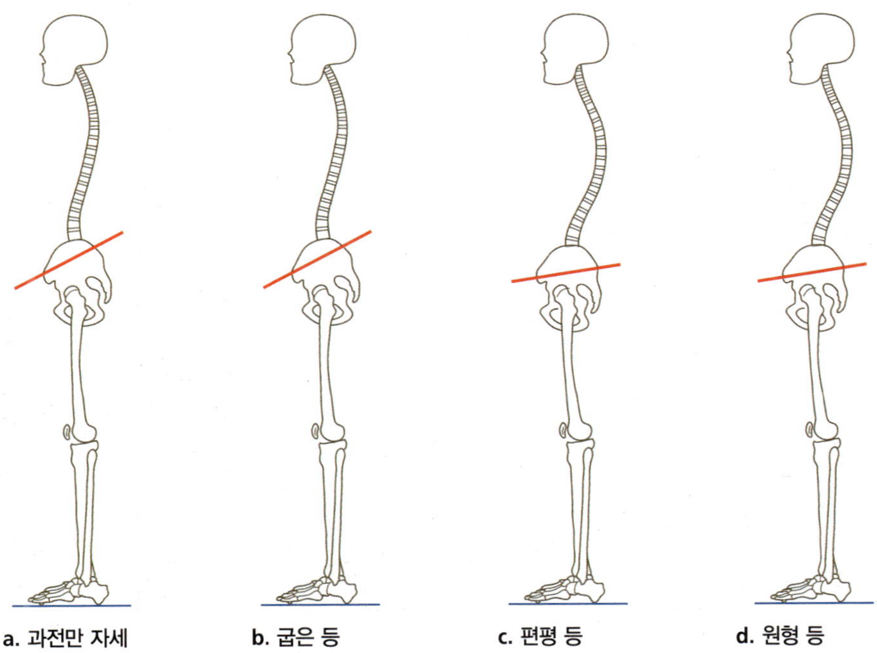

그림 2-21 부정렬의 유형
a : 골반 전경(앞기울기)에 따른 요추 전만 증가
b : 골반 전경에 따른 요추 전만 증가 + 흉추 후만 증가
c : 골반 후경(뒤기울기)에 따른 요추 전만 감소 + 흉추 후만 감소
d : 골반 후경에 따른 요추 전만 감소 + 흉추 후만 증가

➡ 굽은 등
sway back

➡ 편평 등
flat back

➡ 원형 등
hump back

6) 부정렬(그림 2-21)

부정렬(malalignment)의 평가는 고유배근이나 체간굴근군의 근력, 골반과 요추의 만곡 상태를 예측하는 데 중요하다. 그러나 외관상의 자세를 관찰하는 것이 주요 평가이며, 정량적인 평가 방법은 존재하지 않는다. 따라서 시진, 촉진, 능동과 수동 운동 그리고 정형외과 검사 등을 응용하여 평가한다.

시상면에서의 부정렬 평가

- **자세** : 앉거나 선 자세(정형외과 검사에서는 바로 누운 자세, 능동 운동은 엎드린 자세).
- **시진** : ① 귓볼-견봉-대전자-슬관절 전방 부위(슬개골 후면)-외과의 전방이 일직선상으로 배열되어 있는지를 관찰한다.
  ② 체위 전굴 시 허리의 정렬 상태를 관찰한다(그림 2-22). 요추 굴곡이 있는지, 고관절이 주로 굴곡하는지 확인한다.
- **촉진** : ① 상전장골극과 상후장골극을 촉지하여 골반의 전후경을 확인한다. 그 차이가 3횡지 이상은 골반 전경의 증가, 2횡지 미만은 골반 후경으로 판단한다(그림 2-23).
  ② 고유배근 외측근군·내측근군, 체간근, 대둔근의 근긴장 상태를 확인한다.
- **정형외과 검사** : Thomas test(➡ p.245)를 시행하여 장요근 단축 유무를 확인한다(그림 2-24).
- **능동 운동** : 대둔근·체간근·고유배근의 근력을 평가한다.
- **결과** : 위의 평가 결과를 종합하여 판정한다.

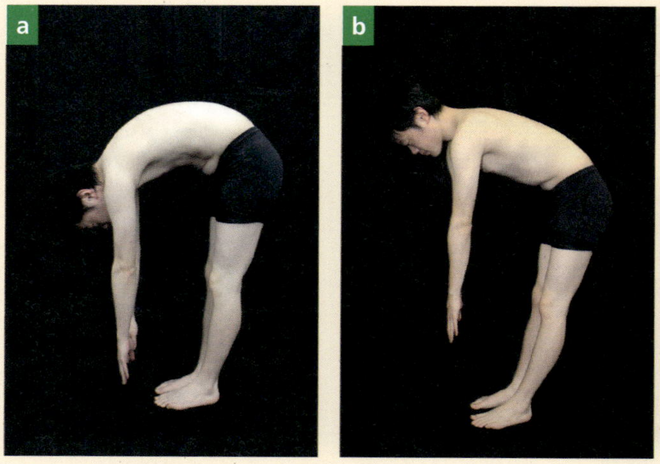

그림 2-22 전굴 동작의 차이
a : 골반 경사에 맞춰 요추가 굴곡된 상태
b : 골반 경사에 대해 요추부는 수평이 되고, 고관절 굴곡이 큰 상태

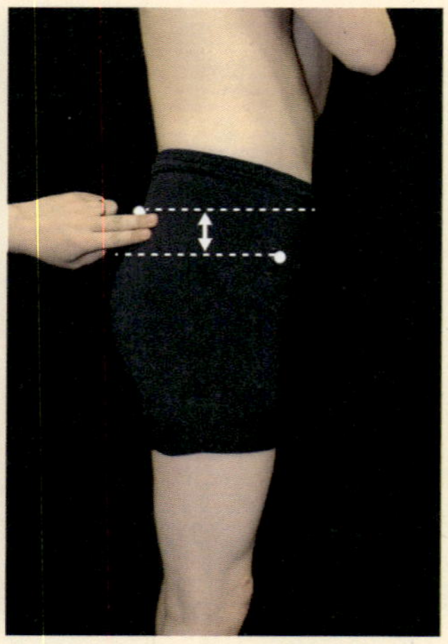

그림 2-23 골반의 전후경

- **해석** : 예 〈시진〉 ① 귓볼에서 내린 수직선에 대해여 대전자-슬관절 전방 부위(슬개

골 후면)-외과의 전방이 후방에 위치하며 고관절 중립 자세·슬관절 신전 상태이다.

② 체위 전굴 시 요추 굴곡보다 고관절 굴곡이 두드러진다.

〈촉진〉 ① 상전장골극과 상후장골극의 차이가 2횡지 미만.

② 고유배근이 신장되어 긴장이 항진.

〈정형외과 검사〉 Thomas test는 음성.

〈근력〉 능동 운동의 근력 검사에서 고유배근과 대둔근의 근력이 저하되었을 경우, 시진 ①과 촉진 ①의 결과에 따른 부정렬은 원형 등(골반 후경에 따른 요추 전만 감소+흉추 후만 증가)이 의심된다. 또한, 시진 ②와 촉진 ②, 근력 검사의 결과에 따라 원형 등을 확진한다(표 2-1 참조).

- 주의점 : X-ray 소견을 확인 후 평가 결과를 종합적으로 판단하는 것이 중요하다. 따라서 문진 시 일상적인 자세나 동작을 청취해 둔다.

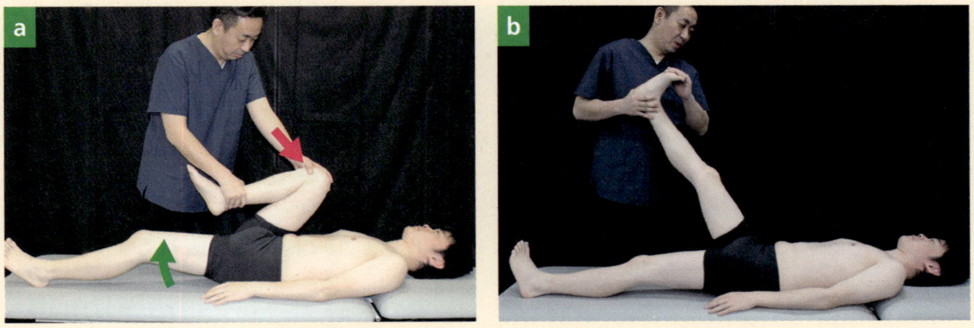

그림 2-24 Thomas test(검사 쪽 : 왼쪽)

표 2-1 부정렬의 전형적인 평가 결과

	골반 촉진	배부 근육 근력	복부 근육 근력	Thomas test	대둔근 근력
과전만(excessive lordosis)	3횡지 이상	정상	저하	양성	정상
굽은 등(sway back)	3횡지 이상	정상 or 저하	저하	양성	정상
편평 등(flat back)	2횡지 미만	저하	정상	음성	저하
원형 등(hump back)	2횡지 미만	저하	정상 or 저하	음성	저하

* 반드시 위와 같은 결과가 나오는 것은 아니다.

* 자세 이상이란 골반을 포함한 상체의 부정렬을 가르킨다(그림 2-21). 상체의 자세 이상으로 인해 고관절과 슬관절이 굴곡된 경우는 위 결과에 해당되지 않는다.

운동치료의 핵심

체위 전굴 시 흉요배부에 통증을 호소하는 경우, 대부분은 정렬에 문제가 있는 부정렬이다. 부정렬은 고유배근·체간근·고관절 신전근·장요근의 단축 등이 원인으로 발생한다. 따라서 통증을 호소하는 부위만을 치료해서는 개선을 기대하기가 어렵다. 부정렬의 원인 그 자체에 대하여 접근하는 것이 중요하다.

◈ 참고문헌

1. Crisco JJ, Panjabi MM : The intersegmental and multisegmental muscles of the lumbar spine. A biomechanical model comparing lateral stabilizing potential. Spine 16 : 793-799, 1991
2. Diane Lee(著), 石井美和子(訳), 今村安秀(監) : 骨盤帯 原著第4版 臨床の専門的技能とリサーチの統合. pp45-48, 医歯薬出版, 2013
3. Masi AT, Nair K, Evans T, et al : Clinical, Biomechanical, and Physiological Translational Interpretations of Human Resting Myofascial Tone or Tension. Int J Ther Massage Bodywork 3 : 16-28, 2010
4. Phillips S, Mercer S, Bogduk N : Anatomy and biomechanics of quadratus lumborum. Proc Inst Mech Eng H 222 : 151-159, 2008
5. Vleeming A, Schuenke MD, Masi AT, et al : The sacroiliac joint : an overview of its anatomy, function and potential clinical implications. J. Anat 221 : 537-567, 2012
6. Bogduk N, Macintosh JE, Pearcy MJ : A universal model of the lumbar back muscles in the upright position. Spine 17 : 897-913, 1992
7. 工藤慎太郎 : 運動器疾患の「なぜ?」がわかる臨床解剖学. pp85-97, 医学書院, 2012
8. Claus AP, Hides JA, Moseley GL, et al : Different ways to balance the spine : subtle changes in sagittal spinal curves affect regional muscle activity. Spine 34 : 208-214, 2009
9. Barker PJ, Briggs CA, Bogeski G : Tensile transmission across the lumbar fasciae in unembalmed cadavers : effects of tension to various muscular attachments. Spine 29 : 129-138, 2004
10. Barker PJ, Guggenheimer KT, Grkovic I, et al : Effects of tensioning the lumbar fasciae on segmental stiffness during flexion and extension : Young Investigator Award winner. Spine 31 : 397-405, 2006
11. Cholewicki J, Panjabi MM, Khachatryan A : Stabilizing function of trunk flexor-extensor muscles around a neutral spine posture. Spine 22 : 2207-2212, 1997
12. Rosatelli AL, Ravichandiran K, Agur AM : Three-dimensional study of the musculotendinous architecture of lumbar multifidus and its functional implications. Clin Anat 21 : 539-546, 2008
13. Konno S, Kikuchi S, Nagaosa Y : The relationship between intramuscular pressure of the paraspinal muscles and low back pain. Spine 19 : 2186-2189, 1994
14. Schuenke MD, Vleeming A, Van Hoot T, et al : A description of the lumbar interfascial triangle and its relation with the lateral raphe : anatomical constituents of load transfer through the lateral margin of the thoracolumbar fascia. J Anat 221 : 568 - 576, 2012
15. Ben Hadj Yahia S, Vacher C : Does the Latissimus dorsi insert on the iliac crest in man? Anatomic and ontogenic study. Surg Radiol Anat 33 : 751-754, 2011
16. Willard FH, Vleeming A, Schuenke MD, et al : The thoracolumbar fascia : anatomy, function and clinical considerations. J Anat 221 : 507-536, 2012
17. Yahia L, Rhalmi S, Newman N, et al : Sensory innervation of human thoracolumbar fascia. Acta Orthop Scand 63 : 195-197, 1992
18. Twomey LT, Taylor JR : Age changes in the lumbar articular triad. Aust Physio 31 : 106-112, 1985
19. Ebara S, Iatridis JC, Setton LA, et al : Tensile properties of nondegenerate human lumbar anulus fibrosus. Spine 21 : 452-461, 1996
20. Beaton LE, Anson BJ : The sciatic nerve and the piriformis muscle : Their interrelation a possible cause of coccygodynia, J Bone Joint Surg 20 : 686-688, 1938
21. 万納寺毅智 : 梨状筋症候群. 整・災外25 : 1759-1763, 1982
22. F.H.マティーニ, 他(著), 井上貴央(監訳) : カラー人体解剖学構造と機能 : ミクロからマクロまで. pp292-294, 西村書店, 2003

23. 林典雄(著), 青木隆明(監)：改訂第2版　運動療法のための機能解剖学的触診技術(下肢・体幹), pp2-5, メジカルビュー社, 2012

24. 坂井建雄, 松村讓兒(監訳)：プロメテウス解剖学アトラス解剖学総論／運動器系, 第2版. p532, 医学書院, 2011

25. Fortin JD, Aprill CN, Ponthieux B, et al：Sacroiliac joint：pain referral maps upon applying a new injection/arthrography technique. Part II：Clinical evaluation. Spine 19：1483-1489, 1994

26. 村上栄一：仙腸関節由来の腰痛. 日本腰痛会誌13：40-47, 2007

27. Sakamoto N, Yamashita T, Takebayashi T, et al：An electrophysiologic study of mechanoreceptors in the sacroiliac joint and adjacent tissues. Spine 26：E468-471, 2001

Case Note ④

- **증 례** 10대, 남성
- **진 단** 왼쪽 제4 요추분리증
- **현병력** 배구부 소속. 1개월 전부터 연습량이 증가하여 왼쪽 허리에 통증 발생. 현재 스파이크와 서브 연습으로 통증이 악화되었으며, 일상생활 중에도 오른쪽으로 돌아 누울 때 통증이 발생한다.

step 1 통증 유발 동작 : 역학적 부하

- **통증의 재현성** 몸통의 신전 운동으로 통증이 재현되었다. 또한, 몸통 신전 자세에서 우회전을 하면 통증이 악화되었다.

→ **요부 추간관절에 대한 압박 부하가 통증을 발생시킨다!**

step 2 통증의 위치 : 해부학적 평가

- **촉진** 고유배근 외측근군과 내측근군의 근긴장 항진
- **압통 소견** 요부 추간관절 : (+) 고유배근 외측근군 : (±)
  천장관절 : (-) 고유배근 내측근군 : (+)
- **부하 검사** 신전·회전 동작 : (+)

→ **요부 추간관절의 통증 가능성 있음!**

step 3 통증의 원인 : 운동학적 평가

- **시진** 요추 전만 증가, 흉추 후만 증가, 두부 전방 돌출
- **촉진** 골반 전경 자세
- **관절 가동 범위**
- **MMT**

		좌(환측)	우
고관절	굴곡	100°	95°
	신전	0°	-5°
	외회전	35°	30°
	내회전	10°	5°
고관절	신전(무릎 굴곡)	4	4
	굴곡	3	3
몸통	굴곡	3	

- **정형외과 검사** 신전 회전 동작 : (+) Thomas test : 양쪽 (+)
  Ely test : 양쪽 (+) HBD(heel to buttock distance) : 우 10횡지, 좌 10횡지

→ **장요근과 대퇴사두근의 단축에 의해 골반 전경이 되어 고관절 신전 작용을 하는 대둔근의 근력 저하와 함께 요추 전만이 증가한다. 이 때문에 요부 추간관절에 대한 압박 부하가 증가하여 같은 부위에 통증이 발생하였다.**

〈실전! 운동치료〉

1. 고관절 굴근군의 스트레칭

① 옆으로 누운 자세에서 바닥 쪽의 고관절과 슬관절을 굴곡한다. 위쪽 하지의 족관절을 꽉 잡는다.

② 슬관절 굴곡 자세에서 그대로 고관절을 수동적으로 신전한다.

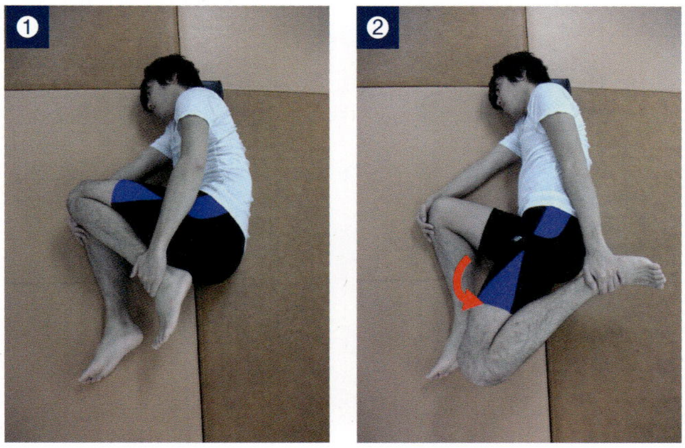

* point

고관절 신전 시 골반의 전경과 요추의 전만이 증가하지 않도록 주의한다.

2. 대둔근의 근력 강화

① 바로 누운 자세에서 다리를 침대에서 내린다.

② 둔부를 들어 올려 고관절 신전 운동을 실시한다.

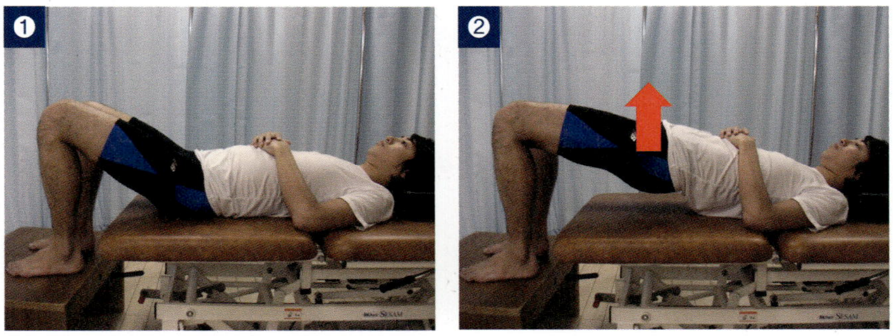

3. 골반 후경(뒤기울기) 운동

① 바로 누운 상태에서 발바닥을 벽에 댄다.

② 복근의 수축을 의식하여 골반 후경 운동을 한다.

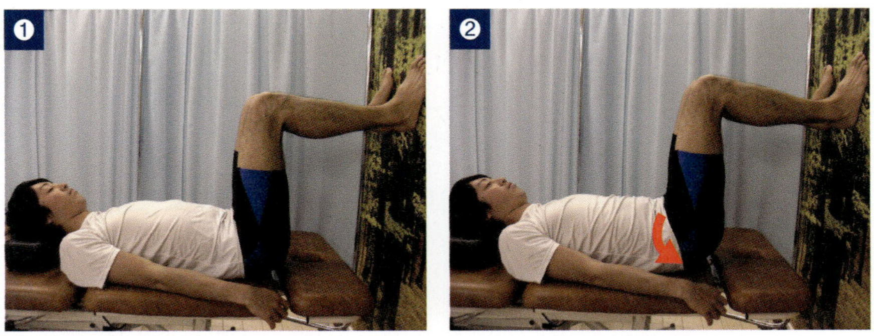

〈일맥상통! 검사와 치료〉 다열근의 기능장애

요추 전만이 증가하는 증례에서는 고유배근 내측근군인 다열근의 기능부전을 나타내는 경우가 많다. 다열근의 기능 저하로 인해 요추 전만이 증가하고, 요부 추간관절이나 후방 관절낭에 대한 압박 부하가 증가한다. 다열근의 기능부전이 의심되는 증례에 대해서는 다열근의 횡단마사지를 실시한 후, 몸통의 신전과 회전 동작에서 통증이 소실 혹은 완화되는지 평가한다. 통증이 소실되거나 완화된다면 다열근의 기능 저하가 관련되었다고 볼 수 있다.

Case Note ⑤

- **증 례** 30대, 여성
- **진 단** 요통
- **현병력** 출산 4~5개월 후부터 신발을 신는 것과 같은 전굴 동작이나 장시간 앉아 있으면 요부~둔부에 걸쳐 위화감을 느끼고, 이 후 통증이 점점 더 심해지고 있다.

step 1 통증 유발 동작 : 역학적 부하

- **통증의 재현성** 몸통의 전굴 동작으로 둔부의 통증이 재현되었다. 또한, 골반을 외측에서 손으로 압박하면 통증이 감소되었다.

→ **천장관절에 대한 전단 부하가 통증을 유발한다!**

step 2 통증의 위치 : 해부학적 평가

- **압통 소견** 천장관절 : (+) 요부 추간관절 : (-)
  고유배근 외측근군 : (±) 고유배근 내측근군 : (±)
- **부하 검사** Gaenstlen test : (+) pelvic rock test : (+)

→ **천장관절의 통증 가능성 있음!**

step 3 통증의 원인 : 운동학적 평가

- **촉진** 골반의 경도 후경 상태
- **관절 가동 범위**
- **MMT**

		좌	우
고관절	굴곡	115°	110°
SLR		45°	45°
슬관절	굴곡(하퇴 외회전)	4	4
체간	굴곡	3	
	신전	3	

- **정형외과 검사** Sorensen test : 100초

→ **복부 근육·고유배근·대퇴이두근의 단축에 의해 천골의 뉴테이션이 감소함에 따라 천장관절의 불안정성을 초래하여 전단 부하로 인한 천장관절 통증이 발생한다.**

〈실전! 운동치료〉

1. 복부 근육의 근력 강화

① 바로 누운 자세에서 고관절과 슬관절을 굴곡 상태로 한다. 복부에 모래주머니를 올려 놓는다.
② 심호흡을 하면서 복압을 높인다.

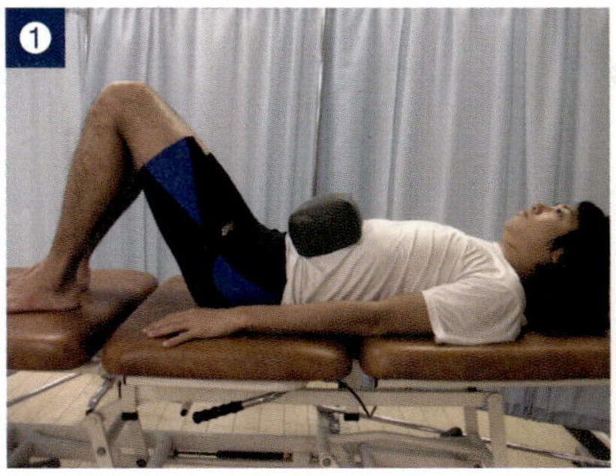
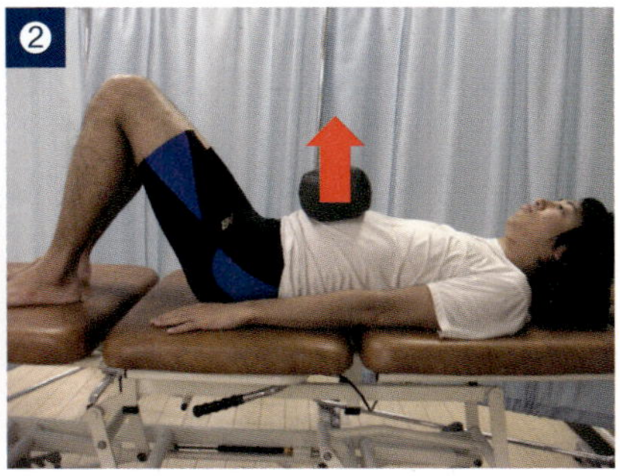

2. 배부 근육의 근력 강화

① 의자에 걸터 앉아 양손으로 쎄라밴드를 잡고, 발에 건다.
② 팔을 들어 올리며(견관절 굴곡) 몸통을 신전시킨다.

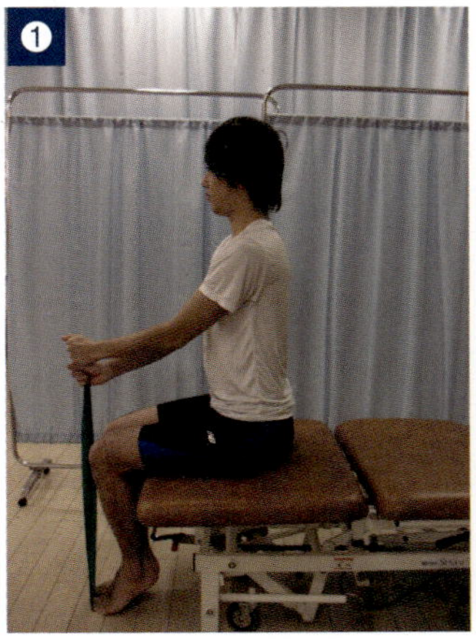
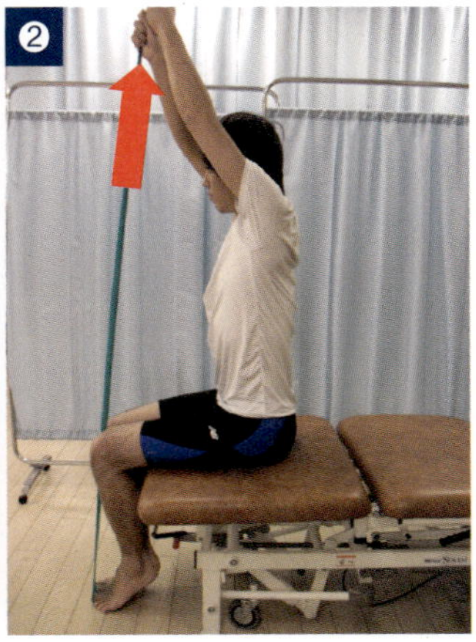

3. 대퇴이두근 스트레칭

바로 누운 자세에서 고관절 굴곡 상태로 슬관절을 수동적으로 신장시킨다. 대퇴이두근의 신장감을 느낄 수 있는 지점에서 2분 정도 자세를 유지한다.

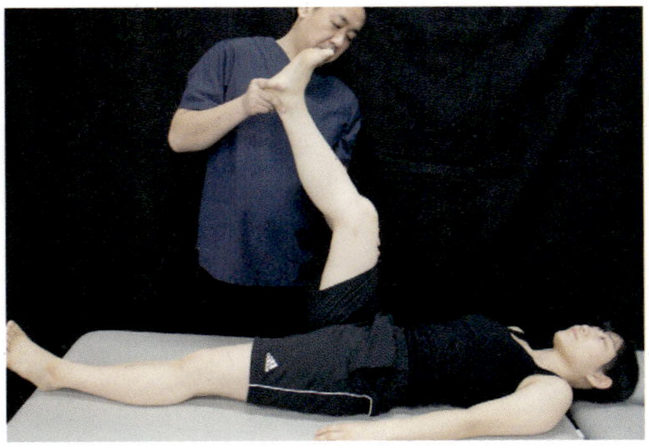

〈일맥상통! 검사와 치료〉 force closure를 통한 천장관절 안정화

천장관절의 불안정성에는 force closure와 form closure가 관여한다. force closure에는 체간근과 고유배근 외측근군·내측근군, 고관절 신전근이 중요하다. 이러한 근육의 활동이 증가된 상태에서 통증의 변화를 평가하면, 천장관절의 불안정성에 영향을 미치는 근육을 판단할 수 있다.

Part 3

하지

Lower Extremities

1. 고관절(hip joint)

2. 슬관절(knee joint)

3. 족관절(ankle joint)·족부(foot region)

1 고관절(hip joint)

고관절의 구조와 기능

고관절은 관골구와 대퇴골두로 이루어진 **구상관절**(ball and socket joint)이다. **관골구**는 깊고 **대퇴골두**의 피복률(coverage)이 높기 때문에 구관절(condyloid joint)인 견관절과 비교해 안정성이 높고 운동성이 낮다. 이는 하중을 지탱하는 기능을 수행하기 때문이다.

➡ **관골구** acetabulum

➡ **대퇴골두** head of femur

A. 고관절의 흔한 기능장애

고관절은 하중(체중 부하) 관절로서 상체를 지지해야 한다. 고관절 주위 근육의 근력 저하나 관절 가동 범위의 제한은 고관절에 대한 역학적 부하를 증가시켜 통증을 유발한다. 또한, 고관절은 골반을 통해 요추에 역학적 부하를 증가시켜 요통을 유발하는 경우도 흔하다.

B. 고관절의 안정화기구

● 정적 안정화기구(그림 1-1)

- **뼈의 형태** : 관절와(articular fossa)의 깊이는 사람마다 다르며, **구개형성부전**이 존재하는 경우도 많다.
- **관절순(비구순)** : 관절와의 깊이를 보완하도록 존재하는 섬유연골조직이다. 관절순은 전상방 손상이 가장 흔하다.
- **관절낭·인대** : 3개의 관절낭 인대가 안정성에 기여한다. 가장 강인한 인대는 **장골대퇴인대**로 치골에서 고관절 전면을 덮는 **치골대퇴인대**, 후면에서 상방으로 돌아 들어가는 **좌골대퇴인대**가 있다.

➡ **구개형성부전** acetabular dysplasia

➡ **관절순(비구순)** acetabular labrum

➡ **장골대퇴인대** iliofemoral ligament

➡ **치골대퇴인대** pubofemoral ligament

➡ **좌골대퇴인대** ischiofemoral ligament

● 동적 안정화기구(그림 1-2)

- **심층외회전육근** : **대퇴방형근, 이상근, 내·외폐쇄근, 상·하쌍자근**의 6개 근육은 고관절에 가까운 위치에 존재하며 관절와에 대퇴골두를 당겨 붙이는 자세(구심위)를 취한다.
- **소둔근** : 고관절의 윗면을 통과하여 대전자의 전방으로 향하는 외전근으로 외전 외에 굴곡·내회전 작용을 하며, 대퇴골두의 구심위를 만든다.
- **장요근** : 장골근과 대요근을 합쳐 장요근이라고 부른다. 장요근은 대퇴골두의 전면을 통과하여 고관절 굴곡 시 대퇴골두를 후방으로 밀어 붙이는 작용을 한다고 생각된다.

➡ **심층외회전육근** six deep lateral rotators m.

➡ **소둔근** gluteus minimus m.

➡ **장요근** iliopsoas m.

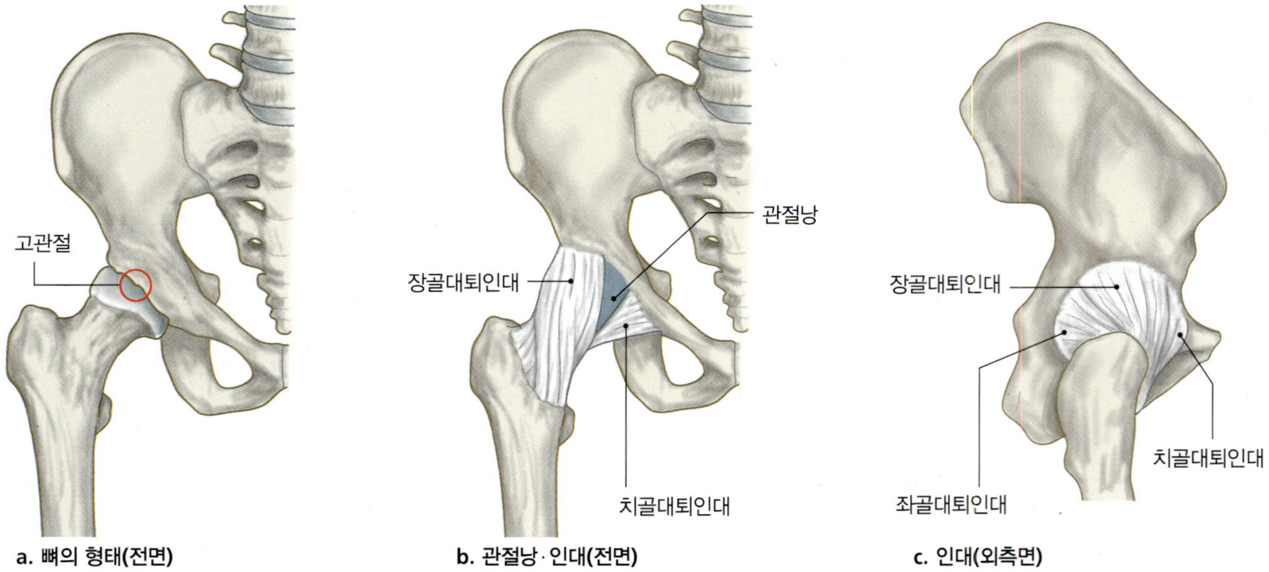

그림 1-1 고관절의 정적 안정화기구

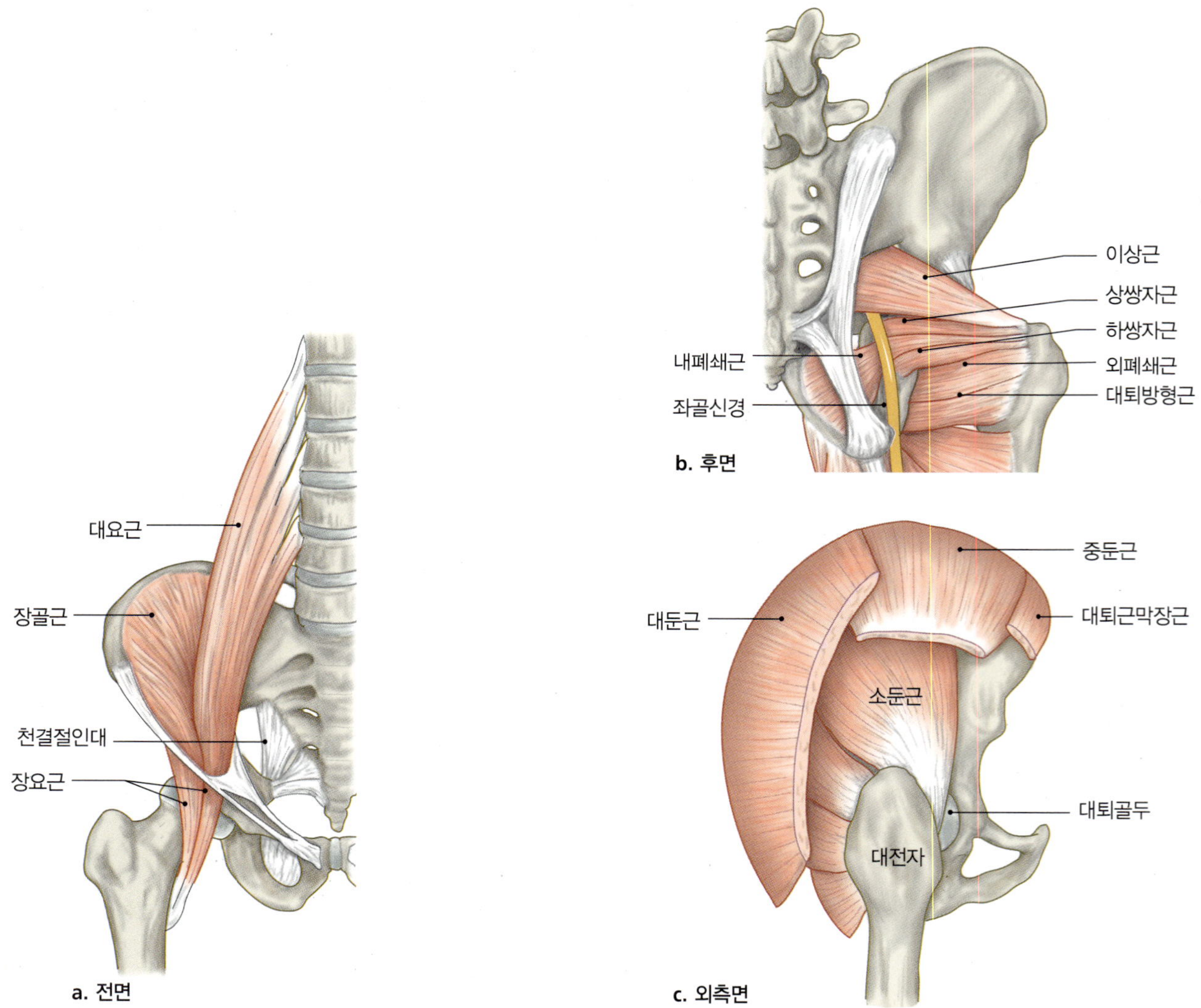

그림 1-2 고관절의 동적 안정화기구

C. 고관절의 운동

고관절의 운동은 고관절 독립 운동과 골반 운동이 복합적으로 이루어진다.

- **대퇴골반리듬** : 대퇴골이 골반에 대해 굴곡하면 골반은 후경(뒤로 기움)한다(그림 1-3).

대퇴골은 경부에 **전염각**과 **경체각(neck shaft angle)**이 존재하므로 고관절 굴곡 운동에서는 **대퇴골두의 내회전**이, 신전 운동에서는 **대퇴골두의 외회전**이 발생한다(그림 1-4, 5).

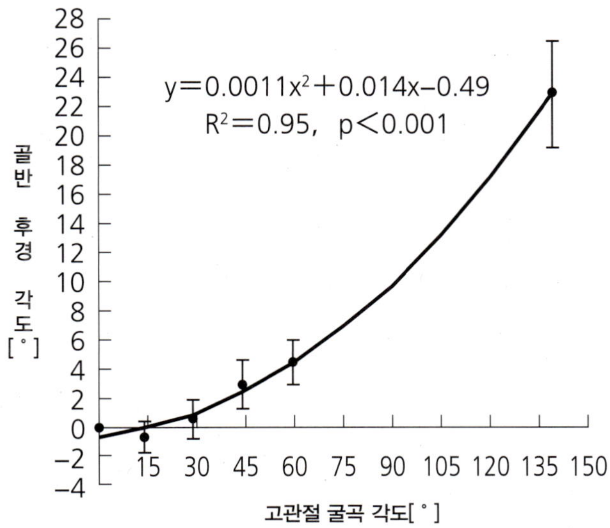

그림 1-3 고관절 굴곡 각도에서 차지하는 골반 후경 각도의 비율

대퇴골이 골반에 대해 굴곡하면 골반은 후경한다. 골반 후경 각도는 그래프와 같이 증가한다.

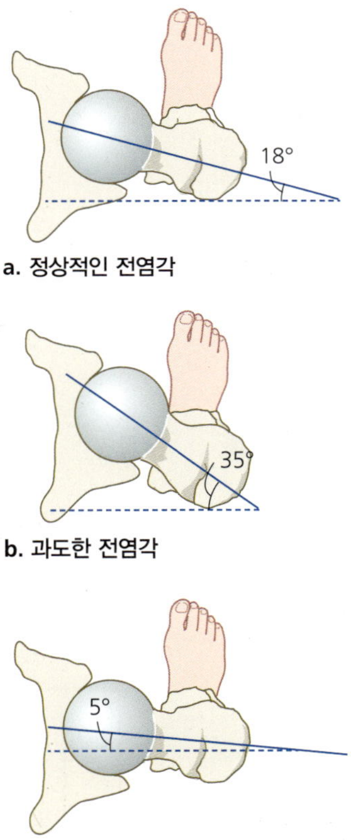

a. 정상적인 전염각

b. 과도한 전염각

c. 후염각

그림 1-4 전염각

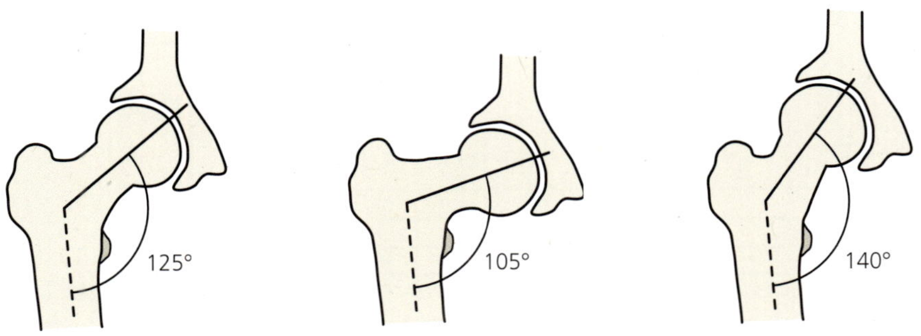

a. 정상 b. 내반고(coxa vara) c. 외반고(coxa valga)

그림 1-5 경체각

1 고관절 전면(anterior) 통증

여기에서는 각 단계(step) 별로 정리해 설명하였다. 특히 step 3에서는 고관절 전체가 중복되므로 '3 고관절의 운동학적 평가'에서 정리해 설명하였다.

step 1 통증 유발 동작 : 역학적 부하

고관절 전면 통증은 역학적 부하로 볼 때 **신장 부하**와 **압박 부하** 두 가지로 크게 나눌 수 있다.

고관절을 신전하면 신장 부하가 가해진다. 또한, 하중(weight bearing)을 받을 때에는 압박 부하가 가해지며, 그 상태에서 고관절을 굴곡하면 압박 부하가 증가한다.

신장 부하로 인한 통증이 발생하는 경우는 대퇴신경, 대퇴직근, 내전근군, 장요근 중 어느 쪽이든 문제가 있을 수 있다.

압박 부하로 인한 통증이 발생하는 경우는 장요근, 장치골 점액낭(iliopectineal bursa), 관절순·관절낭 중 어느 쪽이든 문제가 있을 수 있다.

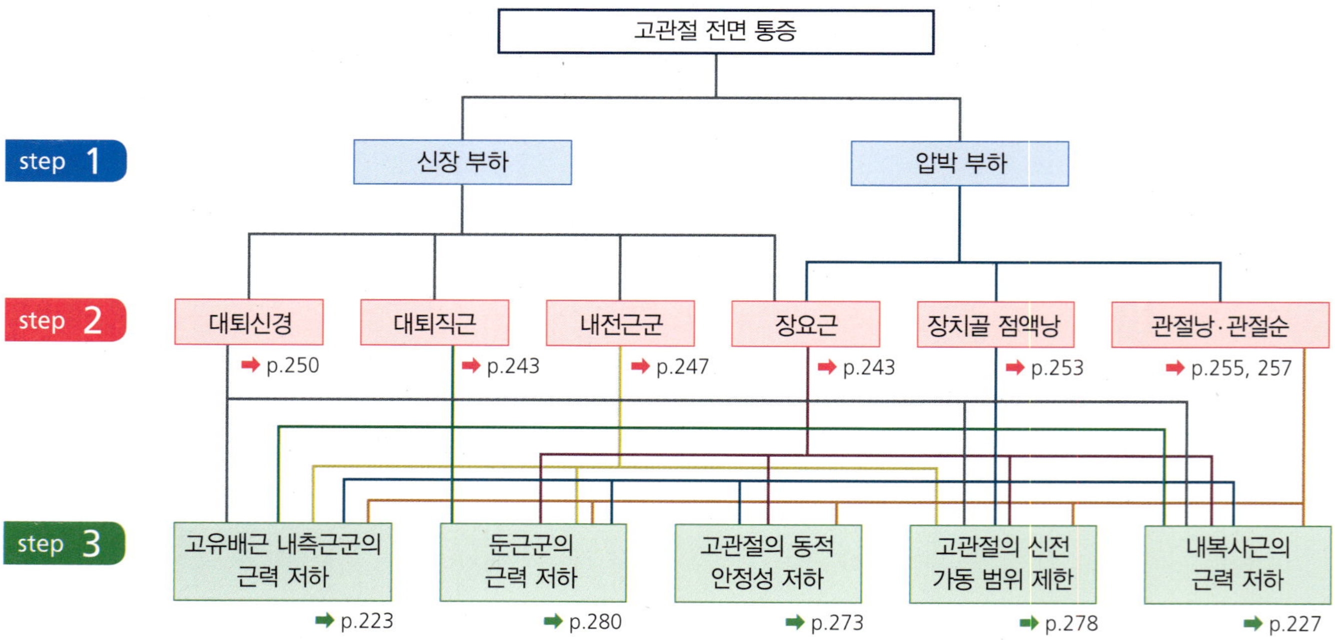

FLOW CHART 고관절 전면 통증에 대한 평가 전략

step 2 통증의 위치 : 해부학적 평가

1) 장요근 · 대퇴직근(그림 1-6)

장골근
기　　시 : 장골와
정　　지 : 대퇴골 소전자
신경지배 : 대퇴신경
작　　용 : 고관절 굴곡, 외회전

대요근
기　　시 : 제1-4 요추 추체 측면
정　　지 : 대퇴골 소전자
신경지배 : 요신경총과 대퇴신경가지
작　　용 : 고관절 굴곡, 외회전

대퇴직근
기　　시 : 하전장골극, 관골구 상연
정　　지 : 슬개골을 통한 경골 조면
신경지배 : 대퇴신경
작　　용 : 고관절 굴곡, 슬관절 신전

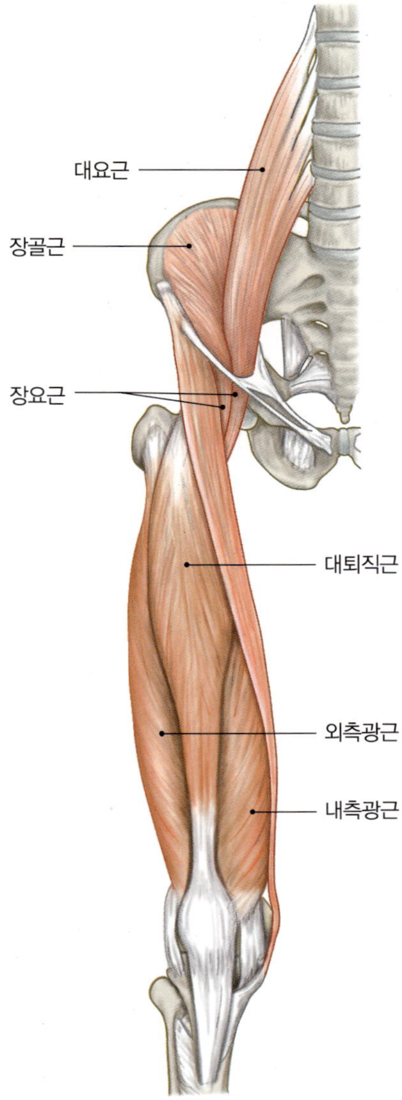

그림 1-6 장요근 · 대퇴직근

● **통증 발생의 해부학적 요인**

장요근은 장골근과 대요근의 총칭이다. **장골근**은 장골와에서, **대요근**은 제1-4 요추 추체 측면에서 기시하여 서혜인대(inguinal ligament)의 심층을 통과해 대퇴골 소전자에 정지한다. 대요근은 골반강 내 전방을 향해 하행하고 대퇴골두의 전방을 통과하여 후방으로 향한다(그림 1-7). 따라서 대요근은 대퇴골두를 전방에서부터 지지하며 구심위를 만드는 기능이 있다.[1] 또한, 대요근과 장골근 모두 적색근섬유(지근섬유, red muscle fiber)가 백색근섬유(속근섬유, white muscle fiber)에 비해 약 3배 굵다.[2] 즉, 심층에 위치하여 고관절의 안정화에 작용하고 있다고 추측할 수 있다.

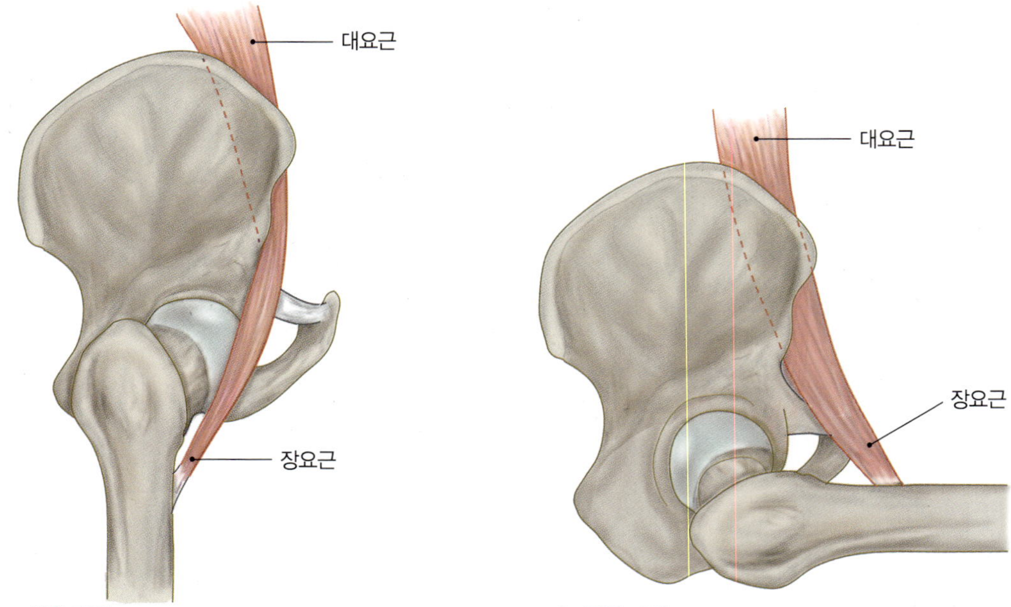

그림 1-7 장요근의 주행

Hisano는 대요근을 비교한 연구에서 단거리 육상 선수의 대요근이 건강한 성인이나 축구 선수보다 발달해 있고, 고령자에서는 위축되기 쉽다고 하였다. 또한, 보행 속도와의 상관관계를 비교한 결과 대요근은 대퇴부 근육보다 강한 상관관계를 가지고 있었다.[3] 즉, 단거리 육상 등의 빠르고 크게 고관절 굴곡과 신전을 반복하는 경기에서는 대요근에 강한 부하가 가해지는 것을 생각할 수 있다.

Hirano 등은 **장골근 전방 섬유**는 장요근건이 정지하는 소전자보다 원위인 대퇴골에 정지하므로 이는 고관절 굴곡 작용 시 강한 회전 모멘트를 발휘할 수 있는 구조라고 설명하였다. 또한, 장골근 전방 섬유는 고관절 굴곡 초기에 작용하여 낮은 굴곡 각도의 동작에서는 장골근 전방 섬유에서 굴곡 토크를 발휘할 가능성을 지적하였다.[4]

또한, 고관절 굴곡에 작용하는 대퇴직근은 고관절 굴곡 각도의 증강에 의해 굴곡 토크가 저하된다. 이에 대해 장요근은 90° 굴곡 상태에서도 굴곡 토크를 발휘할 수 있다.[5] 이것은 대요근의 주행이 굴곡 상태가 됨으로써 대퇴골을 굴곡시켜 강한 힘을 발휘하기 쉽기 때문으로 고관절 굴곡 각도를 변화시켰을 때 통증의 변화를 확인하는 것이 중요하다.

대요근은 요추에서도 기시하는 다관절 근육으로 요추에서는 강력한 압박력과 측굴의 모멘트가 발생하여 대요근에 의해 생기는 압박력이 요추의 지지성을 증가시킨다.[1] 따라서 대요근의 수축이나 단축이 요추에 대한 압박 부하로 작용할 가능성도 있다.

즉, 장요근은 고관절을 구심위로 취하기 위해 지속적으로 수축하면서 빠른 운동 등에도 대응하고 자세 제어에도 관여한다. 따라서 장요근 연축에 의해 근육 내압이 상승하면 고관절 굴곡에 의해 고관절 전면에 압박 부하가 가해져 통증을 유발할 수 있다. 또한, 고관절 신전으로 인해 신장 부하가 발생하기 때문에 통증이 발생할 수 있다. 치골 상지(superior ramus of pubis)와 장골근이 접하는 부위에는 **장치골 점액낭**이 있어, 장요근과 치골 상지에 발생하는 마찰 부하를 경감시킨다(➡ p.253 참조).

대퇴직근은 하전장골극과 관골구 상연에서 기시하여 대퇴 전면을 하강하고, 슬개골에 정지한다. 대퇴직근은 고관절 굴곡과 슬관절 신전에 작용하는 이관절근육(two joint muscle)으로, 대시(dash) 등의 동작에서 근육 파열이 발생할 수 있다. 근육 파열의 호발 부위는 근건이행부(musculotendinous junction)이며, 대퇴직근의 근위 1/3 영역은 기시건이 표층에 위치하는 익상근(pennate muscle) 구조를 보인다. 또한, 기시부의 하전장골극은 성장기에 박리골절(avulsion fracture)이 발생하기도 한다.[6] 고관절 굴곡과 신전의 중립 자세에서 작업량은 대퇴직근이 36.7%, 장요근이 22.4%, 대퇴근막장근이 16.8%로 대퇴직근의 비율이 매우 높다.[7] 이처럼 원심성 수축과 같은 큰 장력이 기시부에 반복적으로 가해지면 대퇴직근 부착부에 염증이 발생할 수 있다.

● 장골근의 촉진(그림 1-8)

바로 누운 자세에서 고관절 굴곡과 신전 중립 자세로 경도 굴곡 자세의 범위에서 스카르파삼각(Scarpa triangle) 내에 위치한 대퇴동정맥에 의한 박동을 확인한다. 그 외측에 장골근이 위치하기 때문에 굴곡 운동을 하고 수축을 확인하면서 촉진한다. 대요근은 촉진하는 것이 어렵다.

● 대퇴직근의 촉진(그림 1-9)

대퇴직근은 하전장골극에서 기시하여 고관절 굴곡과 슬관절 신전에 작용한다. 상전장골극에서는 대퇴근막장근과 봉공근(sartorius)이 기시하므로, 하전장골극을 촉지하고 슬관절 신전 운동을 함으로써 촉지할 수 있다.

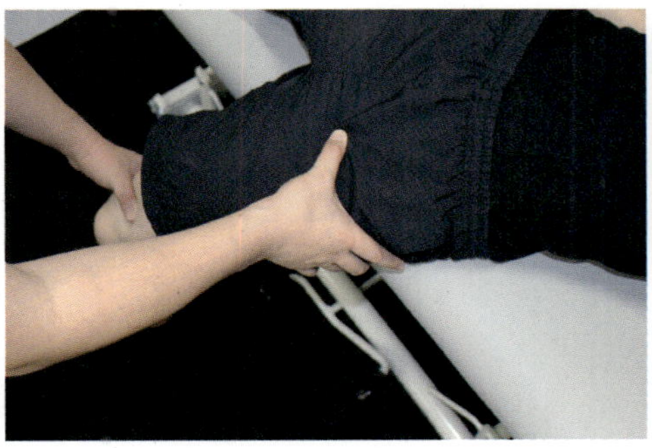

그림 1-8 **장골근의 촉진**

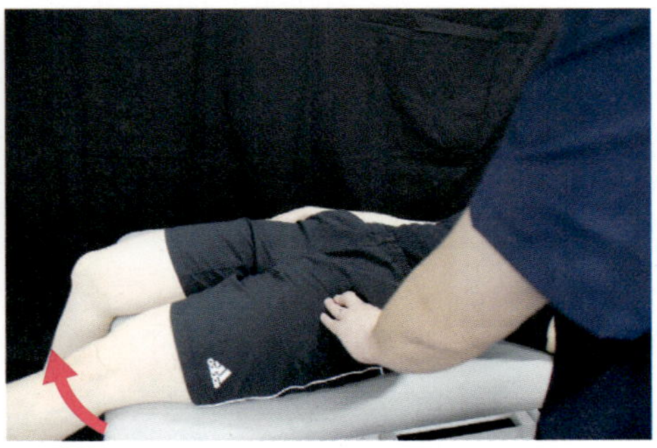

그림 1-9 **대퇴직근의 촉진**

● 장요근의 단축 검사

Thomas test(그림1-10)

- 검사 자세 : 바로 누운 자세에서 환자는 고관절, 슬관절 굴곡 자세를 잡는다.
- 접촉 부위 : 검사자는 검사 쪽 하퇴 근위부와 발목 부위를 꽉 잡는다.
- 유도 동작 : 천천히 수동적으로 검사 쪽의 고관절을 신전 방향으로 유도한다.
- 결과 : 검사 쪽의 대퇴면이 바닥까지 하강하지 않으면 양성.
- 기능적 의의 : 반대쪽 고관절을 최대한 굴곡함으로써 골반이 후경되기 때문에 검

사 쪽 고관절은 신전 상태가 된다. 장요근의 단축이 생기면 고관절의 신전 제한이 발생하므로 대퇴부가 굴곡한다.

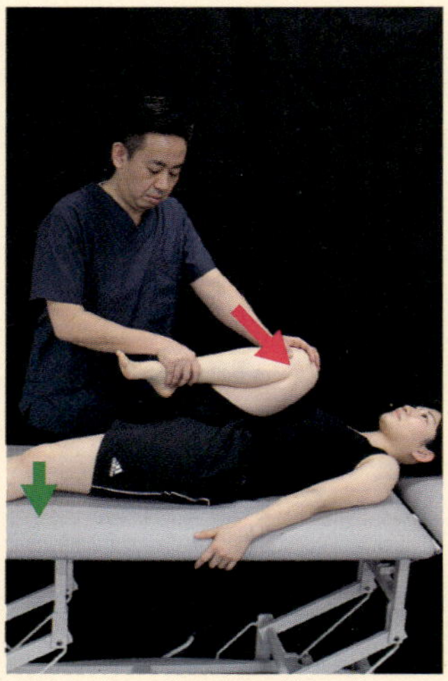

그림 1-10 Thomas test

● 대퇴직근의 단축 검사

Ely test(그림 1-11)

- 검사 자세 : 바로 누운 자세.
- 접촉 부위 : 하퇴 원위부와 골반.
- 유도 동작 : 슬관절을 수동 굴곡한다.
- 결과 : 같은 쪽 고관절 굴곡이 발생하면 양성.
- 기능적 의의 : 슬관절을 굴곡시킴으로써 대퇴직근의 기시와 정지가 분리된다. 따라서 대퇴직근이 단축되는 경우에는 대퇴부 전면이 부각되어 고관절 굴곡의 보상이 발생한다.

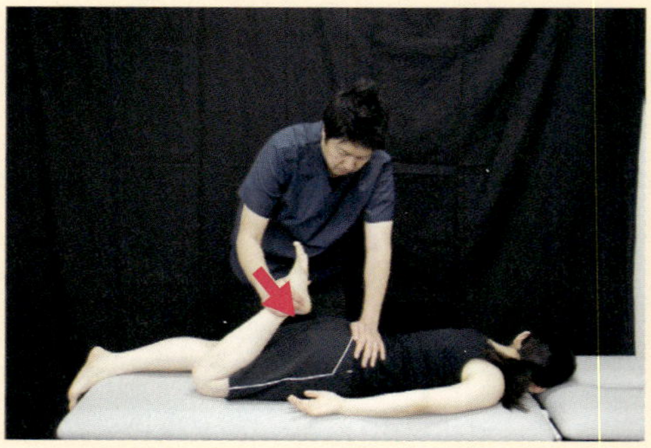

그림 1-11 Ely test

2) 고관절 내전근군(장내전근·치골근·소내전근·박근)

● 고관절 내전근군(그림 1-12)

장내전근

기　　시 : 치골결절, 치골능 하부
정　　지 : 대퇴골 조선(linea aspera)의 내측순 중앙 1/3
신경지배 : 폐쇄신경
작　　용 : 고관절 굴곡, 내전

소내전근

기　　시 : 좌골의 좌골지(ramus of ischium), 치골 하지
정　　지 : 대퇴골 조선의 내측순 근위부
신경지배 : 폐쇄신경
작　　용 : 고관절 굴곡, 내전

치골근

기　　시 : 치골즐(pubic pecten)
정　　지 : 대퇴골 상부의 치골근선(pectineal line)
신경지배 : 대퇴신경, 폐쇄신경
작　　용 : 고관절 굴곡, 내전

박근

기　　시 : 치골결합 외측
정　　지 : 경골조면 내측
신경지배 : 폐쇄신경
작　　용 : 고관절 굴곡과 내전, 슬관절 굴곡, 하퇴 내회전

➡ **장내전근** adductor longus m.

➡ **소내전근** adductor minimus m.

➡ **치골근** pectineal m.

➡ **박근** gracilis m.

● 통증 발생의 해부학적 요인

고관절 내전근군은 주로 고관절의 내전과 굴곡 운동에 작용하며 폐쇄신경에 지배를 받는다.

폐쇄신경(obturator nerve)은 요신경총에서 분지한 후 대요근의 배내측을 소골반 쪽으로 하행하여 분계선 하방에서 폐쇄동정맥과 함께 폐쇄관(obturator canal)으로 들어간다(그림 1-13). 또한, 원위에서 외폐쇄근에 근지(muscular branch)를 내고, 최종적으로 전지와 후지로 나뉜다. **전지**는 주로 대퇴 내측 영역을 지배하고, **후지**는 슬관절에 이르는 영역을 지배하고 있다. 내외폐쇄근이나 대요근의 긴장이 증가하면 폐쇄신경의 전지나 후지가 교액(압박)되어 포착성 신경장애를 일으킨다. 그리고, 장내전근과 치골근의 심층에도 폐쇄신경의 전지가 통과하고 있기 때문에, 이 근육의 긴장이 높아짐으로써 서혜부 내측 영역에 지각장애나 방산통이 발생한다.

둔부 후방 근육의 유연성이 저하되면 고관절 굴곡 시 대퇴골두의 후방 미끄러짐을 방해

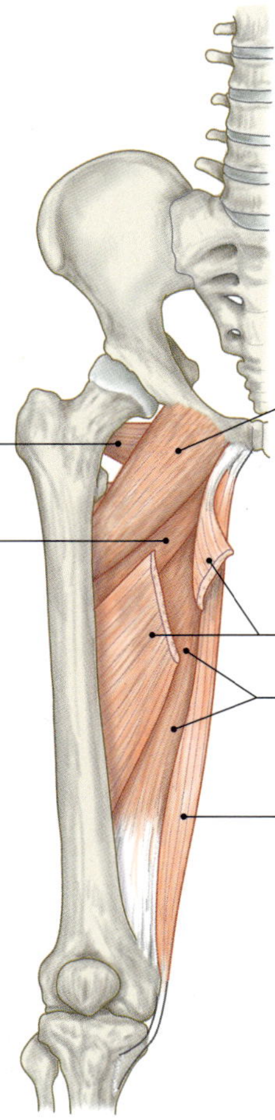

그림 1-12 고관절 내전근군

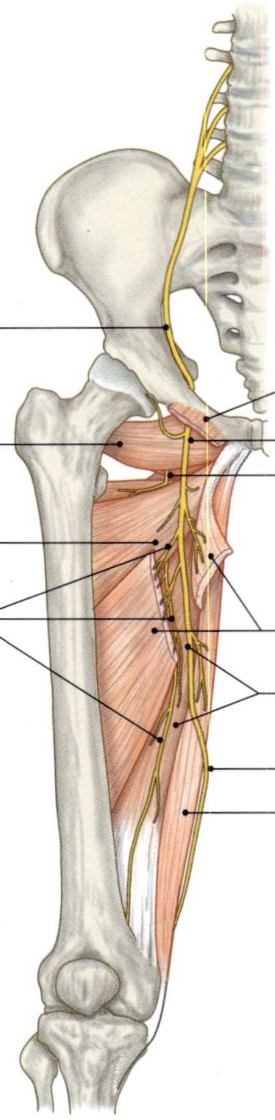

그림 1-13 폐쇄신경

하여, **전방 충돌**(anterior impingement)을 일으키는 요인이 된다. 전방 충돌의 발생은 서혜부나 고관절 내전근군에 국소적인 압박 부하를 증가시키므로 통증의 유발 요인이 된다.

➡ **서혜부 통증**(GP)
groin pain

스포츠 관련 고관절 주변 통증으로는 **서혜부 통증**(GP)이 일반적이다. Jinka의 연구에서는 대퇴 내측 근위부와 서혜관 부위에 많고, 하복부나 대퇴 전면 근위부, 고환 주위에도 통증이 나타나고 있다.[8] 축구의 킥 동작에는 고관절 내전근군이 강하게 관여하고 있으며, 차는 쪽 발의 고관절 신전 각도가 불충분한 증례에서는 백스윙 시 흉곽이 앞으로 기울어지는 경우가 많았다(그림 1-14). 이러한 상태에서는 고관절 최대 신전 자세에서 굴곡 상태로 이행되기 직전에 몸통에서 고관절 전면에 걸친 근육의 신장 반사를 이용할 수 없게 된다.[9, 10] 그 때문에 고관절 굴근이나 내전근의 근출력이 높아져 고관절의 부담이 커질 것으로 생각된다. 또한, Ikeno 등은 서혜부 통증(GP)이 발생한 중학교 축구 선수에서는 고관절 외전근 근력이 현저하게 저하되었다고 보고하였다.[11] 그리고 축이 되는 다리 쪽 골반의 안정성이 저하되어 있는 증례에서는 치골과 좌골에 가해지는 압박 부하가 증가된다는 보고가 있다.[12] 따라서 고관절 외전 근력이 저하되면 내전근군에 과부하가 발생해 통증을 유발하는 요인이 된다.

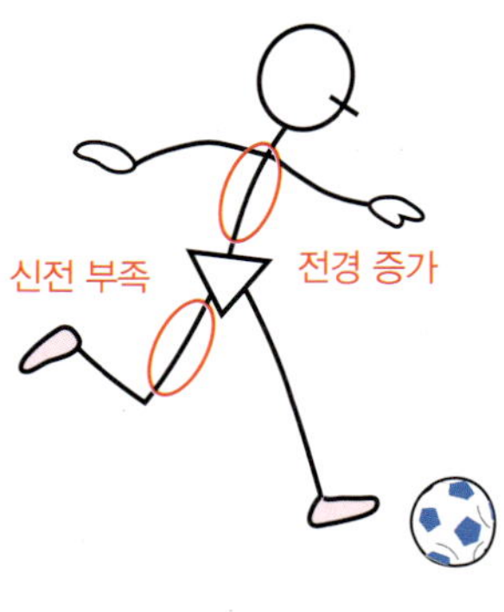

그림 1-14 축구의 백스윙 동작

그 외, 서혜부 통증과 관련된 해부학적 연구에 따르면, 치골결합에는 복직근의 수축으로 후상방에, 장내전근의 수축으로 전하방에 견인 부하가 가해져 치골과 치골결합에 대한 부하가 증가한다는 보고가 있다.[13] 이로 인해 치골에 부착하는 복직근이나 장내전근, 박근의 건염이나 파열이 발생한다고 보고되었다.[14]

● 고관절 내전근군의 통증유발검사

고관절 내전근군의 통증유발검사는 존재하지 않기 때문에 정확한 촉진에 의한 압통 부위의 확인이나 신장시켰을 때의 신장 통증 유무 등의 소견으로 판단한다.

① 장내전근의 촉진(그림 1-15)

바로 누운 자세에서 고관절과 슬관절 굴곡 상태로 고관절을 외전시킨다. 그 상태에서 고관절의 내전과 외전을 반복하면 내전 시 대퇴 내측에 큰 근육덩어리를 확인할 수 있다. 이것이 장내전근이다.

② 치골근의 촉진(그림 1-16)

바로 누운 자세에서 고관절 외전 상태로 대퇴동맥과 장내전근을 확인한다. 치골근은 장내전근과 대퇴동맥 사이에 위치하므로 양쪽 사이에 손가락을 대면 심층으로 손가락을 누르면 치골근의 근복을 확인할 수 있다.

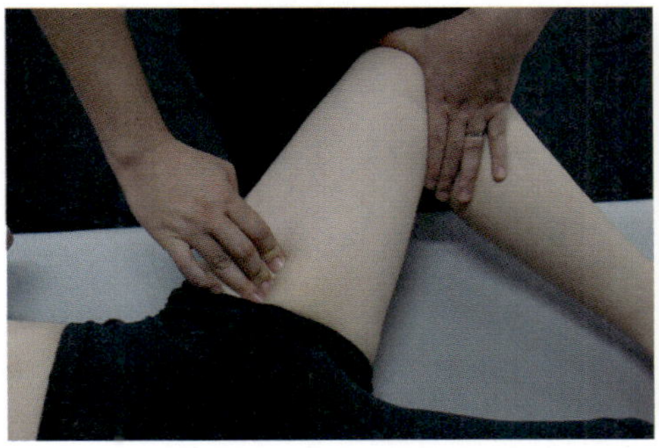

그림 1-15 장내전근의 촉진

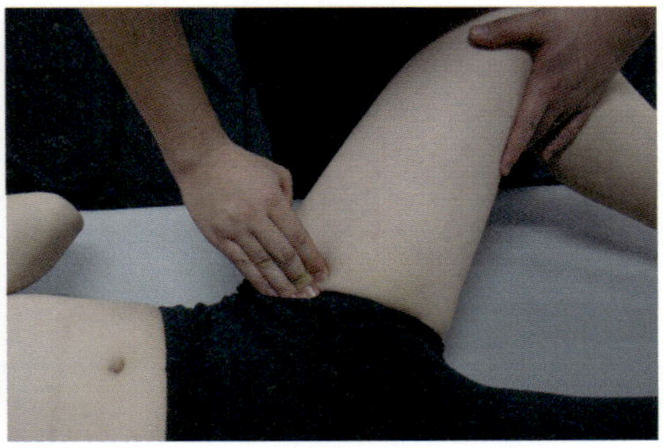

그림 1-16 치골근의 촉진

③ 박근의 촉진(그림 1-17)

박근은 이관절 근육이므로 바로 자세로 고관절 최대 외전과 슬관절 굴곡 상태에서 수동적으로 슬관절을 신전시켜 거위발(pes anserine) 부위에 손가락을 대면 박근의 수축을 확

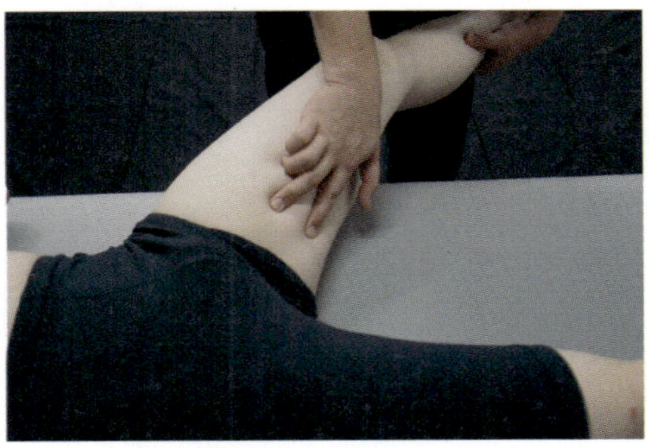

그림 1-17 박근의 촉진

인할 수 있다. 박근의 근위부는 슬관절 신전 상태에서 고관절을 내전 방향으로 움직이게 하면, 대퇴 내측에서 근복을 확인할 수 있다.

3) 대퇴신경(그림 1-18)

● 통증 발생의 해부학적 요인

➡ **대퇴신경** femoral nerve

➡ **복재신경** saphenous nerve

➡ **스카르파삼각(대퇴삼각)** Scarpa triangle(femoral triangle)

➡ **서혜관** inguinal canal

➡ **근열공** lacuna musculorum

➡ **혈관열공** lacuna vasorum

대퇴신경은 척수의 제1~4(L1~L4) 요추의 척추분절의 신경섬유로 이루어지며, 장요근·치골근·봉공근과 대퇴사두근의 운동 및 대퇴 전면을 지배한다. 지각성 섬유는 **복재신경**으로서 대퇴 전면에서 내측을 향해 비스듬히 주행하며 슬개하 분지(infrapatellar branch)와 하퇴 전내측 피지가 되어 슬전 내측부에서 하퇴 전내측 지각(감각)을 지배한다.

대퇴 전면에는 **스카르파삼각(Scarpa triangle**, 대퇴삼각)이라는 불리는 부위가 있다. 스카르파삼각은 상연이 서혜인대, 외측연이 봉공근, 내측연이 장내전근의 3개의 조직으로 구성되어 있다(그림 1-19). 대퇴신경은 이 스카르파삼각 내 위치한다. 서혜인대의 중앙은 **서혜관**이라고 하며 내측부터 대퇴정맥, 대퇴동맥, 대퇴신경이 통과한다.[15] 서혜인대의 심층을 통과하는 통로는 2가지가 있다. 첫 번째는 **근열공**으로 장요근과 대퇴신경이 통과하고, 두 번째는 **혈관열공**으로 대퇴동정맥이 통과한다.[16] 따라서 어떠한 원인으로든 장요근의 신장성이 저하되거나 연축이 발생하면, 대퇴신경은 서혜인대 사이에서 압박되어 포착성 신경장애를 일으킬 수 있다.

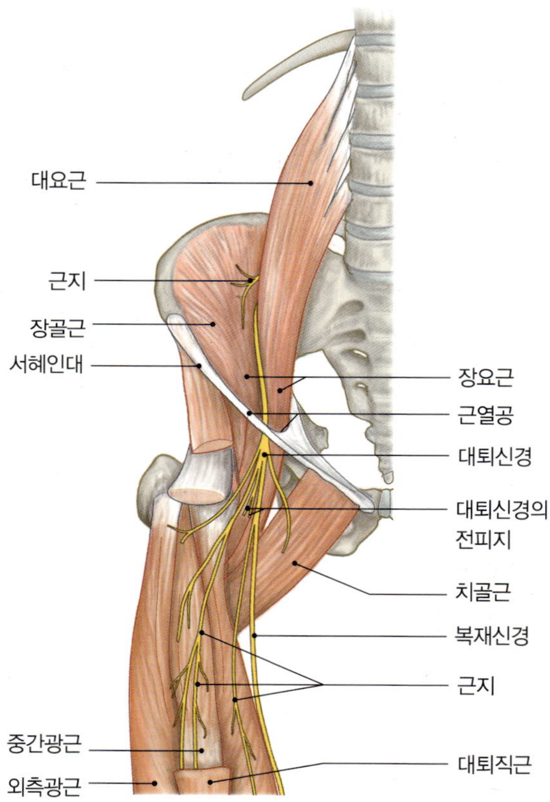

그림 1-18 **대퇴신경**

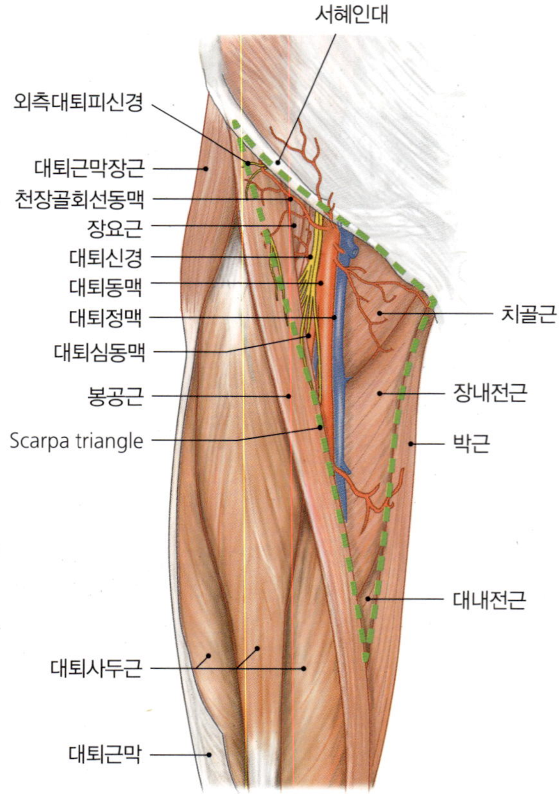

그림 1-19 **스카르파삼각(Scarpa triangle)**
봉공근, 서혜인대, 장내전근으로 둘러싸인 삼각형 부위

서혜인대 부위에서의 포착성 신경장애는 상위 요추 추간판 탈출증과의 감별이 필요하며,[16] 정확한 촉진과 이학적 소견에 따른다. 장요근은 척추기립근과 함께 골반을 앞으로 기울이는 작용을 하며 이러한 근육이 약화되면 골반을 전경 상태로 유지하기 어려워져 뒤로 기우는 후경 자세가 된다. 골반이 뒤로 기울면 고관절은 신전 상태가 되어 장요근에 신장 부하가 가해지고 근육 내압이 상승해 대퇴신경을 압박할 가능성이 있다.

● 대퇴신경의 촉진(그림 1-20)

바로 누운 자세에서 고관절을 신전하고 슬관절을 굴곡시킴으로써 긴장이 고조된다. 대퇴동맥의 외측부에서 대퇴신경을 확인할 수 있기 때문에 대퇴신경을 촉진하면서 수동적으로 고관절을 신전하고 슬관절을 굴곡시키면 긴장을 확인할 수 있다.

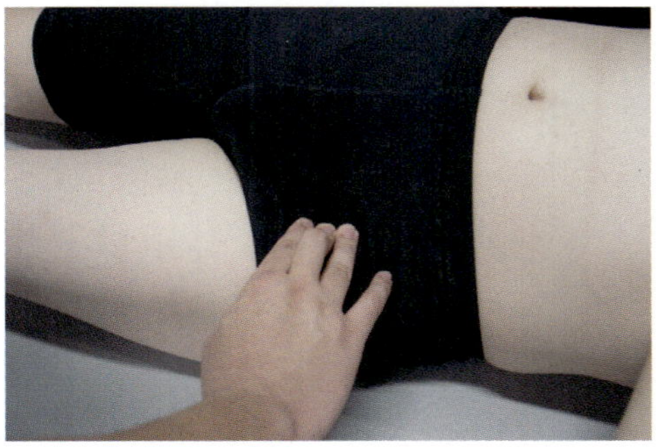

그림 1-20 대퇴신경의 촉진

● 대퇴신경의 통증유발검사

대퇴신경 신장 검사(그림 1-21)

- 검사 자세 : 엎드린 자세에서 슬관절을 90° 굴곡시킨다.
- 접촉 부위 : 하퇴 원위부.
- 유도 동작 : 슬관절 90° 굴곡 자세에서 골반을 고정하지 않고 고관절을 수동 신전시킨다.

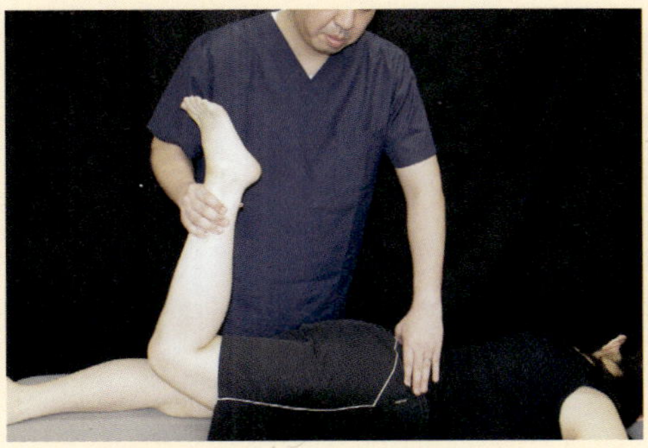

그림 1-21 대퇴신경 신장검사

- **결과** : 대퇴 전면에서 대퇴신경을 따라 통증이 유발되면 양성.
- **기능적 의의** : 양성인 경우에는 L3~L4 추간판 탈출증을 대표하는 상위 요추 추간판 탈출증 가능성을 시사한다.
- **주의점** : 서혜부나 고관절 통증과 더불어 대퇴 전면에 통증이 방사되면, L3 신경근의 압박을 의심한다. 대퇴 전면에서 하퇴부 전면으로 통증이 확산되는 경우는 L4 신경근의 압박을 의심한다. 대퇴 외측에 통증이 재현되면 외측대퇴피신경에 대한 자극과 압박을 의심할 수 있다.

● 촉진과 검사 결과를 통해 유추할 수 있는 것은?

장요근과 대퇴직근에 대한 신장 부하로 통증이 발생하면 공을 차는 동작 등의 고관절 신전 자세에서 장요근이나 대퇴직근을 수축시키는 경우가 많다. 즉, 골반의 후경이나 고관절의 신전이 증가하는 것만으로도 증상이 나타난다. 촉진 및 신장 자세에서 고관절 내전근군에 신장 통증이나 압통이 확인되면 고관절 내전근군의 신장성 저하나 연축이 의심된다.

대퇴신경 영역에 통증이 유발되는 경우, 촉진이나 검사 결과에 따라 서혜관에서의 압박(포착)이나 상위 요추 추간판탈출증이 원인이 되어 대퇴신경장애를 일으켰을 가능성이 있다.

통증유발검사에서 장요근 혹은 대퇴직근, 내전근군에 통증이 발생한 경우 고관절 기능이 저하된 운동학적 요인은 다음과 같다.

① 고관절의 동적 안정성 저하 ➡ step 3 p.273

고관절의 동적 안정성이 저하되면 다른 동적 안정화기구에 의한 보상 작용이 발생한다. 예를 들면 심층 외회전 6근육의 장력이 부족하면 보상적으로 내전근군이나 장요근의 장력이 강하게 작동하여 동작을 수행한다. 이 때문에 내전근군이나 장요근, 대퇴직근이 과부하에 빠져 구축되면 각 근의 부착부에 대한 신장 부하가 증가한다. 또한, 장요근의 근력이 저하되어 골반이 전경 상태가 되고, 동작 중 골반이 후경 상태를 유지할 수 없어 장요근의 장력이 증가한다.

② 고관절의 신전 가동 범위 제한 ➡ step 3 p.278

장골근 자체가 손상되어 단축되는 등, 신장성이 저하되면 고관절의 큰 신전 범위가 요구되는 동작 등에서 장요근, 대퇴직근, 대퇴신경에 신장 부하가 가해진다. 따라서 고관절 전면에 통증이 발생한다.

③ 둔근군의 근력 저하 ➡ step 3 p.280

골반 전경 자세를 유지하기 위해서는 대둔근의 신장 상태에서 수축할 필요가 있다. 대둔근의 근력 저하가 발생하면 골반을 전경 상태로 유지하지 못하고, 골반 후경 상태가 되므로 고관절 전면에 신장 부하가 가해진다. 또한, 고관절 외전력이 저하됨으로써 골반의 안전성을 높이기 위해 고관절 내전근의 과활동이 요구되고 근긴장이 항진하는 요인이 된다. 고관절 내전근의 긴장이 항진됨으로써 내전근이 구축되어 신장 부하가 가해졌을 때 통증을 유발한다.

④ 내복사근의 근력 저하 → step 3 p.227

대퇴부가 고정된 상태에서 장요근이 수축되면 골반이 전경된다. 이 골반의 전경을 억제하기 위해서는 내복사근의 근력이 필요하다. 내복사근의 근력이 저하되거나 다열근의 작용으로 골반 전경 상태를 유지할 수 없는 경우, 골반은 후경 상태가 되고 장요근과 대퇴직근, 대퇴신경에 지속적인 신장 부하가 가해져 통증이 발생한다.

⑤ 고유배근 내측근군 근력 저하 → step 3 p.223

고유배근 내측근군의 근력이 저하되면 골반의 정중 정렬 유지가 어려워져 동작 중 골반이 후경 자세가 된다. 이로 인해 고관절 내전근군, 장요근, 대퇴직근, 대퇴신경에 대한 신장 부하가 증가한다.

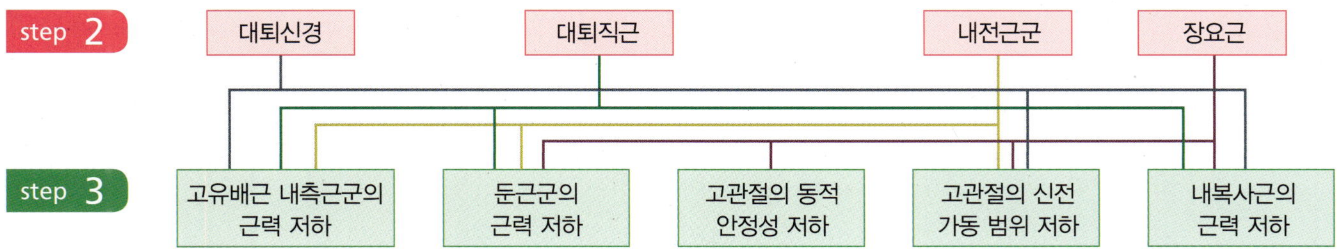

FLOW CHART 고관절 전면에 신장 부하에 따른 통증이 발생하는 경우의 해부학적 요인과 운동학적 요인

4) 장치골 점액낭(그림 1-22)

● 통증 발생의 해부학적 요인

장치골 점액낭은 장요근의 심층에 존재한다. 이 점액낭은 고관절에서 가장 큰 점액낭으로 15%의 증례가 고관절강과 연결되어 있다.[17)]

→ **장치골 점액낭** iliopectineal bursa

서혜인대 하방의 스카르파삼각 중앙부 서혜부 통증의 원인은 장요근염과 장치골 점액낭염이다. **장치골 점액낭염**은 고관절의 급격한 굴곡과 신전 운동의 반복에 의한 장치융기(iliopubic eminence) 위에서 마찰이 원인으로 생각된다.[18)] 따라서 축구, 발레, 업힐런닝, 허들, 보트경기 등, 고관절의 굴곡과 신전을 반복하는 스포츠에 흔하게 발생한다.[19)] 임상 증상으로는 서혜부 통증 및 고관절 전면에서 대퇴 전면으로의 방산통이나 탄발 증상을 보이는 경우도 있다.[20)]

● 장치골 점액낭의 촉진

장치골 점액낭은 체표상에는 없고, 장요근건과 관절낭 전면 사이에 위치하므로 촉진이 어렵다.

● 장치골 점액낭의 통증유발검사

장치골 점액낭의 통증유발검사는 존재하지 않는다. 장치골 점액낭은 대요근과 장골근의 하방에 위치한다. 그러므로 대퇴동맥을 촉진하여 그 외측에 위치한 대요근과 장골근을 고관절 전방에서 압박하여 압통이 발생하는지 판단한다. 고관절의 굴곡/신전을 반복하면서 통증이 유발되는지를 평가하는 것도 좋다.

장요근염인지 장치골 점액낭염인지를 도수검사로 구별하는 것은 쉽지 않으므로 MRI나 초음파를 이용하여 판단한다.

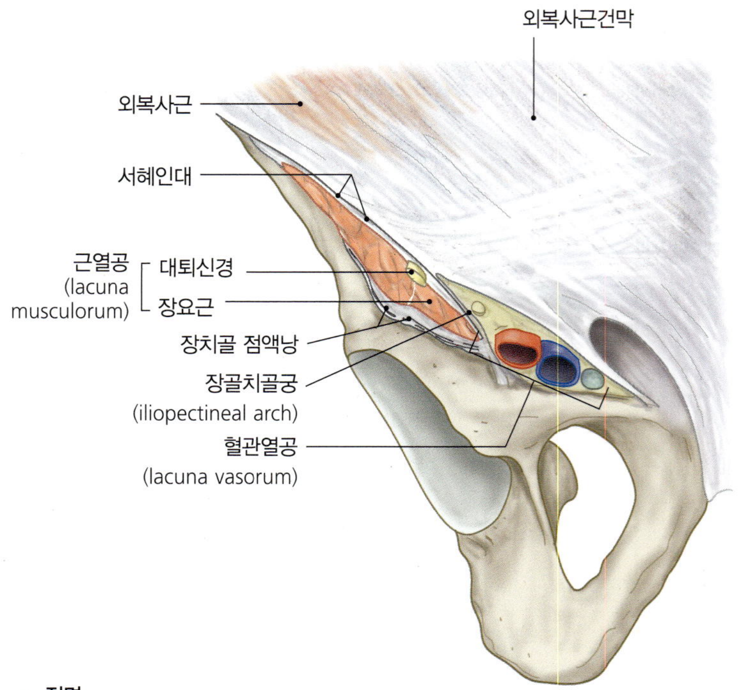

a. 전면

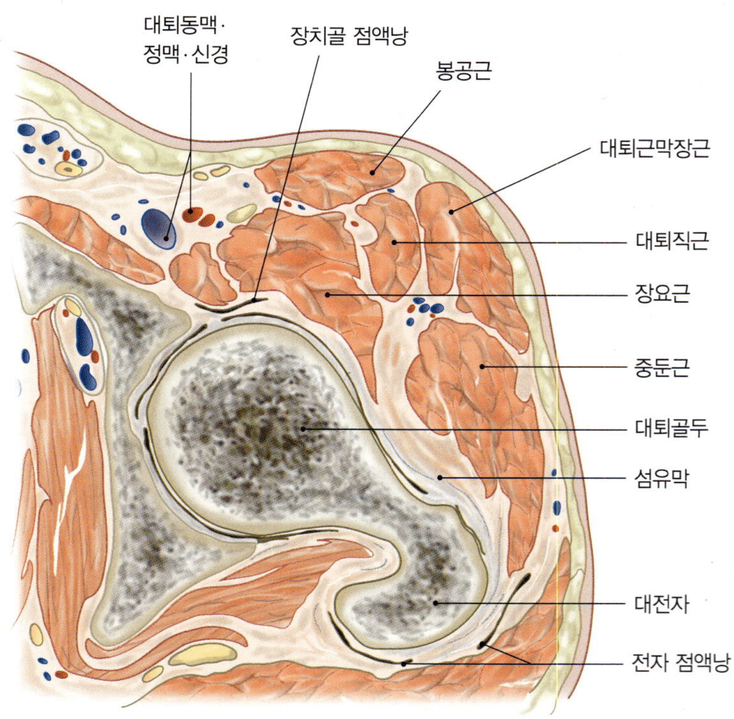

b. 수평 단면

그림 1-22 **장치골 점액낭**

5) 관절순(그림 1-23)

● 통증 발생의 해부학적 요인

고관절순은 관골구의 가장자리를 덮듯이 위치하고 있다. 그 횡단면은 삼각형 모양이다. 관절순의 정적인 기능은 관절연골 면적을 28%, 구개 부피를 30% 증가시키는 것이다. 동적인 기능에는 sealing 기능과 suction 기능이 있다.[21]

Sealing 기능은 관절순이 관절 내부를 밀폐하여 소량의 관절액으로도 연골에 효율적으로 영양을 공급하는 기능과 압박력을 구개관절 연골에 균일하게 부담시키는 기능이다.

Suction 기능은 대퇴골두와 구개 사이의 견인력에 대해 관절 내부를 음압으로 유지하여 관절의 안정성을 확보하는 기능이다.[22] 관절순이 손상되면 이러한 기능을 잃게 되어 관절의 안정성이 저하되고 변형성 고관절증 등을 유발하게 된다.

미세 손상이 반복되어 발생하는 관절순 손상의 위험인자로는 골형태 이상을 들 수 있다.[23] 골형태 이상은 구개형성부전과 관골구개나 대퇴골두에서 경부에 이르는 부위의 골형태 이상으로 분류된다.[24] 관절순의 전상방 부분은 고관절을 심굴곡(deep flexion) 시, 골두나 경부 그리고 구개 사이에 끼일 수 있다. 이를 **대퇴골관골구 충돌(FAI)**이라고 한다. FAI는 CAM type, pincer type, mixed type으로 나뉜다(그림 1-24).[25] FAI는 대퇴골이나 구개 쪽 또는 이들 양쪽의 골형태 이상에 따른 관절 운동 시 과도한 기계적 부하가 관절순이나 연골의 손상을 초래하고 변형성 고관절증의 원인 중 하나가 될 수 있다고 보고되었다.[26] Chegini 등에 의하면 보행 시보다 선 자세에서 앉을 때에 구개 상연부에 높은 압력

➡ **대퇴골관골구 충돌(FAI)**
femoroacetabular impingement

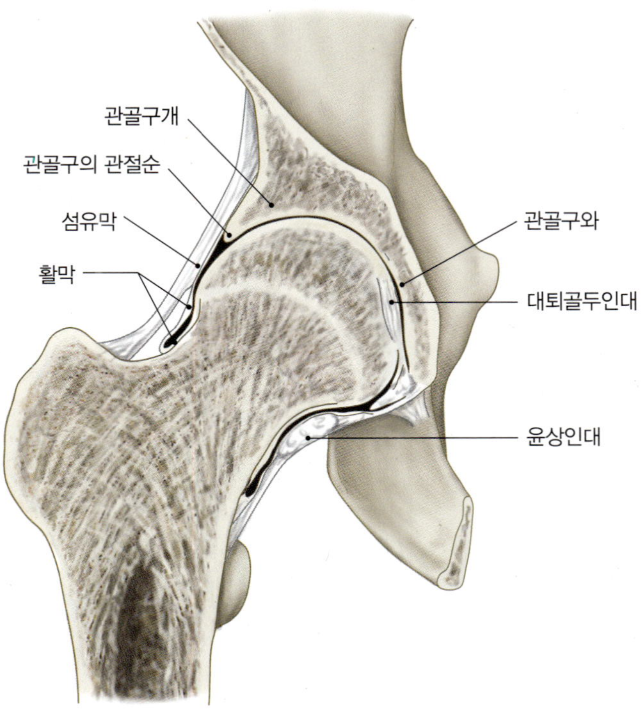

그림 1-23 **관절순**

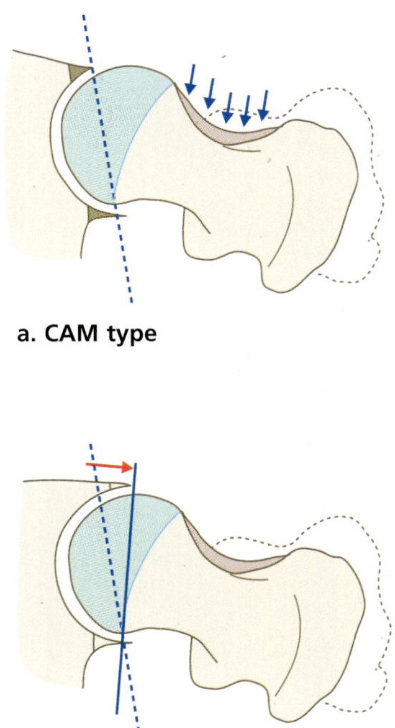

그림 1-24 **대퇴골관골구 충돌(FAI)**

CAM type은 대퇴골 경부의 전방부 융기로 인해 FAI가 발생하며, pincer type은 관골구연(limbus acetabuli)의 골융기 등에 의해 상대적으로 관골구의 깊이가 증가함에 따라 FAI가 발생한다.

이 발생하는 것이 확인되고 있다. 즉, 충돌에 의한 장애는 하중 부하보다 오히려 운동 최종 범위에서의 정렬이 중요하다고 할 수 있다.[27)] Beck 등은 충돌로 인한 관절순 혹은 연골의 손상이 CAM type에서는 전상방 손상이 가장 많았으며, pincer type에서는 상방에서 전상방의 손상이 가장 많았다고 보고하였다.[28)]

● 관절순의 촉진

관절순은 매우 작고, 심부에 위치하기 때문에 촉진이 어렵다.

● 관절순의 통증유발검사

Quadrant test(그림 1-25, 26)

- **검사 자세** : 바로 누운 자세.
- **접촉 부위** : 검사 쪽의 대퇴 원위부와 하퇴 원위부.
- **유도 동작** : 고관절 굴곡과 내전, 내회전.
- **결과** : 고관절 굴곡과 내전, 내회전 상태에서 전방에 통증이 발생하면 양성.
- **기능적 의의** : 고관절 전방에서의 충돌이 의심된다.

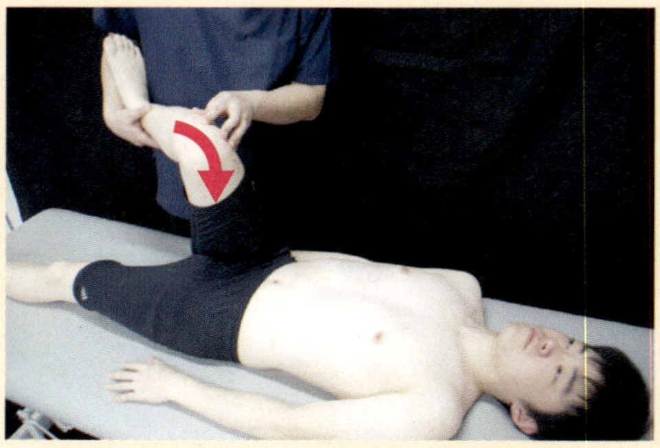

그림 1-25 Quadrant test

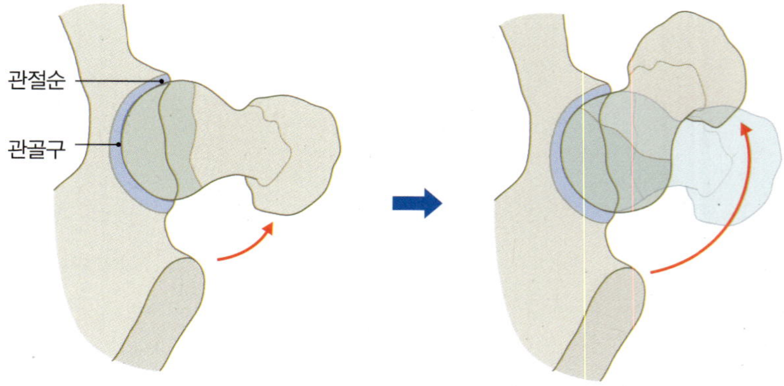

그림 1-26 Quadrant test에서의 대퇴골두 움직임

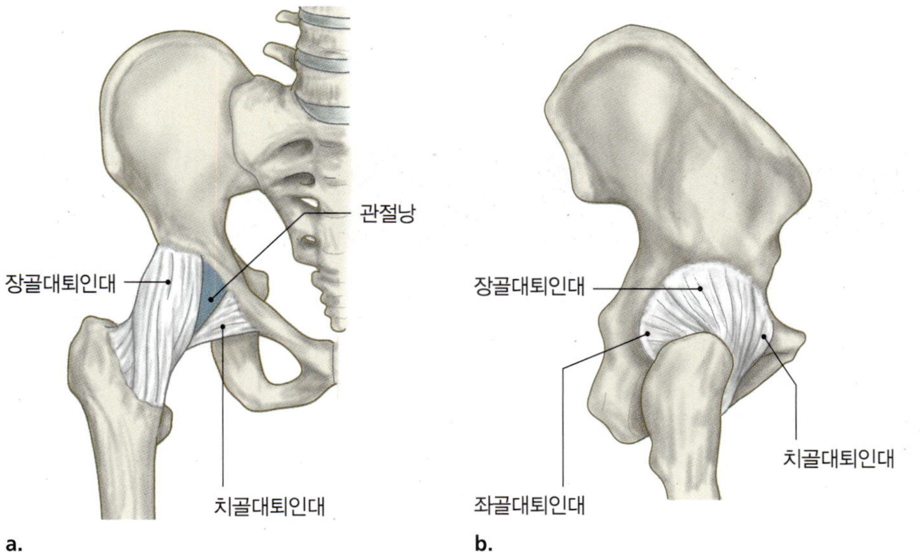

그림 1-27 관절낭

6) 관절낭(그림 1-27)

● 통증 발생의 해부학적 요인

고관절은 관절낭과 강인한 관절낭인대인 **장골대퇴인대·좌골대퇴인대·치골대퇴인대**로 덮여 있다. 이 3개의 관절낭인대는 후방에서 전방으로 돌아들어가듯이 감싸고 있어, 전체적으로 고관절 굴곡에서 이완되어 신전에서 긴장하게 된다. 고관절 내전/외전축의 상방을 통과하는 장골대퇴인대의 섬유는 외전으로 이완되어 내전되면 긴장한다. 장골대퇴인대의 상방 부분은 하전장골극부터 기시하여 **대퇴직근건**의 섬유가 보강한다. 하방에서는 소둔근의 전방 섬유가 표면에서 더해져 인대의 강도를 보강한다.[20] 소둔근은 관절낭에 부착되어 있어 운동 시 관절낭이 끼어들어가는 것을 막고 있지만, 소둔근의 수축 부전이 발생하면 제대로 작동되지 않아 충돌이 발생할 수 있다.[29), 30)]

● 관절낭의 촉진

관절낭은 대퇴골두와 경부에 부착되어 있으나, 심부에 위치하여 촉진이 곤란하다.

● 관절 불안정성의 정형외과 검사

Logroll test(그림 1-28)[27]

- 검사 자세 : 바로 누운 자세.
- 접촉 부위 : 환자 쪽의 대퇴 중앙 전내측과 하퇴 중앙의 전내측.
- 유도 동작 : 고관절을 수동적으로 내회전과 외회전시킨다.
- 결과 : 가동성의 좌우 차이나 운동 중 염발음(crepitus)의 유무.
- 기능적 의의 : 과도한 외회전 가동성은 장골대퇴인대가 이완되어 있음을 나타낸

다. 염발음은 관절순 손상의 존재를 시사한다.

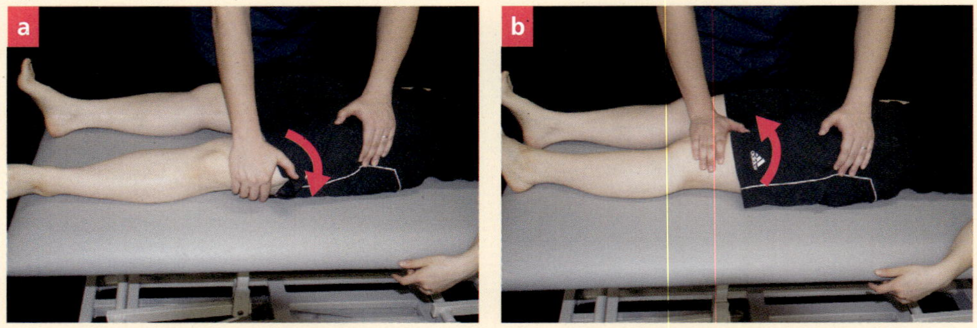

그림 1-28 Logroll test(a : 외회전, b : 내회전)

● 촉진과 검사 결과를 통해 유추할 수 있는 것은?

검사 결과를 통해 관절순의 문제인지, 관절낭인대의 문제인지 혹은 부착되는 근육의 문제인지를 판별한다. 동일한 고관절 전방 통증이라도 고관절 굴곡의 능동 운동에 있어서 장요근 부위에 통증이 발생하면 장치골 점액낭염이나 장요근염이 의심되고, 수동 운동으로 고관절을 굴곡/내전/내회전 시켰을 때 통증이 발생하면 관절순 손상이 의심된다. 압박 부하의 요인으로 다음과 같은 4가지 운동학적 요인을 생각할 수 있다.

① 고관절의 동적 안정성 저하 ➡ step 3 p.273

장치골 점액낭염이 발생한 경우, 고관절의 동적 안정성이 저하된다. 관절순이 손상된 경우에는 고관절 안정성에 작용하는 sealing 기능을 상실하게 된다. 순수한 고관절의 굴곡 즉, 내전/외전과 내회전/외회전 중간 상태의 굴곡을 시행하기 위해서는 대퇴골두가 관골구 내에서 내회전하듯이 미끄러지는 운동이 필요하다.[31] 심층 외회전 6근육의 신장성 저하로 고관절의 내회전 가동 범위가 제한되어 대퇴골두가 관골구에서 미끄러지는 동작이 저해되면 서혜부 통증이나 전방 충돌이 발생한다.

② 고관절의 신전 가동 범위 제한 ➡ step 3 p.278

고관절의 신전 가동 범위가 제한되면 골반 전경이 증가하여 고관절 전면에 압박 부하가 증가하게 된다.

③ 둔근군의 근력 저하 ➡ step 3 p.280

둔근군은 골반 전경 자세에서 원심성 수축을 한다. 따라서 둔근군의 근력이 저하되면 골반은 뒤로 기울게 된다. 그러나 장요근이나 다열근 또한, 골반을 전경 자세로 유지한다. 그러므로 대둔근의 근력이 저하되어도 장요근이나 다열근에 의해 골반을 전경 자세로 유지하는 경우에는 골반 전경이 증가하여 고관절 전면에 대한 압박 부하가 증가한다. 이러한 경우에는 장요근의 신장성 저하를 동반하는 경우가 많다.

④ 내복사근의 근력 저하 ➡ step 3 p.227

대퇴부가 고정된 상태에서 장요근이 수축되면 골반이 앞쪽으로 기운다. 이러한 골반 전경을 조절하기 위해서는 내복사근의 근력이 필요하다. 내복사근의 근력이 저하되어 있으면 골반 전경을 제어할 수 없어, 골반 전경이 과도해져 고관절 전면에 압박 부하가 가해진다.

⑤ 고유배근 내측군의 근력 저하 ➡ step 3 p.223

골반 전경 자세를 유지하기 위해서는 다열근을 비롯한 고유배근 내측근군과 대둔근의 기능이 필요하다. 내측근군의 근력이 저하되면, 대둔근이나 장요근에서 이를 보상하여 골반이 전경된다. 그 때문에 고관절 전면으로의 압박 부하가 증가한다. 이러한 경우는 둔근군의 근력 저하와 마찬가지로 장요근의 신장성 저하를 동반하는 경우가 많다.

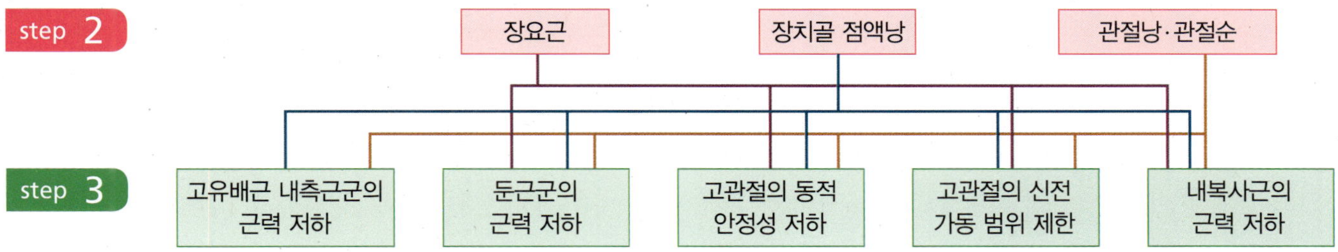

FLOW CHART 고관절 전면에 압박 부하에 의한 통증이 발생하는 경우의 해부학적 요인과 운동학적 요인

2 고관절 외측(lateral) 통증

여기에서는 각 단계(step)별로 기술하였다. 특히 step 3는 고관절 전체적으로 중복되므로 '3 고관절의 운동학적 평가'에서 정리하여 설명하였다.

step 1 통증 유발 동작 : 역학적 부하

고관절 외측에 가해지는 부하는 크게 **신장 부하**와 **마찰 부하**로 크게 나눌 수 있다.

보행 시나 한쪽 다리 지지 시 등, 관골구에 대해 대퇴골두가 내전 운동을 할 때, 고관절 외측에는 **신장 부하**가 가해진다. 트렌델렌버그 보행(Trendelenburg gait) 등으로 체중 부하 시 고관절 전액면에서의 제어가 충분하지 못해 골반이 한쪽으로 기운 경우나 경체각(neck shaft angle)이 증가할 경우 고관절 외측에 신장 부하가 증가한다.

고관절 외측에 발생하는 **마찰 부하**는 체중 부하 자세에서 발생하기 쉽다. 고관절 외측의 표층에는 대전자가 위치하여 체표면에서도 쉽게 촉지가 가능하다. 대퇴골이 골반에 대해 내전 방향으로 움직이면 마찰 부하가 발생한다. 또한, toe-in을 포함해 하퇴가 내회전하면 대퇴근막장근을 통해 장경인대의 긴장이 높아져 이 부위에 큰 마찰 부하가 가해진다.

신장 부하에 의한 통증이 발생하는 경우는 중둔근, 소둔근, 대퇴근막장근의 이상을 의심한다.

마찰 부하에 의한 통증이 발생하는 경우는 대전자 점액낭의 이상을 의심한다.

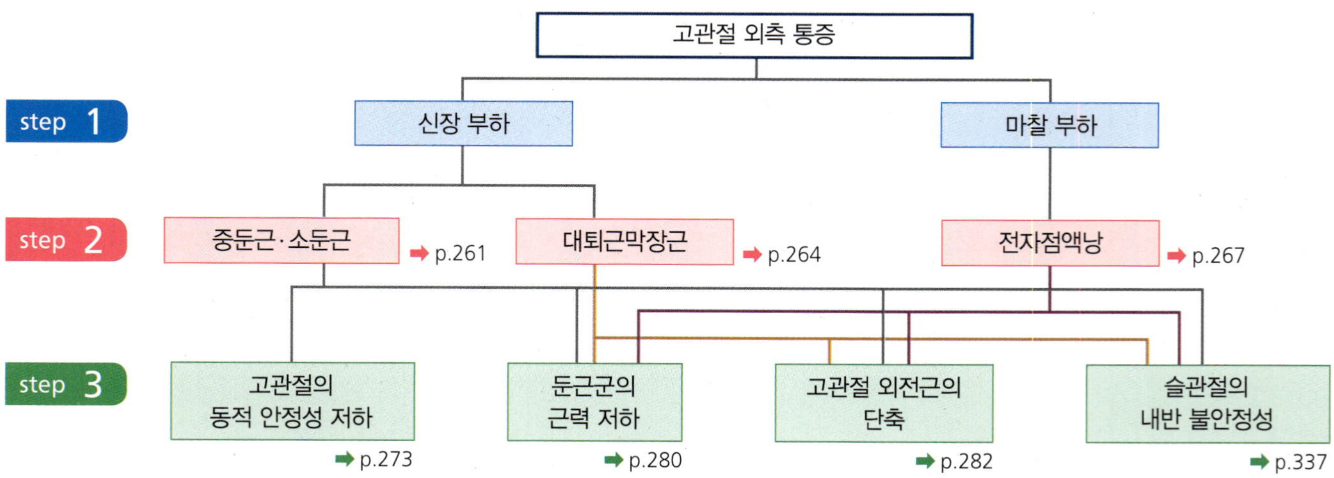

FLOW CHART 고관절 외측 통증에 대한 평가 전략

step 2 통증의 위치 : 해부학적 평가

1) 중둔근·소둔근(그림 1-29)

중둔근
기　　시 : 장골 외측면의 전둔근선과 후둔근선의 사이
정　　지 : 대전자의 외측면
신경지배 : 상둔신경(L4~S2)
작　　용 : (근육 전체) 고관절 외전
(전방 섬유) 굴곡, 내회전
(후방 섬유) 신전, 외회전

소둔근
기　　시 : 장골 외측면의 전둔근선 전방(중둔근 기시의 하방)
정　　지 : 대전자의 전면
신경지배 : 상둔신경(L4~S1)
작　　용 : (근육 전체) 고관절 외전
(전방 섬유) 굴곡, 내회전
(후방 섬유) 신전, 외회전

➡ **중둔근**
gluteus medius m.

➡ **소둔근**
gluteus minimus m.

● 통증 발생의 해부학적 요인

중둔근은 장골 외측면의 전둔근선과 후둔근선 사이에서 기시하여 대전자 외측면에 정

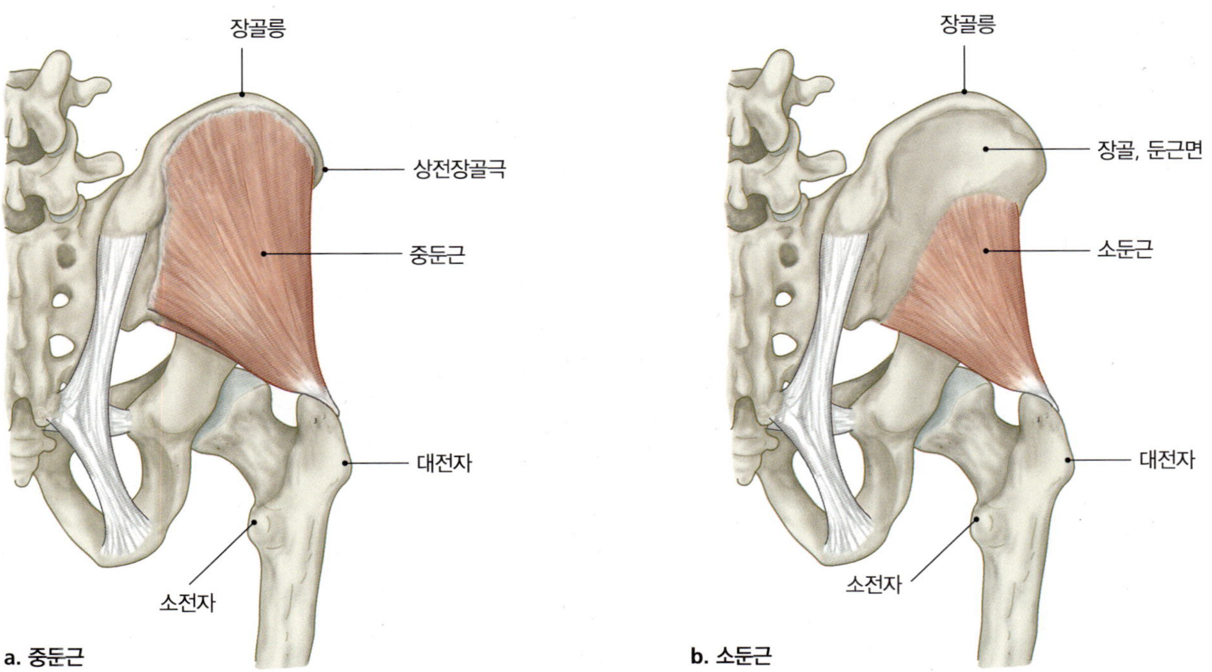

그림 1-29　중둔근·소둔근

지한다. 이 정지 위치에 따라 중둔근은 외전근군 중에서 최대의 외전 모멘트 암(moment arm)을 가지며 중둔근은 외전근 중 가장 크고 외전근 총 단면적의 약 60%를 차지한다.[32] Kawakami는 중둔근 전방 섬유의 습중량(wet weight)은 125g이며, 후방 섬유의 습중량은 38g으로 3:1의 비율이라고 보고하였다.[33]

소둔근은 중둔근의 심부에서 약간 전방에 위치한다. 장골 외측면의 전둔근선 전방에서 기시하여 대전자 전방에 정지한다. 외전근 총 단면적의 약 20%를 차지하며,[32] 습중량은 53g이다.[33]

고관절 외전근에 의한 외전 토크는 보행 시 대퇴골상의 골반 운동 관상면에서의 제어에 있어서 필요하다. 입각기 상태의 대부분 시기에서 고관절 외전근은 상대적으로 고정된 대퇴골상에서 골반을 안정시킨다.[34, 35] 한쪽 다리 지지 시 고관절 외전근, 특히 중둔근은 고관절에 대한 압박력의 대부분을 발생시킨다.[36]

컴퓨터 모델이나 직접 센서를 부착한 인공고관절을 이용한 연구에 따르면 보행 시 체중의 3배에 달하는 압박력이 고관절에 가해진다고 한다.[34, 37] 이러한 압박력을 증가시키기 위해서는 중둔근, 소둔근, 대퇴근막장근 등 대표적 고관절 외전근의 활동이 매우 중요하다. 이 근육 활동이 불충분하면 트렌델렌버그 보행처럼 골반 전액면에서의 제어가 불충분하게되어 고관절 외전근에 대한 신장 부하가 증가한다.

● 중둔근의 촉진(그림 1-30)

중둔근은 후둔근선과 전둔근선 사이에서 기시하여 대전자 외측면에 정지한다. 후방 1/3은 대둔근으로 덮여 있고, 전방 2/3는 둔근건막(gluteal aponeurosis)에 덮여 있다.

전방 섬유는 전두 쪽에서 후미 쪽으로 주행하여 고관절 굴곡 작용을 하므로 옆으로 누운 자세에서 대전자의 전방을 촉진하면서 슬관절 굴곡 상태로 고관절 굴곡 운동을 지시함으로써 수축을 확인할 수 있다. 수축 시 통증이 발생하면 장요근의 수축 시 통증과 감별이 필요하다.

후방 섬유는 후방에서 전방을 향해 주행하며 고관절 신전 작용을 한다. 옆으로 누운 자세에서 대전자의 상후방을 촉진하면서 슬관절 굴곡 상태에서 고관절 신전 운동을 지시함으로써 촉진할 수 있다.

후방 섬유는 대둔근에 덮여 있는 부위를 가지고 있으므로 고관절 경도 내전 상태에서 외전운동을 하도록 지시함으로써 판별하고 촉진할 수 있다.

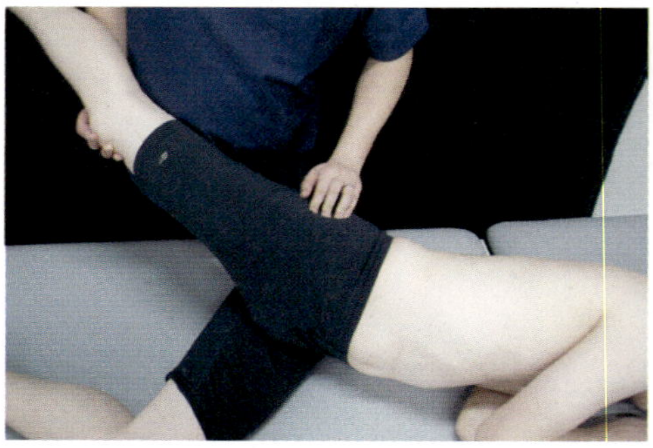

그림 1-30 중둔근의 촉진

● 소둔근의 촉진(그림 1-31)

중둔근의 심층에 위치하는 부채꼴 모양 근육이다. 근섬유의 방향 때문에 중둔근을 통해서 만져진다. Kawakami에 따르면 엎드린 자세에서 상후장골극과 하후장골극 사이 중점 바로 전외측 방향에 손가락을 대고 전내측 방향으로 압박하며 손가락을 외측 방향으로 이동시키면 촉진이 가능하다.[38]

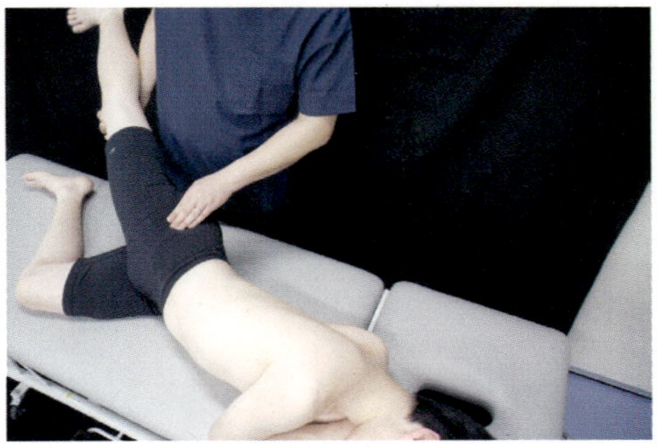

그림 1-31 소둔근의 촉진

● 중둔근·소둔근의 정형외과 검사

중둔근과 소둔근에 특화된 정형외과 검사는 없으므로 촉진이나 압통 소견, 수축 시 통증을 종합하여 부위를 판단하는 것이 좋다. 또한, 중둔근이나 소둔근에 대하여 DTTT(➡ p.282)에 의한 가동 범위 변화를 검토하는 것도 중요하다.

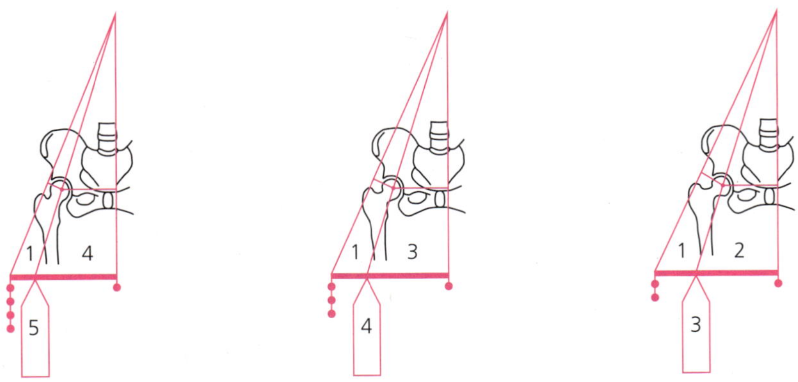

a. 외반고 (coxa valga)　b. 정상　c. 내반고 (coxa vara)

그림 1-32 Pauwels' theory

무게중심선에서 골두 중심까지 거리와 골두 중심에서 외전근까지의 거리 및 골두에 대한 부하를 나타낸다.

> **참고!**
>
> **Pauwels' theory (그림 1-32)**
>
> 정상적인 고관절에서는 무게중심선에서 대퇴골두 중심까지와 골두 중심에서 외전근까지의 거리가 약 3:1 비율로, 한 발로 지지할 때 골두에 가해지는 힘은 체중의 3배에 이른다. 외반고(coxa valga) 골두 중심과 외전근의 작용점이 가까워진 경우에는 골두에 가해지는 부하가 커진다. 반대로 내반고(coxa vara)에서 골두 중심과 외전근의 작용점이 멀어진 경우에는 골두에 가해지는 부하가 작아진다.

2) 대퇴근막장근(그림 1-33)

대퇴근막장근

기　시 : 상전장골극

정　지 : 장경인대를 통해 경골 조면 외측에 있는 Gerdy 결절

신경지배 : 상둔신경(L4~5)

작　용 : 고관절 굴곡, 외전, 내회전

슬관절 굴곡 90° 미만에서는 슬관절 신전

슬관절 신전 90° 이상에서는 슬관절 굴곡과 하퇴 내회전

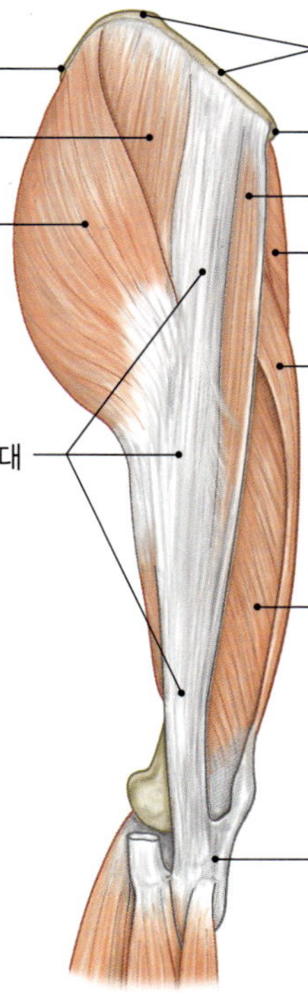

그림 1-33 **대퇴근막장근**

● 통증 발생의 해부학적 요인

➡ **대퇴근막장근**
tensor of fascia lata m.

대퇴근막장근은 대퇴근막과 장경인대의 장력을 조절한다. 장경인대를 거쳐 하방으로 전달되는 장력은 무릎 외측면의 안정성을 보조한다. 슬관절 측방 안정성에 관련해서 슬관절에 내반 방향(외측)으로 부하가 가해지는 경우, 대퇴근막장근이 수축하고 장경인대의 장력이 증가해 신장 부하가 발생한다.

내측형의 변형성 슬관절증으로 O자다리(genu varum)로 변형되거나, 무릎 외측측부인대 손상으로 무릎의 내반 방향으로 동요가 발생하면 불안정성을 억제하기 위해 대퇴근막장근의 수축으로 장경인대의 긴장을 높여 안정화를 도모한다. 이 때문에 대퇴근막장근의 근육 연축이 유발되고 고관절 가동 범위에 문제가 발생한다.

● 대퇴근막장근의 촉진(그림 1-34)

대퇴근막장근의 기시부는 상전장골극을 랜드마크로 하여 촉진할 수 있다. 상전장골극에서는 다른 봉공근이 기시하고 있으며, 바로 하방 하전장골극에서는 대퇴직근이 기시하고 있으므로 고관절 굴곡 자세에서 외전 운동을 하여 근수축을 확인하면서 조심스럽게 촉진해야 한다.

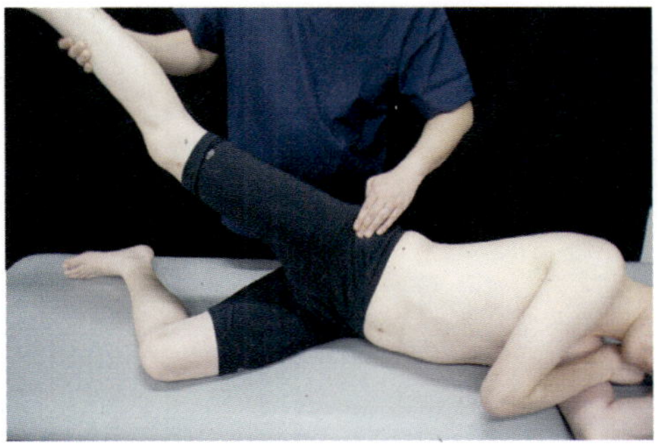

그림 1-34 대퇴근막장근의 촉진

● 장경인대의 신장성 검사

Ober test(그림 1-35)[39, 40]

- 검사 자세 : 옆으로 누운 자세에서 슬관절을 90° 굴곡시키고 몸통의 연장선까지 고관절 신전과 외전 상태를 유지한다.
- 접촉 부위 : 장골릉과 대퇴 원위부.
- 유도 동작 : 검사자는 검사 자세에서 대퇴 원위부를 잡고 있던 손을 놓는다.
- 결과 : 내전이 제한되면 양성.
- 기능적 의의 : 대퇴근막장근, 장경인대가 신장 상태가 되는 고관절 자세에서 중력에 의해 자유 낙화시킴으로써 신장성 저하를 감별할 수 있다.
- 주의점 : 장경인대 근위부는 대퇴근막장근 외에 대둔근과 중둔근도 합류한다. 또한, 장경인대는 외측광근을 덮는 근막의 비후 부분이므로 Ober test가 양성인 경우, 대퇴근막장근 외에 이들 근육의 신장성 저하를 나타낸다(➡ p.282).

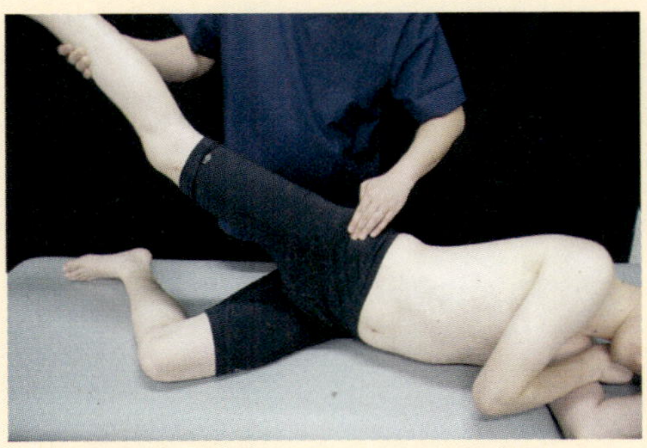

그림 1-35 Ober test

참고!

장경인대의 형태(그림 1-36)

장경인대의 근위부 섬유속 구조는 천층과 심층으로 나뉜다.

천층 : 주로 대둔근의 표층 근막이 이행되어 구성된다.

심층 : 대둔근 상부 3/4의 근속, 중둔근의 표층 근속과 그 근막은 대퇴근막장근으로 이행되어 구성된다.[41)]

이 3가지 근육은 관골에서 기시하여 고관절 외전 운동에 작용한다.[42)]

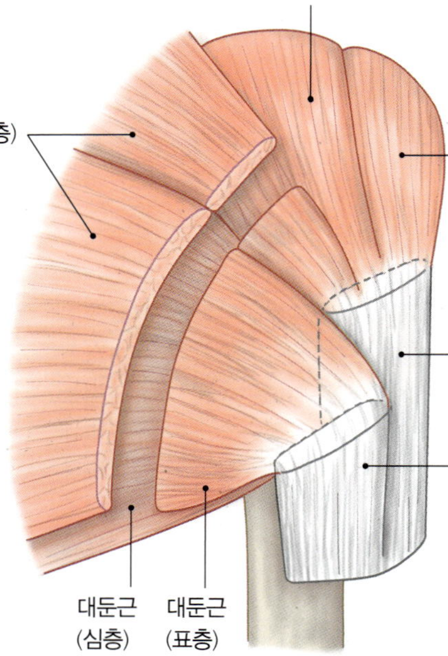

그림 1-36 **장경인대(iliotibial band) 근위부**

● 촉진과 검사 결과를 통해 유추할 수 있는 것은?

위와 같은 검사를 통해 신장 부하로 인한 고관절 외측 통증 발생 부위를 평가할 수 있다.

다음으로 왜 이들 부위에 기능장애가 발생했는지를 추측한다. 고관절 외측에 신장 부하가 가해지는 경우, 대부분은 고관절 주위의 근력 저하나 가동 범위 제한에 의해 중둔근과 소둔근, 대퇴근막장근의 근력을 발휘할 수 없거나 대퇴근막장근을 통해 장경인대의 장력이 불충분해져 골반의 전액면상에서의 제어가 불충분하여 통증을 유발하는 경우가 많다.

이상으로부터 고관절 외측에 신장 부하가 가해지는 4가지의 운동학적 요인은 다음과 같다.

① 고관절의 동적 안정성 저하 ➡ step 3 p.273

고관절 외회전근인 심층 외회전근은 대퇴골두를 구심위로 유지하며, 동적 안정성에 관여한다. 따라서 외회전근(6근육)이 근력 저하를 초래하면 고관절의 동적 안전성이 저하되고 한쪽 다리로 서있는 상태에서 골반을 제어하기가 어려워진다. 이를 보상하기 위해 외전근군이 과도하게 작용하여 신장성이 저하되면 외측부에 신장 부하가 가해진다.

또한, 대퇴골 경부 골절이나 인공골두치환술 후에는 수술 침습과 더불어 부상 시의 손상이나 퇴행성 변화에 의해 위축과 변성이 발생할 수도 있다. 이들은 결과적으로 둔근군에 대한 부하를 강화하고 신장 부하를 더한다.

② 둔근군의 근력 저하 ➡ step 3 p.280

고관절의 주동근인 중둔근·소둔근·대퇴근막장근에 손상이나 기능 저하가 있는 경우, Trendelenburg 보행 등 보상 동작이 발생하여 이러한 근육에 신장 부하가 증가한다.

고관절 신전근인 대둔근은 둔근 근막(gluteal fascia)으로 싸여 있으며, 둔근 근막은 대퇴근막과 연결된다. 대퇴근막의 비후된 부위가 장경인대이므로, 대둔근의 근력이 저하되면 장경인대의 장력이 감소하여 고관절 외측에 신장 부하가 증가할 수 있다.

③ 고관절 외전근의 단축 ➡ step 3 p.282

고관절 수술 시 고관절 외전근에 침습하여 정복할 수 있다. 이 경우 고관절 외전근이 단축되어 보행 시나 한쪽 다리로 지지할 때 고관절 외전근에 신장 부하가 가해져 통증이 유발될 수 있다.

④ 슬관절의 내반 불안정성 ➡ step 3 p.337

슬관절의 내반 불안정성이 발생하면 경골 근위부 전외측면에 정지하는 장경인대에 대한 신장 부하가 증가한다. 장경인대는 2층으로 나뉘며 심층은 대둔근·중둔근·대퇴근막장근과 연속성이 있다(그림 1-36). 따라서 내반 불안정성이 발생하면 이러한 근육에 대한 신장 부하가 증가한다.

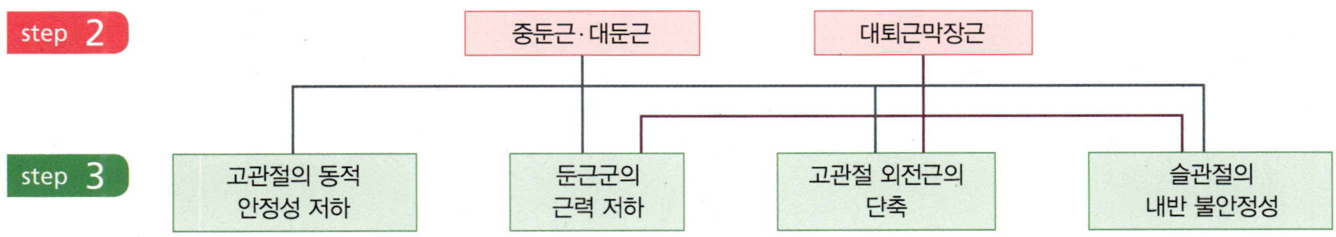

FLOW CHART 고관절 후면에 신장 부하로 인한 통증이 발생하는 경우의 해부학적 요인과 운동학적 요인

3) 전자점액낭(그림 1-37)

● 통증 발생의 해부학적 요인

전자점액낭(trochanteric bursa)은 대전자 외측 후면에 위치하는 큰 점액낭이다. Williams 등[43]에 의하면 대전자 부근에는 다수의 점액낭이 존재하고, 이상근 정지힘줄(건) 심층에 존재하는 secondary piriformis bursa, 중둔근 정지힘줄 심층에 존재하는 subgluteus medius bursa, 소둔근 정지힘줄 심층에 존재하는 subgluteus minimus bursa, 전자점액낭보다 원위에 존재하며, 대둔근이 장경인대에 부착하는 부위에 존재하는 gluteofemoral bursa 등이 있다. Pfirmann 등[44]은 대전자를 anterior facet, lateral facet, superiorposterior facet, posterior facet으로 구분하고 있다(그림 1-38). Williams 등과 Pfirmann 등의 보고를 종합하면, 각각의 facet에는 다음과 같은 근육이 부착하고, 그 사이에 점액낭이 존재한다.[43, 44]

대전자의 분류	부착하는 근육	점액낭
anterior facet (AF)	소둔근	subgluteus minimus bursa
lateral facet (LF)	중둔근	subgluteus medius bursa
superioposterior facet (SPF)	이상근	secondary piriformis bursa
posterior facet (PF)	중둔근 및 대둔근 일부	gluteofemoral bursa

전자점액낭의 역할은 대전자보다 표층에 위치한 근육과 대전자 사이에 위치한 연부조직과 의 마찰 부하를 줄여주는 것이다. 대전자에는 보행 시 활동하는 중둔근·소둔근 등의 고관절 외측면에 위치하는 근육이 부착한다. 또한, 대퇴근막장근이 장경인대를 통해 표층에서 덮고 고관절 외전근력의 장력을 증대시키는 동시에 대전자 부위에 마찰 부하도 증가시킨다. 특히 고관절 내전 자세에서는 대전자와 장경인대 사이에 마찰력이 증가한다. 장거리 보행이나 달리기 등 체중을 지지하는 자세에서 반복적으로 큰 부하가 가해지면, 대전자 부근에 압통이 발생한다.

● 전자점액낭의 촉진

일반적으로 전자점액낭을 체표면에서 촉지하는 것은 곤란하다. 염증이나 종창(swelling)이 발생한 경우, 대전자 후외측 부위에서 촉진할 수도 있다.

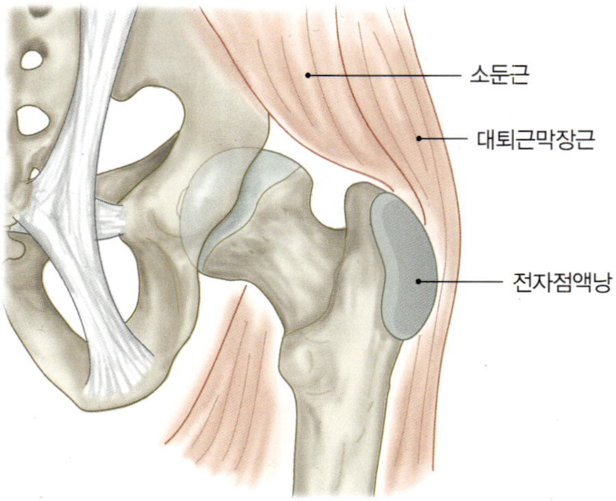

그림 1-37 전자점액낭

〔Williams SB, et al : Greater trochanteric pain syndrome : a review of anatomy, diagnosis and treatment. Anesth Analg 108 : 1662-1670, 2009〕

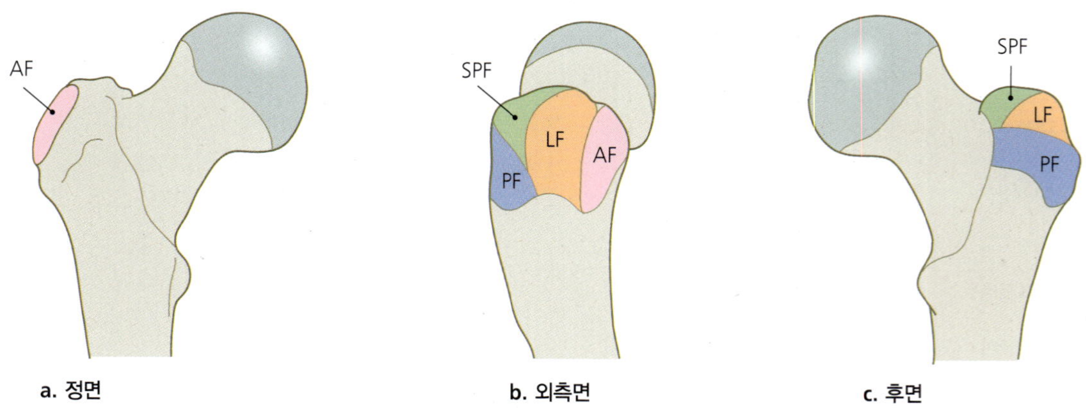

그림 1-38 대전자를 4부위로 분류

Pfirrmann CW, et al : Greater trochanter of the hip : attachment of the abductor mechanism and a complex of three bursae-MR imaging and MR bursography in cadavers and MR imaging in asymptomatic volunteers. Radiology. 221 : 469-477, 2001〕

통증이 발생하는 경우, 대전자의 어느 부위인지를 고려하며 또한, 그 부위에 부착하는 근육의 수축 시 통증 유무를 종합하여 판단한다.

● 전자점액낭의 정형외과 검사

전자점액낭에 대해 명확한 이학적 검사가 없기 때문에, 전자점액낭에 부하를 가한 상태에서 통증 변화 양상을 보며 판별한다. 전자점액낭이 위치하는 대전자 후외측 부위에 압통이 있거나 장경인대를 긴장시킨 자세인 toe-in 상태에서 스텝(step) 동작을 하여 평상시 스텝 동작 시에 비해 통증이 증가하는지 평가한다(그림 1-39).

또한, 대퇴근막장근 검사에서 설명한 Ober test를 시행하여 최종 자세인 고관절 내 내전 상태에서 고관절 굴곡/신전을 반복함으로써 전자점액낭에 마찰 부하를 가할 수 있다. 이러한 움직임에서 통증이 어떻게 변화하는지도 평가한다(그림 1-40).

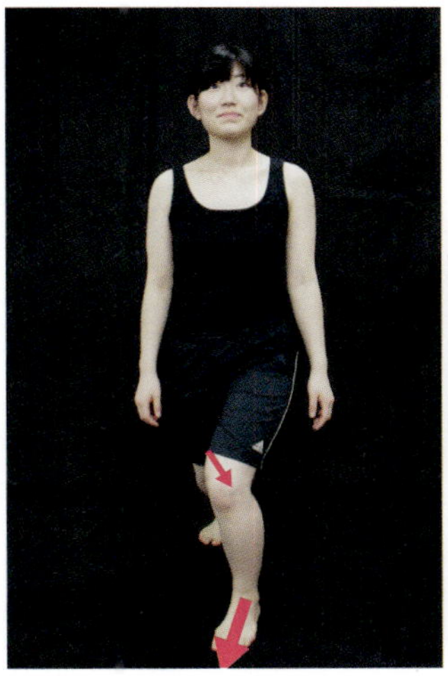

그림 1-39 Step toe-in

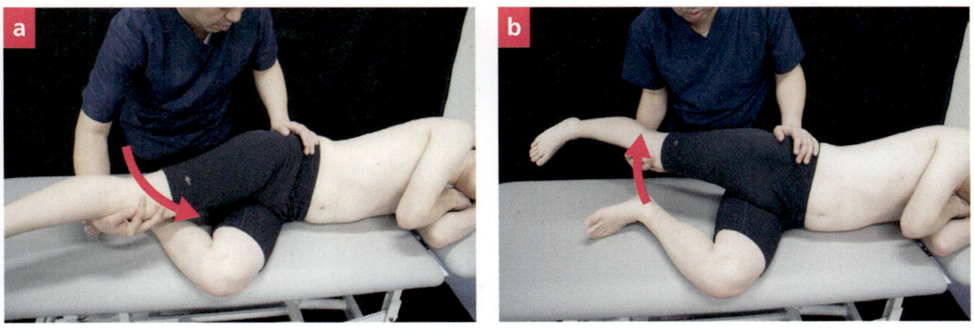

그림 1-40 Ober test를 이용한 마찰 부하 검사

● 촉진과 검사 결과를 통해 유추할 수 있는 것은?

전자점액낭에 마찰 부하를 증가시키는 3가지 요인은 다음과 같다.

① 둔근군의 근력 저하 ➡ step 3 p.280

고관절 신전근인 대둔근의 근력이 저하되면, 대퇴근막을 통해 연속되는 장경인대의 긴장이 높아져, 전자점액낭에 마찰 부하가 증가한다.

② 고관절 외전근의 단축 ➡ step 3 p.282

외전근의 신장성 저하나 과긴장이 발생한 경우, 고관절의 내전 가동 범위가 제한되어 전자점액낭에 마찰 부하가 증가한다.

③ 슬관절의 내반 불안정성 ➡ step 3 p.337

슬관절의 내반 불안정성이 있으면 장경인대에 신장 부하가 가해져 전자점액낭에 마찰 부하가 증가한다.

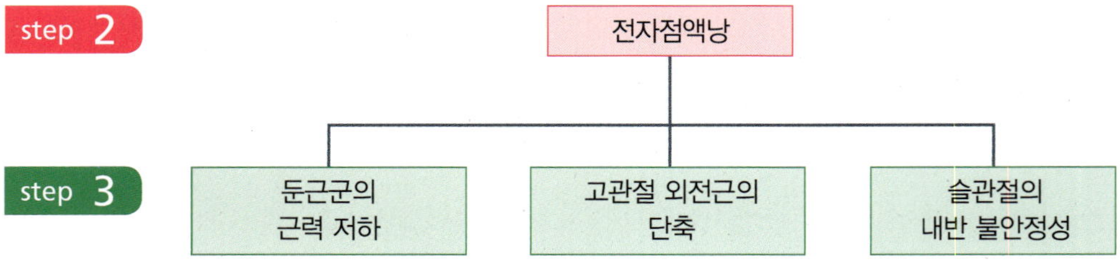

FLOW CHART 고관절 외측에 마찰 부하로 인한 통증이 발생한 경우의 해부학적 요인과 운동학적 요인

Case Note ⑥

- **증 례** 70대, 여성
- **진 단** 오른쪽 퇴행성 고관절증
- **현병력** 3주 전에 인공고관절전치환술(THA)을 시행. 수술 전 X-ray에서 대퇴골 경부의 단축이 확인되었다. 수년 전부터 보행 시 오른쪽 고관절에 통증이 발생하였고 서서히 보행이 어려워졌다. 현재 일상생활에서는 보행기로 이동하고 있지만, T자 지팡이로 이동하면 Duchenne gait를 보이며, 고관절 외측면에 통증이 발생한다.

step 1 통증 유발 동작 : 역학적 부하

- **통증의 재현성** 선 자세에서 오른쪽으로 골반을 측방 이동시키면 통증이 재현되었다. 오른쪽 고관절 내전·신전 각도를 크게 할수록 통증이 악화되었다.

→ **고관절 외측 부위 신장 부하가 통증을 유발한다!**

step 2 통증의 위치 : 해부학적 평가

- **압통 소견** 대퇴근막장근 : (+) 중둔근 : (+) 소둔근 : (+) 대둔근 : (-)
- **신장성 검사** Ober test : (+)

→ **대퇴근막장근·중둔근 유래의 통증 가능성 있음!**

step 3 통증의 원인 : 운동학적 평가

- **관절 가동 범위**
- **MMT**

		좌	우(환측)
고관절 내전		0° P	15°
고관절 외전		40°	40°
고관절 신전	(슬관절 신전 자세)	5° P	15°
	(슬관절 굴곡 자세)	0° P	15°
고관절 내전		4	5
고관절 외전	(40°)	4	5
	(20°)	3	5
고관절 외회전		4	5

P : 대전자 후방

→ **고관절 20° 외전 상태에서 외전 근력 저하 및 고관절 외회전 근력 저하는 소둔근과 심층 외회전근의 근력 저하를 의미한다. 이러한 근력 저하로 인해 고관절의 동적 안정성이 저하되어 Duchenne gait가 발생하고 고관절 외측 부위에 신장 부하가 가해진다.**

〈실전! 운동치료〉

1. 대퇴근막장근 스트레칭

① 배드 가장자리에 환측을 위로하고 옆으로 누운 자세를 한다.

② 아래쪽(건측) 고관절을 굴곡시키고, 위쪽(환측)은 고관절을 신전과 내전시킨다. 이 때 골반이 회전되지 않도록 주의한다.

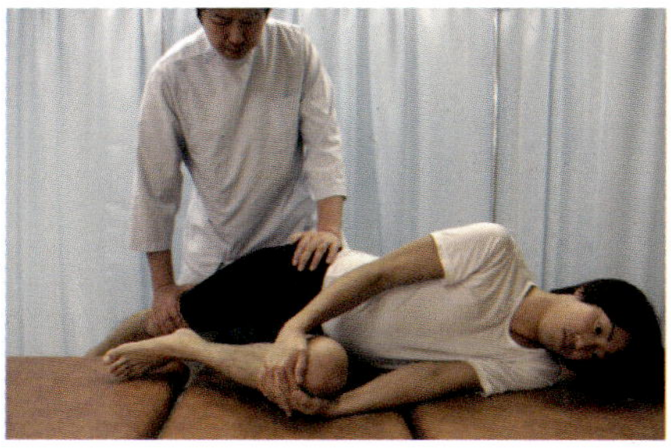

2. 중둔근 스트레칭

중둔근은 외전 능동 운동 시 후방으로 활주하기 때문에 그 반대 방향인 전방으로 움직이면서 고관절을 내전시키면 직접 스트레칭을 할 수 있다.

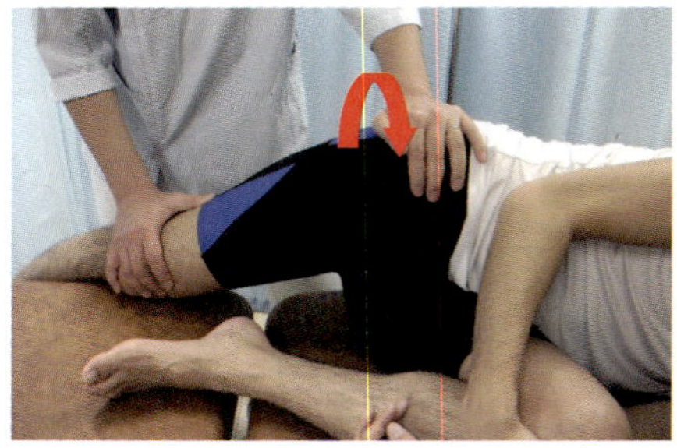

3. 중둔근·소둔근의 수축 촉진방법

중둔근은 장골익(iliac wing)에서 기시하며, 그 심층에는 소둔근이 위치한다. 중둔근과 소둔근 사이에는 상둔신경과 상둔동정맥이 주행하므로 경계가 명확히 나뉜다. 중둔근은 고관절 외전 운동 시 후방으로 활주한다. 중둔근과 소둔근 사이의 활주성이 저하되면 고관절 외전근 근력이 저하되고, 고관절 외측면에 압통 소견을 보이는 경우가 많다. 이러한 증례에 대해서는 중둔근과 소둔근의 수축을 촉진하면서 근육간 활주성을 개선한다.

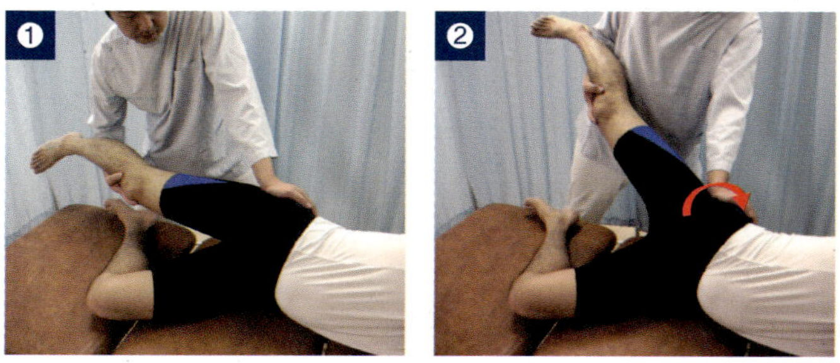

중둔근의 수축 촉진 테크닉

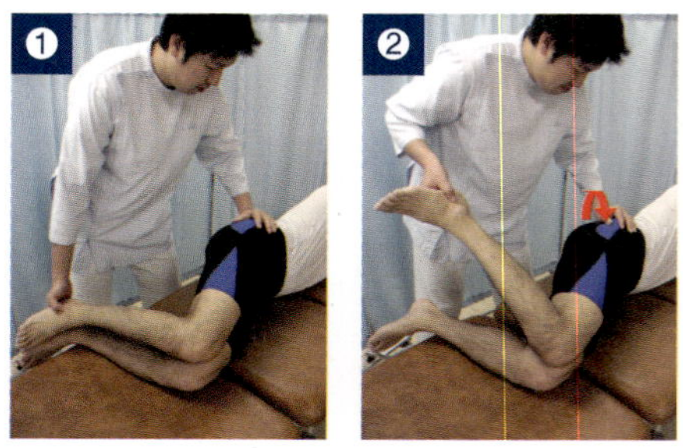

소둔근의 수축 촉진 테크닉

〈일맥상통! 검사와 치료〉 심층 외회전근의 수축 촉진법

① 시작 자세에서 고관절 외회전 운동을 지시한다. 대전자 후방에 저항을 가하면서 고관절을 외회전하도록 하여, 심층 외회전근의 수축을 촉진한다.

② 끝까지 저항을 가하여, 외회전 최종 가동 범위까지 근수축을 촉진한다. 심층 외회전근의 수축으로 대전자 후방에 압통이 개선되고, 고관절 외회전 능동 가동 범위나 외전 근력이 개선되는지 확인한다.

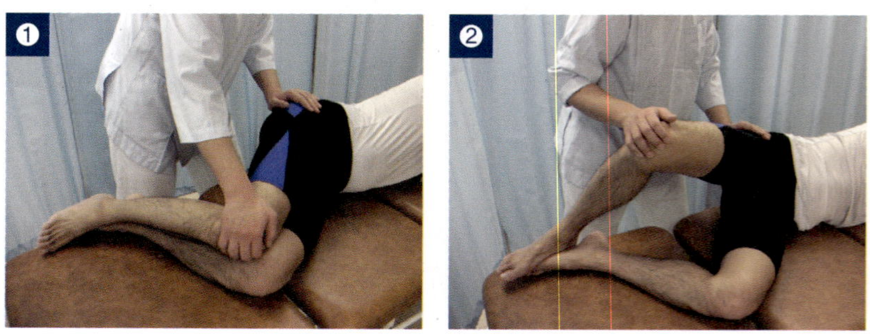

3 고관절의 운동학적 평가

여기에서는 고관절의 step 3 운동학적 평가에 대해 정리하여 설명하였다.

step 3 통증의 원인 : 운동학적 평가

1) 고관절의 동적 안정성 저하

고관절은 구상관절이며, 대퇴골두의 피복률은 견관절에 비해 매우 높아, 골성 안정성이 높은 관절이라고 할 수 있다. 그러나 대퇴골 경부에 **정체각**과 **전염각**이 있기 때문에 관골구는 전외하방을, 대퇴골두는 전내상방을 향한다. 따라서 전방의 피복률은 결코 높지 않다. 고관절의 관절낭인대는 이러한 전방 부위를 보강하기 위해 주행하고 있다.

한편, 동작 시에는 근육에 의한 동적 안정화기구도 중요해지는데, 고관절 주위 근육이 협조적으로 작용하지 않는다면 관절 운동축이 안정될 수 없다. 장요근, 소둔근, 심층 외회전근, 치골근 및 단내전근 등 근위의 내전근군은 그 주행에서 고관절을 구심위로 유지하는 벡터를 갖는다(그림 1-41). 따라서 저자들은 이러한 근육들을 동적 안정화기구라는 하나의 기능 유닛으로 간주하여 평가하고 있다.

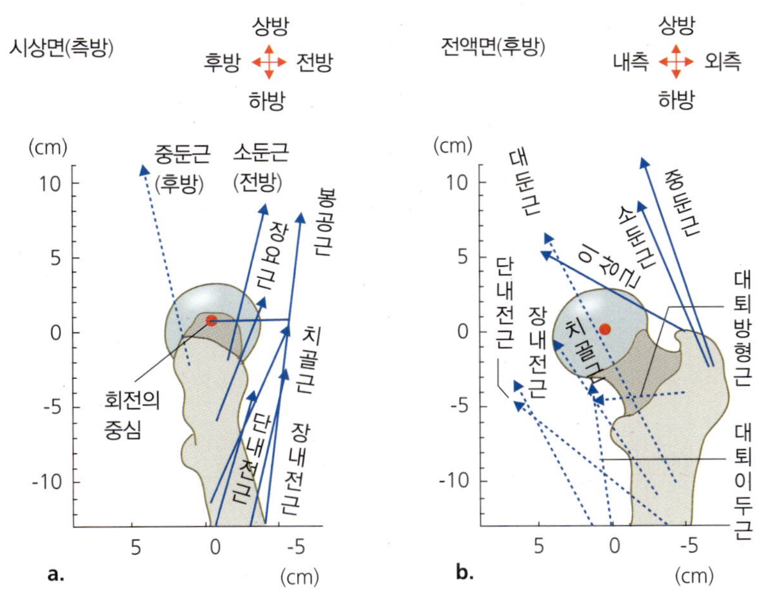

그림 1-41 동적 안정화기구

a : 시상면 위에서의 고관절 주위 근육의 힘 방향(line of force)

b : 전액면 위에서의 고관절 주위 근육의 힘 방향(line of force)

① 장요근(그림 1-42)

장요근은 장골근과 대요근으로 이루어진다. **장골근**은 장골와에서 기시한다. 대요근 이외의 고관절 주위 근육은 모두 골반과 고관절을 연결한다. **대요근**은 고관절 주위 근육 중 유일하게 요추에서 기시한다. 대요근은 요추에서 기시한 후 전방으로 주행하여 대퇴골두의 전면을 통과한 후 후방으로 돌아 들어가 소전자에 정지한다. 따라서 직립 자세에서는 대퇴골두를 후방으로 밀어 고관절의 안정성을 높이는 작용을 한다.[45, 46]

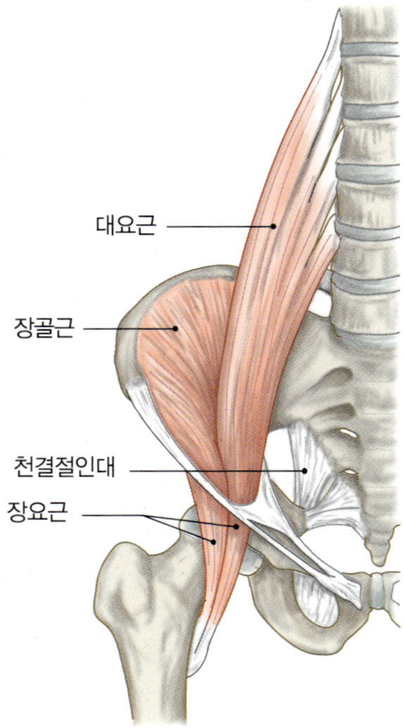

그림 1-42 **장요근**

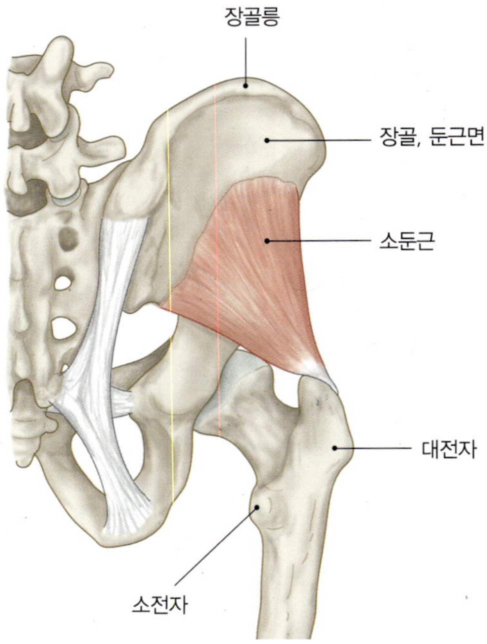

그림 1-43 **소둔근**

장요근의 근력 평가는 도수근력검사(MMT)에 준하여 실시한다. 장요근은 골반 전경 상태에서 수축시키면 골반 전경 방향으로 작용하므로, 평가 시 골반의 기울기에 주의한다. 대퇴골두를 배쪽에서 후방으로 눌러 장요근의 움직임을 보상하면, 근육 활동이 어떻게 변화하는지 평가하는 것이 좋다.

② 소둔근(그림 1-43)

소둔근은 중둔근 심층에 위치하며, 장골익 하두근선 하방에서 기시하여 전면을 향해, 대퇴골 대전자 전방으로 돌아 들어가듯이 주행하기 때문에 대퇴골두를 관골구로 잡아 당기듯이 작용한다. 소둔근의 근력이 저하되면 고관절 외전 운동 시 대퇴골두를 관골구에 충분히 잡아당기지 못하고, 중둔근의 근력 또한, 제대로 발휘할 수 없게 된다. 즉, 소둔근은 단순히 중둔근을 보조하는 것이 아니라 중둔근의 작용을 충분히 이끌어 내기 위한 근육으로 파악하는 것이 중요하다.

소둔근은 근력 평가는 고관절 외전의 도수근력검사에 준하여 실시하는데 중둔근과 구별하여 근력을 측정하기는 쉽지 않다. Murohushi 등[47]은 등장성 외전운동(isotonic abduction)에서는 중둔근보다 소둔근의 근육 활동이 높으며, 특히 최대 근력 20%의 저부하에서는 중둔근에 대한 소둔근의 근육 활동량이 더 많다고 보고되고 있다. 또한, Hirao 등[48]에 의하면, 소둔근의 등척성 외전운동에서는 고관절 신전 10° 및 외전 20°의 저부하운동으로 소둔근의 수축율이 높아진다고 보고하였다.

즉, 소둔근은 고관절 신전 10°에서의 등척성 수축 혹은 외전 20°에서의 등척성 수축 시 근력을 좌우 비교함으로써 근력이 저하되었는지 평가할 수 있다.

③ 심층 외회전근(그림 1-44)

이상근

기　　시 : 천골 전면
정　　지 : 대전자 상연
신경지배 : 천골신경총
작　　용 : 고관절 외회전과 외전

대퇴방형근

기　　시 : 좌골결절의 외측연
정　　지 : 대퇴골의 전자간릉(intertrochanteric crest)
신경지배 : 천골신경총(sacral plexus)
작　　용 : 고관절 외회전과 내전

내폐쇄근

기　　시 : 폐쇄막과 폐쇄공 바깥 둘레의 내측면
정　　지 : 대퇴골 전자와(trochanteric fossa)
신경지배 : 천골신경총
작　　용 : 고관절 외회전

쌍자근

기　　시 : 상쌍자근 ; 좌골극(ischial spine)
　　　　하쌍자근 ; 좌골결절
정　　지 : 내폐쇄근 정지건과 합류하여 대퇴골 전자와
신경지배 : 천골신경총
작　　용 : 고관절 외회전

외폐쇄근

기　　시 : 폐쇄막과 폐쇄공 바깥 둘레의 외측면
정　　지 : 대퇴골 전자와(trochanteric fossa)
신경지배 : 천골신경총
작　　용 : 고관절 외회전과 내전

➡ **이상근**
piriformis m.

➡ **대퇴방형근**
quadratus femoris m.

➡ **내폐쇄근**
obturator internus m.

➡ **상쌍자근**
gemellus superior m.

➡ **하쌍자근**
gemellus inferior m.

➡ **외폐쇄근**
obturator externus m.

고관절 외회전근인 심층 외회전근(6근육)은 대퇴골두를 구개에 구심위로 유지하여 지점을 형성하는 담당을 한다. 심층 외회전근은 정지 부위에서 정확하지 않은 상태로 대전

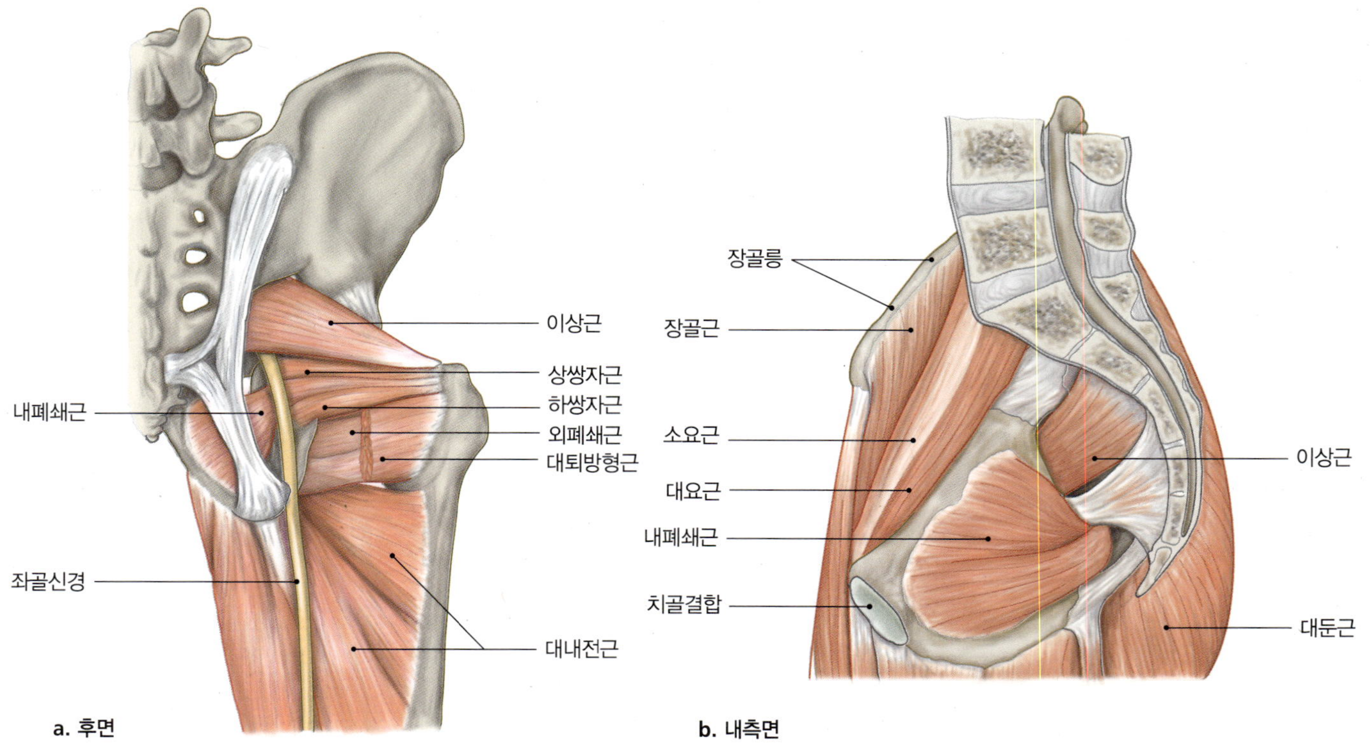

그림 1-44 심층 외회전근

자에 부착되어 있으며 6개의 근육이 별도로 작용한다기보다 전체적으로 force couple이 되어 고관절의 다양한 각도에서 대퇴골두를 구심위로 유지하기 위해 작용하고 있다고 생각된다. 특히 내폐쇄근·상쌍자근·하쌍자근은 정지 부위에서 하나로 합쳐지는 삼두근이라는 보고나 지배신경의 근육 내분포에 대한 상세한 조사에서 상/하쌍자근은 내폐쇄근의 일부로 볼 수 있다는 연구 결과도 있다.[49, 50]

심층 외회전근의 근력 저하가 발생하면, 지점을 형성하는 기능이 저하되어 고관절이 불안정해진다. 표층에 위치하는 소둔근·중둔근이 적절한 장력을 발생시키기 위해서는 보다 많은 힘이 필요해지기 때문이다. 또한, 심층 외회전근의 하나인 이상근은 고관절 내외전 축의 상방을 통과하므로, 외전 작용을 하고 있다.[51]

심층 외회전근의 근력 평가는 도수근력검사에 준하여 실시한다. 심층 외회전근을 촉진한 후에는 고관절의 동적 안정성이 높아지고, 고관절 외전근의 근력이 증가할 수 있기 때문에 고관절 외전 근력도 함께 평가하면 좋다.

④ 내전근군(그림 1-12, p.248)

내전근군의 근력은 도수근력검사에 준하여 실시한다. **소내전근**은 대내전근의 기시부에서 분리 근육으로 되어 치골 하지에서 기시하고 대퇴골 조선 내측순에 정지한다. 소내전근의 주행 시 해부학적 선 자세에서 대내전근보다 수평하게 주행한다고 보고되고 있으며,[52] 고관절을 구심위로 유지하는 기능이 추측된다.

● 동적 안정성 저하 시 고관절 운동 이상

동적 안정화기구는 상호 보완하며 기능을 보조한다. 모두 심층의 작은 근육이기 때문에 근력을 평가하기 어렵다. 그래서 저자들은 앞서 설명한 근력 평가 외에도 고관절 굴곡 시 발생하는 대퇴의 비정상 회전운동이나 저항감, 환자의 호소 등을 종합해 기능을 추측한다(표 1-1). 그리고 각 근육의 수축을 촉진하는 DTTT를 시행하여, 시행 전후의 고관절의 운동(움직임)과 저항감 변화를 평가한다. 여기에서는 심층 외회전근에 대한 DTTT를 소개한다.

● 표 1-1 동적 안정성 저하 시 고관절 운동(움직임)

	고관절 굴곡(능동 운동)	고관절 굴곡(수동 운동)
장요근의 과긴장	외회전 운동이 동반된다	전면에서 땅김을 호소한다.
심층 외회전근의 과긴장	외회전 운동이 동반된다	후방에서 신장감을 호소한다 내회전 방향에서 저항감이 증가한다
소둔근의 과긴장	내회전 운동이 동반된다	외회전 방향에서 저항감이 증가한다
소내전근의 과긴장	내전과 내회전 운동이 동반된다	외전과 외회전 방향에서 저항감이 증가한다

● 심층 외회전근의 DTTT(그림 1-45)

통증유발조직	심층 외회전근
증상	고관절 굴곡 가동 범위와 최종 범위 감각(end-feel)
검사 방법	옆으로 누운 자세에서 고관절을 45° 굴곡한 자세로 환자는 고관절 외회전 운동을 한다. 검사자는 한 손으로는 골반을 잡고, 다른 손으로는 대전자 후방에서 고관절 외회전 운동에 저항을 가한다. 특히, 대전자가 후방으로 돌아가는 움직임을 보면서 끝까지 저항을 가하는 것이 중요하다.
결과	외회전 후 고관절 굴곡 가동 범위 및 end-feel이 어떻게 변화하는지 검토한다.
기능적 의의	심층 외회전근의 근수축이 촉진됨에 따라 고관절의 동적 안정성이 높아진다. 이로 인해 고관절이 구심위를 취하고 고관절의 가동성을 개선시킨다.
주의점	고관절의 외회전이 최종 범위까지 어려운 경우, 바로 누운 자세에서의 최종 외회전 범위에서 외회전 운동을 반복하면 된다.

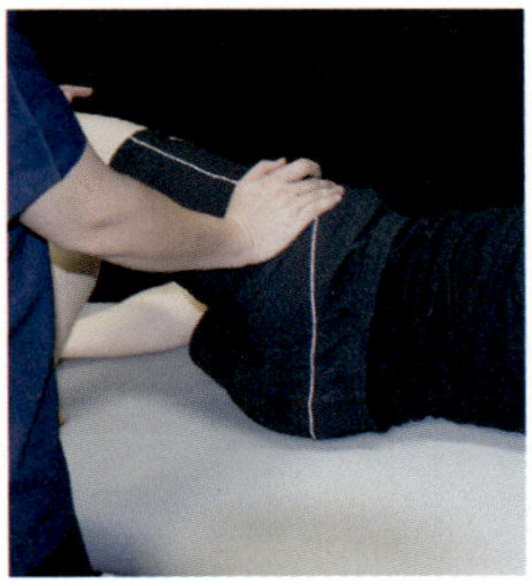

그림 1-45 심층 외회전근의 DTTT

● 심층 외회전근, 소둔근, 장요근의 촉진

① 심층 외회전근

심층 외회전근은 외회전 운동 시 대전자 후면에 부착하는 정지부에서 기시부를 향해, 릴(reel)을 감듯이 수축한다. 따라서 대전자 후면에 손을 대고 수축 방향으로 유도하면서 촉진하면 좋다.

② 소둔근(그림 1-46)

소둔근은 고관절 외전 운동 시 중둔근이 강하게 수축되어 버리기 때문에 고관절 내회전 운동을 능동 운동으로 한다. 초음파 영상진단장치로 운동 시 움직임을 관찰하면, 고관절 내회전 시에 소둔근은 전방으로 수축하므로 전방으로 이동하듯이 유도하여 수축을 촉진할 수 있다.[51]

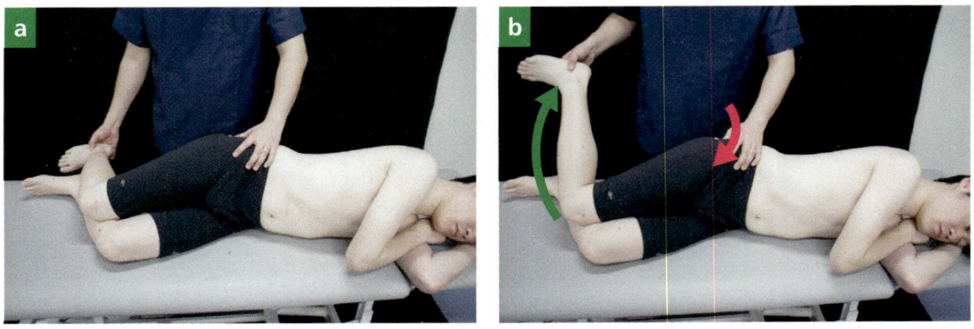

그림 1-46　소둔근의 촉진
a : 시작 자세
b : 고관절 내회전에 따른 소둔근의 전방 이동을 손으로 유도한다.

③ 장요근(그림 1-47)

장요근에 대해서는 바로 누운 자세에서 대퇴동맥을 촉진하여 그 외측에 위치하는 장골근의 수축 방향을 유도함으로써 촉진을 도모한다. 고관절의 각도는 장요근의 근력이 발휘되기 좋은 90° 굴곡 자세 부근에서 실시한다. 대퇴직근건(힘줄)이 과도하게 수축되지 않을 정도의 부하에서 시작하면 좋다.

2) 고관절의 신전 가동 범위 제한

장요근은 장골근과 대요근으로 구성되며, 골반과 요추가 고정된 상태에서는 고관절의 굴곡에 작용한다. 대퇴골이 고정된 경우에는 골반 전경과 요추 전만에 관여한다. 장요근의 단축을 판단하는 검사로 Thomas test를 시행하여, 굴곡 구축의 정도를 확인한다. 고관절 신전의 가동 범위 평가는 관절 가동 범위(ROM) 측정법으로 시행한다. 장요근은 고관절 외회전에 관여하므로, 고관절 신전뿐만 아니라 고관절 내회전의 가동 범위도 확인해야 한다.

● 고관절의 신전 가동 범위 제한에 대한 DTTT

고관절 신전 가동 범위 제한에 대한 정형외과 검사에는 Thomas test와 Ely test가 있지만, 치료적 접근 전후 가동 범위 변화를 평가하면 제한된 부위의 판별이 보다 용이해지므로 다음의 DTTT를 시행하여 감별한다.

통증유발조직	장요근, 대퇴직근, 관절낭인대
증상	고관절 전면에 대한 통증
검사 방법	장요근에서는 바로 누운 자세에서 고관절 굴곡 90°, 슬관절 굴곡 자세에서 고관절 굴곡 운동을 능동 보조 운동으로 실시한다(그림 1-47). 장골근은 수축 시 외측 방향으로 활주하듯이 수축하기 때문에[50] 수축 시에는 같은 방향으로 유도하여 실시한다. 대퇴직근에서는 엎드린 자세가 되어 고관절 신전 자세, 슬관절 굴곡 자세로 스트레칭을 한다.
결과	치료적 접근 전후 고관절 신전 각도의 변화로 판정한다. 변화가 없는 경우는 관절낭인대에 의한 제한을 의심한다.

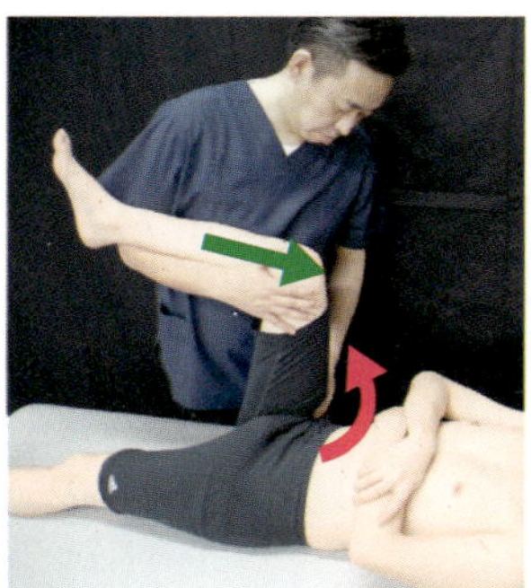

그림 1-47　장요근의 DTTT
고관절 굴곡에 따라 장요근 근복의 외측 이동을 유도한다.

기능적 의의	고관절 신전 가동 범위 제한에서는 장요근, 대퇴직근, 관절낭인대에 의한 고관절 전면의 신장성이 저하되고 고관절 전면에 대한 압박 부하가 증가되었을 수 있다. 따라서 위 세 부위에 치료적 접근 전후의 통증 변화를 확인한다.
주의점	우선 장요근과 대퇴직근에 대한 제한인자에 접근한 후 개선되지 않을 때에는 관절낭인대에 의한 제한을 의심한다.

운동치료의 핵심

고관절 신전 가동 범위 측정 시 골반 전경에 대한 보상 작용이 발생하기 쉬우므로 골반을 누르면서 하면 좋다. 또한, 요추 전만이 증가되는 증례에서는 복부와 바닥 사이에 수건을 끼워 등을 편편해지도록 조정하면 좋다.

참고!

투구장애에서의 고관절 유연성 저하에 대한 운동학적 평가

투구 동작은 전신 운동으로 견관절뿐만 아니라 하지·몸통 기능을 평가하는 것도 중요하다. 하지의 평가로서 Shinguu 등[53]의 야구어깨(baseball shoulder)의 이학적 소견 11 항목을 이용한다.

① Straight leg raising(SLR) angle(Laségue angle) (그림 1-48)

바로 누운 자세에서 하지를 신전하여 바닥에서 들어 올린다. Tight hamstrings를 확인한다. 70° 이하일 경우, 고관절의 회전이 제한된 것이므로 비정상으로 판단한다.

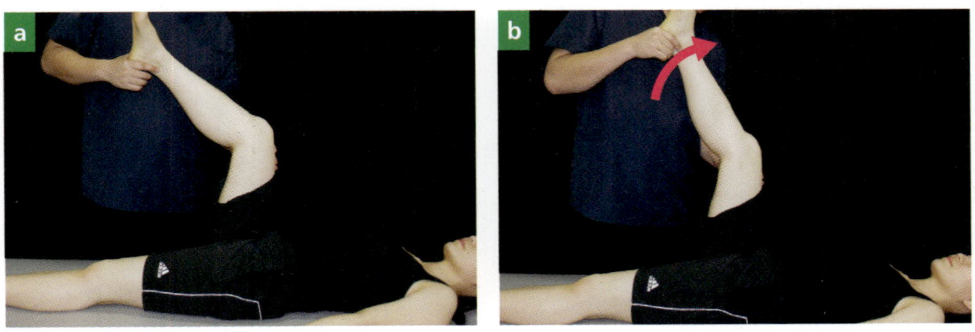

그림 1-48 Laségue angle(SLR angle)

② 지첨상거리(finger floor distance)(그림 1-49)

선 자세에서 몸통을 앞으로 굽혀, 손끝과 바닥 사이의 거리를 측정한다. 손가락이 닿지 않으면, 상체의 회전 제한으로 이어지므로 비정상으로 판단한다.

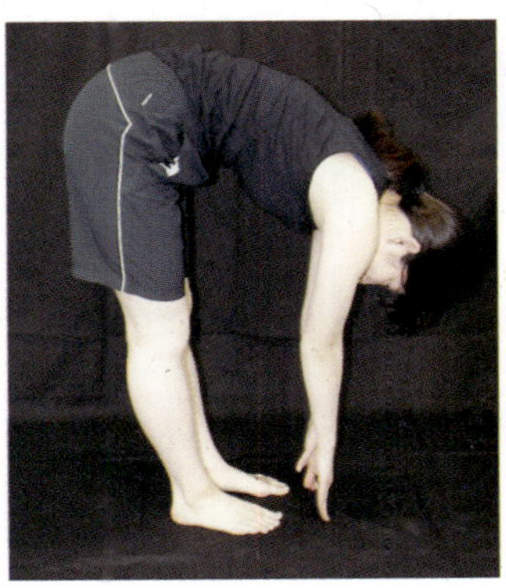

그림 1-49 지첨상거리(finger floor distance)

③ **종둔부간 거리(heel-buttock distance)(그림 1-11, p.246)**

엎드린 자세에서 슬관절을 굴곡시켜 발꿈치와 둔부 사이의 거리를 측정한다. Tight quadriceps를 확인한다. 10cm 이상인 경우, 고관절 회전 이상을 유발하므로 비정상으로 판단한다.

④ **고관절의 내회전 가동 범위(그림 1-50)**

고관절의 회전 범위를 측정하여 10° 정도 내회전이 제한된 경우, 비정상으로 판단한다.

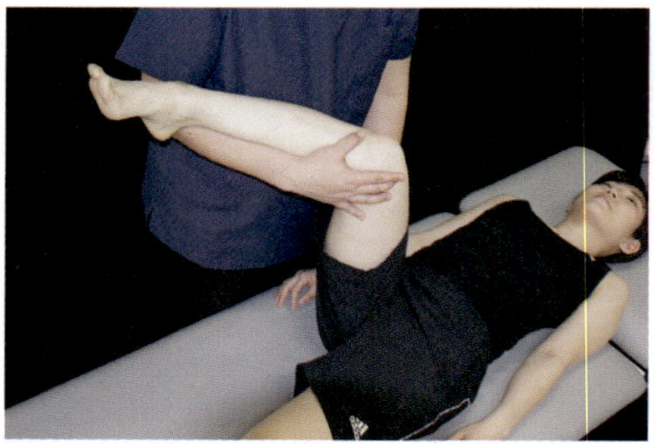

그림 1-50 고관절의 내회전 가동 범위

3) 둔근군(고관절 신전근·외전근)의 근력 저하

여기에서는 대둔근·중둔근을 중심으로 설명할 것이다. 소둔근에 관해서는 앞의 '1) 고관절의 동적 안정성 저하'(➡ p.274, 275)를 참조한다.

대둔근은 고관절 신전근이다. 근력 평가는 도수근력검사법으로 하며 평가 시에는 고관절·슬관절의 각도에 주의한다. 고관절 신전근에는 대둔근 외에 대퇴이두근(장두)·반건양근·반막양근·대내전근(후두)이 있다. **대내전근 후두**는 대퇴이두근과 비슷하게 주행하여 신전두(extension head)라고 불릴 정도로 강하게 고관절 신전에 작용한다. 고관절 굴곡 75°로부터의 신전 운동에서 햄스트링과 대내전근은 동일한 정도 또는 양쪽에서 신전 토크의 약 90%를 발생시킨다.[53] 대둔근의 근력 평가나 트레이닝에는 간편하게 브릿지 동작을 이용하는 경우가 많다. 그러나 브릿지 동작에서는 대둔근 외에 햄스트링이나 배근군의 활동을 강하게 반영해 버린다. 그래서 침대 위에서부터 누운 자세로 하퇴를 내리고 발을 낮은 위치로 한 상태에서 브릿지 동작을 실시하면 대둔근의 작용이 증가하고 척추기립근과

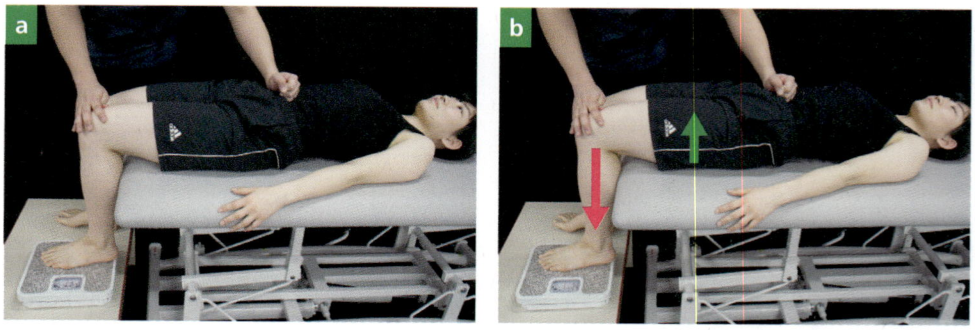

그림 1-51 대둔근의 수축

a : 시작 자세

b : 하퇴의 장축을 따라 하방으로 압박한다.

대퇴이두근의 활동이 감소한다고 알려져 있다(그림 1-51).[54] 또한, 머리를 거상하면 척추기립근의 활동이 큰 폭으로 감소하여 대둔근의 근육 활동이 증가한다.[55]

즉, 대둔근을 우위로 측정하고 싶을 때는 슬관절을 굴곡 자세로 하고 고관절의 굴곡 각도는 신전 자세로, 햄스트링이나 대내전근 후두의 작용을 감소시킨 상태에서 고관절 신전을 한다. 햄스트링과 대내전근 후두의 근력을 측정하고 싶을 때는 고관절 굴곡을 75° 상태에서 신전 운동 시 근력을 측정한다.[56]

중둔근은 소둔근, 대퇴근막장근과 함께 고관절 외전의 주동근이다. 근력 평가는 도수근력검사법으로 한다. 고관절 외전근의 근력이 저하된다고 중둔근의 근력 저하로 바로 판단하지 말고, 중둔근과 소둔근이 force couple로서 기능하고 있는지를 검토해 보는 것이 중요하다.

보행 시 고관절 외전 근력이 저하되어 있으면, **Trendelenburg gate** 혹은 Duchenne gait가 된다. Trendelenburg gait는 보행 시의 입각 중기에 체중을 지지하는 다리 쪽(stance)의 고관절 외전 토크의 저하가 영향을 주어, 앞으로 내딛는 다리 쪽(swing)의 골반이 내려가는 현상을 가르킨다. Wadsworth 등[57]과 Murray 등[58]은 보행 중 통증을 경감시키기 위해, 체중을 지지하는 다리 쪽의 골반을 외측으로 크게 기울인다고 보고하였다. 이것은 고관절을 외전 자세를 취함으로써 골두의 피복률을 올리고 고관절의 안정성을 향상시키려는 보상 작용이라고 이해할 수 있다. 이러한 보상 보행을 Duchenne gait라고 한다. 즉, Duchenne gait에서는 골반이 내려가는 것을 몸통을 기울여 보상하며, Trendelenburg gait에서는 앞으로 내딛는 다리 쪽으로 골반이 기울게 되어, 보행 시 몸통이 양쪽으로 기우는 각도에 차이가 생기게 된다.

참고!

경체각(neck-body angle, 그림 1-5, p.241)

대퇴골 경체각은 평균 약 125°이다. 이 각도의 증감은 고관절 외전근력의 생성에 관여한다.

경체각이 감소하여 내반된 경우(내반고, coxa vara)는 대퇴골두와 외전근의 주요 정지부인 대전자의 거리가 길어지고 고관절 외전근의 모멘트 암을 증가시킨다. 한편으로는 중둔근과 소둔근의 기시와 정지부를 가깝게 하여 기능적인 길이를 짧게 하므로 외전근 근력의 생성 능력을 저하시켜 '중둔근 파행'의 가능성을 증가시킨다. 외전근의 근력 저하는 증가하는 외전 모멘트 암으로 인한 높은 외전 토크 효과를 상쇄시킬 수 있다.

반대로 외반된 경우(외반고, coxa valga)는 외전근의 기능적 길이를 증가시키고 외전 근력의 생성 능력을 개선시킨다. 대조적으로 외반고의 잠제적인 마이너스 영향은 외전근 모멘트 암의 감소이다.[59]

참고!

대둔근의 근력 저하와 다열근의 기능

대둔근의 근력 저하가 발생하는 경우, 대둔근 자체만의 문제로 생각할 것이 아니라 다열근의 기능과 함께 평가하는 것이 중요하다. 대둔근의 근력 저하가 발생할 때 다열근에서 요추 전만 유지가 가능하면 골반을 전경 자세로 유지하는 것이 가능하다. 그러나 대둔근뿐만 아니라 다열근의 기능도 저하되어 있어 요추 전만 유지가 불가능한 경우에는 요추는 후만, 골반은 후경한다.

즉, 다열근이 과도하게 수축하여 요추 전만 및 골반 전경의 정렬을 보인다면, 다열근의 이완을 실시하여 신장성과 가동성을 확보하는 것만으로는 지속적인 정렬 유지나 증상 완화는 어렵다. 다열근의 증상을 개선시키고 대둔근의 근력 강화를 병행해야 치료 효과가 지속될 수 있다.

> **운동치료의 핵심**
>
> 대둔근의 수축을 유도하는 트레이닝을 실시할 경우, 이관절 근육인 햄스트링의 활동이나, 다열근의 과잉 수축으로 인한 요추 전만 및 골반 전경 등을 억제하며, 대둔근의 활동을 촉진하는 것이 중요하다.

4) 고관절 외전근의 단축

고관절 수술 후 등, 중둔근·소둔근·대퇴근막장근에 직접적인 침습이 가해진 경우나 근위축 혹은 과긴장 등으로 신장성이 저하된 경우에 내전 가동 범위 제한이 발생한다. 고관절 외전근이 단축되고 내전 가동 범위가 제한되면 보행 등 한쪽 다리로 지지 시 관상면에서의 골반을 안정시키기 위해 필요한 장경인대의 장력을 발휘할 수 없게 된다. 중둔근의 장력은 고관절 경도 내전 상태에서 최대가 되므로,[60] 외전근이 단축되면 중둔근의 근력을 충분히 발휘할 수가 없다. 고관절 내전의 가동 범위 평가는 관절 가동 범위(ROM) 측정 방법에 따른다. 고관절 내전의 가동 범위가 제한되는 주요 원인은 중둔근, 소둔근, 대퇴근막장근의 신장성 저하 때문이다. 따라서 각 근육에 대해 치료적 접근 전후의 가동 범위를 측정하면 신장성이 저하된 근육을 특정 지을 수 있다.

● 고관절 외전근의 단축에 대한 DTTT

고관절 외전근의 단축에 대하여 어느 근육이 단축되었는지 감별하는 검사는 아직 없다. 장경인대에 관해서는 Ober test가 있지만(➡ p.265) 단축된 근육을 판별하기 곤란하다. 따라서 저자들은 고관절 외전근 단축의 주요 원인인 중둔근·소둔근·대퇴근막장근에 대한 접근 전후의 고관절 내전 각도를 측정하는 DTTT를 시행해 감별한다.

통증유발조직	중둔근, 소둔근, 대퇴근막장근
증상	고관절 내전의 가동 범위 제한
검사 방법	**중둔근** : 초음파 영상으로 관찰하면, 고관절 외전 운동에 따라 후방으로 활주한다. 따라서 옆으로 누운 자세에서 고관절 외전 운동을 시행하고, 운동에 따른 중둔근의 후방 이동을 도수적으로 유도한다(그림 1-52).[51] **소둔근** : 고관절 내회전 운동을 능동 운동한다. 초음파 영상에서 운동 시 움직임을 관찰하면, 고관절 내회전 시에 소둔근은 전방으로 수축하므로 수축에 따라 전방으로 이동하도록 도수적으로 유도한다(그림 1-53).[51] **대퇴근막장근** : 옆으로 누운 자세에서 아래로 고관절을 최대 굴곡하여 골반이 후경된 자세에서 고정하고 상방의 하지를 내전시킨다. 그 자세에서 다시 고관절 신전과 외회전으로 상방 하지의 대퇴근막장근을 스트레칭한다.
결과	각 근육의 접근 전후 고관절 내전의 가동 범위 변화를 판정한다.
기능적 의의	고관절 외전근은 고관절의 외측에 위치하여, 단축되면 고관절 내전을 제한하는 요인이 된다. 고관절의 내전이 제한된 경우, 장경인대의 장력이나 중둔근·소둔근의 모멘트 암은 단축되어 충분한 토크를 낼 수 없게 된다. 따라서 위 3가지 근육에 촉진을 실시하여 촉진 전후의 가동 범위 변화를 확인한다.
주의점	수술 후 등의 경우, 창상 부위의 피하조직에 의한 신장성 저하도 내전 가동 범위의 제한인자가 되므로 함께 평가하면 좋다.

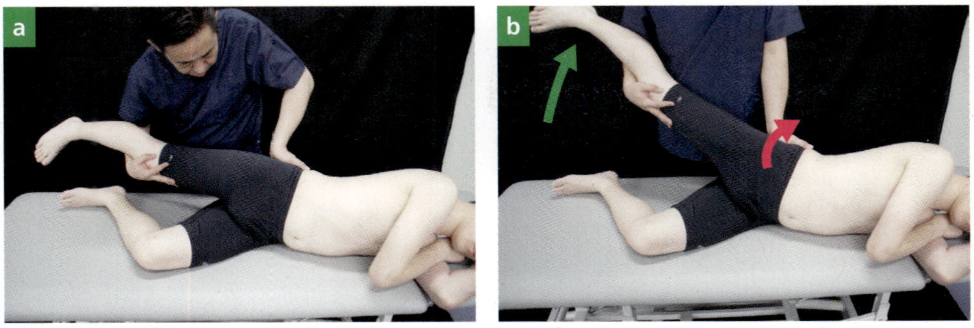

그림 1-52 중둔근의 DTTT
a : 시작 자세
b : 고관절 외전 운동에 따른 중둔근의 후방 이동을 도수적으로 유도한다.

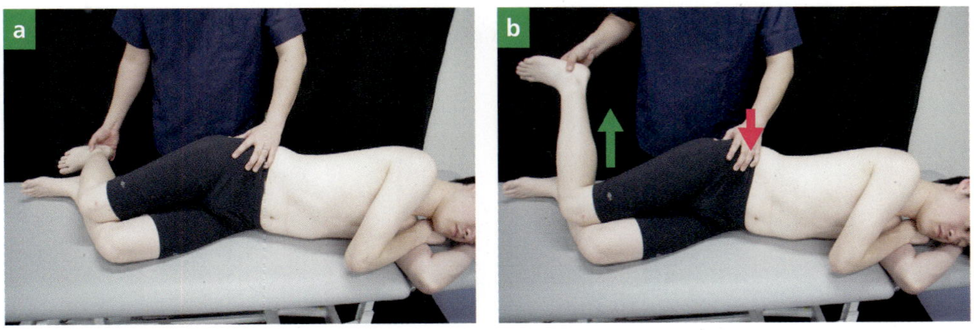

그림 1-53 소둔근의 DTTT

운동치료의 핵심

중둔근, 소둔근, 대퇴근막장근 모두 옆으로 누운 자세에서 시행하기 때문에 골반 회전에 의한 보상 동작이 발생하지 않도록 주의한다.

5) 고유배근 내측근군의 근력 저하 ➡ p.223

고유배근 내측근군과 대둔근이 같이 기능함으로써 골반 전경 자세를 유지하는 것이 가능하다. 따라서 고유배근 내측근군의 근력 평가가 중요하다.

6) 내복사근의 근력 저하 ➡ p.227

내복사근의 근력이 저하되면, 골반을 후경하는 것이 어려워진다. 따라서 골반이 과도하게 전경된 증례에서는 내복사근의 근력 평가가 중요하다.

7) 슬관절의 내반 불안정성 ➡ p.337

슬관절의 내반 불안정성이 발생한 증례에서는 둔근군의 긴장을 고조시키고 장경인대를 긴장시킨다. 이 때문에 슬관절의 측방 불안정성을 평가하는 것이 중요하다.

◈ 참고문헌

1. 名倉武雄，山崎信寿：生体力学モデルによる大腰筋の機能解析．バイオメカニズム学会誌24：159-162，2000
2. 長谷川真紀子：ヒト腸腰筋(大腰筋，腸骨筋)の筋線維構成について．昭和医学会雑誌47：833-842，1987
3. 久野譜也：大腰筋の筋横断面積と疾走能力及び歩行能力との関係．バイオメカニズム学会誌24：148-152，2000
4. 平野和宏，木下一雄，千田真大，他：Magnetic Resonance Imaging(MRI)を用いた腸骨筋機能の検討-解剖学的観察を基に．理学療法学37：356-363，2010
5. 小栢進也，建内宏重，高島慎吾，他：関節角度の違いによる股関節周囲筋の発揮筋力の変化 数学的モデルを用いた解析．理学療法学38：97-104，2011
6. 渡邉弘之，赤崎幸二，相良孝昭，他：下前腸骨棘裂離骨折の治療経験．整形・災害外科63：479-483，2014
7. 橋口兼久，田中源郎，柚木紘一郎，他：下前腸骨棘剥離骨折治療の検討．整形・災害外科22：291-296，1979
8. 仁賀定雄：鼡径部痛症候群．中嶋寛之(監)，福林徹，史野根生(編)：新版スポーツ整形外科学．pp237-243．南江堂，2011
9. 鍛治亮輔：サッカーキック動作からみたGroin pain発症要因の検討．筑波大学大学院人間総合科学研究科体育学専攻修士論文抄録集，2014.
10. 高木祥，宮川俊平：スポーツに伴う股関節周辺痛の機能解剖学的病態把握と理学療法．理学療法31：930-938，2014
11. 池野祐太郎，森田哲生：中学生サッカー選手における鼠径部痛発生に影響を及ぼす因子の検討．日本整形外科スポーツ医学会雑誌33：168-170，2013
12. 松田直樹：骨盤帯の障害(グローインペイン)に対するリハビリテーション．MEDICAL REHABILITATION137：61-68，2011
13. Omar IM，Zoga AC，Kavanagh EC，et al：Athletic pubalgia and "sports hernia"：optimal MR imaging technique and findings．Radio Graphics 28：1415-1438，2008
14. Garvey JF，Read JW，Turner A：Sportsman hernia：what can we do？ Hernia 14：17-25，2010
15. 整形外科リハビリテーション学会(編)：鼠径管で生じた大腿神経障害に対する運動療法．関節機能解剖学に基づく整形外科運動療法ナビゲーション 下肢 改訂第2版．pp50-53，メジカルビュー社，2014
16. 林典雄(著)，青木隆明(監)：運動療法のための機能解剖学的触診技術：下肢・体幹，改訂第2版．pp88-91，メジカルビュー社，2012
17. 坂井建雄，松村讓兒(監訳)：プロメテウス 解剖学アトラス 解剖学総論/運動器系，第2版．pp542-543，医学書院，2011
18. Johnston CA，Wiley JP，Lindsay DM，et al：Iliopsoas bursitis and tendinitis．A review．Sports Med 25：271-283，1998
19. Toohey AK，LaSalle TL，Martinez S，et al：Iliopsoas bursitis：clinical features，radiographic findings，and disease associations．Semin Arthritis Rheum 20：41-47，1990
20. Fricker PA：Management of groin pain in athletes．Br J Sports Med 31：97-101，1997
21. Tan V，Seldes RM，Katz MA，et al：Contribution of acetabular labrum to articulating surface area and femoral head coverage in adult hip joints：an anatomic study in cadavera．Am J Orthop (Belle Mead NJ) 30：809-812，2001
22. 福林徹，蒲田和芳(監)，永野康治(編)，他：骨盤・股関節・鼠径部のスポーツ疾患治療の科学的基礎．pp155-162，ナップ，2013

23. 福林徹，蒲田和芳(監)，永野康治(編)，他：骨盤・股関節・鼠径部のスポーツ疾患治療の科学的基礎．pp79-85，ナップ，2013

24. Lewis CL, Sahrmann SA：Acetabular labral tears. Phys Ther 86：110-121, 2006

25. Lavigne M, Parvizi J, Beck M, et al：Anterior femoroacetabular impingement：part I. Techniques of joint preserving surgery. Clin Orthop Relat Res 418：61-66, 2004

26. Ganz R, Parvizi J, Beck M, et al：Femoroacetabular impingement：a cause for osteoarthritis of the hip. Clin Orthop Relat Res 417：112-120, 2003

27. Chegini S, Beck M, Ferguson SJ：The effects of impingement and dysplasia on stress distributions in the hip joint during sitting and walking ：a finite element analysis. J Orthop Res 27：195-201, 2009

28. Beck M, Kalhor M, Leunig M, et al：Hip morphology influences the pattern of damage to the acetabular cartilage：femoroacetabular impingement as a cause of early osteoarthritis of the hip. J Bone Joint Surg Br 87：1012-1018, 2005

29. 森於菟，小川鼎三，大内弘，他：分担解剖学1　総説・骨学・靭帯学・筋学　第11版．pp226-228，金原出版，1982

30. Walters J, Solomons M, Davies J：Gluteus minimus：observations on its insertion. J Anat 198：239-242, 2001

31. 谷埜予士次：下肢のバイオメカニクス　筋の機能解剖と関節運動．関西理学療法5：37-40, 2005

32. Clark JM, Haynor DR：Anatomy of the abductor muscles of the hip as studied by computed tomography. J Bone Joint Surg Am 69：1021-1031, 1987

33. 河上敬介：股関節の動きを肉眼解剖学視点から考える．理学療法学38：611-612, 2011

34. Hurwitz DE, Foucher KC, Andriacchi TP：A new parametric approach for modeling hip forces during gait. J Biomech 36：113-119, 2003

35. INMAN VT：Functional aspects of the abductor muscles of the hip. J Bone Joint Surg Am 29：607-619, 1947

36. Dalstra M, Huiskes R：Load transfer across the pelvic bone. J Biomech 28：715-724, 1995

37. Stansfield BW, Nicol AC：Hip joint contact forces in normal subjects and subjects with total hip prostheses：walking and stair and ramp negotiation. Clin Biomech(Bristol, Avon)17：130-139, 2002

38. 河上敬介，磯貝香：骨格筋の形と触察法　改訂第2版．pp289-295，大峰閣，2013

39. 柳澤健，赤坂清和：エビデンスに基づく整形外科徒手検査法．pp254-255，エルゼビア・ジャパン，2007

40. 林典雄(著)，青木隆明(監)：運動療法のための機能解剖学的触診技術 下肢・体幹 改訂第2版．pp113-117，メジカルビュー社，2012

41. 三浦真弘，青地英和，影山幾男：腸脛靭帯遠位部の線維構築と大腿―膝外側支持機構との関連性について．臨床解剖研究会記録7：20-21, 2007

42. 工藤慎太郎：運動療法の「なぜ？」がわかる超音波解剖．pp129-138，医学書院，2014

43. Williams BS, Cohen SP：Greater trochanteric pain syndrome：a review of anatomy, diagnosis and treatment. Anesth Analg 108：1662-1670, 2009

44. Pfirrmann CW, Chung CB, Theumann NH, et al：Greater trochanter of the hip：attachment of the abductor mechanism and a complex of three bursae--MR imaging and MR bursography in cadavers and MR imaging in asymptomatic volunteers. Radiology 221：469-477, 2001

45. 名倉武雄，矢部裕，若野紘一，他：MR画像を用いた大腰筋機能の3次元モデル解析．日本臨床バイオメカニクス学会誌18：131-135, 1997

46. Yoshio M, Murakami G, Sato T, et al：The function of the psoas major muscle：Passive kinet-

ics and morphological studies using donated cadavers. J Orthop Sci 7：199-207, 2002

47. 室伏祐介, 岡上裕介, 中平真矢, 他：等張性収縮における小殿筋筋活動と中殿筋筋活動の比較―ワイヤ電極を用いて―. 理学療法科学31：597-600, 2016

48. 平尾利行, 佐久間孝志, 妹尾賢和, 他：股関節深層筋トレーニングに関する検討－超音波画像診断装置を用いて. Hip Joint 35：62-65, 2009

49. Shinohara H：Gemelli and obturator internus muscles：different heads of one muscle？ Anat Rec 243：145-150, 1995

50. Honma S, Jun Y, Horiguchi M：The human gemelli muscles and their nerve supplies. Kaibogaku Zasshi 73：329-335, 1998

51. 工藤慎太郎：運動療法の「なぜ？」がわかる超音波解剖. pp112-125, 医学書院, 2014

52. 平野和宏, 木下一雄, 河合良訓：小内転筋の機能解剖. 体力科学62：553, 2013

53. 新宮由幸, 原正文：【肩関節傷害 診療の真髄】投球障害肩 野球肩理学所見11項目のとり方・考え方. MEDICAL REHABILITATION 157：15-22, 2013

54. 54) Hummer CD, MacEwen GD：The coexistence of torticollis and congenital dysplasia of the hip. J Bone Joint Surg Am 54：1255-1256, 1972

55. 井上拓也, 伊藤浩充, 池添冬芽, 他：ブリッジ運動における足部の高さと頭部の位置が体幹・股関節伸展筋活動に及ぼす影響. 理学療法ジャーナル44：617-622, 2010

56. Donald A. Neumann(著), 嶋田智明, 有馬慶美(監訳)：カラー版 筋骨格系のキネシオロジー 原著第2版. pp535-542, 医歯薬出版, 2012

57. Wadsworth JB, Smidt GL, Johnston RC：Gait characteristics of subjects with hip disease. Phys Ther 52：829-839, 1972

58. Murray MP, Brewer BJ, Zuege RC：Kinesiologic measurements of functional performance before and after McKee-Farrar total hip replacement. A study of thirty patients with rheumatoid arthritis, osteoarthritis, or avascular necrosis of the femoral head. J Bone Surg Am 54：237-256, 1972

59. Donald A. Neumann(著), 嶋田智明, 有馬慶美(監訳)：カラー版 筋骨格系のキネシオロジー 原著第2版. pp549-554, 医歯薬出版, 2012

60. Neumann DA, Soderberg GL, Cook TM：Comparison of maximal isometric hip abductor muscle torques between hip sides. Phys Ther 68：496-502, 1988

2 슬관절(knee joint)

슬관절의 구조와 기능

슬관절은 **대퇴경골관절**과 **슬개대퇴관절**의 두 관절로 구성된다(그림 2-1). 주요 운동(움직임)은 시상면에서의 굴곡과 신전 운동이 발생하며, 이 운동에 부수적으로는 경골의 내회전과 외회전이 수평면에서 발생한다.

A. 슬관절의 흔한 기능장애

슬관절은 신전 0°에서 굴곡 145°라고 하는 큰 가동성을 가진다. 특히 동양인들은 무릎을 꿇고 앉거나 좌식생활을 하므로 **심굴곡(deep flexion)**이라는 가동 범위가 요구된다. 한편, 체중을 지지하는 체중 부하 관절이므로 높은 안정성도 요구된다. 따라서 가동 범위 제한과 불안정성이 문제가 된다. 이 2가지 기능장애는 서로 관련되어 있다.

대퇴경골관절은 완전 신전 자세에서는 측방 안정성이 높아지기 때문에 신전 제한이 발

➡ **대퇴경골관절**
femorotibial joint

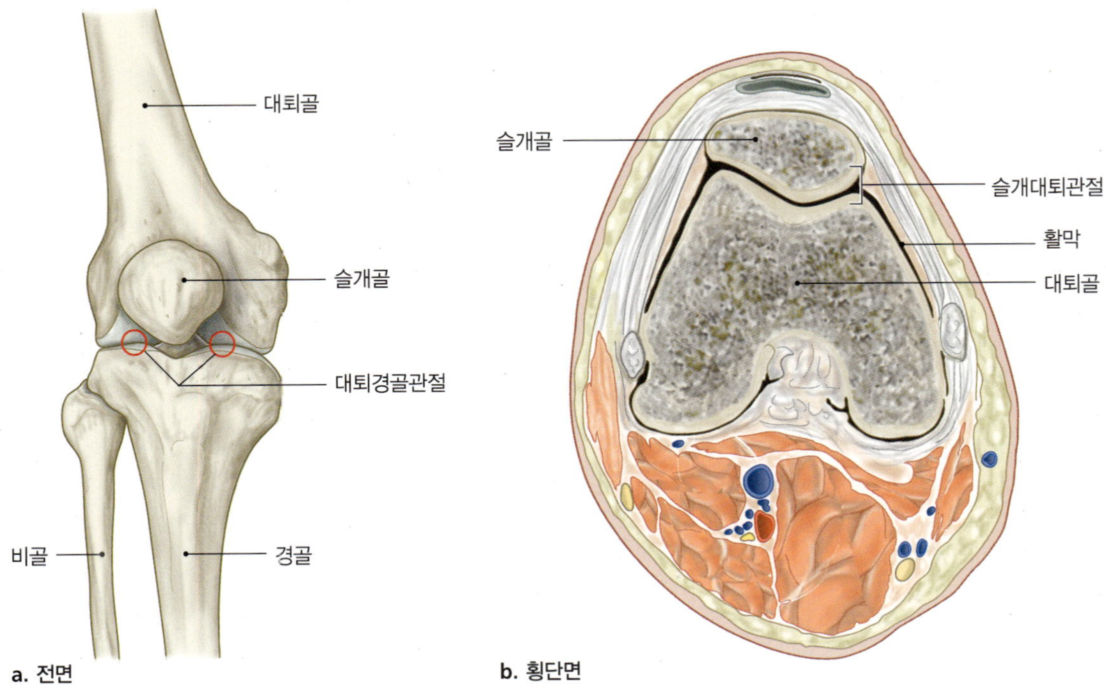

그림 2-1 슬관절의 구조

a : 대퇴경골관절은 내측과 외측에 대퇴골과부와 경골과부로 이루어진다.

b : 슬개대퇴관절은 슬개골 관절면과 대퇴골 과간구(intercondylar groove)로 이루어진다.

생한 무릎에서는 측부인대의 적절한 긴장을 얻지 못하여 불안정성을 발생시킨다. 또한, 불안정성이 발생한 무릎에서는 안정성을 높이기 위해 **골극(osteophyte)**이 생성되기도 한다. 이런 경우, 관절 가동 범위(ROM)가 제한된다.

➡ **슬개대퇴관절** patellofemoral joint

➡ **대퇴사두근** quadriceps femoris m.

슬관절은 대퇴경골관절과 슬개대퇴관절의 협조적 운동으로 성립된다. **슬개대퇴관절**은 슬관절 굴곡 자세에서 안성성이 높아진다. 그러나 체중 부하를 지지하며 슬관절을 굴곡 자세로 유지하려면 **대퇴사두근**의 강한 작용이 필요하다. 대퇴사두근의 유연성이나 근력이 저하되면 슬개대퇴관절의 정상적인 관절 운동을 저해하고 슬개골 주위에 통증을 유발한다.

B. 슬관절의 안정화기구

● 정적 안정화기구(그림 2-2)

- **인대** : **측부인대(collateral ligament)** : 내측측부인대(관절낭인대), 외측측부인대(관절외인대)
  십자인대(cruciform ligament) : 전방십자인대·후방십자인대(관절내인대)
  슬개대퇴관절의 인대 : 내측·외측슬개대퇴인대, 내측·외측슬개경골인대(관절낭인대)

➡ **반월판** meniscus

- **반월판** : 내측과 외측에 위치하는 섬유연골조직이다. 대퇴경골관절의 안정화에 기여한다.

● 동적 안정화기구

➡ **내측광근(VM)** vastus medialis m.

➡ **슬와근** popliteus m.

- **내측광근** : 슬개대퇴관절에서 슬개골을 내측으로 끌어당기는 벡터를 갖는다.
- **슬와근** : 슬관절 굴곡 자세에서 경골 관절면에 대해 수직으로 작용하여 구심위를 유지하는 벡터를 가진다.

C. 슬관절의 운동

참고!
Screw home movement
슬관절의 신전 최종 범위에서 대퇴골에 대해 경골이 외회전되는 것

- **대퇴경골관절** : 슬관절 굴곡은 경골에 대해 대퇴골이 후방으로 구르고 전방으로 미끄러진다. 신전은 경골에 대해 대퇴골이 전방으로 구르고 후방으로 미끄러진다. 수평면에서는 슬관절 신전 최종 범위에서 대퇴골에 대해 경골이 외회전된다. 굴곡 운동에서는 슬관절 굴곡 초기부터 경골이 내회전한다**(screw home movement)**.
- **슬개대퇴관절** : 슬관절은 슬개골 하강, 관상면에서의 외회전(6.2°), 수평면에서 내회전(11.4°)이 발생한다.[1)]

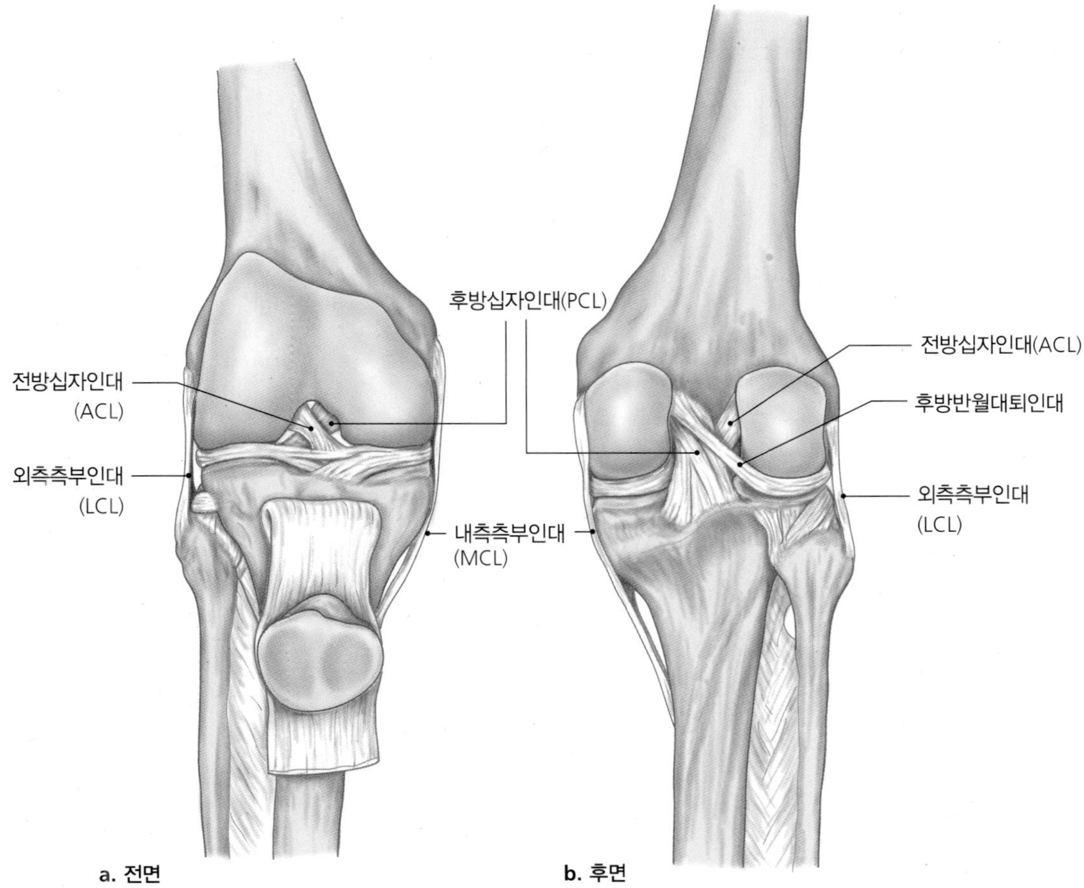

그림 2-2 슬관절의 정적 안정화기구

1 무릎 내측(medial) 통증

여기에서는 각 단계(step) 별로 정리해 설명하였다. 특히 step 3은 슬관절 전체에서 중복되므로 정리하여 '4 슬관절의 운동학적 평가'에서 설명하였다.

step 1 통증 유발 동작 : 역학적 부하

무릎 내측에 가해지는 부하에는 **신장(+전단) 및 압박(+전단) 부하**가 있다.

대퇴경골관절이 강제 외반되면, 무릎 내측에는 신장 부하가 가해진다. X자 다리(genu valgum)의 경우나 무릎 내측 연부조직의 신장성이 저하된 경우, 혹은 이 두 가지가 혼재되면 무릎 내측에 신장 부하가 증가한다. 무릎 내측의 근육이나 연부조직은 하퇴 외회전의 제동 작용 기능을 가진다. 따라서 하퇴가 외회전할 때 통증이 증가하는지 확인한다. 또한, 슬관절의 굴곡 각도에 따라 신장 부하가 가해지는 부위가 달라지므로 자세 변화에 따른 통증 유무를 확인한다.

신장 부하에 의한 통증이 발생하는 경우에는 내측측부인대, 거위발, 반막양근·비복근 내측두에 유래하는 기능장애를 의심한다.

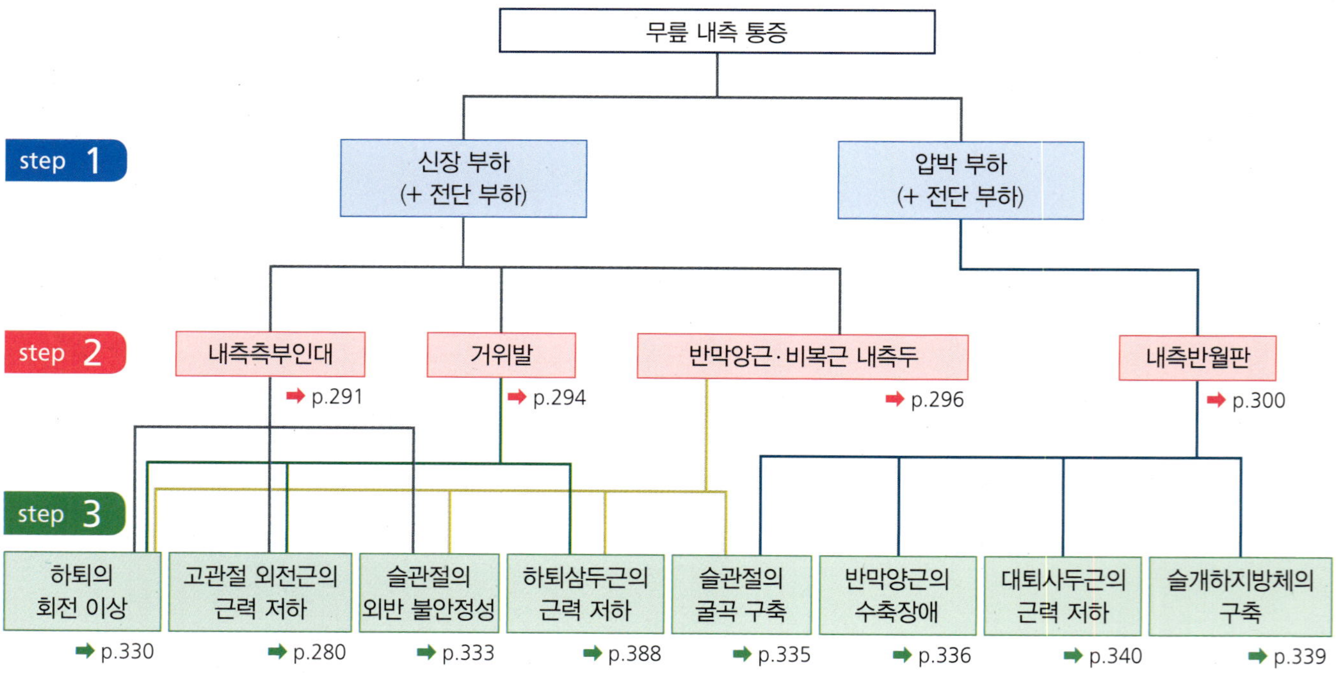

FLOW CHART 무릎 내측 통증에 대한 평가 전략

대퇴경골관절이 강제 내반되면 슬관절 내측에는 **압박 부하**가 가해진다. 또한, O자 다리 등의 부정렬이 존재하는 경우, 무릎 내측에 가해지는 압박 부하가 증가한다. 슬관절의 굴곡 각도에 따라 압박 부하가 작용하는 부위가 달라지므로 자세 변화에 따른 통증의 유무를 확인한다.

압박 부하에 의한 통증이 발생하는 경우에는 내측반월판에서 유래한 기능장애를 의심한다.

step 2 통증의 위치 : 해부학적 평가

1) 내측측부인대(MCL)(그림 2-3)

● 통증 발생의 해부학적 요인

내측측부인대(MCL)는 내측슬개지대에서 봉공근 근막 사이에 존재하는 **대퇴심근막**인 제1층, 천층섬유로 **표층의 MCL**로 알려진 제2층, 후내측 관절낭에서 **심층의 MCL**로 알려진 제3층으로 이루어진다(그림 2-4). 또한, 대내전근 결절에서 기시하여 슬관절 후내측을 비스듬히 주행한 후, 3개의 섬유속으로 분지하여 경골의 후연, 사슬와인대의 근위부에서 후방관절낭, 반막양근건과 그 건초에 부착하는 **후방경사인대**가 존재한다(그림 2-5).

➡ **내측측부인대(MCL)** medial collateral ligament

➡ **후방경사인대(POL)** posterior oblique ligament

MCL은 슬관절 내측에 넓게 존재하므로, 외반을 억제한다. 이러한 제동력은 슬관절 5°

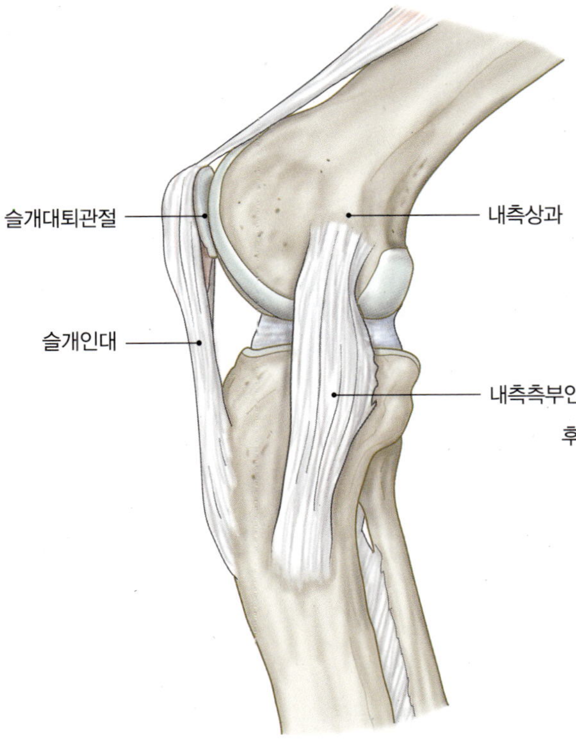

그림 2-3 내측측부인대

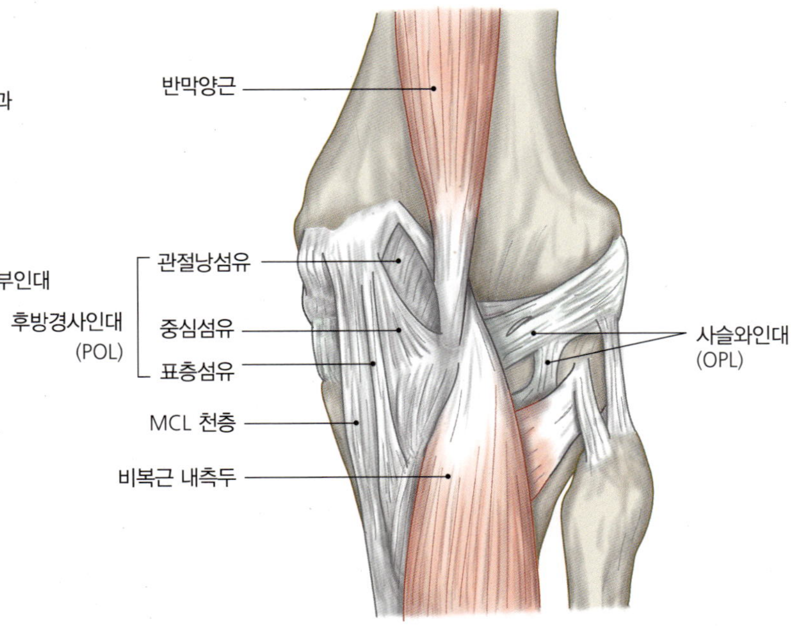

그림 2-5 후방경사인대

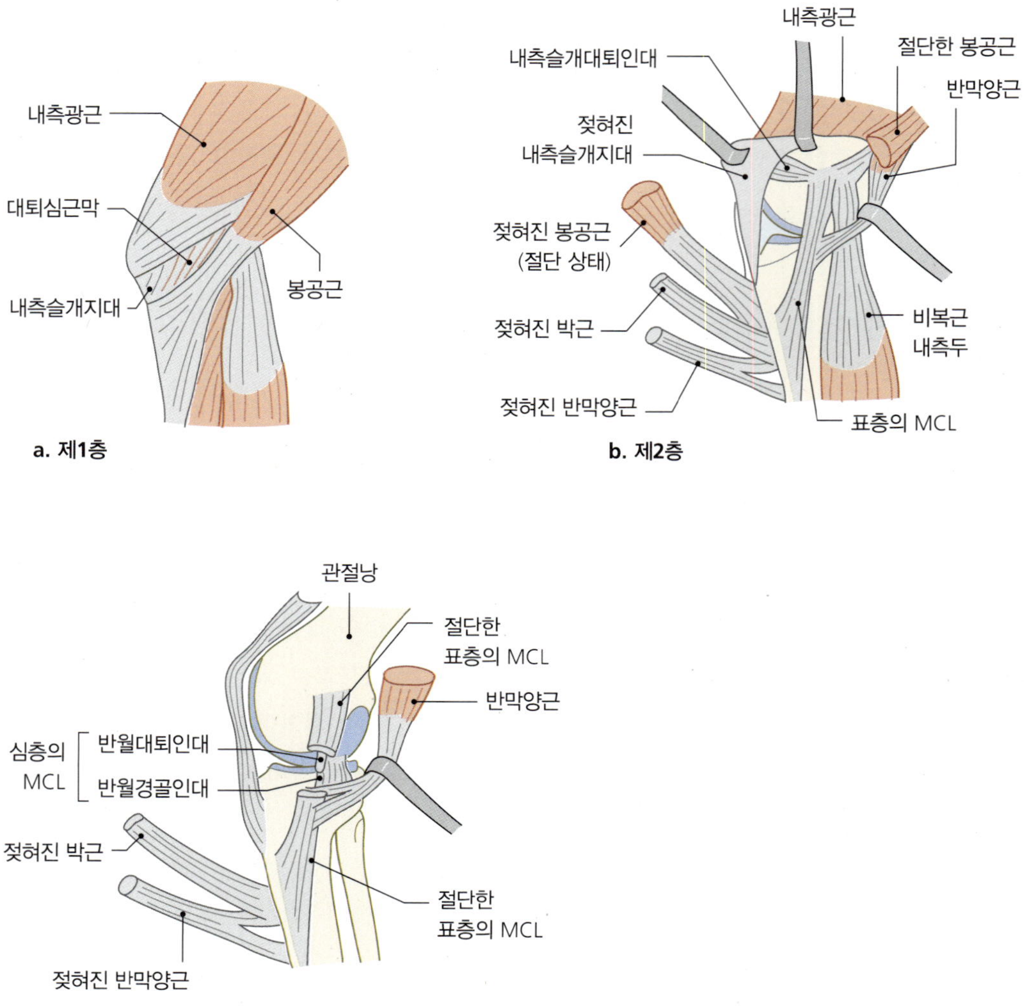

그림 2-4 **내측측부인대의 3층 구조**

굴곡 자세에서는 57.4±3.5%, 25° 굴곡 자세에서는 78.2±3.7%를 차지하는 것으로 보고되었다.[2] 따라서 슬관절 경도 굴곡 상태에서 강제로 외반하여 무릎 내측의 통증이 발생한 경우에는 주요 제동 요소인 MCL의 손상을 의심한다.

또한, MCL은 슬관절 최대 굴곡 상태에서도 긴장이 증가한다고 알려져 있다. 이것은 휘말림 현상이라고 하며, 표층의 MCL 밑에 후방경사인대가 숨듯이 말려들어서 일어난다. 그 때문에 최대 굴곡 상태이고 대퇴골 내측상과에 통증이 나타나는 경우도 많다.

MCL은 하퇴의 외회전 제동 기능도 가지고 있다. 슬관절 굴곡 운동에서 하퇴의 내회전 운동이 작은 증례에서는 굴곡 최종 범위에서의 내측상과 부근에 통증이 발생할 수 있다.

● 내측측부인대의 촉진(그림 2-6)

MCL은 슬관절 내측에 넓게 존재하므로 체표면에서 촉지할 수 있다. 그러나 그 두께는 2.1±0.6mm 정도라고 보고되어 있으며,[3] 세심하게 촉지해야 한다. 전방에서 후방으로 향해 슬관절 내측 간격을 촉진해가면, 틈새가 일순 불명확해졌다가 다시 명료해지는 부분이

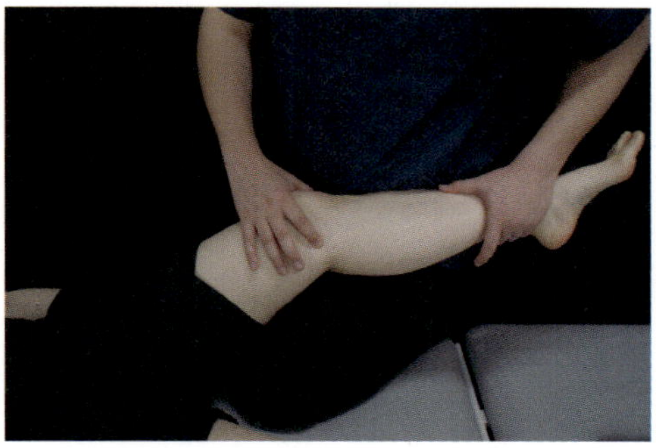

그림 2-6 내측측부인대의 촉진

있다. 그 불명확한 부위가 MCL의 너비(폭)이다. 관절 간격 부위에서의 압통 유무만으로는 그 심층에 존재하는 내측반월판과의 감별이 어려우므로, 반드시 대퇴골 부착부와 경골 부착부까지 촉진하여 압통 여부를 확인할 필요가 있다.

● 내측측부인대 손상의 정형외과 검사

MCL의 기능은 외반 부하 검사(➡ p.334)로도 평가할 수 있다.

Dial test(tibial external rotation test)(그림 2-7)

- 검사 자세 : 바로눕거나 엎드린 자세에서 슬관절 굴곡 30° 또는 90°.
- 접촉 부위 : 족부.
- 유도 동작 : 하퇴 외회전.
- 결과 : 하퇴 외회전 각도에 좌우 차이가 존재하는 경우는 양성.
- 기능적 의의 : MCL 손상에 의한 전내측 회전 불안정성이 발생함으로써 양성이 된다.
- 주의점 : 인대에 의한 외회전 제동 기능을 평가하므로 근긴장이 높아지면 정확하게 평가할 수 없다. 또한, 본 검사는 후방십자인대, 전방십자인대 등의 손상에 대해서도 양성을 보일 수 있으므로 다른 검사와 병행해야 한다.

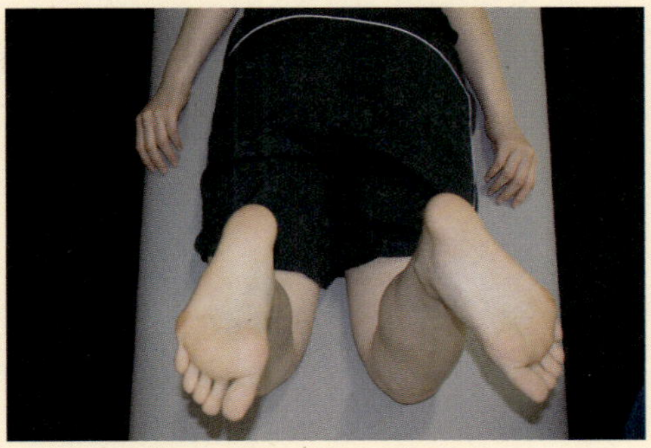

그림 2-7 Dial test

2) 거위발(그림 2-8)

봉공근

기　　시 : 상전장골극
정　　지 : 경골조면 내측
신경지배 : 대퇴신경
작　　용 : 고관절 굴곡·외전·외회전

박근

기　　시 : 치골결합에서 치골하지
정　　지 : 경골조면 내측, 하퇴근막
신경지배 : 폐쇄신경
작　　용 : 고관절 내전, 슬관절 굴곡, 하퇴 내회전

반건양근

기　　시 : 좌골결절
정　　지 : 경골조면 내측, 하퇴근막
신경지배 : 경골신경
작　　용 : 고관절 신전·내전, 슬관절 굴곡, 하퇴 내회전

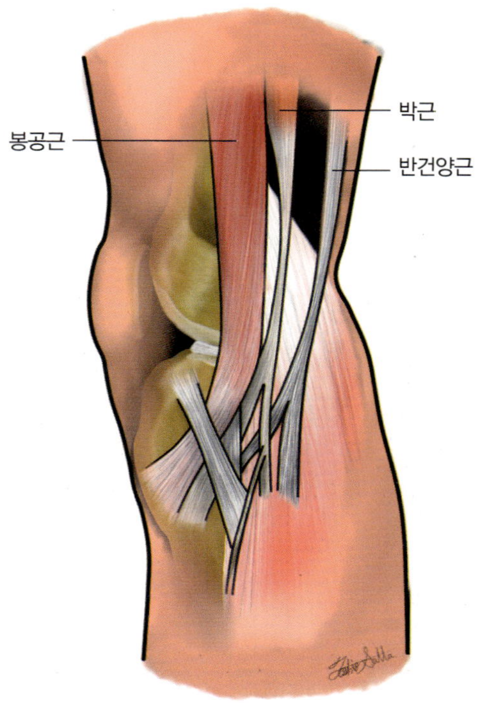

그림 2-8　거위발(pes anserine)

● 통증 발생의 해부학적 요인

봉공근건, 박근건, 반건양근건의 정지부는 경골 내측에서 건막 모양이 부채꼴로 넓어지며 그 정지부의 형상이 새의 발과 비슷하다고 하여 **거위발**이라고 한다.

➡ **거위발**
pes anserine

봉공근건은 편평한 건막이 되어 표층의 근막층에 부착하고, 박근건과 반건양근건을 위에서 감싸듯이 정지하고 있다. 이러한 구조에서 슬관절 외반이나 하퇴 외회전의 부정렬을 보이면, 거위발 구성 근육의 과도한 근수축이 발생하고, 부착부에 신장 부하로 인한 퇴행성 변화 또는 거위발과 경골 사이에 존재하는 거위발점액낭에 마찰 부하로 인해 통증이 발생한다.

거위발 구성 근육은 **하퇴근막**에 부착되어 있으며, 근육이 수축하면 하퇴근막의 긴장을 증가시킨다. 따라서 비복근의 근력이 저하되고 있으면, 거위발 구성 근육이 과잉 수축하여 하퇴근막의 긴장을 증가시키고, 비복근의 근력 저하를 보상[4]하여 거위발염을 유발할 수 있다.

➡ **하퇴근막**
deep fascia of leg

또한, Toda 등은 거위발의 압통은 여성에서 BMI가 높은 증례에 흔하다고 보고하였다.[5] 비만으로 체중 부하가 증가하고, 여성이라 근력이 약하기 때문일 것으로 추측된다.

● 거위발의 촉진(그림 2-9)

거위발은 체표면에서 경골내측과를 지표로 하여 촉지할 수 있다. 봉공근, 박근, 반건양근의 정지힘줄(건)이 부채꼴로 넓어지며 정지하므로, 조심스럽게 촉지하여 압통이 존재하는 근육을 감별해야 한다.

봉공근은 고관절 굴곡, 외전, 외회전을 능동 운동하도록 지시하여 근육을 수축시키며 촉진한다.

➡ **봉공근**
satorius m.

박근은 대퇴부 가장 내측에 존재하고 있으므로 수동적으로 고관절 외전 상태에서 신장하고, 이때의 긴장을 감지하여 박근을 감별한다.

➡ **박근**
gracilis m.

반건양근은 슬와 내측을 주행하는 힘줄 중 가장 후외측에 존재한다. 슬관절을 굴곡시켜 후방으로 제일 돌출되는 힘줄을 촉지한다.

➡ **반건양근**
semitendinosus m.

거위발의 촉진만으로는 통증의 원인이 되는 근육을 감별할 수 없는 경우도 있다. 그때는 근위부 근복까지 촉진을 진행하여 각 근육의 압통을 확인하면 통증의 원인 근육 파악에 유용하다. 또한, 대퇴골 내측과의 후방에 압통이 존재하는 증례도 흔하다.

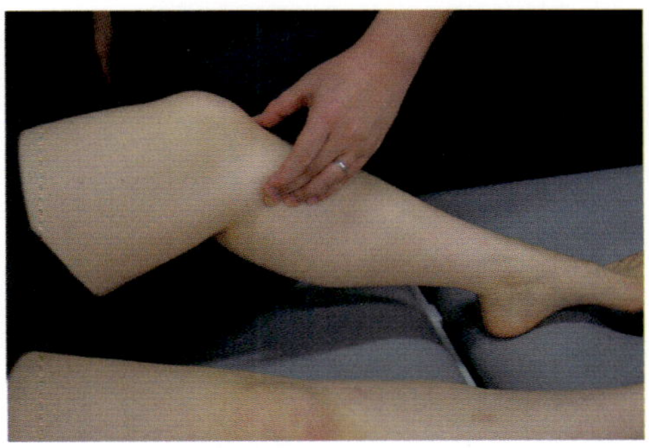

그림 2-9 **거위발의 촉진**

● 거위발의 통증유발검사

통증유발근육의 감별 검사(그림 2-10)[6]

- **검사 자세** : 박근은 바로 누운 상태에서 고관절 외전·신전 자세, 반건양근은 바로 누운 상태에서 고관절 내전·굴곡 자세, 봉공근은 옆으로 누운 상태에서 고관절 내전·신전 자세를 한다.
- **접촉 부위**: 대퇴 원위부와 하퇴 원위부.
- **유도 동작** : 각 자세에서 슬관절을 수동 신전한다.
- **결과** : 슬관절 수동 신전에 따른 통증이 유발되면 양성.
- **기능적 의의** : 거위발의 구성 근육이 각각 신장 상태가 되는 고관절 자세에서 슬관절을 신전하는 것으로 통증의 원인이 되는 근육을 감별할 수 있다. Akabane 등은 거위발 점액낭염 50 례에 대해 본 검사를 실시한 결과 가장 흔한 결과는 박근 단독으로 68%, 이어서 봉공근과 박근이 16%, 봉공근 단독이 8%였다고 보고하였다.[6)]

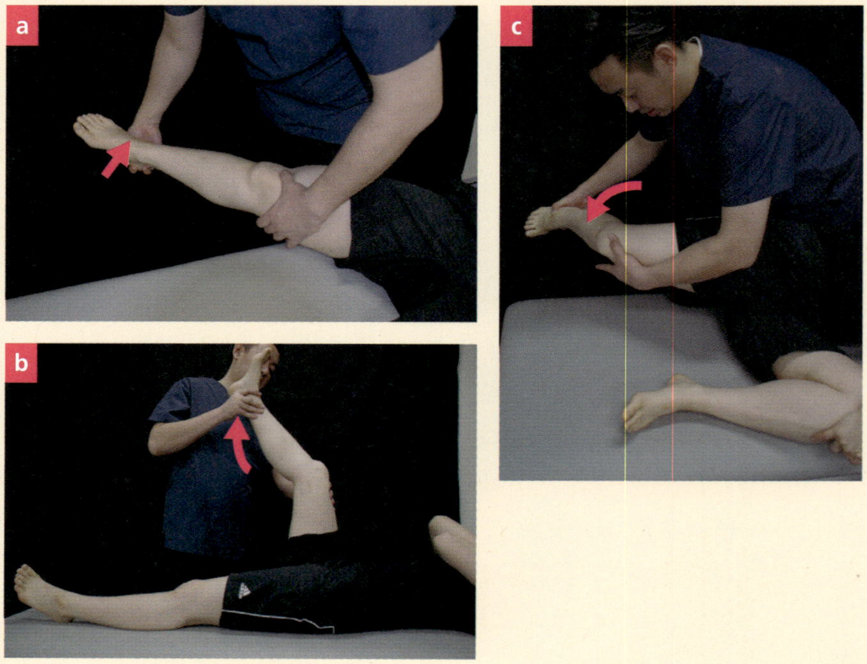

그림 2-10 **통증유발근육의 감별 검사**
a : 박근 b : 반건양근 c : 봉공근

3) 반막양근·비복근 내측두(그림 2-11)

반막양근

기 시 : 좌골결절

정 지 : 경골내측과, 후방경사인대, 사슬와인대, 슬와근

신경지배 : 경골신경
작　　용 : 고관절 신전·내전, 슬관절 굴곡, 하퇴 내회전

비복근 내측두
기　　시 : 대퇴골 내측과
정　　지 : 종골융기
신경지배 : 경골신경
작　　용 : 하퇴 내회전, 족관절 저굴, 슬관절 굴곡

● 통증 발생의 해부학적 요인

반막양근은 햄스트링을 구성하는 근육 중 하나이며, 반건양근으로 덮인 편평한 힘줄로써, 좌골결절에서 기시하여 대퇴 중앙부에서 근복이 두꺼워지며 원위부를 향해 반건양근의 심층을 주행한다. 정지건은 슬관절 후내측을 하행하여 5개의 분지를 낸다. 2개는 경골 후내측의 관절 열극 바로 아래, 3개는 후방경사인대, 사슬와인대, 슬와근의 근막에 정지한다(그림 2-12).[7] 이와 같이 반막양근의 정지부는 슬와부에서 넓게 분지되어, 안정성과 관

➡ **반막양근**
semimembranosus m.

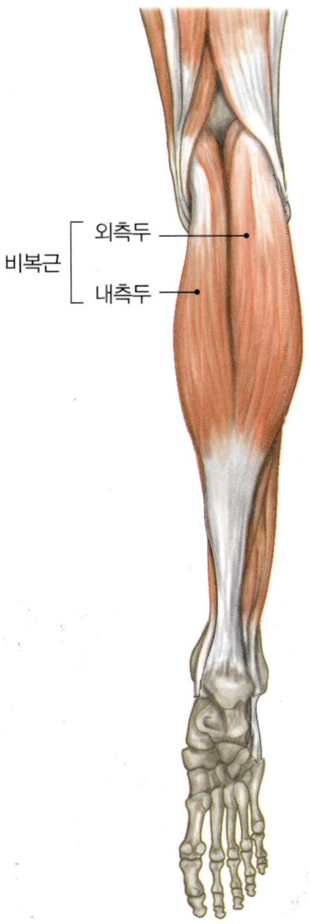

그림 2-11 **비복근**

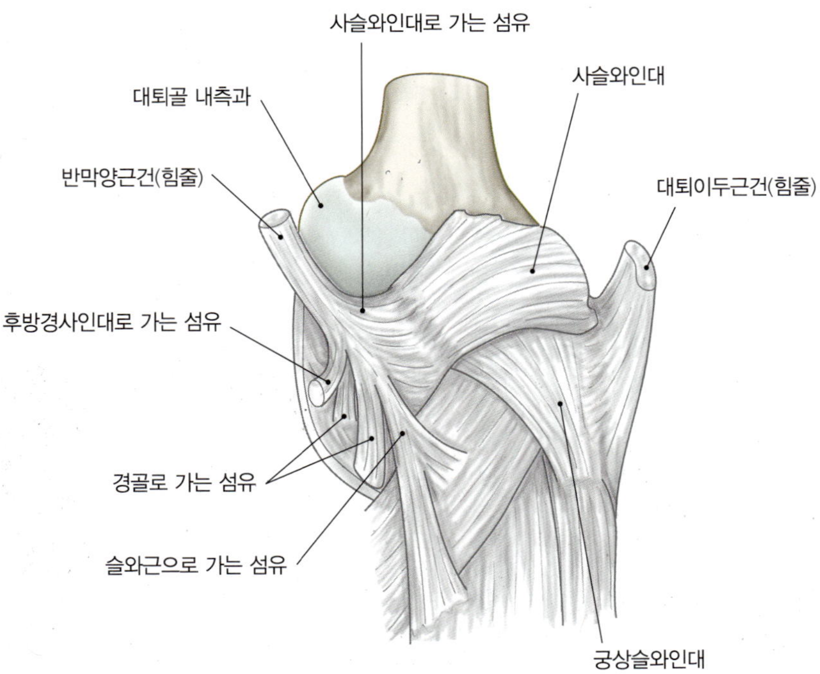

그림 2-12 **반막양근 정지부(후면)**

→ **후방경사인대**
posterior oblique ligament

→ **사슬와인대**
oblique popliteal ligament

→ **비복근**
gastrocnemius m.

→ **내측두**
medial head

→ **외측두**
lateral head

련된 인대 등에 부착하므로, **MCL·후방경사인대·사슬와인대** 등의 손상이 있는 경우, 반막양근건이 장력을 발생시키면 손상 부위에 역학적 부하가 가해진다. 이러한 인대들의 불안정성이 발생하면, 안정성을 위해서 과도한 근수축이 발생할 가능성이 있다.

비복근은 대퇴골 내측과에서 기시하는 **내측두**와 대퇴골 외측과에서 기시하는 **외측두**로 나뉜다. 내측두는 하퇴 후면을 외하방으로, 외측두는 하퇴 후면을 내하방으로 주행하다가 아킬레스건이 되어 종골융기에 부착된다. 비복근 내측두의 기시부는 반막양근에 덮여 심층에 존재한다. 따라서 반막양근과 비복근의 근긴장 이상 혹은 단축 등이 있으면 두 근육 간에 활주장애가 발생하여 **근연축** 등을 유발할 수 있다. 또한, 비복근 내측두의 심층에는 후내측 관절낭이 위치하고 있으며 소성 결합조직성에 연결하고 있다. 비복근 내측두의 활주성이 저하되면 그 부위의 소성 결합조직의 움직임이 줄어든다. 콜라겐 섬유의 증가나 세포외기질(extracellular matrix)의 변화 등이 발생하면, 관절낭의 신장성이 저하되어 굴곡 구축이 나타날 수 있다.

● 반막양근·비복근 내측두의 촉진

반막양근은 슬관절을 능동 굴곡시키면서 촉지해 나간다. 슬관절의 능동 굴곡 시 반건양근건을 명확히 관찰할 수 있다. 그 정지건 바로 내측에서 1횡지 정도의 너비로 반막양근건을 촉지한다(그림 2-13). 정지건을 촉지한 후, 그 힘줄을 따라 근위부로 이동해간다. 반막양근의 내측은 대퇴골 중앙 부근까지 박근과 인접해 있다.

비복근 내측두를 촉지하려면 족관절을 능동 저굴시킨다. 촉지는 원위부에서 시행하면 알기 쉽다. 족관절을 능동 저굴하면, 하퇴 중앙 내측두의 원위연(distal margin)을 확인할 수 있다(그림 2-14). 그 원위연에서 근위부를 향해 전연(anterior margin)을 촉지해 나간다. 슬와부에서 반막양근의 심층에 존재하는 부위는 슬관절을 굴곡 자세로 하여 반막양근의 긴장을 제거하면 쉽게 촉지할 수 있다.

각각의 근육이 만져지면 2개의 근육 사이도 주의 깊게 촉진한다(그림 2-15). 양 근육 사이에 활주 장애가 존재하는 경우에는 그 부위에 심한 압통이 발생할 수도 있다.

● 반막양근·비복근 내측두의 정형외과 검사

반막양근과 비복근 내측두의 통증을 감별할 때에는 세심한 촉진과 근수축에 의한 수축 시 통증이나 신장에 따른 신장 시 통증이 재현되는지 확인할 필요가 있다. 또한, 반막양근·비복근 내측두에 대한 DTTT(p.336)를 실시한다.

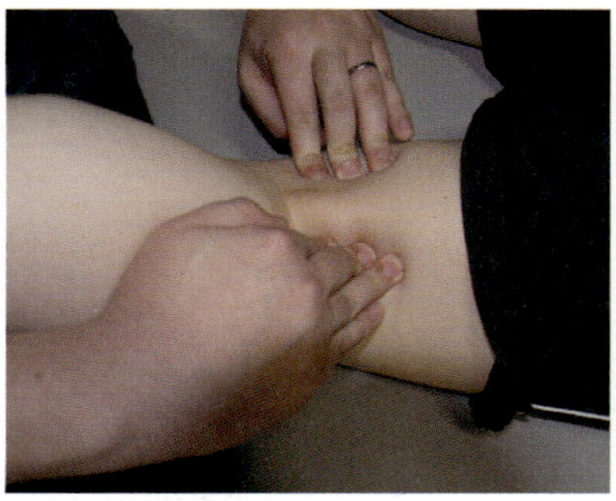

그림 2-13 반막양근의 촉진

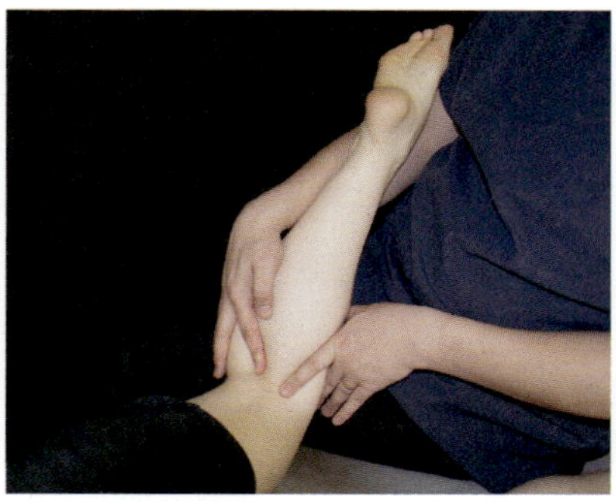

그림 2-14 비복근 내측두의 촉진

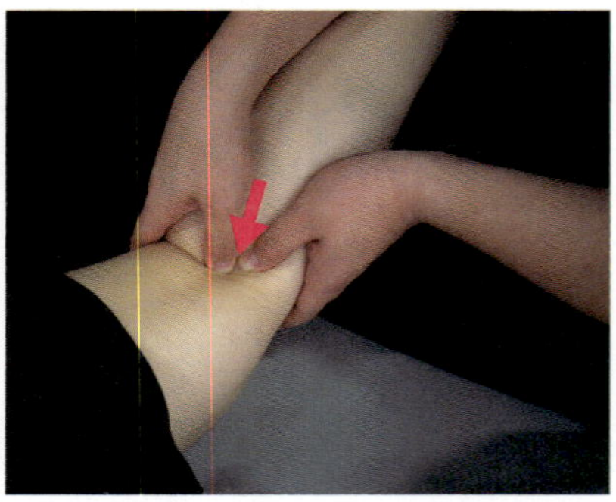

그림 2-15 반막양근·비복근 내측두의 근육간 촉진

● 촉진과 검사 결과를 통해 유추할 수 있는 것은?

위와 같은 검사를 통해 신장 부하에 의해 무릎 내측에 통증을 유발하는 부위를 평가할 수 있다.

다음으로 이 부위에 기능장애가 발생한 원인을 살펴본다. 무릎 내측에 신장 부하가 가해지는 원인은 동작 시 슬관절 외전, 하퇴 내회전 운동이 생긴 경우이다. 슬관절 외반, 하퇴 외회전은 고관절의 내전·내회전에 의한 경우가 많다. 이 현상을 **내측 붕괴**라고 한다(그림 2-16). 따라서 고관절 내전·내회전에 저항하는 고관절 외전근·외회전근의 근력이 중요하다. 또한, 슬관절 굴곡 구축 등에 의한 신전 각도가 감소할 경우에는 슬관절의 주요 정적 안정화기구인 인대가 이완되어 불안정성이 증가한다. 퇴행성 슬관절증 환자에서는 슬관절의 불안정성을 보상하기 위해 반막양근과 비복근 내측두가 동시 수축한다고 보고되었다.[8), 9)] 이러한 동시 수축의 증가는 과도한 근긴장의 항진을 유발하여 근육성 통증의 원인이 된다. 따라서 슬관절의 불안정성과 불안정성을 증대시키는 굴곡 구축을 평가하는 것이 중요하다.

➡ **내측 붕괴**
medial collapse

무릎 내측에 대한 신장 부하가 발생하는 원인으로는 다음의 5가지 운동학적 요인이 있다.

① 하퇴의 회전 이상 ➡ step 3 p.330

슬관절 내측에 존재하는 MCL·거위발·반막양근·비복근 내측두 등은 하퇴 외회전을 억제하는 작용을 한다. 따라서 하퇴 과외회전의 정렬을 보이면 이들 조직에 대한 신장 부하가 증가한다.

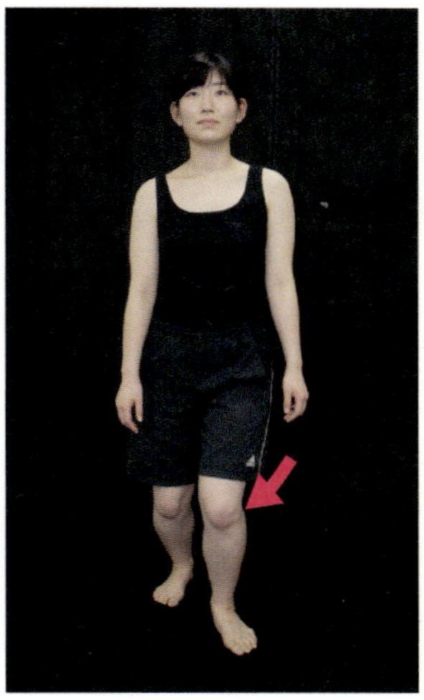

그림 2-16 Medial collapse

② 슬관절의 외반 불안정성 ➡ step 3 p.333

슬관절 외반에 대한 주요 정적 안정화기구인 MCL이 손상되면, 동적 안정화기구인 반막양근·비복근 내측두 등의 근육에 의한 제동이 필요하며, 근육성 통증을 유발할 수 있다.

③ 슬관절의 굴곡 구축 ➡ step 3 p.335

슬관절 굴곡 구축으로 인한 신장 각도가 감소된 경우, 슬관절의 주요 정적 안정화기구인 인대는 이완되어 불안정성이 증가한다. 슬관절의 불안정성을 보상하기 위해 반막양근이나 비복근 내측두의 동시 수축이 과도하게 나타나 근육성 통증을 유발할 수 있다.

④ 고관절 외전근의 근력 저하 ➡ step 3 p.280

걷거나 뛰는 등 한발로 지지하는 동작에서는 고관절의 회전 중심인 대퇴골두에 대해 신체 중심이 내측에 위치하게 된다(그림 2-17). 따라서 고관절에서는 외전·외회전 모멘트가 요구된다. 이 근육들의 근력 저하로 고관절 외전·외회전 자세 유지가 어려워지면 고관절은 내전·내회전 상태가 된다. 이러한 고관절의 부정렬로 medial collapse가 발생하고 슬관절 내측에 신장 부하가 가해진다. 그러므로 고관절 외전근의 근력 평가가 필요하다.

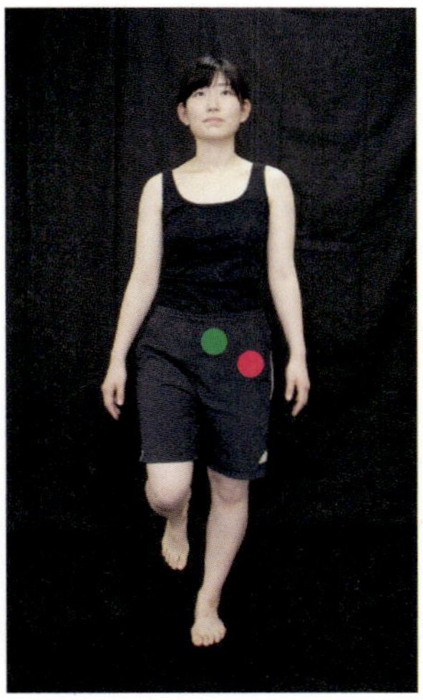

그림 2-17 한발 지지기의 고관절 회전 중심(●)과 신체 중심(●)의 위치 관계

⑤ 하퇴삼두근의 근력 저하 ➡ step 3 p.388

거위발 구성 근육은 하퇴근막에 부착되어 있으며, 비복근의 근력이 저하되면 거위발 구성 근육의 과도한 수축으로 하퇴근막의 긴장을 증가시켜 비복근의 근력 저하를 보상한다.[4)] 따라서 거위발 구성 근육의 기능 저하나 거위발 부착부에 대한 신장 부하의 증가로 거위발 점액낭염이 발생한다. 또한, 하퇴삼두근은 반막양근과 공동으로 슬관절 과신전을 억제한다. 그러므로 하퇴삼두근의 근력 저하는 반막양근의 과도한 수축을 유발해 근육성 통증의 요인이 된다.

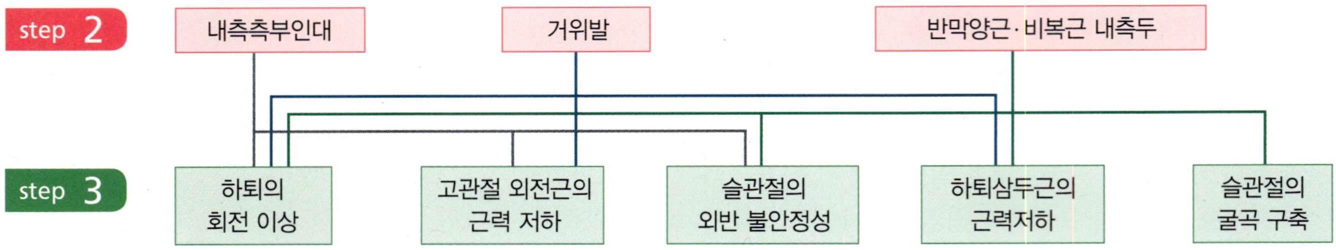

FLOW CHART 무릎 내측에 신장 부하가 가해지는 운동학적 요인

4) 내측반월판(그림 2-18)

● 통증 발생의 해부학적 요인

➡ **내측반월판(MM)** medial meniscus

내측반월판은 3층의 콜라겐 섬유로 구성되어, 전단 혹은 압박 부하에 저항하는 구조이다.[10] 또한, 침해수용체인 자유신경종말(free nerve ending), 기계수용체인 루피니소체, 파씨니소체, 골지건기관(golgi tendon organ)이 내측반월판의 변연부 1/3에 존재한다.[11] 따라서 내측반월판의 변연부가 손상되면 무릎 내측 통증이 발생한다.

반월판에는 대퇴경골관절의 적합성을 높이는 기능이 있다. 적합성을 높이기 위해 반월판은 슬관절 굴곡/신전에 따라 전/후방으로 이동한다. 슬관절 운동 시 반월판 움직임은 표와 같다(표 2-1). 반월판의 이동에는 부착된 다양한 연부조직이 관여한다(그림 2-19). 내측반월판의 후각(posterior horn of MM, PHMM)에는 **반막양근건**이 **후방경사인대**와 **후방관절낭**을 통해 부착한다.[12] 따라서 이러한 연부조직의 단축이나 근력 저하 등의 기능장애가 발생하면 내측반월판의 이동이 제한되어 손상이 유발된다.

● 표 2-1 슬관절 운동 시 반월판의 움직임

	굴곡	신전	내회전	외회전
내측반월판	후방	전방	전방	후방
외측반월판	후방	전방	후방	전방

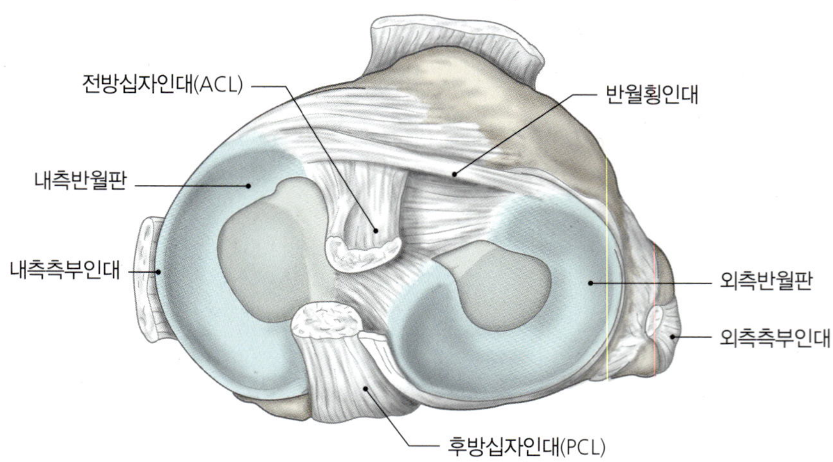

그림 2-18 반월판

그리고 반월판에는 대퇴경골관절의 압박 응력(compressive stress)을 감소시키는 완충 작용이 있다. 반월판이 손상되면 그 충격을 흡수하지 못해 대퇴경골관절에 부담이 증가하고 관절의 불안정성을 조장하게 된다. 또한, 반월판 자체의 가동성이 저하되면 슬관절 굴곡 시 후방으로 압박 부하가 작용해 통증이 유발된다.

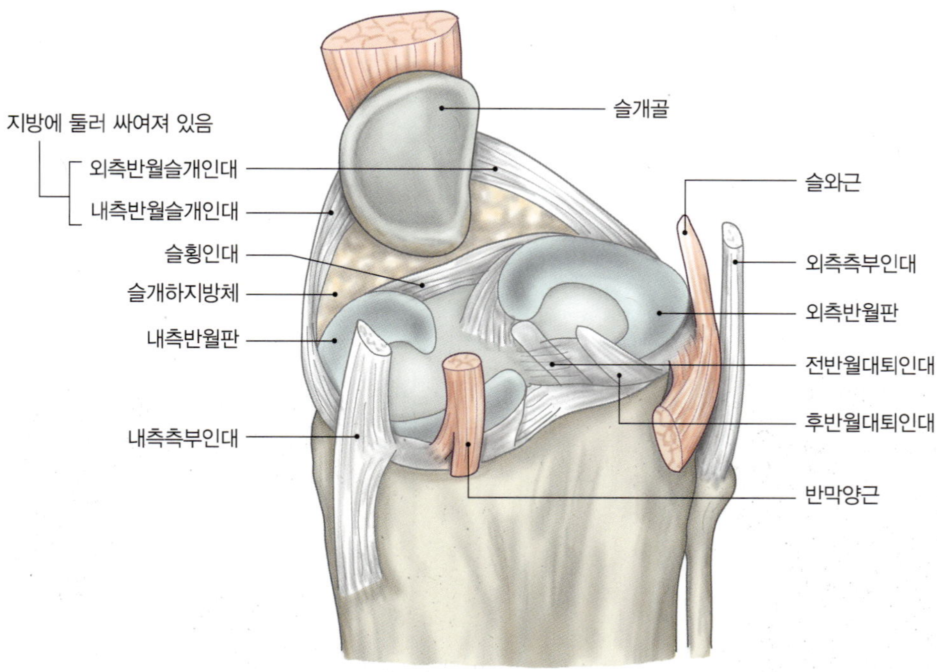

그림 2-19 **반월판과 결합하는 조직**

● 내측반월판의 촉진(그림 2-20)

내측반월판은 대퇴경골관절의 열극에 존재하며, 완충작용 등을 담당한다. 따라서 대퇴경골관절의 열극을 따라 촉진하면, 대퇴경골관절의 열극을 벌릴 수 있어 쉽게 촉진이 가능하다. 반월판 전각을 촉진할 경우는 슬관절 굴곡 자세로, 후각을 촉진할 경우는 신전 자세로 하면 촉지하기가 쉽다.

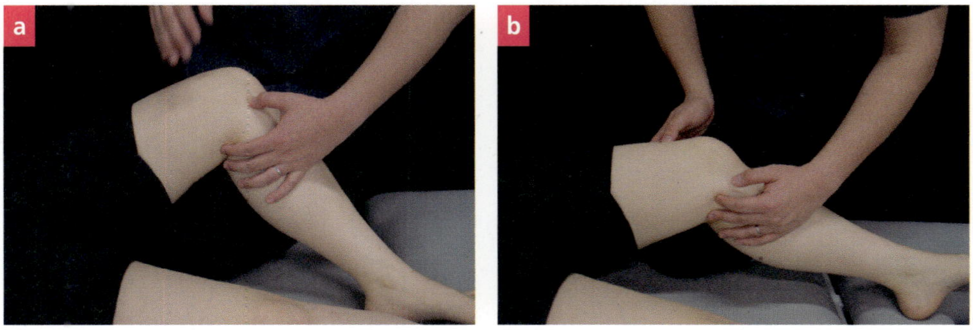

그림 2-20 **내측반월판의 촉진**
a : 전각, b : 후각

● 내측반월판 손상의 정형외과 검사

McMurray test(그림 2-21)

- 검사 자세 : 바로 누운 자세.
- 접촉 부위 : 슬관절 열극과 하퇴 원위부.
- 유도 동작 : 슬관절 신전과 내회전·외회전의 복합운동.
- 결과 : 통증이나 염발음(click)이 발생하면 양성.
- 기능적 의의 : 슬관절에 회전을 가하면서 신전되어, 반월판에 대해 압박 부하와 전단 부하가 가해진다.
- 주의점 : 슬관절 굴곡 각도에 따라 반월판에 압박 부하가 가해지는 부위가 변하므로 굴곡 각도를 바꾸면서 실시한다. 또한, 민감도나 특이도의 결과가 불규칙하므로 압통 소견 등 다른 소견을 포함해서 판단할 필요가 있다.

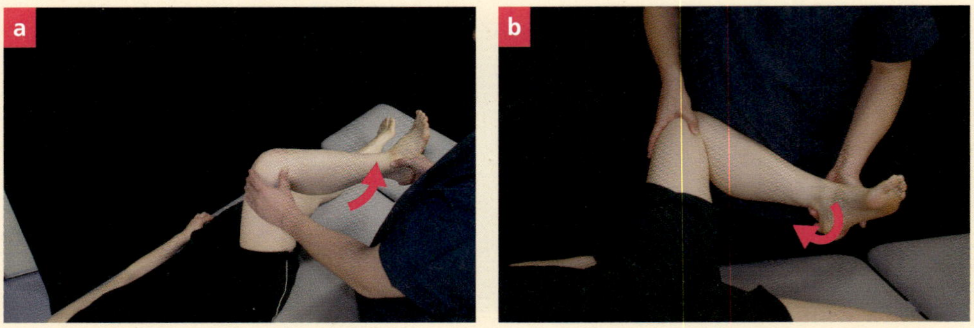

그림 2-21 McMurray test
a : 외측반월판, b : 내측반월판

Thessaly test(그림 2-22)

- 검사 자세 : 슬관절 경도 굴곡 상태로 한쪽 다리로 선 자세.
- 접촉 부위 : 양쪽 팔.
- 유도 동작 : 몸통 회전에 따른 슬관절 회전.
- 결과 : 관절 열극의 불편감, locking, catching 등을 호소하면 양성.
- 기능적 의의 : 체중 부하 상태에서 슬관절에 회전을 가하면 반월판에 대하여 압박과 전단 부하가 더해진다.
- 주의점 : 슬관절 각도를 20° 굴곡 자세로 실시하면, 평가의 민감도와 특이도가 높아진다는 결과가 있다.[13] 따라서 굴곡 20° 굴곡 자세에서 검사하는 것이 좋다. 또한, 체중 부하 상태에서의 검사이므로 평가 도중 환부의 손상을 악화시키기 않도록 주의한다.

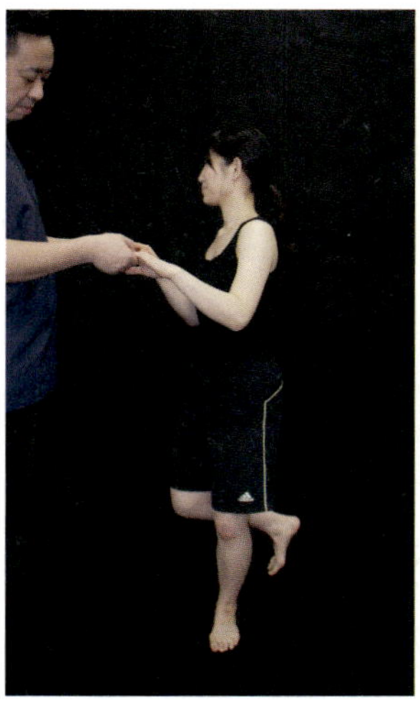

그림 2-22 Thessaly test

● 촉진과 검사 결과를 통해 유추할 수 있는 것은?

이와 같은 검사를 통해 내측반월판 손상을 평가한다. 다음으로 손상이 발생한 원인에 대해 살펴본다.

내측반월판은 슬관절 내측에 대한 압박(+전단) 부하에 의해 손상이 발생한다. 슬관절 내측에 압박 부하가 증가하는 원인으로 슬관절 내반을 들 수 있다. 더욱이 슬관절 굴곡 구축 등으로 슬관절 경도 굴곡 자세가 되면, 슬관절의 측방 불안정성이 나타나 슬관절 내측에 압박 부하가 증가한다.

또한, 반월판은 대퇴경골관절의 적합성을 높이기 위해 전후방으로 이동하는데, 이러한 이동에는 부착된 근육 등의 연부조직이 관여한다. 따라서 반월판에 부착하는 연부조직의 기능이 저하되면 반월판 이동이 제한되어 손상이나 통증을 유발한다.

이처럼, 내측반월판에 대한 압박 부하가 가해지는 원인으로는 다음과 같은 4가지 운동학적 요인을 생각할 수 있다.

> **참고!**
>
> locking
> 통증과 함께 갑자기 무릎을 굽힐 수 없는 현상
>
> catching
> 걸리는 것 같은 위화감

① 슬관절의 굴곡 구축 ➡ step 3 p.335

슬관절 굴곡 자세에서는 정적 안정화기구인 각종 인대의 긴장이 저하되어 측방 불안정성이 증가한다. 이런 상태에서 슬관절의 적합성을 높이는 반월판에는 압박 부하와 전단 부하가 가해진다.

② 반막양근의 수축장애 ➡ step 3 p.336

반막양근은 햄스트링을 구성하는 근육 중 하나이며, 정지부를 광범위하게 가지고 있다. 특히, 후방경사인대 섬유가 반월판에 부착되어 있어서 반막양근이 수축됨으로써 반월판을 후방으로 이동시킨다. 따라서 반막양근의 수축장애로 인해 반월판의 후방 이동이 제한되면 슬관절 굴곡 시 반월판에 압박 부하가 가해질 수 있다. 또한, 반막양근의 수축장애가 하퇴 외회전의 부정렬과 관련된 경우도 많아, 하퇴의 회전 이상도 동시에 평가한다.

③ 대퇴사두근의 근력 저하 ➡ step 3 p.340

대퇴사두근은 슬관절의 강력한 신전근이며 대퇴직근, 중간광근, 내측광근, 외측광근으로 이루어진다. 정지부는 슬개골을 통해 슬개인대가 된 후 경골조면에 부착하고, 슬관절이 신전됨에 따라 슬개골은 상방으로 이동한다. 이로 인해 슬개인대와 횡인대를 연결하는 슬개하지방체나 반월판과 슬개골을 연결하는 반월슬개인대(meniscopatella ligament)가 긴장되어 반월판을 전방으로 이동시킨다. 이 반월판의 움직임이 제한되면 대퇴경골관절에 반월판이 끼여 통증을 유발할 수 있다.

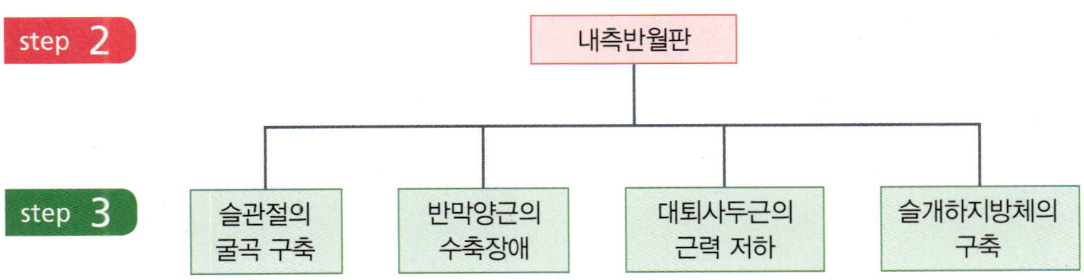

FLOW CHART 무릎 내측에 압박 부하가 가해지는 운동학적 요인

④ **슬개하지방체의 구축** ➡ step 3 p.339

슬개하지방체는 슬개인대의 심층에 존재하는 지방조직으로 슬개인대와 횡인대 사이에 존재한다. 반월판 전방에 횡인대를 통해 부착되므로 슬관절이 굴신에 따라 그 형태를 변화시키면서 반월판의 전방 이동을 유도하거나 후방 이동을 억제한다. 따라서 슬개하지방체가 구축되어 형태 변화에 이상이 생기면, 반월판의 후방 이동이 저해되어 슬관절 굴곡 시 반월판 후각에 충돌이 발생한다.

2 무릎 외측(lateral) 통증

여기에서는 단계(step)별로 정리해 설명하였다. 특히 step 3는 슬관절 전체에서 중복되므로, '4 슬관절의 운동학적 평가'에 정리하여 설명하였다.

step 1 통증 유발 동작 : 역학적 부하

무릎 외측에는 **신장 부하, 마찰 부하, 압박 부하**가 가해질 수 있다.

1) 신장 부하

무릎 외측에 신장 부하가 가해지는 것은 슬관절이 강제로 내반되는 경우이다. 무릎 외측에 존재하는 조직은 하퇴 외회전 작용을 가지는 것이 많다. 따라서 하퇴 외회전 자세의 정렬을 보이면 무릎 외측의 조직 신장성이 저하되어 통증을 유발하므로 슬관절 내반이나 하퇴 외회전의 억제로 통증이 재현되는 지를 확인한다.

신장 부하로 인한 통증이 발생한 경우는 후외측 지지기구(PLS)의 이상을 의심한다.

2) 마찰 부하

무릎 외측에 **마찰 부하**가 발생할 때에는 외측에 존재하는 조직의 신장성 저하나 하퇴 과외회전이 발생한 것으로 생각할 수 있다.

따라서 마찰 부하로 인한 통증이 발생한 경우는 대퇴이두근의 이상을 의심한다.

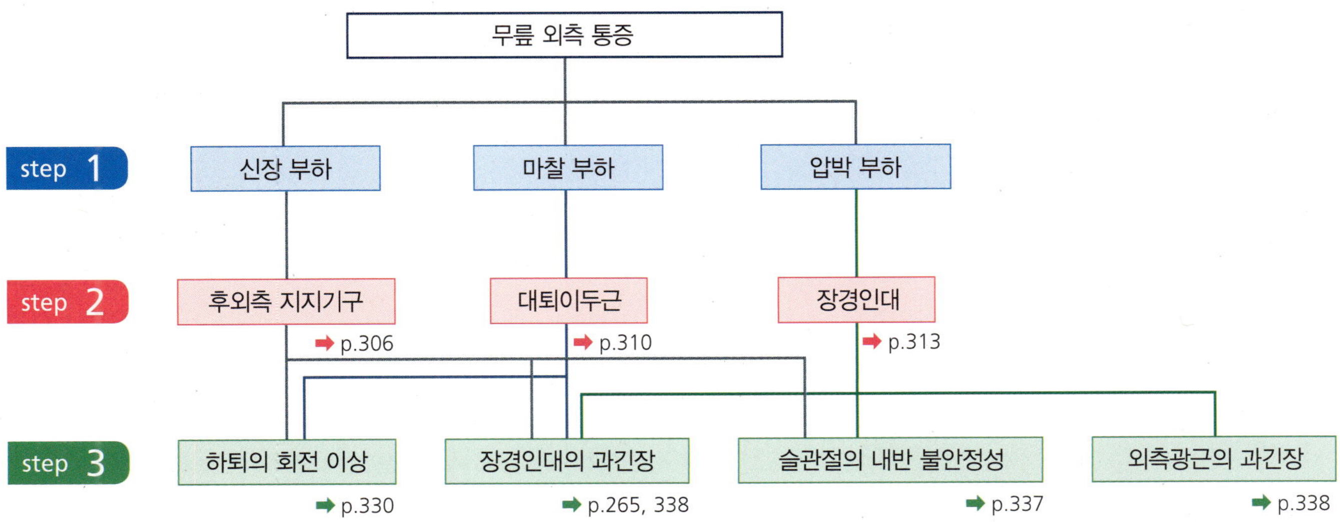

FLOW CHART 무릎 외측 통증에 대한 평가 전략

3) 압박 부하

무릎 외측에 **압박 부하**가 가해지는 것은 신장 부하와 마찬가지로 슬관절이 강제로 내반되는 경우이다.

압박 부하로 인한 통증이 발생한 경우는 장경인대의 이상을 의심한다.

step 2 통증의 위치 : 해부학적 평가

➡ **후외측 지지기구(PLS)** posterior lateral structure

1) 후외측 지지기구(PLS)(그림 2-23)

➡ **외측측부인대(LCL)** lateral collateral ligament

➡ **궁상인대(AL)** arcuate ligament

➡ **파벨라비골인대(FFL)** fabellofibular ligament

➡ **슬와비골인대(PFL)** popliteofibular ligament

➡ **슬와근** popliteus m.

- **정적 지지기구**

외측측부인대(LCL)

기 시 : 대퇴골 외측과

정 지 : 비골두

작 용 : 슬관절 내반 억제, 외회전 억제

궁상인대(AL)

파벨라비골인대(FFL)

슬와비골인대(PFL)

외측후방관절낭

- **동적 지지기구**

슬와근

기 시 : 경골 가자미근선의 상방

정 지 : 대퇴골 외측상과

신경지배 : 경골신경

작 용 : 하퇴 내회전, 슬관절 굴곡(신전)

● 통증 발생의 해부학적 요인

① 후외측 지지기구(PLS)

외측측부인대(LCL)는 대퇴골의 외측상과와 비골두를 연결하는 인대로, 주로 슬관절의 내반을 억제한다. 또한, 대퇴골에 대해 하퇴의 후방 제동 및 외회전 제동을 하고 있다. Fujigawa는 후외측 지지기구의 해부학적 연구 결과, 궁상인대(AL)와 파벨라비골인대(FFL)가 슬관절 후외측의 안정성에 관여하는 비율이 작고, 슬와비골인대(PFL)가 중요한 역할을 하고 있다고 보고하였다.[14] 그러나 후외측 지지기구는 파벨라가 결손된 경우나 궁상인대가 발달한 경우 등이 있다. 즉, 어느 한 조직의 결손이나 미발달 상태를 다른 조직의 발달로 보상하는 것을 생각할 수 있다. 이들 조직은 공동으로 하퇴의 외회전을 억제하는 기능을 가지고 있다.[15~17] 따라서 하퇴가 과도하게 외회전되면 이러한 조직에는 신장 부하가 발생하게 되고 통증의 원인이 된다.

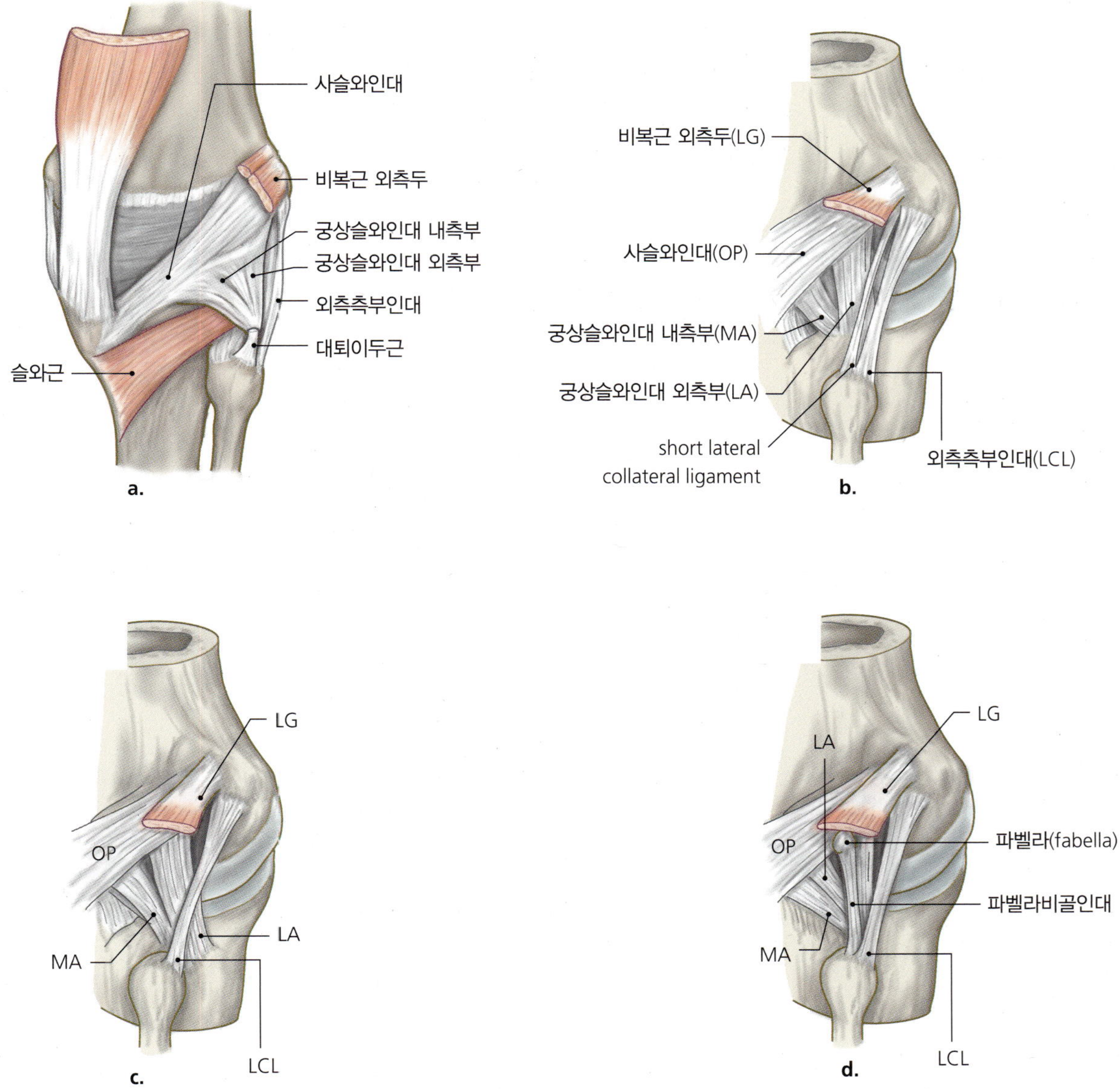

그림 2-23 후외측 지지기구의 개체 차이

a : 전형적인 구조

b : 외측측부인대의 심층에 short lateral collateral ligament가 존재한다.

c : short lateral collateral ligament가 손상되면 궁상슬와인대의 외측부가 발달한다.

d : 비복근 외측두의 심층에 파벨라가 존재하면, 파벨라비골인대가 발달한다.

② 동적 지지기구

슬와근은 경골 가자미근선(soleal line)의 상방에서 기시하여 외측반월판과 관절낭 사이의 슬와근건구(groove for popliteus tendon)를 통과하고 대퇴골 외측상과에 부착한다. 이 주행에서 하퇴 내회전 작용을 하여 하퇴가 외회전됨으로써 슬와근에 신장 부하가 가해진다.

또한, 슬와근건(힘줄)의 대퇴골 부착부는 LCL 부착부의 전하방·하방·후방에 부착되는 것으로 알려져 있다(그림 2-24).[15] Edama 등은 일본인에서 LCL 하방에 위치하는 예(하방형)가 56%, LCL 전하방에 위치하는 예(전하방형)가 44%였다고 보고하였다.[18]

또한, 슬와근의 신장 정도는 슬관절 운동에 의해 변화하였으며, 신전 0°에서 굴곡에 따라 대퇴골 외측과의 굴림운동에서 기시부가 후방 이동하고, 굴곡 각도가 증가함에 따라 경골 관절면에 대해 장축 방향으로 수직 상태가 되어, 굴곡 130° 부근에서는 대퇴골 외측과의 전방에서 슬와근구로 들어가며 수직 방향으로 신장된다고 보고하였다.[18] 슬와근의 굴곡과 신전 기능에 대해서는 일반적으로 굴곡 작용이 알려져 있지만 신전 작용이라고 기재된[19]적도 있다. 그러나 모두 운동축에 가깝기 때문에 큰 토크를 발생시킨다고 보기는 어렵다. 특히 심굴곡에서는 신장될 가능성도 있다는 것을 염두에 두고 평가해야 한다.

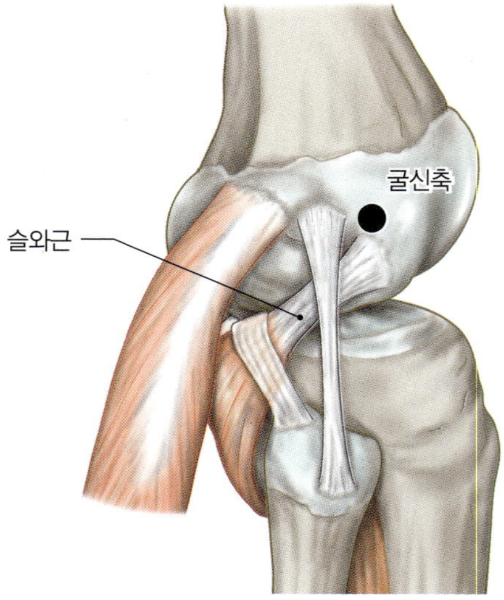

그림 2-24 슬와근의 대퇴골 부착부

● 후외측 지지기구(PLS)의 촉진

PLS 중에서도 촉진이 가능한 것은 외측측부인대(LCL)와 슬와근이다.

① 외측측부인대(LCL)(그림 2-25)

외측측부인대는 대퇴이두근과 비슷하게 주행하기 때문에 슬관절 신전 자세에서는 다루기 어렵고, 슬관절 굴곡 자세에서는 두 근육의 주행에 차이가 있기 때문에 촉진하기가 쉽다.

② 슬와근(그림 2-26)

슬와근은 비복근 심층에 위치하기 때문에 체표면에서 만지기 어렵다. 촉지할 수 있는 곳은 경골 내측연으로 가자미근의 근위부이고 비복근이 덮여 있지 않은 유일한 곳이다.

경골 내측연을 따라 손가락을 앞으로 움직여 비복근을 피하고 경골 근위부에 손가락을 놓은 채로 하퇴를 내회전시키면 심층에서 슬와근의 수축을 느낄 수 있다.

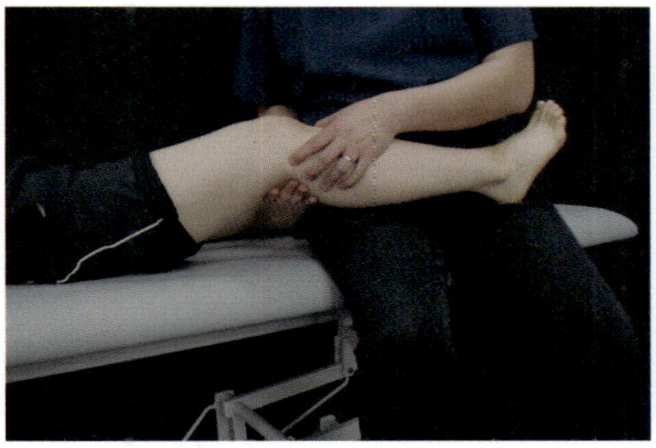

그림 2-25 외측측부인대의 촉진

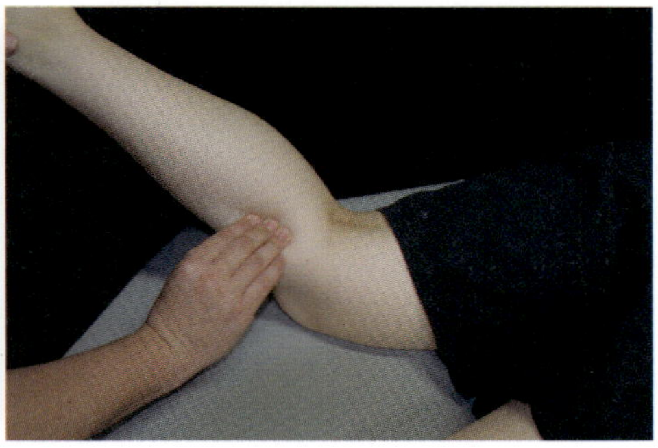

그림 2-26 슬와근의 촉진

● 후외측 지지기구(PLS)의 통증유발검사

후외측 회전불안정성 검사(PLRI test)(그림 2-27)

- **검사 자세** : 바로 누운 자세에서 슬관절을 90° 굴곡한다.
- **접촉 부위** : 경골의 상단을 잡는다.
- **유도 동작** : 경골을 후외측 방향으로 밀어 넣는다.
- **결과** : 건측과 비교하여 경골이 과도하게 후외측으로 밀리면 양성.
- **기능적 의의** : 무릎을 90° 굴곡하면 후외측에 불안정성이 증가한다. 내회전 작용을 하는 슬와근이 손상된 경우에는 더욱 과외회전한다.

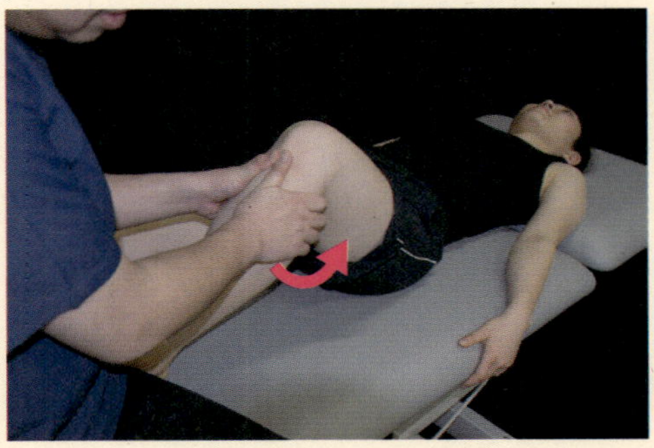

그림 2-27 후외측 회전불안정성 검사(PLRI test)

➡ **후외측 회전불안정성 검사 (PLRI test)**
posterolateral rotatory instability test

● 촉진과 검사 결과를 통해 유추할 수 있는 것은?

이상과 같은 검사를 통해 PLS의 손상 유무를 평가할 수 있다. PLS 손상으로 후외측 회전불안정성이 존재하면, 하퇴의 회전 이상이 발생한다. 따라서 하퇴의 회전 이상에 대한 평가가 필요하다. 또한, 하퇴의 회전 이상을 유발하는 장경인대의 과긴장도 평가한다.

그 밖에 슬관절 외측에 신장 부하가 가해지는 정렬에는 슬관절 내반이 있다. 보행 중의 슬관절 내반은 **외측 밀림**이라고 하며, 퇴행성 슬관절증 등에서 흔히 볼 수 있다.

➡ **외측 밀림**
lateral thrust

이러한 점에서 후회측 지지기구(PLS)에 신장 부하가 발생하는 원인으로서 다음의 3가지 운동학적 요인을 생각할 수 있다.

① **하퇴의 회전 이상** ➡ step 3 p.330

하퇴가 과외회전 부정렬 상태가 되면 후외측 지지기구(PLS)에 신장 부하가 가해진다. 또한, 하퇴의 과외회전 부정렬은 내회전 작용을 하는 반막양근이나 슬와근의 기능 저하를 유발한다.

② **장경인대의 과긴장** ➡ step 3 p.265, 338

고관절 외전근의 주동작근인 중둔근과 대퇴근막장근은 원위에서 장경인대와 연결된다. 따라서 이 근육들의 단축은 장경인대의 과긴장을 유발한다. 장경인대의 과긴장은 하퇴를 외회전시킨다. 하퇴 외회전 상태가 지속되면 장경인대의 긴장은 더욱 고조된다. 이러한 악순환이 일어나면 하퇴 외회전 제동 작용이 있는 PLS에 신장 부하가 가해진다고 생각된다.

③ **슬관절의 내반 불안정성** ➡ step 3 p.338

슬관절이 내반되면 무릎 외측에는 신장 부하가 가해진다. 따라서 슬관절 내반 불안정성은 슬관절 외측의 주요 정적 안정화기구인 PLS에 대한 신장 부하를 증가시킨다.

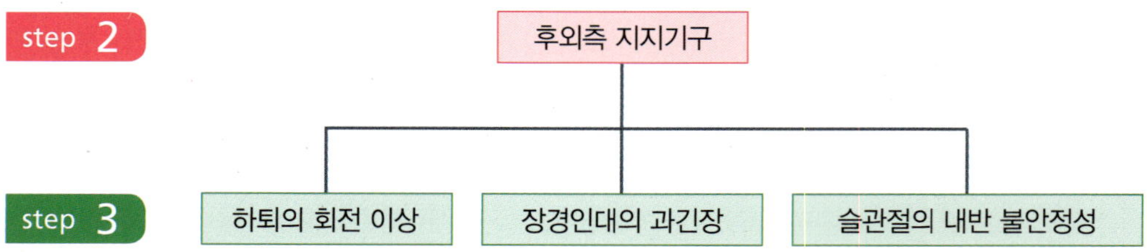

FLOW CHART 무릎 외측에 신장 부하가 가해지는 경우

2) 대퇴이두근(그림 2-28)

➡ **대퇴이두근**
biceps femoris m.

대퇴이두근

기　　시 : 장두 - 좌골결절
　　　　　단두 - 대퇴골 조선 외측순
정　　지 : 장두·단두-비골두
신경지배 : 장두 - 좌골신경(경골신경 L5~SI)
　　　　　단두 - 좌골신경(총비골신경 L4~SI)
작　　용 : 장두 - 슬관절 굴곡, 하퇴 외회전, 고관절 신전
　　　　　단두 - 슬관절 굴곡, 하퇴 외회전

● 통증 발생의 해부학적 요인

대퇴이두근은 장두와 단두로 나뉜다. **장두**는 좌골결절에서 반건양근과 공동건으로 기시하여 대퇴 후면을 외측으로 주행한다. **단두**는 대퇴골 조선(linea aspera femoris) 외측순에서 기시한다. 이후 두 근육은 합쳐져 공동건을 형성해 슬와부 외측을 지나간다. 그 후 외

측측부인대의 후외측에서 비골두에 정지한다.

이 주행에서 대퇴이두근과 외측측부인대 사이에는 마찰 부하가 가해지기 쉽다. 따라서 같은 부위에 마찰 부하를 완화시키는 기능을 가진 **대퇴이두근하 점액낭**이 존재한다(그림 2-29).[20] 이 대퇴이두근하 점액낭에 대한 마찰 부하는 대퇴이두근과 외측측부인대의 긴장이 항진되면 증가한다고 생각된다.

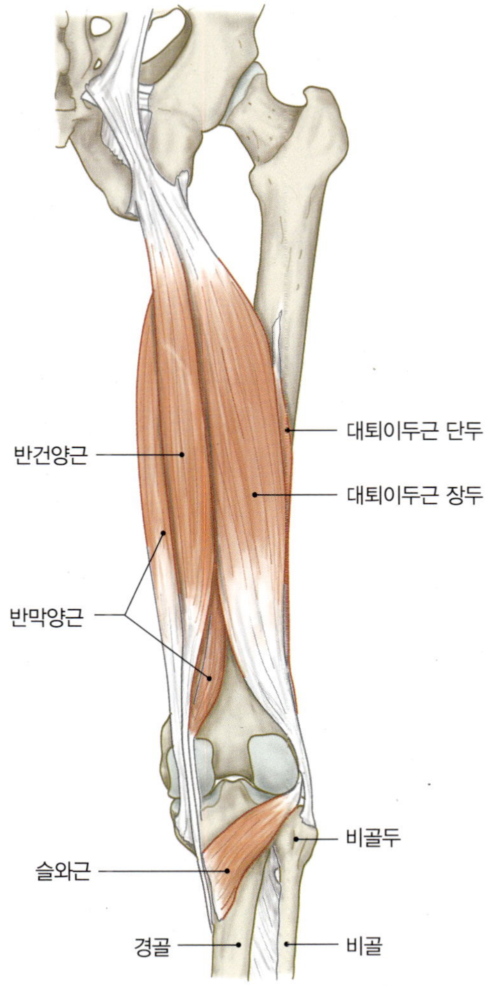

그림 2-28 **대퇴이두근**

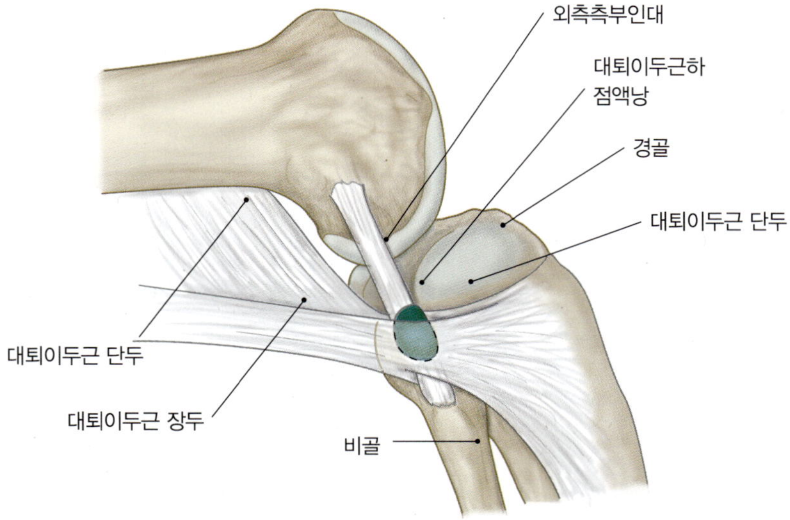

그림 2-29 **대퇴이두근하 점액낭**

● 대퇴이두근의 촉진

대퇴이두근은 기시부에서 반건양근과 공동건을 형성한다. 따라서 촉진 시 촉지가 쉬운 원위부인 비골두부터 시행하면 좋다. 유도하는 운동은 슬관절 굴곡이며, 하퇴의 내회전이 나타나면 반건양근과 반막양근의 근수축이 과도해지기 때문에 하퇴 외회전 상태에서 슬관절 굴곡을 실시하도록 한다. 정지건이 촉지되면 그대로 수축과 이완을 반복하면서 근위부까지 촉진을 진행한다(그림 2-30).

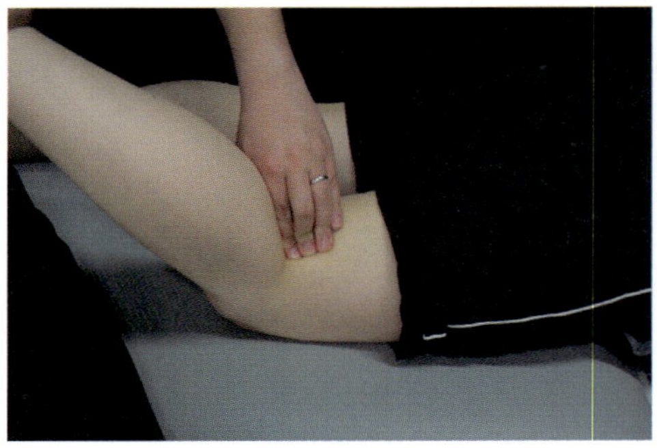

그림 2-30 대퇴이두근의 촉진

● 대퇴이두근의 정형외과 검사

대퇴이두근의 마찰 부하에 의한 통증을 감별하는 별도의 정형외과 검사는 없다. 그러므로 신중하게 촉진하며 압통 부위나 근긴장 항진 등의 소견으로 판단한다.

● 촉진과 검사 결과를 통해 유추할 수 있는 것은?

신중한 촉진으로 압통이나 대퇴이두근의 근긴장 항진 등을 확인함으로써 무릎 외측에 통증을 유발하는 부위의 평가가 가능해진다. 대퇴이두근의 긴장을 항진시키는 것은 하퇴에 과도한 외회전이 발생했을 때이다. 하퇴의 과도한 외회전은 장경인대의 과긴장에 의하여 증가한다.

이상으로부터 대퇴이두근에 마찰 부하가 발생하는 원인으로 두 가지 운동학적 요인을 생각할 수 있다.

① 하퇴의 회전 이상 ➡ step 3 p.330

하퇴의 과도한 외회전 정렬이 정착되면 하퇴 외회전 작용을 하는 대퇴이두근의 단축이 발생하여 대퇴이두근하 점액낭에 마찰 부하가 증가한다.

② 장경인대의 과긴장 ➡ step 3 p.265, 338

고관절 외전근인 중둔근이나 대퇴근막장근은 장경인대에서 합류한다. 따라서 이러한 고관절 외전근들이 단축되면 장경인대의 긴장이 항진된다. 장경인대의 과긴장은 하퇴의 과도한 외회전을 유발하여 대퇴이두근의 대퇴 외측에 마찰 부하를 증가시킨다.

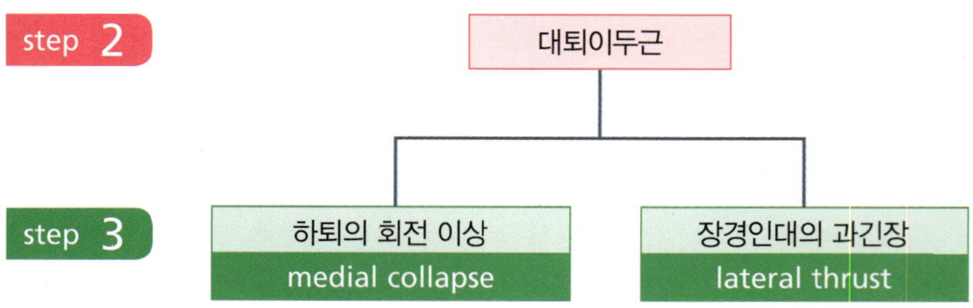

FLOW CHART 무릎 외측에 마찰 부하가 가해지는 경우

3) 장경인대(그림 2-31)

> 장경인대
> 근위 부착부 : 상전장골극, 장골릉, 대둔근 전상부, 대퇴근막장근
> 원위 부착부 : 경골 상단 전외측면(Gerdy's tubercle), 하퇴근막
> 기　　　능 : 고관절 내전, 슬관절 내반, 하퇴 내회전 억제

● 통증 발생의 해부학적 요인

장경인대는 대퇴 근육 전체를 감싸고 있는 대퇴근막의 가장 외측의 비후부이다. 그 섬유속은 장골과 경골 Gerdy's 결절을 연결하며, 대퇴골 외측상과의 표층을 주행한다. 따라서 슬관절의 굴신 운동에 따라 장경인대는 외측상과에 의해 외측으로 밀려나게 된다. 대퇴골 외측상과 근방에서 장경인대 및 그 심층의 점액낭에 염증이 발생할 수 있다.

➡ 장경인대
iliotibial tract

그러나 최근, 장경인대와 대퇴골 외측상과 사이에는 점액낭이 없고, 대신 지방조직이 존재하며 그 곳에는 신경종말이나 혈관이 다수 존재한다고 보고되었다.[21] 이 부위는 슬관절 굴곡 상태에서 대퇴사두근을 수축시킬 때 가장 공간이 협소해진다. 이로 인해 지방체에 압박 부하가 가해져 염증(지방체염)이 발생한다고 한다.[21] 따라서 이 부위의 통증은 마찰 부하에 의한 점액낭염이 아닌, 지방체에 대한 **압박 부하**로 인한 **지방체염**이 주 증상일 가능성이 있다.

● 장경인대의 촉진

장경인대의 촉진은 고관절 내전에 의한 긴장의 항진을 자극하면 촉지가 쉽다(그림

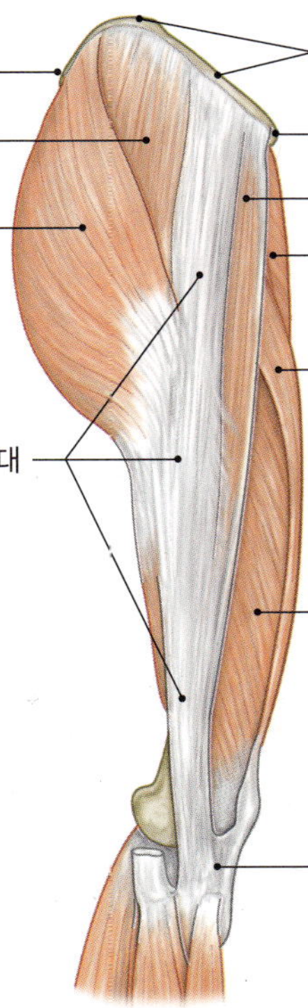

그림 2-31 장경인대

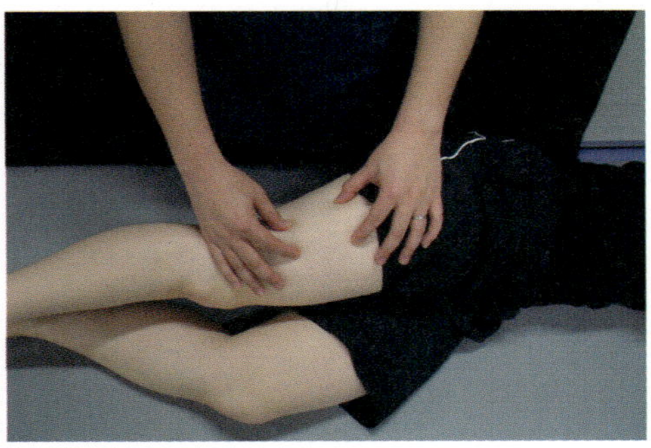

그림 2-32 장경인대의 촉진

2-32). 자세는 옆으로 누운 자세로 하고 대퇴 외측 상방에 손가락을 대면, 고관절 내전에 따라 서서히 긴장이 높아지는 장경인대를 촉지할 수 있다.

● 장경인대의 정형외과 검사

장경인대의 과긴장을 평가하는 검사에는 Ober test가 있다(➡ p.265). 이 검사가 양성일 경우, 슬관절 외측부에 가해지는 압박 부하가 증가하여 통증이 통증이 유발된다고 생각할 수 있다. 또한, 통증의 출현 부위에 대하여 압통의 유무 등의 평가를 포함하여 판단한다.

● 촉진과 검사 결과를 통해 유추할 수 있는 것은?

Ober test로 장경인대의 과긴장을 평가할 수 있다. 다음으로 장경인대가 과긴장하는 요인에 대해 살펴본다.

장경인대는 대퇴근막의 최대 비후부이며, 외측광근을 덮고 있다. 근위 부착부에는 중둔근과 대퇴근막장근, 대둔근 등의 근육이 합류된다. 이 근육들이 단축되면 장경인대는 긴장하게 된다. 또한, 장경인대는 슬관절 내반을 억제하는 기능이 있으므로 슬관절의 내반 불안정성으로 인해 장경인대의 긴장은 더욱 항진될 수 있다.

장경인대에 압박 부하가 발생하는 원인으로 다음의 3가지 운동학적 요인을 생각할 수 있다.

① 장경인대의 과긴장 ➡ step 3 p.265, 338

고관절 외전 작용을 하는 **대둔근·대퇴근막장근·중둔근**은 장경인대의 근위 부착부이다. 따라서 이러한 근육의 단축은 장경인대의 긴장을 증가시킨다. 장경인대의 과긴장은 대퇴골 외측상과 근방의 지방체에 대한 압박 부하를 증가시켜 통증을 유발한다.

또한, 장경인대의 과긴장은 하퇴의 과도한 외회전을 유발할 수 있으므로 하퇴의 회전 이상도 계측할 필요가 있다.

② 슬관절의 내반 불안정성 ➡ step 3 p.337

장경인대는 슬관절 내반 억제 기능을 한다. 따라서 슬관절의 내반 불안정성으로 인해 장경인대의 긴장이 항진되어 슬관절 외측에 압박 부하가 증가한다.

③ 외측광근의 과긴장 ➡ step 3 p.338

장경인대는 대퇴근막의 가장 외측부이다. 외측광근은 대퇴 외측부를 넓게 감싸는 큰 근육으로 대퇴근막으로 덮여 있다. 따라서 외측광근이 단축되면 대퇴근막과 장경인대에 대한 긴장이 고조된다. 또한, 장경인대염의 요인으로 알려진 지방체의 외측에는 장경인대, 내측에는 대퇴골 외측상과, 근위부에는 외측광근으로 구성된 공간이 존재한다. 외측광근이 단축되면 이 공간이 좁아지고 지방체에 압박 부하가 증가하여 통증이 발생한다.

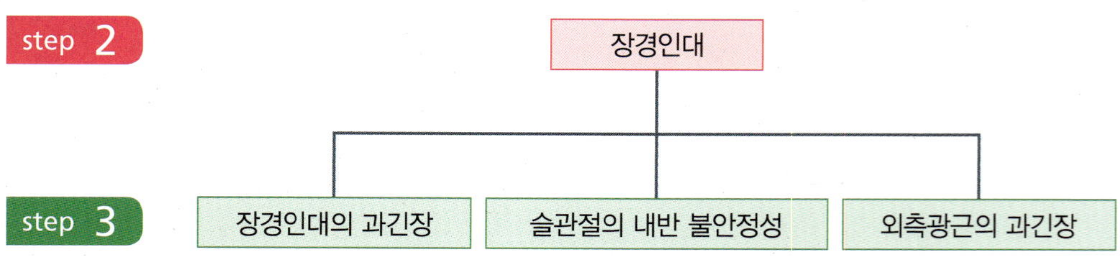

FLOW CHART 무릎 외측에 압박 부하가 가해지는 경우

3 무릎 전면(anterior) 통증

여기에서는 단계(step) 별로 정리해 살명하였다. 특히 step 3은 슬관절 전체에서 중복되므로 '4 슬관절의 운동학적 평가'에서 정리해 설명하였다.

step 1 통증 유발 동작 : 역학적 부하

슬관절 전면의 통증을 역학적 부하에서 생각하면 **신장 부하**와 **압박 부하**의 두 가지로 크게 나눌 수 있다.

1) 신장 부하

슬관절은 신전 자세에서 동작하는 경우는 적고, 굴곡 자세를 유지해야 하는 과제가 요구되는 경우가 많다. 슬관절 굴곡 자세에서의 동작은 지면 반발력(ground reaction force)이 슬관절의 후방을 통과하기 때문에 슬관절에는 내부 신전 모멘트가 작용한다. 이 때의 자세가 후방 중심이 되면 슬관절에 대한 지면 반발력이 더욱 후방을 통과하게 되어 보다 큰 신전 모멘트가 필요하다. 이 신전 모멘트가 과도해지면 대퇴사두근의 과잉 수축으로 슬관절 전면의 조직에는 **신장 부하**가 발생하게 된다.

스쿼트나 쪼그려 앉는 동작에서 통증이 발생하는 경우는 경골조면, 슬개인대·슬개지대, 슬개하지방체에서 유래하는 기능장애를 의심한다.

2) 압박 부하

슬관절 전면에 발생하는 **압박 부하**는 신장 부하와 마찬가지로 체중 부하 상태에서 발생하기 쉽다. 압박 부하는 시상면에서 발생하는 압박 부하와 관상면에서 발생하는 압박 부하로 나누어 생각할 필요가 있다.

시상면에서는 대퇴사두근의 수축 방향과 슬개인대의 합성 벡터가 대퇴골에 대해 슬개골을 압박하는 방향으로 작용한다. 후방이 중심이 되면 슬관절 신전 모멘트가 증가하고 대퇴사두근의 장력도 증가한다. 그 결과 합성 백터도 증가하여 슬개대퇴관절에 대해 강한 압박 부하가 발생한다.

관상면에서 슬관절은 생리적 외반을 가지고 있기 때문에 대퇴사두근의 수축으로 슬개골이 외측으로 당겨지기 쉽다. 따라서 동작 시 슬관절의 외반이 심해지면 슬개골을 외측으로 끌어 당기는 힘이 강해지고, 그 결과 슬개골의 외측 관절면에 엄청난 압박 부하가 발생한다.

쪼그리고 앉거나 계단을 내려가는 동작에서 통증이 발생하는 경우는 슬개대퇴관절에서 유래하는 기능장애를 의심한다.

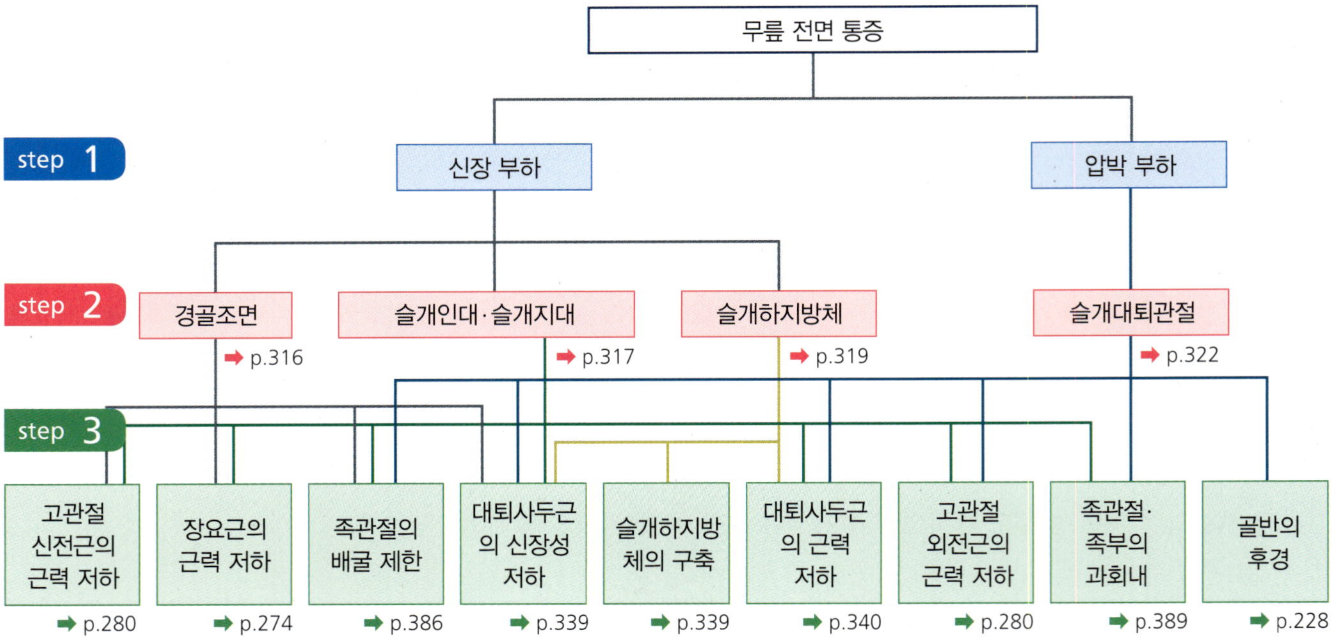

FLOW CHART 무릎 전면의 통증에 대한 평가 전략

step 2 통증의 위치 : 해부학적 평가

1) 경골조면

→ **경골조면**
tibial tuberosity

> **경골조면(대퇴사두근의 정지부)**
> 경골의 상단에 있는 골 융기를 경골조면이라고 한다.

참고!
골화핵과 골단핵
뼈의 발달 과정에서 나타난다. 모두 2차성 골화 중심으로 경골조면에 있는 것을 골화핵, 경골의 골단에 있는 것을 골단핵이라고 한다.

참고!
급성장기 (peak height age, PHA)
신장이 최대로 많이 자라는 연령기. 초등학교 고학년부터 중학생 시기에 해당하며, 개인차가 크다.

● 통증 발생의 해부학적 요인

경골조면은 성장기에 **골화핵(ossification center)**으로 나타난다. 그리고 성장에 따라 경골 근위부의 **골단핵**과 유합하여 골화된다. Ehrenborg 등은 경골조면의 발달을 골화핵이 나타나기 전의 **cartilaginous stage**(0~11세), 설부에 골화핵이 나타나는 시기의 **apophyseal stage**(11~14세), 경골조면의 골화핵과 경골 골단부가 아직 완전히 유합되지 않은 **epiphyseal stage**(14~18세), 완전히 골화된 **bony stage**(18세 이상)로 분류하였다.[22] 그 중에서도 골단핵이 유합할 때까지의 **apophyseal stage**는 연골 결합밖에 하지 않으므로 대퇴사두근 수축에 따라 장력으로 인한 역학적 부하를 받기 쉬운 시기이다.[23]

또한, apophyseal stage는 신장이 현저하게 증가하는 **급성장기(peak height age, PHA)** 시기에 해당하므로 역학적 부하뿐만 아니라 신장의 급격한 증가도 경골조면에 부하를 주는 요인이 된다.[24] apophyseal stage 이후에는 경골조면에서의 경골 근위부와 유합하여 골화하기 때문에 경골조면에서의 장애는 발생하지 않는다. 즉, 성장기의 경골조면은 역학적으로 취약하여 반복되는 역학적 부하에 의해 장애가 발생하기 쉬운 상태이다.

● 경골조면의 촉진(그림 2-33)

경골조면은 경골 근위부 중앙에 위치하는 돌출된 부위로 경골 전연에서 근위로 손가락을 이동시키면 쉽게 촉지할 수 있다.

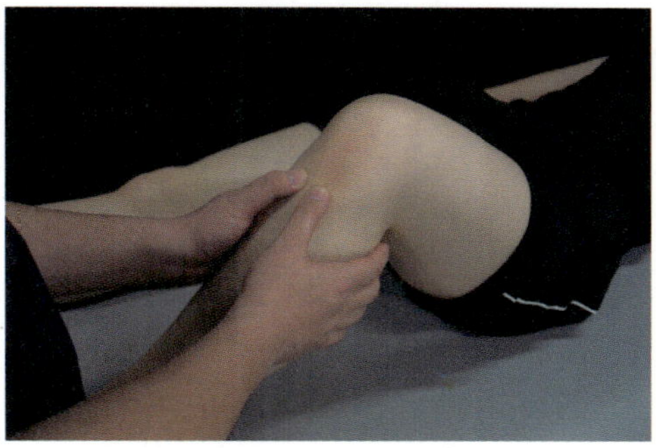

그림 2-33 경골조면의 촉진

> **참고!**
> 오스굿-슐라터병 (Osgood-Schlatter disease)
> 경골조면의 압통과 운동 시 통증을 주증상으로 하는 성장기의 경골 근위단에 발생하는 골단염이다. 주로 10~14세 발육기의 남자 운동선수에게 많이 발병한다.

● 경골조면의 통증유발검사

경골조면에 통증을 유발하는 특별한 검사는 없으나, 오스굿-슐라터병에서는 현저하게 돌출된 경골조면이 만져지고, 동시에 심한 압통과 염증 소견이 인정되는 경우, 장애 여부를 판단하는데 유용하다.

2) 슬개인대·슬개지대

> **슬개인대(대퇴사두근의 정지부)**
> 대퇴사두근이 슬개골을 통해 연장된 섬유다발을 **슬개인대**라고 한다.
> **슬개지대(patellar retinaculum)**
> 내측광근 섬유가 슬개골을 거치지 않고 경골에 부착하는 섬유를 **내측슬개지대**, 외측광근 섬유가 슬개골을 거치지 않고 경골에 부착하는 섬유를 **외측슬개지대**이라고 한다.

➡ **슬개인대** patellar ligament

➡ **내측슬개지대** medial patellar retinaculum

➡ **외측슬개지대** lateral patellar retinaculum

● 통증 발생의 해부학적 요인

슬개인대는 대퇴사두근의 힘줄이 슬개골에 부착된 후 다시 원위부로 섬유를 신장시켜 경골조면에 부착한다. Higashiyama 등은 슬개인대의 골 부착부에서의 골량 구조와 조직학적 소견을 검토한 결과, 슬개골 근위부에는 내측·중간·외측에서 힘의 작용 방향과 기계적 부하가 가해지는 방법이 다르며, 외측과 비교하여 내측·중간 쪽에 보다 큰 힘이 가해진다고 보고하였다.[25] 또한, 동작 시 슬관절의 외반이 증가하면 슬개인대의 내측이 신장된다. 이러한 사실들은 슬개인대 중에서도 내측부에 신장 부하가 발생하기 쉽도록 만든다. 염증이 발생한 슬개인대에서는 뮤코이드 변성(mucoid degeneration)이나 유섬유소 변성(fibrinoid degeneration), 신생 혈관을 동반한 콜라겐섬유의 배열 이상 등이 발생한다고 알려져 있으며,[26] 일단 염증이 유발되면, 이후에도 염증이나 통증이 쉽게 발생할 수 있는 상태가 된다.

슬개지대는 외측광근의 원위부로 신장된 섬유가 장경인대와 합류되어 이루어진 **외측슬개지대**[27]와 내측광근의 원위부에 신장된 섬유로 이루어진 **내측슬개지대**가 있다. 이러한 조직은 관절경 수술 시 침습 부위가 되므로 수술 후 구축이 흔히 발생하는 부위이다. 슬개지대의 신장성이 저하되면 슬개골의 운동을 저해하고, 슬개골 주위의 연부조직 통증을 유발한다.

● 슬개인대·슬개지대의 촉진

① 슬개인대(그림 2-34)

슬관절 굴곡 자세를 하면 슬개골 하부에서 경골조면까지의 사이에서 긴장된 슬개인대를 촉진할 수 있다.

② 슬개지대(그림 2-35)

슬개지대는 슬개인대 양쪽에 손가락을 대고 대퇴사두근을 수축시키면, 대퇴사두근의 장력을 받아 팽창되기 때문에 그 긴장을 손가락 아래에서 느낄 수 있다.

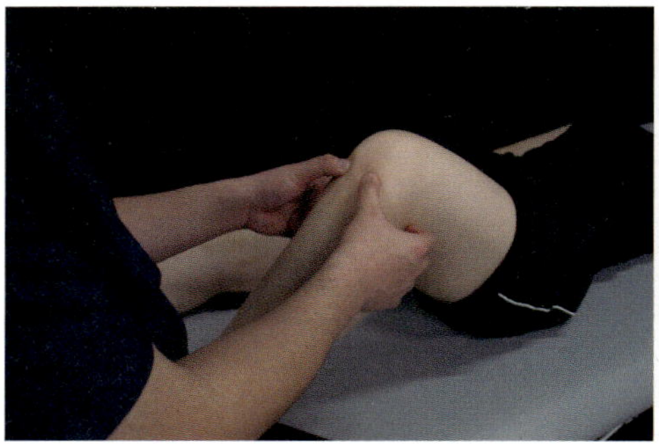

그림 2-34 **슬개인대의 촉진**

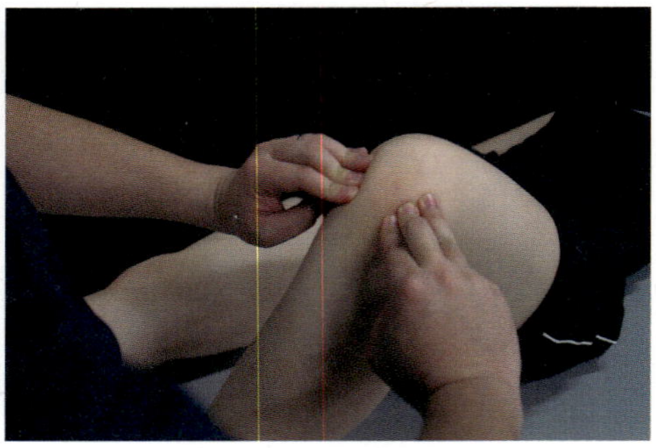

그림 2-35 **슬개지대의 촉진**

● 슬개인대·슬개지대의 통증유발검사

슬개인대나 슬개지대의 통증을 단독으로 감별하는 검사법은 없다. 그러나 슬개인대염의 경우, 호발하기 쉬운 부위는 있다. 따라서 압통 소견을 확인할 때, 슬개골을 상방에서 하방으로 누르며 슬개골 하극(inferior pole)과 슬개인대의 근위 내측 압통 소견을 확인함으로써 슬개인대염의 소견을 확인할 수 있다.

Squatting test(그림 2-36)[28]

- 검사 자세 : 선 자세.
- 접촉 부위 : 검사하는 쪽 하퇴 근위부.
- 유도 동작 : 검사하는 쪽 하퇴를 앞으로 기울인다.
- 결과 : 통증 유무나 불안감을 평가한다.
- 기능적 의의 : 선 자세에서 발끝 방향에 대한 무릎의 방향을 3방향으로 나누어 각각 굴곡시킨다.

발끝 방향과 슬관절의 방향이 같은 것을 **neutral test**라고 한다(그림 2-36a, b).
발끝에 대하여 슬관절이 외측으로 향하는 **knee out-toe in test**에서는 슬관절 외측 조직에 신장 부하를 줄 수 있다(그림 2-36c).
발끝에 대하여 슬관절이 내측으로 향하는 **knee in-toe out test**에서는 슬관절 내측 조직에 신장 부하를 줄 수 있다(그림 2-36d).

- 주의점 : 회전의 영향을 확인하기 위해 발바닥 부위 전체를 지면에서 떨어지지 않게 한다.

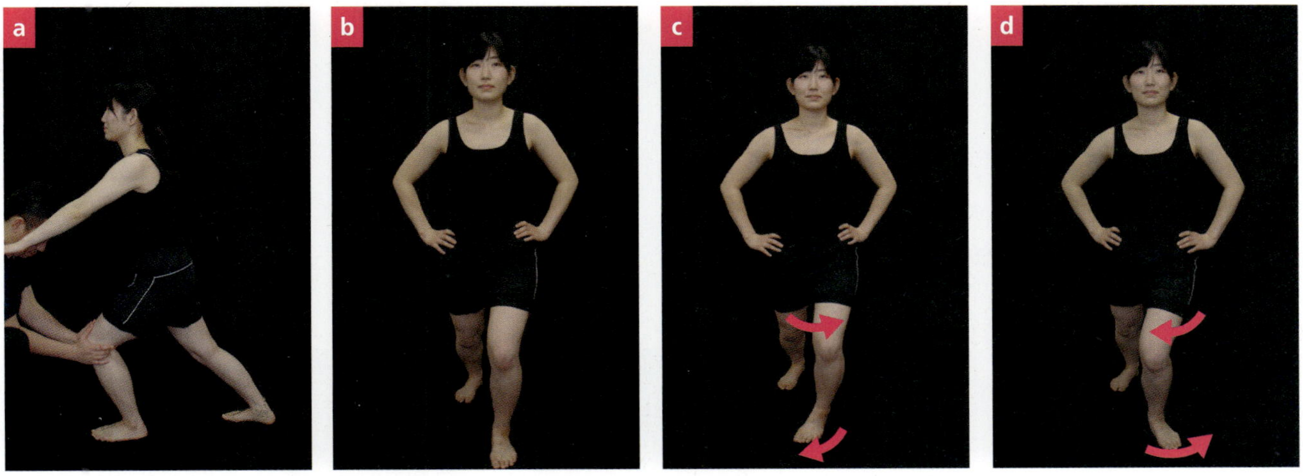

그림 2-36 Squatting test
a·b : neutral test, c : knee out-toe in test, d : knee in-toe out test

3) 슬개하지방체(그림 2-37)

슬개하지방체(IFP)
전방은 슬개인대, 후방은 대퇴골과부, 상방은 슬개골 하극, 하방은 경골 전면·횡인대·심슬개하 점액낭에 둘러싸인 공간을 채우는 지방체이다.

➡ **슬개하지방체(IFP)**
infrapatellar fat pad

● 통증 발생의 해부학적 요인

슬개하지방체(IFP)는 슬개인대의 후방에 존재하는 지방조직으로 대퇴신경, 폐쇄신경, 좌골신경 등 풍부한 신경지배를 받는다. 또한, 자유신경종말과 같은 통증수용체도 다수 존재하기 때문에 통증의 원인 조직이 된다.[29] Bohnsack 등은 슬개하지방체에 염증이 발생하면, substance P의 증가에 따른 신경원성 염증이 통증에 관여한다고 보고하였다.[30] 즉, 신장 부하로 인해 슬개하지방체에 염증이 발생하면, 무릎 전면에 통증을 일으킬 수 있다.

또한, 슬개하지방체는 슬관절 운동에 따라 형태가 달라진다.[31] 그리고 슬관절 굴곡 각도가 증가함에 따라 슬개하지방체의 내압도 상승한다. Ono 등은 초음파 영상진단장치를 이용하여 무릎 전면 통증을 호소하는 증례와 정상인에서 슬개하지방체의 조직 탄성을 측정하였다. 그 결과 안정 시에는 유의한 차이가 없었지만, 슬관절 굴곡 각도가 증가함에 따라

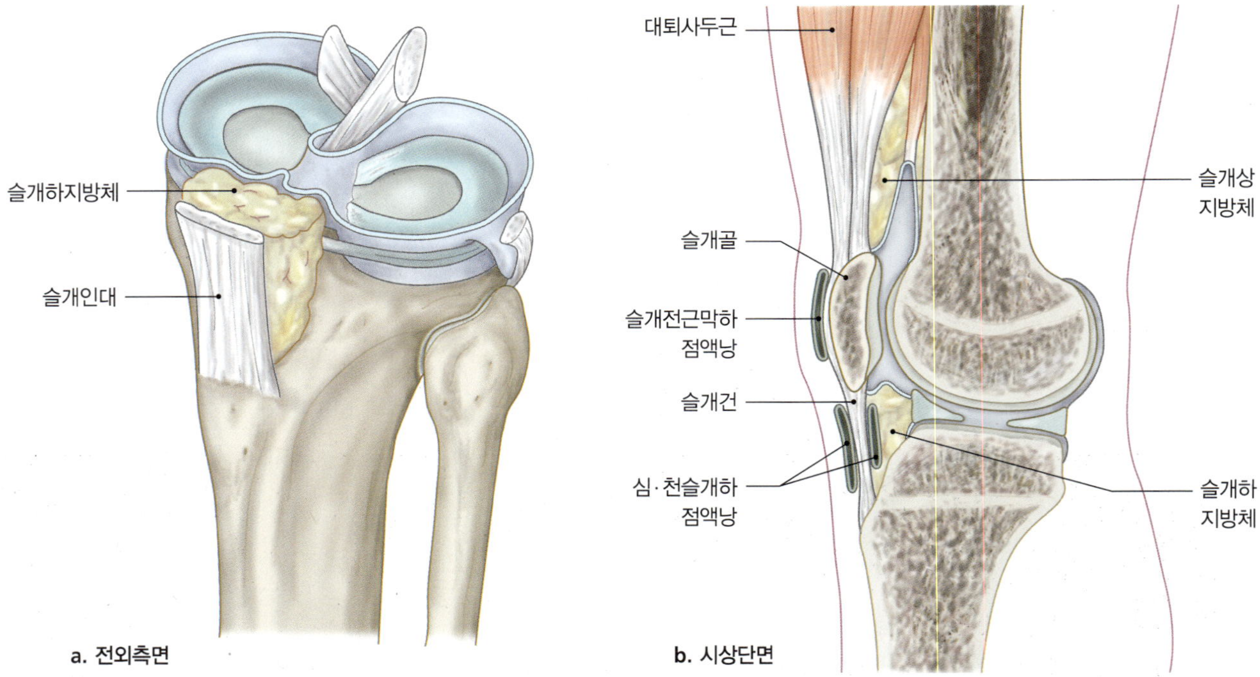

그림 2-37 슬개하지방체의 해부

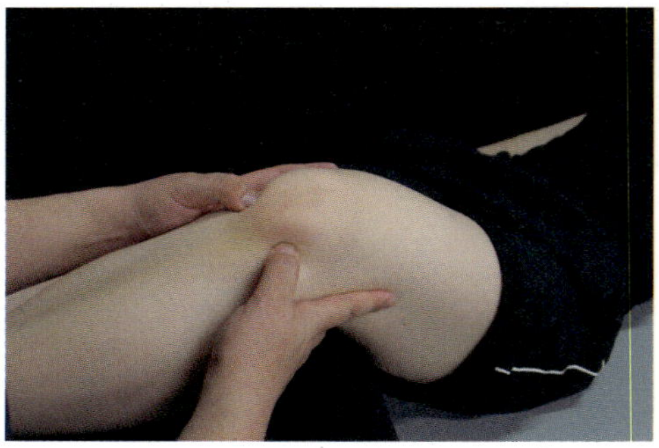

그림 2-38 슬개하지방체의 촉진

무릎 전면 통증을 호소하는 증례에서는 유의하게 높은 수치를 보였다고 보고하였다.[31] 즉, 반복되는 기계적 부하가 슬개하지방체에 가해져 염증·섬유화가 발생하면, 관절 운동에 따른 슬개하지방체의 형태 변화가 원활하지 않게 되어 내압이 상승하고 통증을 유발할 수 있다.

● 슬개하지방체의 촉진(그림 2-38)

슬관절 굴곡 자세에서는 슬개인대·슬개지대의 긴장에 의해 촉진이 곤란해지므로 촉진은 슬관절 신전 자세에서 시행하고 내측과 외측 각각을 촉진한다.

● 슬개하지방체의 통증유발검사

Hoffa test(그림 2-39)[32]

- 검사 자세 : 바로 누운 자세.
- 접촉 부위 : 하퇴 원위부.

- **유도 동작** : 슬관절 신전.
- **검사 방법** : 하퇴의 원위부를 한 손으로 잡고 슬관절을 30°~60° 굴곡시킨다. 다른 한 손은 슬개인대를 피해 지방체를 압박한다. 슬관절을 신전해 나가면 통증이 유발된다.
- **결과** : 통증이 발생하면 양성.
- **기능적 의의** : 슬개하지방체가 섬유화 등으로 인해 형태 변화가 어려운 상태가 되어 있으면, 슬관절 신전에 의해 압박되어 통증이 발생한다.

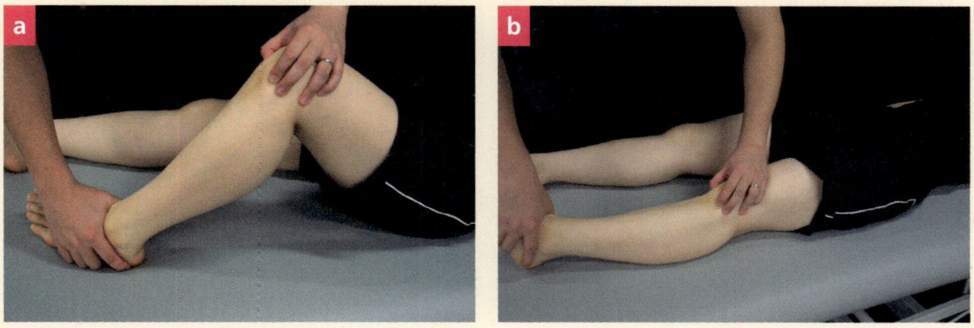

그림 2-39 Hoffa test
a : 시작 자세, b : 종료 자세

● 촉진과 검사 결과를 통해 유추할 수 있는 것은?

이상과 같은 검사를 통해 신장 부하로 슬관절 전면에 통증이 발생하는 부위를 평가할 수 있다. 그 다음에 이 부위에 기능장애가 일어난 원인을 추측한다. 신장 부하의 원인 중 대부분은 동작 중 과도한 슬관절 신전 모멘트이다. 그 요인은 동작 시의 **무게 중심이 후방**에 있으며 ① 고관절 신전근의 근력 저하, ② 장요근의 근력 저하에 유래하는 고관절의 영향, ③ 족관절의 배굴 제한이 영향을 준다. 또한, 국소적인 영향으로 ④ 대퇴사두근의 신장성 저하, ⑤ 대퇴사두근의 근력 저하, ⑥ 슬개하지방체의 구축이 관여하는 경우가 많다.

① 고관절 신전근의 근력 저하 ➡ step 3 p.280

대둔근은 스쿼트 동작 시 고관절 신전 모멘트를 발생시키기 위해 동작 중 고관절 굴곡 모멘트에 저항하여 골반을 전경 상태로 유지한다. 대둔근의 근력이 저하되면 골반 후경을 초래한다. 골반의 후경은 무게 중심이 후방으로 이동되기 쉽기 때문에 슬관절 신전 모멘트가 증가하고 무릎 전면에 신장 부하가 발생한다.

② 장요근의 근력 저하 ➡ step 3 p.274

장요근은 요추·골반에서 기시하여 대퇴골에 부착되므로 요추의 전만과 골반의 전경 상태 유지에 중요하다. 장요근의 근력 저하로 스쿼트 동작 시 요추 및 골반의 전경 상태를 유지할 수 없게 되면 요추의 후만과 골반의 후경이 발생하여 후방 중심이 된다.

③ 족관절의 배굴 제한 ➡ step 3 p.386

족관절의 배굴 가동 범위가 제한되면, 체중 부하 시 하퇴의 전경이 제한된다. 따라서 하중 시 무게 중심의 전방 이동이 곤란해져 후방 중심이 된다.

④ 대퇴사두근의 신장성 저하 ➡ step 3 p.339

대퇴사두근의 신장성 저하는 경골조면과 슬개인대·슬개지대, 슬개하지방체에 대한 신장 부하를 직접적으로 증가시키기 때문에 통증을 유발한다.

⑤ 대퇴사두근의 근력 저하 ➡ step 3 p.340

대퇴사두근의 근력이 부족한 상태에서 동작 시 대퇴사두근의 신장성이 저하된다. 또한, 무릎 신전 모멘트는 대퇴사두근에 의한 장력뿐만 아니라 인대, 지대, 근막 등의 비수축 조직이 발생하는 장력의 총합이기도 하다. 근력이 부족한 상태에서의 동작은 이 비수축 조직들에 대한 부하를 증가시키기도 하므로 통증의 원인이 된다.

⑥ 슬개하지방체의 구축 ➡ step 3 p.319

슬개하지방체는 슬개골이나 반월판에 부착되어 있기 때문에 슬개하지방체의 구축이 발생하면 대퇴사두근 수축에 따른 슬개골 상방으로의 움직임이나 반월판 전방으로의 움직임을 저해한다. 이 결과 대퇴사두근에 보다 더 높은 활동이 요구되며, 무릎 전면에서 신장 부하가 발생하기 쉽다.

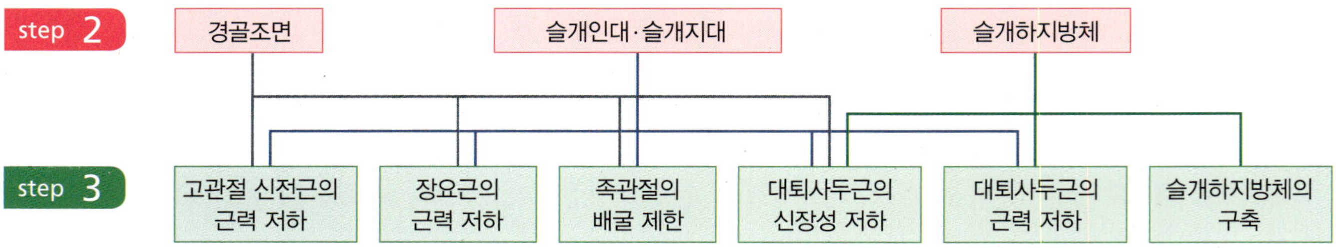

FLOW CHART 무릎 전면에 신장 부하가 가해지는 경우

4) 슬개대퇴관절

➡ **슬개대퇴관절** patellofemoral joint

➡ **슬개골** patella

슬개대퇴관절

슬개골과 대퇴골과부로 형성된 관절이다.

- **슬개골** : 역삼각형 모양을 가진 인체 최대의 종자골이며, 대퇴골과부에 대해 볼록한 돌출 모양을 하고 있다.
- **대퇴골과부** : 대퇴골과부(femoral condyle)는 내측과와 외측과로 각각 크기가 다르며, 형태는 외측과가 크지만 관절면은 내측과가 더 넓다.

● 통증 발생의 해부학적 요인

슬개대퇴관절은 슬개골과 대퇴골과부로 구성된 관절이다. 슬개골은 대퇴골 위에 놓인 상태로 매우 불안정하므로 슬개골 안정화를 위해 대퇴사두근의 기능이 중요하다. 그중에서도 내측광근과 외측광근이 균형을 이루며 서로 견인함으로써 정상적인 운동이 발생한다. 그러나 내측광근의 기능장애나 외측광근의 과긴장으로 인해 슬개골이 외측 상방으로 견인되면, 슬개골 외측면에 대한 압박 부하가 증가하고 통증이 발생한다.[33)]

또한, 슬개대퇴관절 통증에는 슬개골 부정렬뿐만 아니라 **대퇴경골관절**의 부정렬도 영향을 미친다. Lee 등은 Q-angle이 증가하면 대퇴사두근의 수축 벡터가 슬개골을 보다 외측으로 당기는 견인력이 강해지므로, 슬개골 외측 관절면에 압박력이 증가한다고 보고하였다.[34)]

➡ **대퇴경골관절**
femorotibial joint

따라서 슬개골 부정렬뿐만 아니라 대퇴경골관절의 부정렬이 존재하면, 슬개골의 대퇴골에 대한에 압박 부하가 증가하여 통증이 발생하게 된다.

● 슬개대퇴관절의 촉진(그림 2-40)

환자를 바로 누운 자세에서 슬관절 완전 신전 자세로 한다. 슬개골을 내측으로 움직이면 슬개골 내측이 들뜨고 슬개골 내측 관절면을 촉진할 수 있다. 슬개골을 외측으로 움직이면 슬개골 외측이 들뜨고 슬개골 외측 관절면을 촉진할 수 있다.

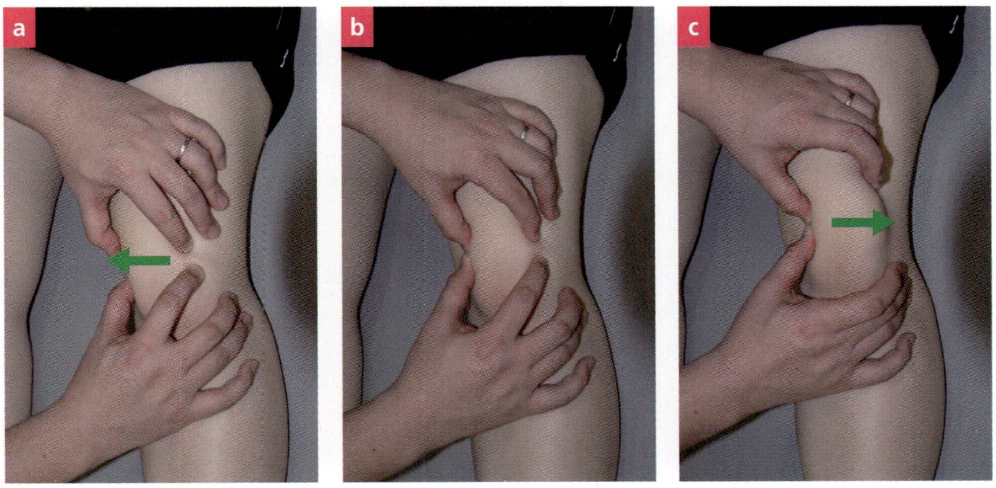

그림 2-40 **슬개대퇴관절의 촉진**
a : 슬개골을 양손 엄지와 검지로 확인한다. b : 슬개골 외측 관절면의 촉진.
c : 슬개골 내측 관절면의 촉진.

● 슬개대퇴관절의 통증유발검사

Patella compression test(그림 2-41)

- 검사 자세 : 바로 누운 자세.
- 접촉 부위 : 슬개골을 잡는다.
- 유도 동작 : 슬개골을 압박하여 내측 또는 외측으로 유도한다.
- 결과 : 유도한 방향으로 통증이 발생하면 양성으로 한다.
- 기능적 의의 : 압박을 가해 내측 또는 외측으로 움직이기 때문에 보다 더 강한 압박 부하를 줄 수 있으며, 슬개대퇴관절의 내측과 외측 중 어느 쪽에 통증이 있는

지 판단할 수 있다.

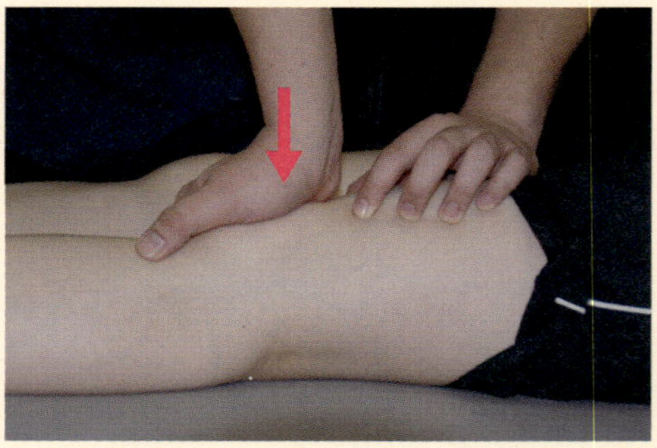

그림 2-41 Patella compression test

● 촉진과 검사 결과를 통해 유추할 수 있는 것은?

이상의 검사로 압박 부하로 인해 슬관절 전면에 통증이 발생하는 부위를 평가할 수 있다. 다음으로 왜 이 부위에 기능장애가 발생했는지를 추측할 수 있다. 슬개대퇴관절에 대한 압박 부하를 생각할 경우, 시상면의 문제와 관상면의 문제를 분리해서 생각한다.

시상면의 문제에는 ① 대퇴사두근의 신장성 저하, ② 대퇴사두근의 근력 저하에 의해 슬개골의 비정상적인 움직임이 유발되어 통증을 일으킨다고 생각된다. 또한, ③ 족관절의 배굴 제한, ④ 골반의 후경에 의한 후방의 무게 중심도 슬개대퇴관절에 대한 압박 부하를 증가시킨다.

관상면의 문제에서는 ⑤ 고관절 외전근의 근력 저하, ⑥ 족관절·족부의 과회내에 의해 슬관절이 외반하여 슬개골의 외측 방향에 대한 압박 부하가 증가하고 통증을 유발한다고 생각된다.

① 대퇴사두근의 신장성 저하 ➡ step 3 p.339

대퇴사두근의 신장성이 저하되면 슬관절 굴곡 시 슬개골 하방으로의 움직임을 제한한다. 그 때문에 슬개골 관절면과 대퇴골 관절면의 접촉면이 변화하여 압력의 집중을 초래함으로써 통증이 유발된다고 생각된다.

② 대퇴사두근의 근력 저하 ➡ step 3 p.340

특히 내측광근의 근력 저하로 내측광근과 외측광근의 수축 균형이 무너지면 근육 수축 시 슬개골 관절면과 대퇴골 관절면의 접촉면이 변화하여 압력의 집중을 초래한다. 특히 **슬개대퇴관절증**에서는 외측광근에 비해 내측광근의 활동 지연이 발생하여 슬개골의 운동에 영향을 주는 것으로 알려져 있으며,[35] 외측광근이 수축하면 슬개골이 외측 상방으로 변위되기 쉽기 때문에 통증을 유발한다고 생각된다.

③ 족관절의 배굴 제한 ➡ step 3 p.386

족관절의 배굴 제한이 존재하면 디딤 동작이나 착지 동작에서 하퇴 전경이 부족해지므로 후방 중심이 된다. 따라서 슬개대퇴관절에 압박 부하가 증가한다. 또한, 족관절 배굴을 보상하기 위해 거골하관절(subtalar joint)의 회내나 외전 운동이 발생하면, 관상면에서의 압박 부하도 증가한다.

④ 골반의 후경 ➡ step 3 p.228

골반의 후경은 후방으로 무게 중심이 이동되기 때문에 슬개대퇴관절의 압박 부하가 증가한다. 골반의 후경을 초래하는 고관절 기능은 다양하지만 특히 고관절의 동적 안정성 저하에 따른 굴곡 가동 범위 제한과 장요근의 근력 저하가 많다.

⑤ 고관절 외전근의 근력 저하 ➡ step 3 p.280

고관절의 외전 근력이 저하되면 체중 부하 시 대퇴골이 골반에 대해 내전·내회전되어 슬관절이 외반된다. 슬개대퇴관절증에서는 중둔근의 근력 저하 및 활동 지연에 의해 관상면에서의 골반과 대퇴골의 제어가 불충분한 상태임이 지적되고 있어,[36] 중둔근의 근력 저하가 무릎 전면의 통증에 영향을 미칠 수 있다.

⑥ 족관절·족부의 과회내 ➡ step 3 p.389

족관절·족부가 과회내하면 족관절에 대해 하퇴가 내회전·내방 경사를 일으켜 슬관절이 외반하게 된다. Barton 등은 정상인과 슬개대퇴관절증 환자의 족부 정렬을 측정한 결과, 슬개대퇴관절증 환자에서는 정상군에 비해 족부가 회내 상태임을[37] 보고하였으며, 족부의 부정렬이 슬관절에 영향을 미칠 가능성이 있다.

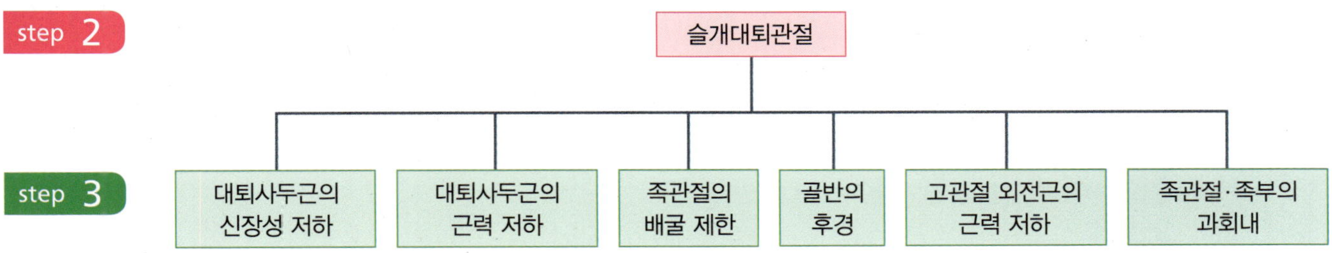

FLOW CHART 무릎 전면에 압박 부하가 가해진 경우

Case Note ⑦

- **증 례** 30대, 여성
- **진 단** 좌측 슬개대퇴관절증
- **현병력** 학창시절 배구 선수로 활동했으며, 현재도 주 1~2회, 지역 팀에서 연습 중이다. 대회 1개월 전부터 연습 횟수가 늘면서, 서서히 무릎에 통증이 발생했다. 연습을 중단하고 파스를 붙이면 다음날 통증이 완화되어 연습을 지속할 수 있었다. 그러나 2주 전부터 도약이나 착지 시 심한 통증이 발생하였고, 지금은 계단을 내려갈 때도 통증을 호소하게 되었다.

step 1 통증 유발 동작 : 역학적 부하

- **통증의 재현성** 스쿼트 동작을 할 때 통증이 재현되었다. 또한, 계단을 내려갈 때 오른쪽 다리를 내딛는 동작에서 왼쪽 무릎에 통증이 재현되었다.

→ **슬관절 전면에 압박 부하가 통증을 유발한다!**

step 2 통증의 위치 : 해부학적 평가

- **시진·촉진** 열감(-) 발적(-) 종창(-) 내측광근 위축(+)
- **압통 소견** 슬개골 외측 관절면(+) 슬개골 내측 관절면(+) 슬개하지방체(-) 슬개인대(-) 슬개지대(-)
- **부하 검사** patella compression test : 외측에 압박(+)

→ **슬개대퇴관절 유래의 통증 가능성 있음!**

step 3 통증의 원인 : 운동학적 평가

- **압통 소견** 외측광근(+)
- **Ely test** 환측(+ : 3횡지) 건측(-)
- **squatting test** neutral test(+) knee in-toe out test(++) knee out-toe in test(-)
- **관절 가동 범위**
- **MMT**

		좌(환측)	우
슬관절	신전	0°	0°
	굴곡	150°	158°
슬관절	신전	4p	5
	굴곡	4	5
고관절	외전	4	5

p : 대전자 후방

→ **고관절 외전 근력이 저하되면, 동작 시 슬관절이 외반 상태가 되어 슬개골 외측에 압박 부하가 증가한다. 또한, 외측광근이 과긴장되어 내측광근과 균형이 깨지면, 외측으로 압박 부하가 증가한다.**

〈실전! 운동치료〉

1. 외측광근의 이완

① 외측광근을 잡는다.

② 슬관절 굴곡 운동에 따라 외측광근을 후내측으로 유도한다.

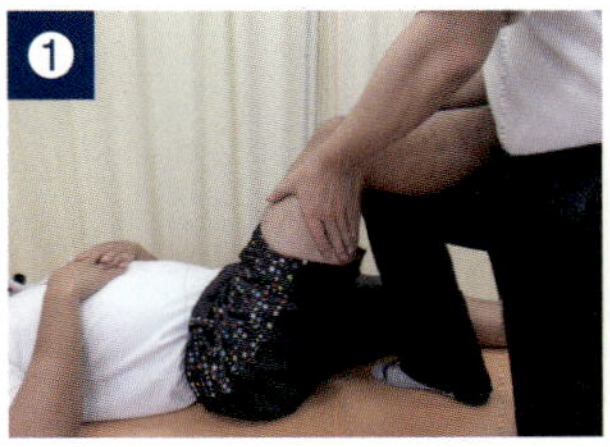

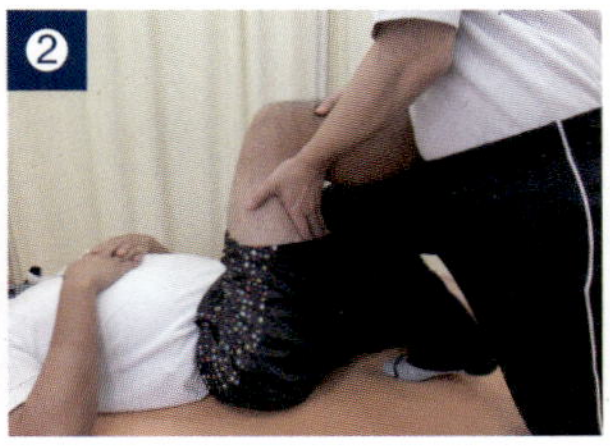

2. Knee extension

① 하퇴 원위부에 쎄라밴드를 건다.

② 몸통 신전에 의한 보상을 주의하면서 슬관절을 신전시킨다.

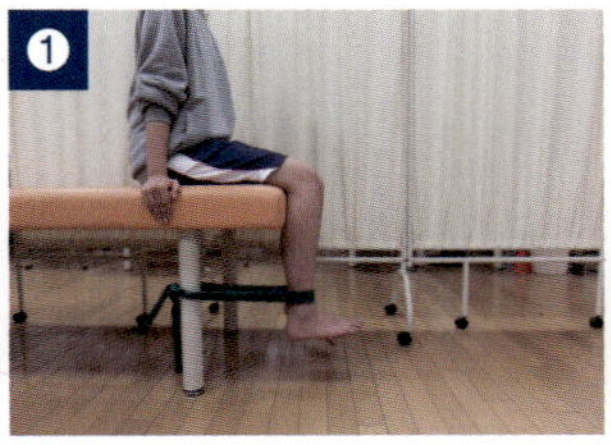

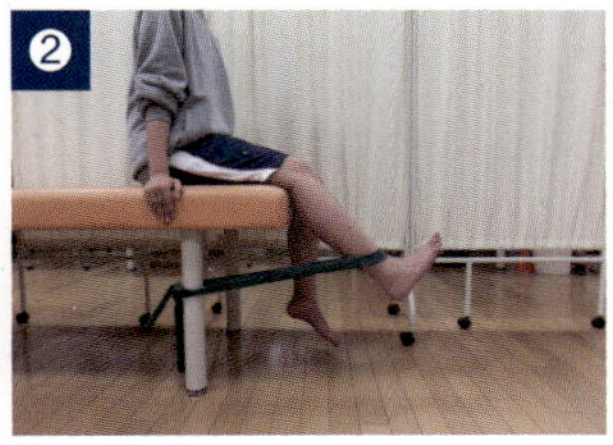

3. Squat

① 다리를 어깨 너비로 벌리고, 슬관절 외반 방향으로 부하가 가해지도록 대퇴부에 쎄라밴드를 감는다.

② 고관절 외전·외회전 방향으로 힘을 주며, 무릎과 발끝을 같은 방향을 향하게 스쿼트를 실시한다. 쎄라밴드의 장력으로 무릎이 외반되지 않도록 주의한다.

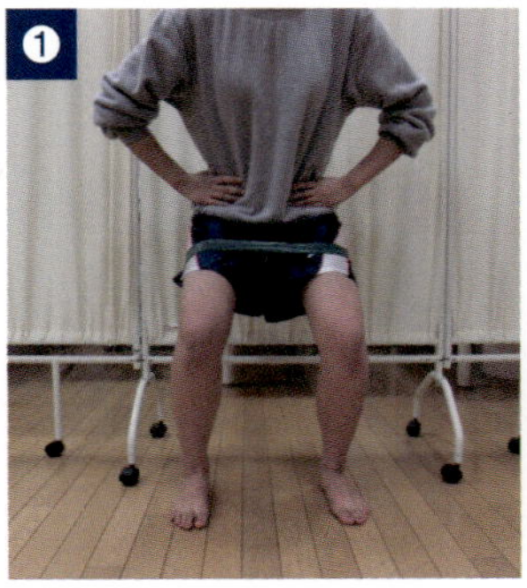

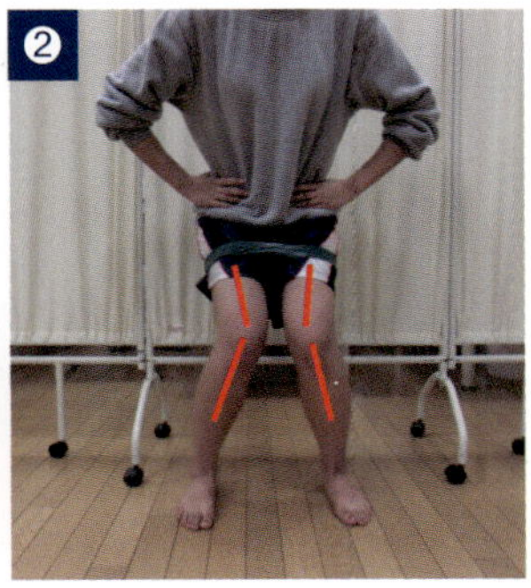

〈일맥상통! 검사와 치료〉 외측광근의 유연성

외측광근은 슬관절 질환에서 과긴장을 보이는 경우가 많고, 이 근육의 유연성 저하는 슬개골 운동을 저해하고 무릎 전면 통증의 원인이 되므로 치료가 필요한 경우가 많다. 저자들은 초음파 영상진단장치를 이용하여 슬관절 굴곡 운동 시 외측광근의 동태를 관찰한 결과, 운동에 따라 후내측으로 이동하는 것을 보고했다. 또한, 이 움직임을 정상인의 Ely test 양성과 음성 증례에서 비교한 결과, 양성 증례에서 감소한 것으로 나타났다. 따라서 근육의 유연성 개선을 목적으로 슬관절 굴곡 운동에 맞추어 외측광근을 후내측 방향으로 유도한 결과, 근육의 동태나 관절 가동 범위, 근육 경도의 개선을 얻을 수 있었다. 그 때문에 근육의 유연성은 장축 방향뿐만 아니라 횡단 방향으로의 유연성도 중요하다고 할 수 있다.

- **외측광근의 횡단 방향으로의 유연성을 향상시키는 이완**

바로 누운 자세에서 슬관절을 굴곡 운동시킨다. 이 때 외측광근이 후내측으로 이동하도록 유도한다.

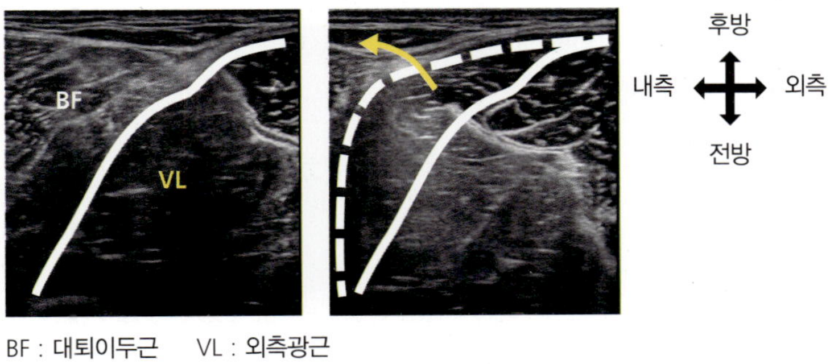

BF : 대퇴이두근　　VL : 외측광근
화살표는 외측광근의 이동을 나타낸다.

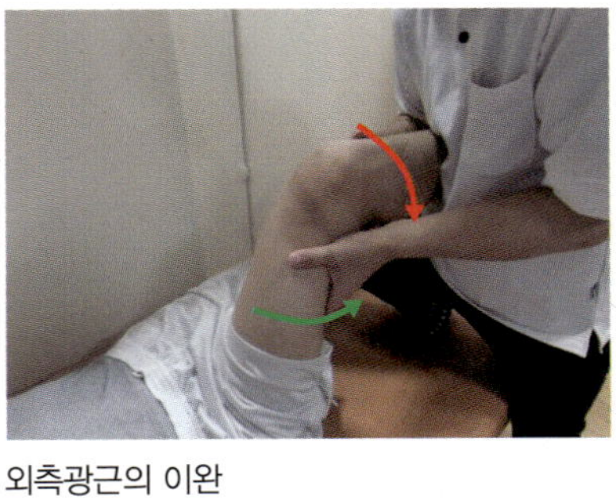

외측광근의 이완

Case Note ⑧

- **증 례** 60대, 여성
- **진 단** 좌측 퇴행성 슬관절증
- **현병력** 수년 전부터 무릎에 위화감이 나타났다. 2주 전에 무릎을 삐끗해 넘어진 후, 그때부터 무릎에 통증이 발생하였다. 지금은 청소하려고 쪼그려 앉거나 무릎을 꿇고 앉을 때 무릎 뒤쪽에서 통증이 발생한다.

step 1 통증 유발 동작 : 역학적 부하

- **통증의 재현성** 수동적으로 슬관절을 굴곡시키면, 슬와부 내측에 통증이 재현되었다. 또한, 하퇴가 외회전된 상태로 쭈구려 앉으면, 슬관절 내측에 통증이 재현되었다.

→ **슬관절 후면에 압박 부하가 통증을 유발한다!**

step 2 통증의 위치 : 해부학적 평가

- **시진·촉진** 열감(-) 발적(-) 종창(-)
- **압통 소견** 내측반월판 후각 : (+) 외측반월판 : (-) 슬개하지방체(-)
- **부하 검사** McMurray test : (+) Apley compression test : (-)

→ **반월판 유래의 통증 가능성 있음!**

step 3 통증의 원인 : 운동학적 평가

- **압통 소견** 반막양근(+) 슬와근(+)
- **Q-angle** 환측 19° 건측 15 °
- **관절 가동 범위**

		좌(환측)	우
슬관절	신전	-5°	0°
	굴곡	140°	150°

- **MMT**

		좌(환측)	우
슬관절	신전	5	5
	굴곡	4	5

→ **Q-angle이 증가함에 따라 하퇴 외회전 상태가 되므로, 내측반월판이 안정 시에도 후방으로 이동한다. 슬관절굴곡 시 하퇴의 내회전이 감소하기 때문에 내측반월판의 후각에 압박 부하가 발생한다. 또한, 반막양근의 근력이 저하되어 있기 때문에 반월판의 이동을 감소시켜 압박 부하가 증가한다.**

〈실전! 운동치료〉

1. 햄스트링 스트레칭

① 앉은 자세에서 한쪽 다리를 굴곡시켜 양손으로 허벅지를 잡는다.
② 흉부를 대퇴골에 붙인 채 서서히 슬관절을 신전시키며 스트레칭한다.

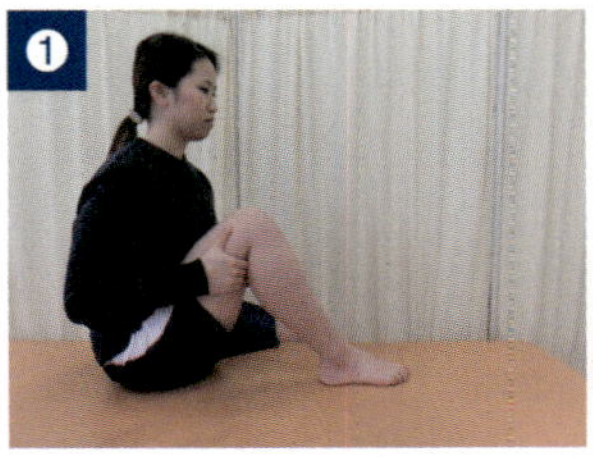
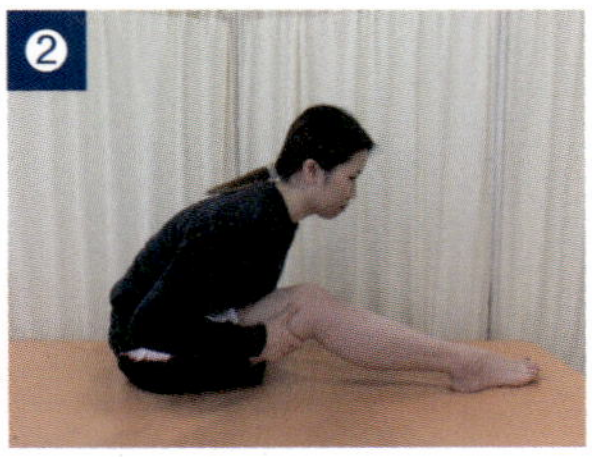

2. Heel slide exercise

① 한쪽 무릎을 굴곡 상태로 하고 양손으로 대퇴부를 잡는다.
② 발꿈치를 축으로 하퇴를 내회전시키며 무릎을 능동 굴곡시킨다.

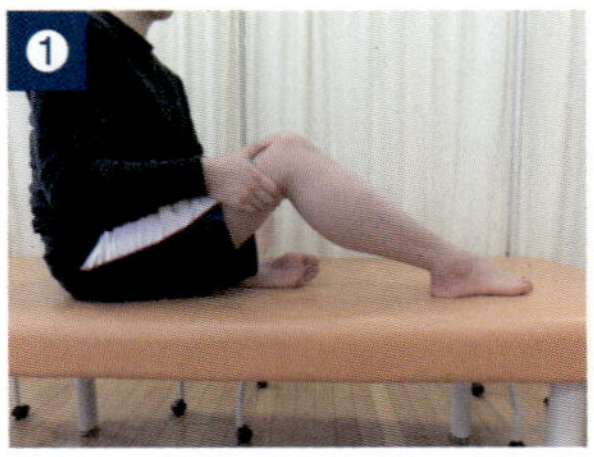
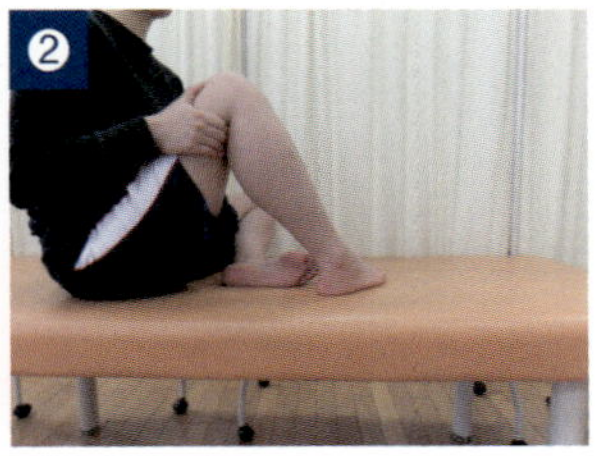

3. 슬와근 수축 트레이닝

① 의자에 걸터 앉아 슬관절을 90°로 굴곡시킨다.
② 발에 쎄라밴드를 감고, 밴드의 저항에 대하여 발꿈치를 축으로 하퇴를 내회전한다.

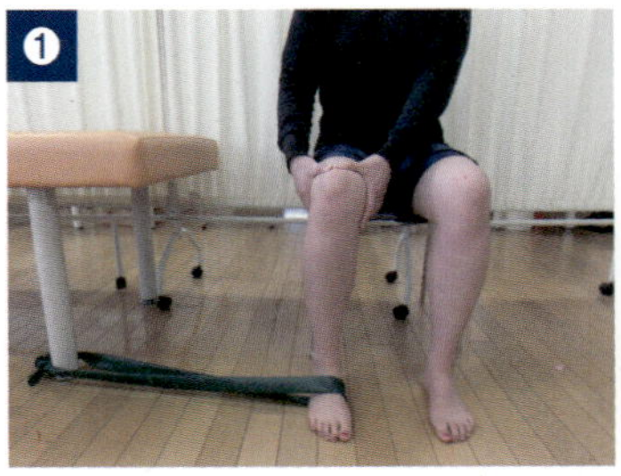
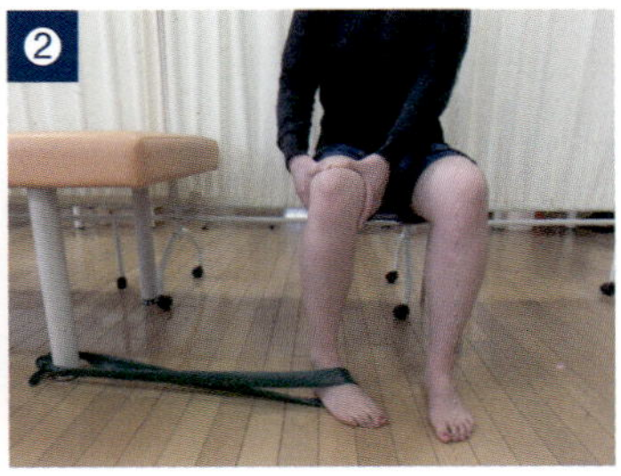

〈일맥상통! 검사와 치료〉 반막양근에 대한 DTTT

반막양근은 슬관절 후면에 넓은 정지부를 가지고 있다. 그 중에서도 후방경사인대의 섬유가 반월판에 부착되어 있으므로 반막양근이 수축함으로써 반월판을 후방으로 이동시킨다. 그러므로 반막양근의 과긴장이 존재하는 증례에서는 반월판 유래의 슬와부 내측 통증이나 하퇴 회전 운동이 제한되고 있을 가능성이 있다. 따라서 반막양근을 이완시키고 이완 전후에서의 통증이나 하퇴 회전 운동의 변화를 평가한다.

① 바로 누운 자세에서 슬관절 굴곡 능동 운동을 시행한다.
② 이때 반막양근의 수축에 따른 외측 방향으로의 이동을 유도한다.

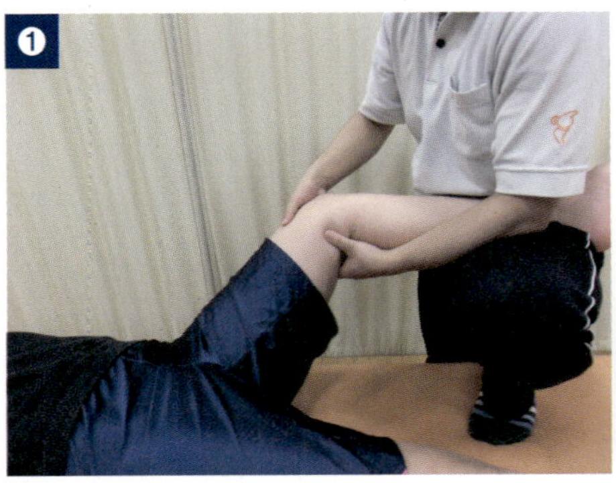
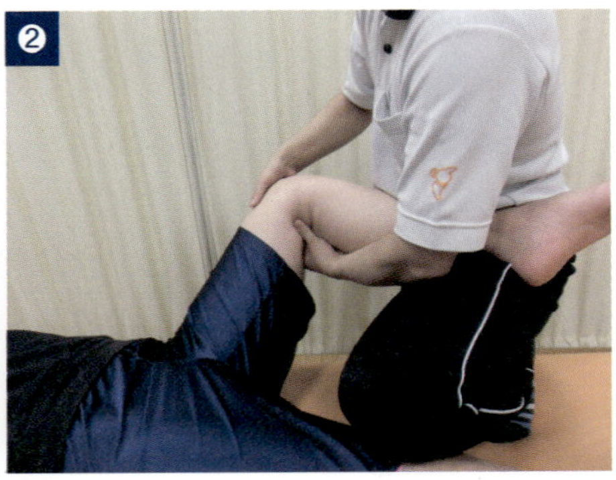

반막양근의 이완

4 슬관절의 운동학적 평가

여기에서는 슬관절의 step 3 운동학적 평가에 대해 정리하여 설명하였다.

step 3 통증의 원인 : 운동학적 평가

1) 하퇴의 회전 이상

Medial collapse가 나타날 때는 하퇴 과외회전 정렬이 보이는 경우가 많다. 그러나 하퇴의 회전 운동이나 회전 자세를 정의하는 것은 어렵다. Q-angle에 의한 평가는 간편하지만, 하퇴의 회전 상태만을 검사하는 것은 아니다. 또한, 하퇴가 외회전되었다면 그 원인은 다양하다(그림 2-42). 예를 들면, 하퇴의 내회전에 작용하는 거위발 근육이나 비복근 내측두, 반막양근의 수축장애는 하퇴를 내회전시킬수 없으므로, 하퇴의 외회전을 유발한다. 또한, 하퇴의 외회전에 작용하는 대퇴이두근이나 비복근 외측두의 신장성 저하는 하퇴를 후외측으로 당기기 때문에 과외회전 상태가 되기 쉽다. 또한, 내반 변형이나 인대 손상을 기반으로 슬관절 굴곡 구축이 있는 증례에서는 불안정성과 구축이 맞물려 복잡해진다.

➡ **후내측각(PMC)**
postero-medial corner

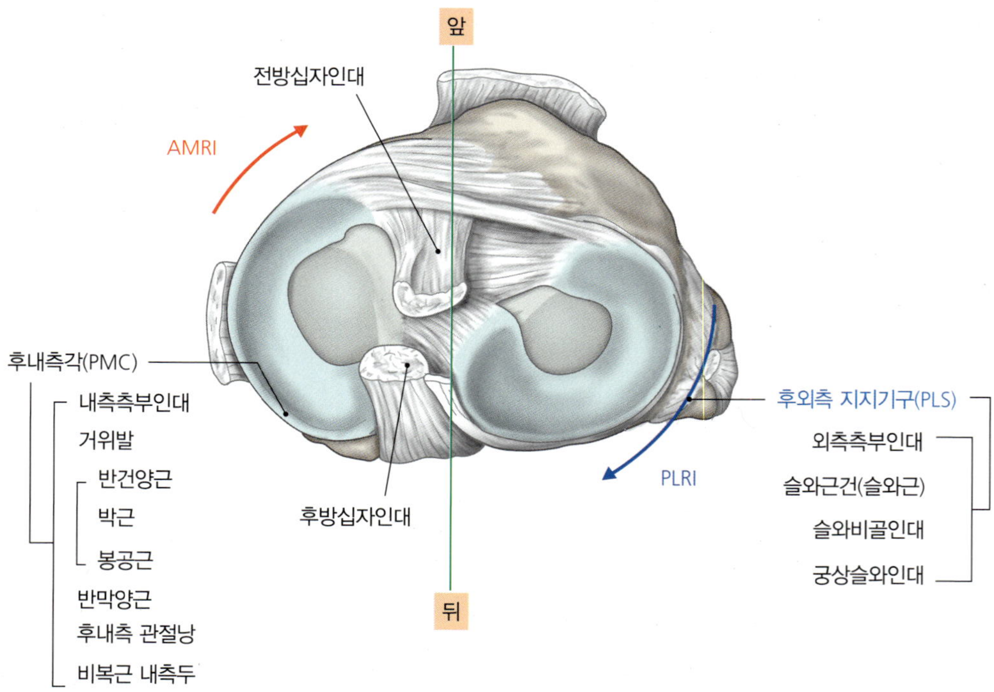

그림 2-42 하퇴 외회전 이상에 관련된 조직
중앙의 녹색선보다 내측 조직의 기능 저하에서는 전내측 회전불안정성(AMRI)이, 외측 조직의 기능 저하에서는 후외측 회전불안정성(PLRI)이 나타나는 경우가 많다.

따라서 회전불안정성을 자세히 평가하고, 그 원인이 되는 조직을 감별해야 한다. 감별에는 **전내측 회전불안정성 검사**(➡ p.331), **후외측 회전불안정성 검사**(➡ p.309) 등을 이용한다. 그리고 **dial test**(➡ p.293)를 통해 회전불안정성의 정도를 평가한다.

하퇴에 회전 이상이 발생하면, 외회전을 제동하기 위해 슬와근이 과도하게 수축하여 과긴장 상태가 된다. 또한, 슬와근과 마찬가지로 하퇴 외회전 억제 작용을 하는 반막양근 또한 과도하게 수축하여 과긴장 상태가 될 수 있다. 따라서 슬와근과 반막양근의 영향을 고려하여 평가해야 한다.

Q-angle(그림 2-43)

- **검사 자세** : 바로 누운 자세나 선 자세.
- **검사 방법** : 상전장골극~슬개골 중앙을 연결하는 선과 경골조면~슬개골 중앙을 연결하는 선이 이루는 각도를 각도계(goniometer)로 측정한다.
- **결과** : 정상치는 남성이 11.2±3.0°, 여성이 15.8±4.5°이다.[38]
- **기능적 의의** : 하퇴 외회전 상태가 되면 경골조면이 외측으로 이동하므로 Q-angle이 증가한다.
- **주의점** : Q-angle은 검사자 내 신뢰성이 0.63, 검사자간 신뢰성이 0.23이라고 하며,[39] 신뢰성이 높다고 볼 수는 없다. 따라서 다양한 평가를 종합하여 판단해야 한다.

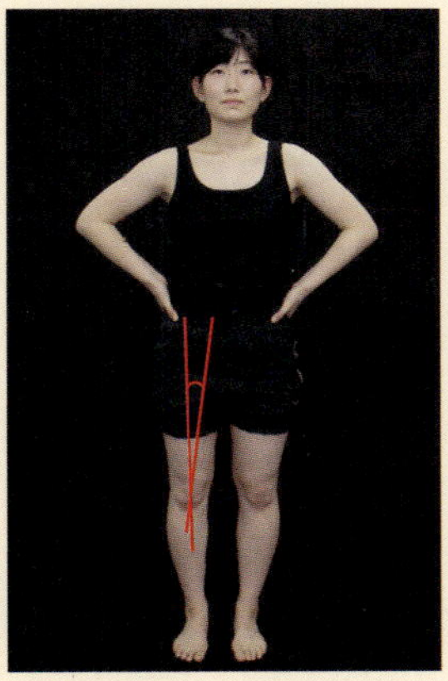

그림 2-43 Q-angle

전내측 회전불안정성 검사(AMRI test)(그림 2-44)

➡ **전내측 회전불안정성 검사(AMRI test)**
anteromedial rotatory instability test

- **검사 자세** : 바로 누운 자세에서 슬관절을 90° 굴곡시킨다.
- **접촉 부위** : 경골의 상단을 잡는다.
- **유도 동작** : 경골을 전내측 방향으로 잡아 당긴다.
- **판정 기준** : 건측과 비교하여 경골을 과도하게 전내측 방향으로 잡아 당길 수 있으면 양성.

• 기능적 의의 : Hughston 등은 이 검사의 양성 증례에서는 MCL 후방경사섬유속 손상을 보였다고 보고하였다.[40] 따라서 전내측 회전불안정성 검사가 양성 반응을 보인다면, MCL 중에서도 후방경사섬유속의 손상을 의심한다.

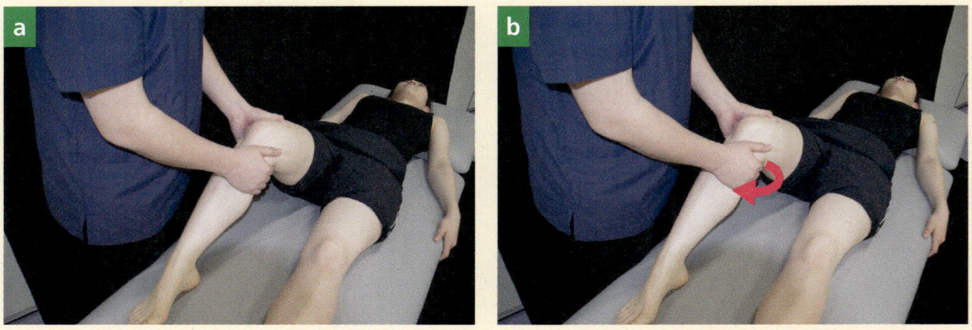

그림 2-44 **전내측 회전불안정성 검사(AMRI test)**
a : 시작 자세, b : 종료 자세

운동치료의 핵심

슬관절을 신전한 상태로는 회전시키기 어렵다. 따라서 굴곡 상태에서 하퇴의 내회전 저항 운동을 실시하는 것이 좋다(그림 2-45). 이 때 족관절을 배굴함으로써 족관절 내반에 의한 보상 운동이 일어나기 어려워지고 하퇴 내회전 운동이 쉬워진다.

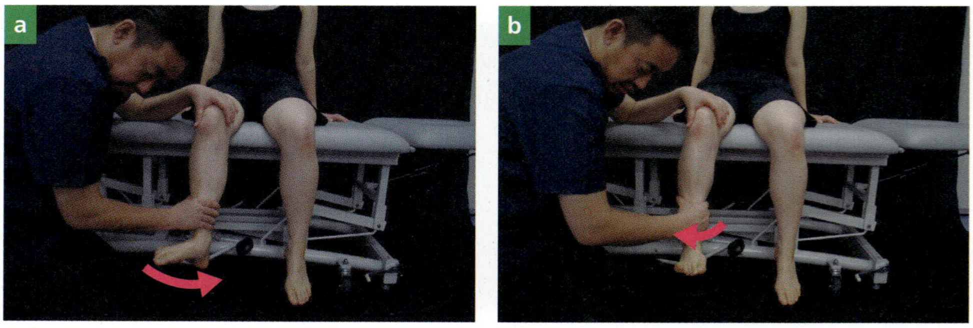

그림 2-45 **하퇴 내회전 저항 운동**
a : 시작 자세, b : 종료 자세

● 반막양근에 대한 DTTT

반막양근이나 슬와근의 과긴장에 대해서는 촉진 이외의 다른 검사는 없다. 그래서 저자들은 반막양근·슬와근에 대해 다음의 DTTT를 시행하여 통증이나 회전 운동 이상의 변화를 확인하고 평가한다.

통증유발조직	반막양근
증상	슬와부 내측 통증, 슬관절 신전 제한

검사 방법	바로 누운 자세에서 슬관절을 능동 굴곡시킨다. 이때 반막양근의 수축에 따라 외측 방향으로의 이동을 유도한다.
결과	반막양근의 압통이 소실되고 신전 제한이 변화하면, 반막양근의 과긴장으로 인한 슬와부 내측 통증이나 하퇴 회전 이상의 영향을 의심한다.
기능적 의의	반막양근의 정지건은 슬관절 후내측에서 하행한 후 슬와부에서 넓게 분지되어 안정성과 관련된 인대 등에 부착된다. 따라서 반막양근이 과긴장되면 슬와부 내측 통증이나 하퇴 회전 이상이 발생할 수 있다. 그러므로 반막양근을 이완시키고 이완 전후의 통증이나 하퇴 회전 운동의 변화를 확인한다.
주의점	슬와부 내측의 통증, 하퇴 회전 이상에는 내측반월판 손상이나 비복근 내측두, 거위발 등이 영향을 미칠 수 있다. 따라서 다양한 통증유발검사를 이용하여 평가한다.

운동치료의 핵심

반막양근의 수축장애가 있으면, 슬관절 굴곡에 공동으로 작용하는 대퇴이두근의 긴장이 항진된 경우가 많다. 이러한 경우에는 하퇴의 외회전이 증가하여, 슬관절 굴곡 운동을 실시해도 반막양근의 수축이 부족해진다. 따라서 하퇴를 내회전시키고 운동하도록 지도해야 한다.

● 슬와근에 대한 DTTT

통증유발조직	슬와근
증상	슬와부 외측의 통증, 슬관절 신전 제한
검사 방법	엎드린 자세에서 하퇴를 능동으로 내회전시킨다. 이 때 슬와근이 수축하며 근복이 중앙으로 이동하도록 유도한다.
결과	슬와근의 압통이 소실되고 하퇴 회전 운동이 변화한다면 슬와근의 과긴장에 의한 슬와부 외측의 압통이나 하퇴 회전 이상의 영향을 의심한다.
기능적 의의	슬와근은 경골 가자미근선의 근위부에서 기시하여 외측반월판과 관절낭 사이의 슬와근 건구를 통과 후 대퇴골 외측과에 부착한다. 슬와근의 과긴장이 존재하면, 슬와부 외측 통증이나 하퇴 회전 이상이 발생할 수 있다. 따라서 슬와근을 이완시키고, 전후의 압통이나 회전 이상의 변화를 확인한다.
주의점	슬와부 외측의 통증, 하퇴 회전 이상에는 외측반월판 손상이나 대퇴이두근, 장경인대 등이 영향을 미칠 수 있다. 따라서 다양한 통증유발검사를 이용해 평가한다.

운동치료의 핵심

슬와근 이완 시 하퇴 내회전 운동을 하면 좋다. 슬와근은 수축 시 근복 중앙으로 이동하기 때문에 근복 중앙을 압박하지 않도록 조작하면 수축을 촉진하기 쉽다(그림 2-46).

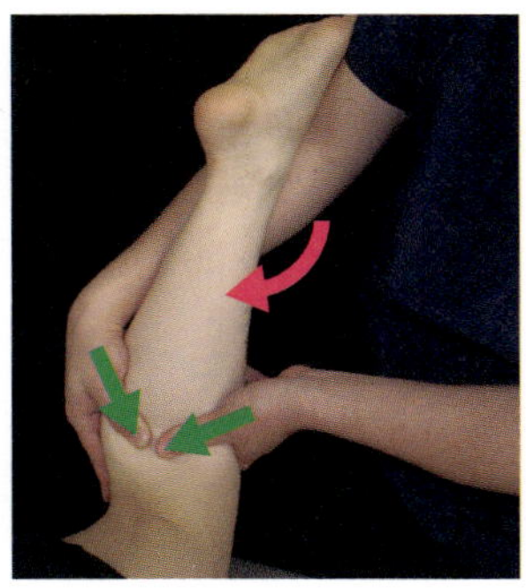

그림 2-46 슬와근의 이완

2) 슬관절의 외반 불안정성

슬관절의 외반 불안정성에 대한 평가는 외반 부하 검사로 이루어진다. Battaglia 등이 사체의 무릎을 이용한 연구에서는 슬관절 30° 굴곡 상태에서 불안정성이 증가한다고 보고하였다(표 2-2).[41] 이는 슬관절 30° 굴곡 상태에서 전방십자인대 장력의 영향이 작아지므로 MCL의 불안정성을 정확히 평가할 수 있음을 시사하였다. 또한, 슬관절 후내측 관절낭을 절제하면 슬관절 신전 상태에서 불안정성이 증가한다고 한다.[42] 그러므로 외반 부하 검사를 실시할 때 슬관절의 굴곡 각도에 주의하며, 슬관절 30° 굴곡 상태에서 MCL 손상, 신전 상태에서는 전방십자인대 및 슬관절 후내측 관절낭 손상을 의심한다.

또한, 외반 부하 검사를 시행할 때에는 end feel뿐만 아니라, 벌어지는 느낌을 평가하는 것이 중요하다. Harilainen은 외반부하검사의 민감도는 82.6%, 특이도는 96.7%라고 보고하였다.[43]

● 표 2-2 외반 부하에 의한 슬관절 내측 간격의 거리

(단위: mm)

굴곡 각도	정상	II도 손상	III도 손상
0°	3.08±0.94	5.36±2.33	7.80±2.45
30°	2.84±0.85	7.52±1.06	11.12±2.58

외반 부하 검사(그림 2-47)

- **검사 자세** : 바로 누운 자세.
- **접촉 부위** : 슬관절 외측과 하퇴 원위부.
- **유도 동작** : 슬관절 외반.
- **결과** : 통증이나 불안정성이 발생하면 양성.
- **기능적 의의** : 외반을 억제할 수 있는 MCL에 대하여 외반을 강제함으로써 신장 부하를 가한다.
- **주의점** : 인대에 의한 외반 억제 기능을 평가하므로, 근긴장이 높아지면 정확한 평가를 할 수 없다. 따라서 긴장을 최대한 낮춰야 한다. 또한, 슬관절의 굴곡 각도에 따라 가해지는 부위가 변화하므로 굴곡 각도를 변경하면서 시행한다.

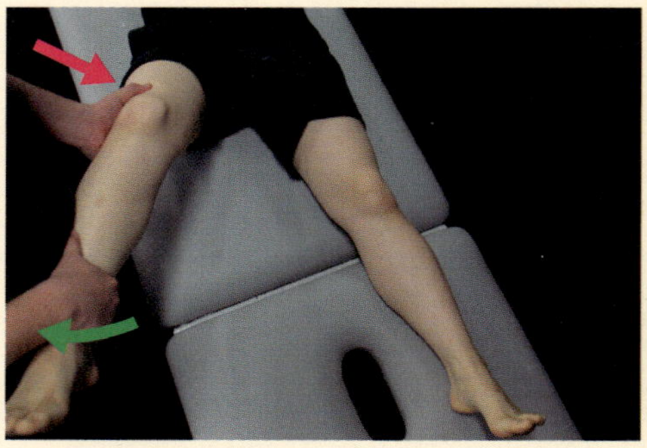

그림 2-47 외반 부하 검사

운동치료의 핵심

정적 안정화기구인 MCL의 손상에 의한 외반 불안정성을 운동치료를 통해 회복하는 것은 불가능하다. 그러나 동적 안정화기구인 근육에 의한 억제 기능은 운동치료로 개선될 수 있다. 따라서 거위발 구성 근육·비복근 내측두의 근력 강화가 중요하다.
또한, medial collapse는 체중 부하 상태에서 발생하므로, 고관절과 족관절 및 무게 중심의 위치 등을 전체적으로 파악하여 슬관절이 외반되지 않는 움직임을 획득할 필요가 있다.

3) 슬관절의 굴곡 구축

시각적으로 슬관절의 굴곡 구축 유무를 판단하는 평가에는 **flexion contracture sign**이 있다.[44] 이 징후를 보이는 경우, 수동 신전의 최종 범위를 확인해야 한다. 신전 최종 범위에서 굴곡 구축을 평가하는 것은 관절 가동 범위(ROM) 측정법에 따라 시행한다. 이때 end feel의 평가도 반드시 실시한다. 또한, 각도계(goniometer)로 계측이 어려운 1°~5° 정도의 비교적 경도의 신전 제한에 대해서는 **heel height difference**를 이용하는 것이 좋다는 보고가 있다.[45]

슬관절 신전의 제한 원인에는 굴신축 후방에 존재하는 조직의 단축 및 신장성 저하가 의심되지만, 굴신축 전방의 영향도 고려해서 평가할 필요가 있다. 예를 들어, 슬관절 신전 기구 중 하나인 슬개골의 가동성이 저하되면 정상적인 슬관절 신전은 방해된다.

Flexion contracture sign(그림 2-48)

- **검사 자세** : 바로 누운 자세.
- **유도 동작** : 다리의 힘을 뺀다.
- **결과** : 고관절의 외회전이 나타나면, 슬관절 신전 제한이 발생할 가능성이 있다.
- **기능적 의의** : 슬관절 신전 제한이 존재하고 바로 누운 자세에서 힘을 빼면 고관절 외회전 자세가 된다.

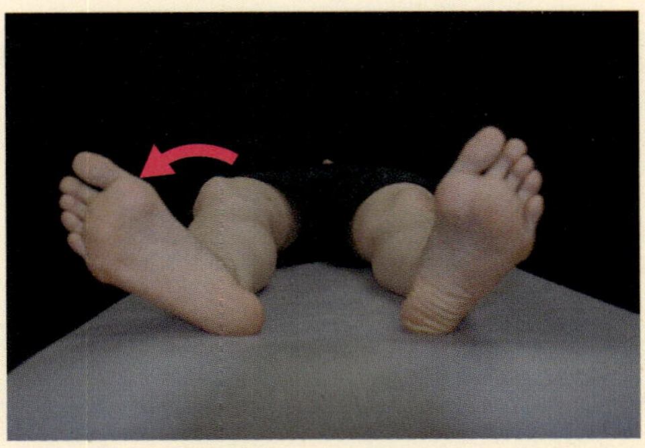

그림 2-48 Flexion contracture sign

Heel height difference(그림 2-49)

- **검사 자세** : 엎드린 자세에서 발을 배드 밖으로 내민다.
- **유도 동작** : 슬관절 신전 자세로 힘을 뺀다.

- **결과** : 양쪽 발꿈치의 높이차를 cm 단위로 측정하고 발꿈치 높이가 높은 쪽에 굴곡 구축이 존재한다. 1cm 차이는 약 1°의 굴곡 구축을 의미한다.[45)]
- **기능적 의의** : 슬관절 신전 가동 범위 제한이 존재하면 엎드린 자세에서 다리의 힘을 뺄 때 발꿈치의 높이가 높아진다.
- **주의점** : 고관절의 내회전/외회전이 발생하면 엎드린 자세에서 발꿈치 높이가 변화할 수 있으므로 보상 동작에 주의한다.

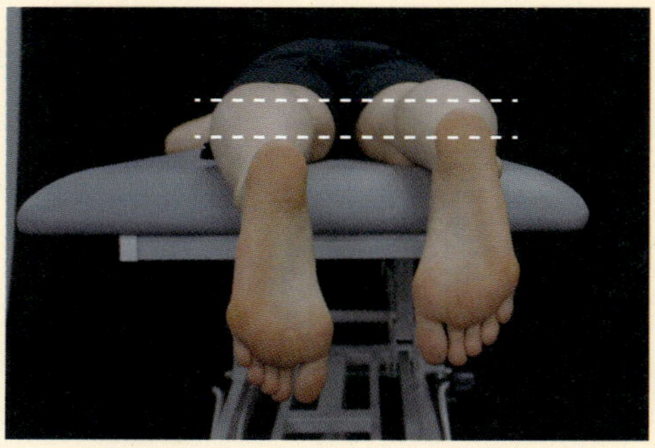

그림 2-49 Heel height difference

● 반막양근·비복근 내측두에 대한 DTTT

슬관절 굴곡 구축의 원인에는 슬관절 후방 근육인 반막양근·비복근 내측두가 있다. 따라서 다음의 DTTT를 시행하여 감별한다.

통증유발조직	반막양근·비복근 내측두
증상	슬관절 굴곡 구축
검사 방법	반막양근 : 바로 누운 자세에서 슬관절을 능동 굴곡시킨다. 이때 반막양근의 수축에 따른 외측 방향으로의 이동을 유도한다(그림 2-50). 비복근 내측두 : 엎드린 자세에서 족관절 저굴 운동을 시행한다. 이때 비복근 내측두의 수축에 따라 슬와부 내측에서 반막양근의 심층으로 들어가는 움직임을 유도한다(그림 2-51).

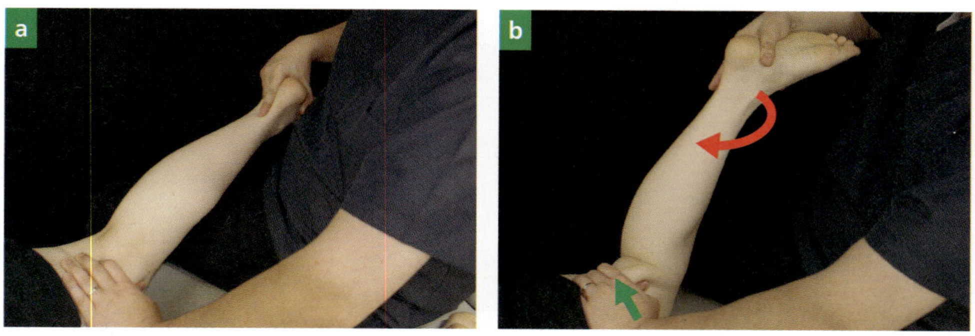

그림 2-50 반막양근의 DTTT
a : 시작 자세, b : 종료 자세
빨간 화살표 : 운동 방향, 녹색 화살표 : 유도 방향

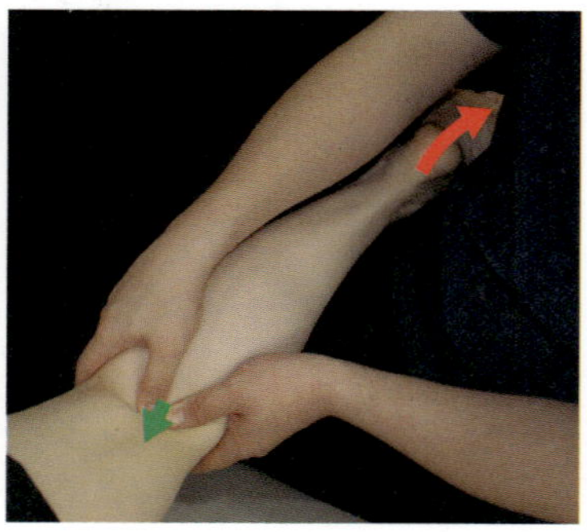

그림 2-51 비복근 내측두의 DTTT
빨간 화살표 : 운동 방향
녹색 화살표 : 유도 방향

검사 결과	반막양근·비복근 내측두의 압통이 소실되고, 슬관절 신전 각도가 변화하면, 반막양근·비복근 내측두의 과긴장을 의심한다.
기능적 의의	비복근 내측두의 정지부는 슬와부 내측에서 반막양근 심층으로 들어가 대퇴골 내측과에 이른다. 이때 반막양근과 비복근 내측두 사이의 활주성이 저하되면 슬관절 신전 가동 범위가 제한된다. 따라서 반막양근·비복근 내측두를 이완시켜, 이완 전후의 굴곡 구축 상태를 확인한다.
주의점	슬관절 굴곡 구축이 존재하는 무릎에서 하퇴 외회전 부정렬이 고착되어 있으면 외측에 존재하는 대퇴이두근 등의 영향이 커진다. 따라서 슬관절 정렬을 평가하여 실시할 필요가 있다.

운동치료의 핵심

관절 구축의 책임병소(responsible lesion)는 부동(immobilization) 4주 동안에는 40% 정도가 근성 요소라고 알려져 있다.[46] 슬관절의 굴곡 구축에서는 슬관절 굴곡근 중에서도 슬와부에 넓은 정지부를 갖는 반막양근의 영향이 크다. 따라서 반막양근을 스트레칭하고 이완시켜 굴곡 각도의 개선을 도모한다.

4) 슬관절의 내반 불안정성

슬관절의 내반 불안정성에 대한 평가는 내반 부하 검사를 통해 시행한다. 외반 부하 검사와 마찬가지로 슬관절 굴곡각도에 주의하며 실시한다. 슬관절 내반 강제의 주요한 정적 안정화기구인 LCL 손상을 평가하기 위해서는 전방십자인대나 후방십자인대의 장력이 반영되기 어려운 30° 굴곡 상태에서 시행하는 것이 바람직하다.[47] Harilainen 등이 LCL 손상에 대한 내반 부하 검사의 민감도·특이도에 대해 보고하였다(표 2-3).[48] 또한, 슬와근건 혹은 슬와비골인대가 손상되면 슬관절 60°~90° 굴곡 상태에서는 내반 불안정성이 증가하고, 120° 굴곡 상태에서는 내반 각도가 증가한다고 한다.[16, 49] 따라서 슬관절 60°~120°에서 내반 불안정성이 증가하는 경우에는 슬와근건이나 슬와비골인대 손상을 의심한다.

● **표 2-3 내반 부하 검사의 민감도·특이도**

중증도	민감도	특이도	양성 적중률	음성 적중률
None	100%	60%	99%	-
Slight	40%	99%	50%	99%
Obvious	40%	-	100%	99%

내반 부하 검사(그림 2-52)

- **검사 자세** : 바로 누운 자세.
- **접촉 부위** : 슬관절 내측과 하퇴 원위부.
- **유도 동작** : 슬관절 내반.
- **결과** : 통증이나 불안정성이 발생하면 양성.

- **기능적 의의** : 내반 억제 기능이 있는 PLS에 대해 외반을 강제함으로써 신장 부하를 가한다.
- **주의점** : LCL 손상을 확인하는 경우, 무릎 신전 자세에서는 전방십자인대나 후방십자인대의 장력이 반영되므로 30° 굴곡 상태에서 시행하는 것이 좋다.

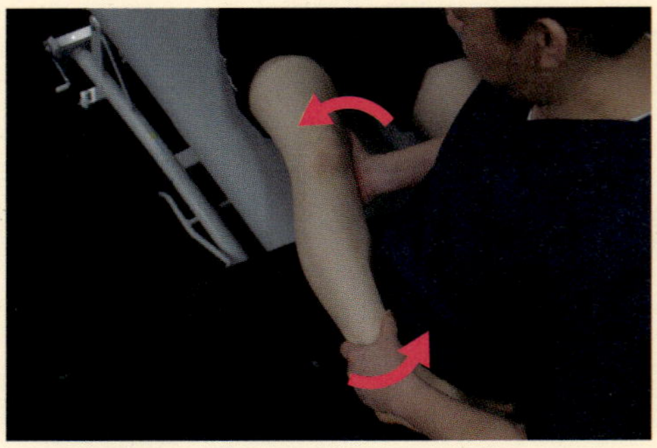

그림 2-52 내반 부하 검사

운동치료의 핵심

정적 안정화기구인 인대 손상으로 인한 슬관절 내반 불안정성은 물리치료에서 치료할 수 없다. 물리치료에서는 동적 안정화기구인 근육에 의한 억제를 획득할 필요가 있다. 따라서 슬관절 내반 억제 작용을 하는 대퇴이두근과 슬와근의 근력을 강화한다.

5) 외측광근의 과긴장

외측광근은 촉진을 통해 평가한다. 또한, 외측광근 중 외측근간중격에서 기시하는 일부 섬유(외측사광근)는 얇은 건막이 되어 외측 슬개지대나 장경인대에 합류한다.[50] 외측광근의 과긴장은 슬개골 외측에 부착되는 외측슬개지대의 긴장을 항진하고 슬개골의 외측 변위를 일으킬 수 있다. 이를 위해 슬개골 정렬 평가도 실시한다.

● 외측광근에 대한 DTTT

외측광근의 과긴장은 촉진 이외에 평가할 검사법이 없다. 따라서 저자들은 외측광근에 대해 다음의 DTTT를 시행하여 장경인대의 긴장 완화를 확인하는 평가를 한다.

통증유발조직	외측광근
증상	장경인대의 과긴장
검사 방법	바로 누운 자세에서 슬관절 굴곡 운동에 따라 수기적으로 외측광근을 후내측 방향으로 유도하여 근육의 단축 방향으로의 움직임을 촉진한다.
결과	외측광근의 압통이 소실되고, 장경인대의 과긴장이 감소하면, 외측광근의 과긴장이 문제의 원인이다.
기능적 의의	외측광근의 긴장이 저하되면, 외측광근을 감싸고 있는 대퇴근막의 긴장이 저하된다.

주의점	장경인대의 과긴장에는 중둔근이나 대퇴근막장근과 같은 고관절 주위 근육도 큰 영향을 미친다. 따라서 외측광근을 이완시켜도 장경인대의 긴장이 완화되지 않는 경우, 고관절도 평가에 포함시킨다(➡ p.282).

운동치료의 핵심

외측광근의 과긴장에 대해서는 슬관절의 능동 굴곡 운동을 실시하며, 대퇴부 전외측면에서 대퇴 후면을 향해 외측광근의 활주 촉진을 유도한다. 또한, 장경인대의 긴장이 항진되면 외측광근을 감싸는 구획의 내압이 상승하여 외측광근의 과긴장을 유발하기 때문에 장경인대의 긴장도 같이 평가해야 한다. (➡ p.265).

6) 슬개하지방체의 구축

슬개하지방체가 구축되면 슬개골의 움직임을 저해하여 동작 시 대퇴사두근의 과활동이 발생할 수 있다. 슬개하지방체에 병변이 존재하면, 슬개골 근위부로의 이동을 제한한다고 알려져 있으므로[32] 대퇴사두근을 수축시켰을 때의 돌출 유무와 슬개골 상방으로의 움직임의 좌우차를 비교하면서 평가할 필요가 있다.

● 슬개하지방체에 대한 DTTT

슬개하지방체의 구축을 감별하는 검사법은 없다. 따라서 다음의 DTTT를 시행하여 슬개하지방체의 구축이 통증의 원인으로 작용하는지를 판단한다.

통증유발조직	슬개하지방체
증상	슬관절 신전(능동) 운동 시, 슬관절 굴곡(수동) 운동 시의 슬개하 통증
검사 방법	슬관절 경도 굴곡(10° 정도) 상태로 슬개골 하부에서 슬개인대의 심층에 위치하는 지방체를 심층으로 밀어 넣듯이 손가락을 대고, 근위와 원위 방향, 표층으로 움직인다.
결과	지방체의 유연성이 개선되고 대상이 되는 증상이 소실되면 슬개하지방체의 구축이 통증의 원인이 된다.
기능적 의의	슬개하지방체의 유연성을 증가시킴으로써 슬개골 운동을 정상화하고 통증을 감소시킨다.
주의점	슬개지대나 피부 경도가 있으면 슬개하지방체에 대한 자극이 충분하지 않을 수 있다. 또한, 관절경 수술 및 외과적 수술로 침습이 가해진 후에는 반드시 시행해야 한다.

운동치료의 핵심

슬개하지방체의 유연성 개선에는 직접적인 수기 유도나 슬관절 경도 굴곡 상태에서 지방체를 수기적으로 내외측 중 어느 한 측에서 압박한 채 대퇴사두근의 수축을 촉진하면 지방체의 움직임이 유도되어 유연성과 활주성이 개선되기 쉽다.

7) 대퇴사두근의 신장성 저하

대퇴사두근의 신장성 저하는 슬개골의 하방 움직임을 저해하고 슬개대퇴관절의 접촉면

> **참고!**
> Kappa 계수
> (kappa coefficient)
> 검사자간의 평가 신뢰성(일치도)을 평가하는 지표 중 하나. Kappa 계수는 0~1 사이로 표시되며, 수치가 높을수록 일치도가 높다.

이 달라지게 한다. 따라서 압박 부하로 인한 통증이 발생하기 쉬우므로 유연성의 평가가 필요하다. 대퇴사두근의 유연성 평가는 엎드린 자세에서 수동적으로 슬관절을 굴곡시키고, 발꿈치와 둔부의 거리를 줄자로 계측하거나 슬관절 각도를 측정하여 평가한다. Piva 등은 슬개대퇴관절증 환자에 대해 대퇴사두근 신장성을 평가할 때 엎드린 자세로 수동적으로 슬관절 굴곡 각도를 측정하여 **kappa 계수**가 0.91, 95% CI가 0.8~0.96으로 높은 신뢰성이 있었음을 보고하였다.[51)]

● 대퇴사두근에 대한 DTTT

대퇴사두근의 신장성을 개별적으로 평가하는 방법은 없다. 따라서 다음의 DTTT를 시행하여 대퇴사두근 중에서도 신장성이 저하되기 쉬운 대퇴직근·외측광근이 통증의 원인으로 관여하고 있는지를 판단한다.

통증유발조직	대퇴직근·외측광근
증상	무릎 굴신(능동·수동) 운동 시 슬개골 주위의 연발음 무릎 심굴곡(수동) 운동 시 슬개골 주위의 통증
검사 방법	대퇴직근은 근육을 직접 압박하여 신장 자극을 가한다. 외측광근의 경우 슬관절 굴곡 운동에 따라 수기적으로 외측광근을 후내측 방향으로 유도하여 근육의 단축 방향으로 움직임을 촉진한다.
결과	대퇴직근 혹은 외측광근의 신장성이 개선되고, 대상이 되는 증상이 소실되면, 대퇴직근·외측광근의 신장성 저하가 통증의 원인이다.
기능적 의의	대퇴직근 및 외측광근의 신장성을 획득함으로써 슬개골의 움직임을 정상화하고 통증 경감을 도모한다.
주의점	대퇴직근은 고관절을 신전 상태로 유지하고, 슬관절을 굴곡하면 다른 광근군보다 신장되지만 외측광근에서는 다른 광근군과 감별이 어렵다. 따라서 하나씩 수기적으로 개입하여 어느 근육의 영향이 컸는지를 확인하고 실시할 필요가 있다.

> **참고!**
> Static stretching
> 반동을 주지 않고 천천히 근육을 신장시키는 스트레칭. 근육의 한계를 넘어서는 정도로 늘이지 않아, 안전하게 실시할 수 있다.

> **운동치료의 핵심**
>
> 대퇴사두근의 신장성 개선에는 스트레칭이 효과적이다. Siatras 등은 정상인을 대상으로 스트레칭 시간을 10, 20, 30, 60초로 설정하여 대퇴사두근의 static stretching을 실시한 결과, 스트레칭 전과 비교해 슬관절 굴곡 가동 범위는 30, 60초를 실시한 군에서 유의하게 증가했음을 보고하였다.[52)] 그러므로 스트레칭은 30초 이상 실시하는 것이 바람직하다.

8) 대퇴사두근의 근력 저하

➡ **내측광근** vastus medialis m.

➡ **장두(VML)** vastus medialis longus

➡ **단두(VMO)** vastus medialis oblique

내측광근

기　시 : 장두(VML) - 대퇴골 조선 내측순
　　　　단두(VMO) - 광근 내전근판
정　지 : 슬개골을 거쳐 경골조면
신경지배 : 대퇴신경
작　용 : 슬관절 신전

외측광근

기　　시 : 대퇴골 조선 외측순
　　　　　대전자 후면 및 하면
정　　지 : 슬개골을 거쳐 경골조면
신경지배 : 대퇴신경
작　　용 : 슬관절 신전

➡ 외측광근
vastus lateralis m.

대퇴사두근 중에서도 슬개골 안정화에 가장 중요한 것은 내측광근과 외측광근의 균형이다. 그러나 이러한 근력을 평가하는 것은 어렵기 때문에 일반적으로 도수근력검사법(MMT)을 이용해 평가한다.

MMT에서 주의해야 할 점은 신전 자세에서 저항을 거는 break test에서는 신전 상태의 근력만 반영된다는 점이다. 일상생활 동작(ADL)이나 스포츠 동작에서는 슬관절 굴곡 자세를 유지하는 것이 중요하며, 이 때 대퇴사두근의 근력이 매우 중요하다. Ichihashi 등은 **closed kinetic chain(CKC)**에서의 무릎 신전 근력과 **open kinetic chain(OKC)**에서의 무릎 신전 근력의 차이를 검토한 결과 CKC에서는 슬관절 굴곡 45°·60°에서 최대 근력을, OKC에서는 슬관절 굴곡 60°·75°에서 최대 근력을 보였다. 즉 양쪽 모두 슬관절이 신전함에 따라 신전 근력이 저하되었다고 보고하였다.[53] 이처럼 슬관절 신전 상태의 근력 평가만으로는 실제 동작 시의 근력을 반영하지 못할 수 있으므로, 슬관절 굴곡 영역에서의 근력 평가를 종합하여 판단해야 한다.

참고!

닫힌사슬 운동(closed kinetic chain, CKC)
사지의 말단이 고정된 상태로 움직임. 중추의 말초에 대한 운동

열린사슬 운동(open kinetic chain, OKC)
사지의 말단이 고정되지 않은 상태로 움직임. 말초의 중추에 대한 운동

운동치료의 핵심

대퇴사두근의 근력 저하, 특히 내측광근의 근력 저하가 현저한 경우, 갑자기 굴곡 자세에서 강한 부하로 슬관절 신전 운동을 실시하면, 슬개대퇴관절에 대한 스트레스를 증가시킬 수 있으므로 운동 부하에 주의할 필요가 있다. 따라서 내측광근에 대한 수축 트레이닝으로, **Q-setting exercise**가 효과적이다. 내측광근의 선택적 수축 방법에 대해서는 아직 의견이 일치되지 않아 증례별로 고관절 자세를 변화시키며 수축이 용이한 상태에서 실시한다.

참고!

대퇴사두근 세팅(Q-setting exercise)
대퇴사두근의 등척성 수축(isometric contraction)을 이용한 근력강화 훈련. 특히 슬개골 조작을 추가한 것은 patellar setting exercise라고도 하지만, 이 책에서는 Q-setting exercise로 통칭하였다.

◈ 참고문헌

1. 冨士川恭輔, 松本秀男, 小林龍生, 他：膝関節障害に対する新しい評価法　膝関節のバイオメカニクス. 関節外科16：310-319, 1997
2. Griffith CJ, Wijdicks CA, LaPrade RF, et al：Force measurements on the posterior oblique ligament and superficial medial collateral ligament proximal and distal divisions to applied loads. Am J Sports Med 37：140-148, 2009
3. Wilson WT, Deakin AH, Payne AP, et al：Comparative analysis of the structural properties of the collateral ligaments of the human knee. J Orthop Sports Phys Ther 42：345-351, 2012
4. 工藤慎太郎：運動療法の「なぜ？」がわかる超音波解剖, pp157-162, 医学書院, 2014
5. 戸田佳孝, 月村規子：変形性膝関節症で鵞足に圧痛のある患者の頻度とその特徴. 整形外科60：320-323, 2009
6. 赤羽根良和, 林典雄：鵞足炎におけるトリガー筋の鑑別検査. 理学療法ジャーナル46：175-

179, 2012

7. Robinson JR, Sanchez-Ballester J, Bull AM, et al : The posteromedial corner revisited : An anatomical description of the passive restraining structures of the medial aspect of the human knee. J Bone Joint Surg Br 86 : 674-681, 2004
8. Schmitt LC, Rudolph KS : Muscle stabilization strategies in people with medial knee osteoarthritis : the effect of instability. J Orthop Res 26 : 1180-1185, 2008
9. Childs JD, Sparto PJ, Fitzgerald GK, et al : Alterations in lower extremity movement and muscle activation patterns in individuals with knee osteoarthritis. Clin Biomech 19 : 44-49, 2004
10. Petersen W, Tillman B : Collagenous fibril texture of the human knee joint menisci. Anat Embryol (Berl) 197 : 317-324, 1998
11. Gray JC : Neural and vascular anatomy of the menisci of the human knee. J Orthop Sports Phys Ther 29 : 23-30, 1999
12. Sims WF, Jacobson KE : The posteromedial corner of the knee : medial-sided injury patterns revisited. Am J Sports Med 32 : 337-345, 2004
13. Karachalios T, Hantes M, Zibis AH, et al : Diagnostic accuracy of a new clinical test (the Thessaly test) for early detection of meniscal tears. J Bone Joint Surg Am 87 : 955-962, 2005
14. 冨士川恭輔：靭帯損傷による膝関節不安定性の病態と診断. 日本整形外科スポーツ医学会誌 21 : 279-290, 2001
15. Zeng SX, Wu GS, Dang RS, et al : Anatomic Study of Popliteus Complex of the Knee in a Chinese Population. Anat Sci Int 86 : 213-218, 2011
16. Pasque C, Noyes FR, Gibbons M, et al : The role of the popliteofibular ligament and the tendon of popliteus in providing stability in the human knee. J Bone Joint Surg Br 85 : 292-298, 2003
17. Lasmar RC, Marques de Almeida A, Serbino JW Jr, et al : Importance of the different posterolateral knee static stabilizers : biomechanical study. Clinics (Sao Paulo) 65 : 433-440, 2010
18. 江玉睦明, 大西秀明, 影山幾男, 他：膝窩筋機能の肉眼解剖学的検討. スポーツ傷害18 : 47-49, 2013
19. 国中優治：機能解剖学的に捉えた膝関節の運動学. 理学療法24 : 733-743, 2007
20. LaPrade RF, Hamilton CD : The fibular collateral ligament-biceps femoris bursa. An anatomic study. AM J Sports Med 25 : 439-443, 1997
21. Fairclough J, Hayashi K, Toumi H, et al : The functional anatomy of the iliotibial band during flexion and extension of the knee : implications for understanding iliotibial band syndrome. J Anat 208 : 309-316, 2006
22. Ehrenborg G, Lagergren C : Roentgenologic changes in the Osgood-Schlatter lesion. Acta Chir Scand 121 : 315-327, 1961
23. 平野篤：Osgood-Schlatter病のMRIによる画像診断. 臨床スポーツ医学23 : 1021-1027, 2006
24. 広瀬統一：スポーツ選手の骨成長と膝痛. 臨床スポーツ医学23 : 1005-1012, 2006
25. 東山一郎, 熊井司：ジャンパー膝の病態　骨梁構造, 組織学的検討. 臨床スポーツ医学27 : 1063-1071, 2010
26. Fredberg U, Bolvig L : Jumper's knee. Review of the literature. Scand J Med Sci Sports 9 : 66-73, 1999
27. Merican AM, Amis AA : Anatomy of the lateral retinaculum of the knee. J Bone Joint Surg Br 90 : 527-534, 2008
28. 川野哲英：ファンクショナル・テーピング. pp32-33, Book House HD, 1988
29. Mace J, Bhatti W, Anand S : Infrapatellar fat pad syndrome : a review of anatomy, function, treatment and dynamics. Acta Orthop Belg 82 : 94-101, 2016

30. Bohnsack M, Meier F, Walter GF, et al : Distribution of substance-P nerves inside the infrapatellar fat pad and the adjacent synovial tissue : a neurohistological approach to anterior knee pain syndrome. Arch Orthop Trauma Surg 125 : 592-597, 2005

31. 小野哲矢, 福吉正樹, 永井教生, 他 : 膝蓋下脂肪体の組織弾性が膝前部痛に与える影響. 東海スポーツ傷害研究会会誌31 : 1-3, 2013

32. Dragoo JL, Johnson C, McConnell J : Evaluation and Treatment of Disorders of the Infrapatellar Fat Pad. Sports Med 42 : 51-67, 2012

33. Thomeé R, Augustsson J, Karlsson J : Patellofemoral pain syndrome : a review of current issues. Sports Med 28 : 245-262, 1999

34. Lee TQ, Morris G, Csintalan RP : The influence of tibial and femoral rotation on patellofemoral contact area and pressure. J Orthop Sports Phys Ther 33 : 686-693, 2003

35. Halabchi F, Mazaheri R, Seif-Barghi T : Patellofemoral pain syndrome and modifiable intrinsic risk factors; how to assess and address?. Asian J Sports Med 4 : 85-100, 2013

36. Barton CJ, Lack S, Malliaras P, et al : Gluteal muscle activity and patellofemoral pain syndrome : a systematic review. Br J Sports Med 47 : 207-214, 2013

37. Barton CJ, Bonanno D, Levinger P, et al : Foot and ankle characteristics in patellofemoral pain syndrome : a case control and reliability study. J Orthop Sports Phys Ther 40 : 286-296, 2010

38. Horton MG, Hall TL : Quadriceps femoris muscle angle : normal values and relationships with gender and selected skeletal measures. Phys Ther 69 : 897-901, 1989

39. Tomsich DA, Nitz AJ, Threlkeld AJ, et al : Patellofemoral alignment : reliability. J Orthop Sports Phys Ther 23 : 200-208, 1996

40. Hughston JC, Barrett GR : Acute anteromedial rotatory instability. Long-term results of surgical repair. J Bone Joint Surg Am 65 : 145-153, 1983

41. Battaglia MJ 2nd, Lenhoff MW, Ehteshami JR, et al : Medial Collateral Ligament Injuries and Subsequent Load on the Anterior Cruciate Ligament : A Biomechanical Evaluation in a Cadaveric Model. Am J Sports Med 37 : 305-311, 2009

42. Robinson JR, Bull AM, Thomas RR, et al : The role of the medial collateral ligament and posteromedial capsule in controlling knee laxity. Am J Sports Med 34 : 1815-1823, 2006

43. Harilainen A : Evaluation of knee instability in acute ligamentous injuries. Ann Chir Gynaecol 76 : 269-273, 1987

44. Shelbourne KD, Biggs A, Gray T : Deconditioned knee : the effectiveness of a rehabilitation program that restores normal knee motion to improve symptoms and function. N Am J Sports Phys Ther 2 : 81-89, 2007

45. Sachs RA, Daniel DM, Stone ML, et al : Patellofemoral problems after anterior cruciate ligament reconstruction. Am J Sports Med 17 : 760-765, 1989

46. Trudel G, Uhthoff HK : Contractures secondary to immobility : is the restriction articular or muscular? An experimental longitudinal study in the rat knee. Arch Phys Med Rehabil 81 : 6-13, 2000

47. LaPrade RF, Terry GC : Injuries to the posterolateral aspect of the knee. Association of anatomic injury patterns with clinical instability. Am J Sports Med 25 : 433-438, 1997

48. Harilainen A : Evaluation of knee instability in acute ligamentous injuries. Ann Chir Gynaecol 76 : 269-273, 1987

49. Gadikota HR, Seon JK, Wu JL, et al : The effect of isolated popliteus tendon complex injury on graft force in anterior cruciate ligament reconstructed knees. Int Orthop 35 : 1403-1408, 2011

50. Bevilaqua-Grossi D, Monteiro-Pedro V, Sousa GC, et al : Contribution to the Anatomical Study of The Oblique Portion of the Vastus lateralis Muscle. Braz J morphol Sci 21 : 47-52,

2004

51. Piva SR, Fitzgerald K, Irrgang JJ, et al : Reliability of measures of impairments associated with patellofemoral pain syndrome. BMC Musculoskelet Disord 7 : 33, 2006

52. Siatras TA, Mittas VP, Mameletzi DN, et al : The duration of the inhibitory effects with static stretching on quadriceps peak torque production. J Strength Cond Res 22 : 40-46, 2008

53. 市橋則明, 日高正己, 浦野由紀子, 他 : 脚伸展動作と膝伸展動作の運動学的分析—Close kinetic chainとOpen Kinetic chainの違い. 理学療法学24 : 341-346, 1997

3 족관절(ankle joint)·족부(foot region)

족관절·족부의 구조와 기능(그림 3-1)

족관절은 거퇴관절과 거골하관절로 이루어지며, 족부는 7개의 족근골(tarsal bone), 5개의 중족골(metatarsal bone), 14개의 지골(phalanx)로 구성된다.

거퇴관절에서는 주로 저굴/배굴 운동이 발생하며 미세한 회내/회외, 외전/내전 운동이 발생한다. **거골하관절**에서는 회내/회외, 외전/내전 운동과 미세한 저굴/배굴 운동이 발생한다.

➡ **거퇴관절**
ankle(talocrural) joint

➡ **거골하관절**
subtalar joint

족부관절에서도 회내/회외 운동과 외전/내전 운동이 발생하고 있다. 족부에는 3개의 아치(족궁) 구조가 존재하여 족부에 가해지는 힘을 완충하는 역할을 한다.

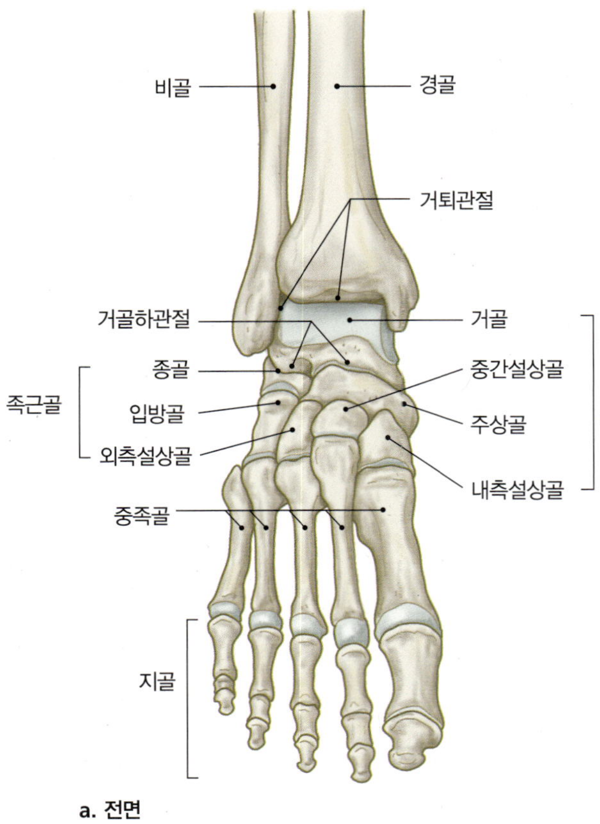

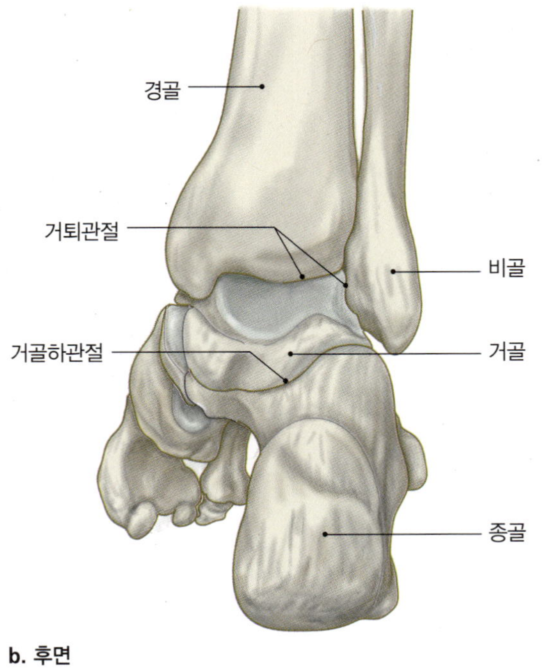

그림 3-1 족부의 구조
족관절은 거퇴관절과 거골하관절로 구성되며, 족부는 7개의 족근골과 5개의 중족골 그리고 14개의 지골로 구성된다.

A. 족관절·족부의 흔한 기능장애

➡ **족관절** ankle joint

➡ **족부** foot region

족관절은 바닥면에 고정된 족부의 직상방에서 하퇴의 운동이 발생하는 관절이다. 큰 하중을 지지하면서 하퇴 운동을 하기 위해 강한 근력과 가동 범위가 필요하다.

족부는 직립 이족보행 상태 중 유일하게 지면과 접하는 부위로 보행 중에 체중 이상의 힘이 가해진다.

체중 부하 자세에서 족관절·족부의 가동 범위 저하는 인접하는 족부나 하퇴의 운동뿐만 아니라 무릎이나 고관절의 운동에도 큰 영향을 준다. 즉, 족관절 주위의 근력 저하나 가동 범위 제한은 족관절보다 근위부의 체절(segment)이나 원위부의 족부 이상을 유발하고 족관절·족부의 통증은 물론, 무릎이나 요부의 통증을 유발하기도 한다.

B. 족관절·족부의 안정화기구

● 정적 안정화기구(그림 3-2)

- **인대(ligament)**

  족관절 : 외측측부인대(전거비인대, 종비인대, 후거비인대) - 족관절의 내반 억제
  내측측부인대(전경비인대, 전경주인대, 경종인대, 후경비인대) - 족관절의 외반 억제
  골간거종인대 - 거골의 내회전 억제

  족부 : 저측종주인대 - 내측 종아치의 지지
  장족저인대 - 외측 종아치의 지지
  심횡중족인대 - 횡아치의 지지

● 동적 안정화기구

- **거퇴관절·거골하관절** : 후경골근, 장비골근

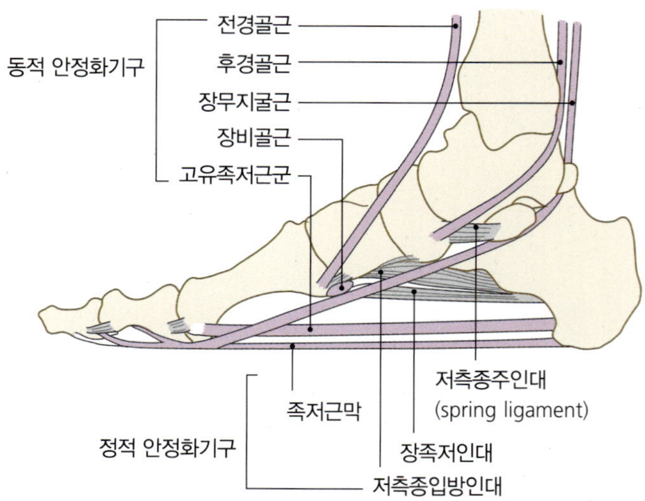

그림 3-2 족관절·족부의 안정화기구
족부 아치 구조를 지지하는 인대와 근육조직을 표시하였다.

- **내측 종아치** : 무지외전근, 후경골근, 전경골근, 장비골근, 단지굴근, 단무지굴근
- **외측 종아치** : 장비골근, 단비골근, 소지외전근
- **횡아치** : 무지내전근, 장비골근

C. 족관절·족부의 운동

거퇴관절은 배굴 시 거골이 상방으로 회전하고, 후방으로 미끄러진다(그림 3-3a). 저굴 시에는 거골이 하방으로 회전하고, 전방으로 미끄러진다(그림 3-3b).

거골하관절의 운동축은 관상면, 수평면, 시상면 모두에서 일치하지 않으므로 거골에는 저굴/배굴, 회내/회외, 외전/내전 운동이 복합적으로 발생한다.

족부의 내측 종아치는 체중 부하 시 족부의 회내와 외전을 동반함에 따라 아치 상부가 내려간다(그림 3-4).

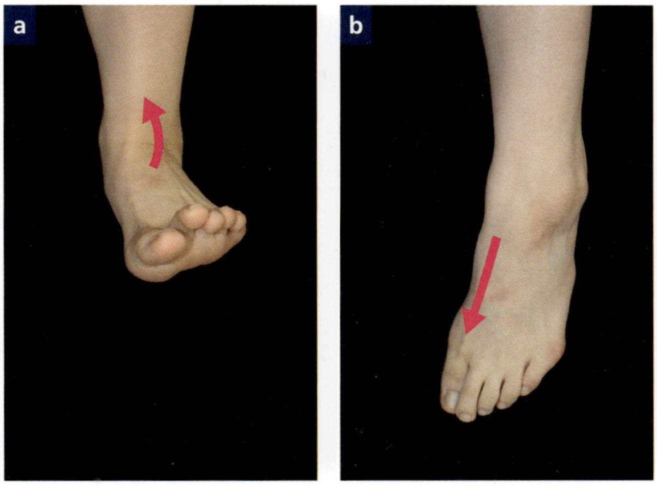

그림 3-3 족관절·족부의 복합 운동
a : 배굴, b : 저굴

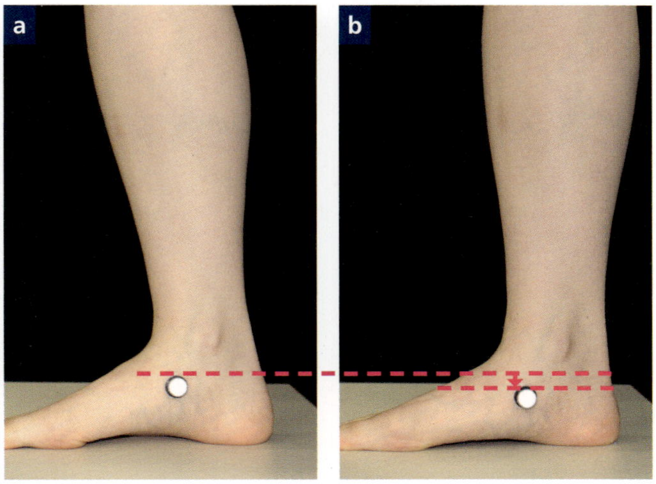

그림 3-4 체중 부하에 따른 내측 종아치의 저하
a : 비체중 부하, b : 체중 부하
체중 부하로 인해 주상골이 내려간다.

1 족관절 후방(posterior) 통증

여기에서는 단계(step) 별로 정리해 설명하였다. 특히 step 3은 족관절·족부 전체에서 중복되므로 '4 족관절·족부의 운동학적 평가'에서 설명하였다.

step 1 통증 유발 동작 : 역학적 부하

족관절 후방에 가해지는 역학적 부하를 생각하면, 보행과 달리기 등을 할 때 점프나 착지 시에는 하퇴가 앞으로 기울고 족관절이 배굴된다. 이 배굴은 족관절 후방에 **신장 부하**를 준다.

보행이나 달리기 등에서 차고 나갈 때나 점프할 때 발꿈치는 들리고 족관절은 저굴한다. 이러한 저굴로 인해 족관절 후방에 **압박 부하**가 발생한다.

환자에게 문진 시 통증이 발생하는 동작에 대해 '착지와 도약 중 어느 때가 아픈지' 묻는다면, 환자가 이해하기 쉬울 것이다.

신장 부하가 가해지는 경우는 후경골근건과 장·단비골근건, 아킬레스건 중 하나에 문제가 있다고 생각된다.

압박 부하가 가해지는 경우는 아킬레스건 심층에 위치한 지방체(Kager's fat pad), 삼각골, 장무지굴근건에 문제가 있는 것으로 생각된다.

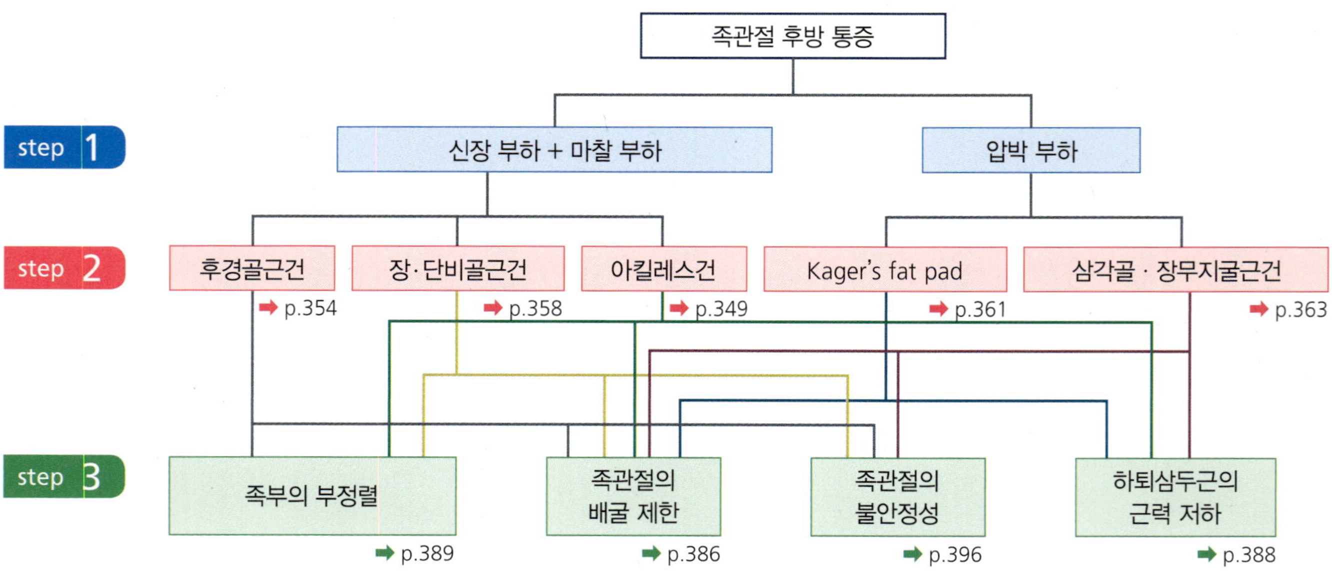

FLOW CHART 족관절 후방 통증에 대한 평가 전략

특히 족관절 후방 통증은 배굴 시에도, 저굴 시에도 발생할 수 있다. 이러한 경우는 아킬레스건 및 그 주위 조직을 의심한다.

step 2 통증의 위치 : 해부학적 평가

1) 아킬레스건(그림 3-5)

아킬레스건(하퇴삼두근의 정지건)

비복근

기　　시 : 내측두 - 대퇴골 내측상과
　　　　　외측두 - 대퇴골 외측상과
정　　지 : 아킬레스건이 되어 종골융기
신경지배 : 경골신경(tibial nerve)
작　　용 : 슬관절 굴곡, 족관절 저굴

가자미근

기　　시 : 경골 가자미근선 비골두와 비골두의 후면
정　　지 : 아킬레스건이 되어 종골융기
신경지배 : 경골신경
작　　용 : 족관절 저굴

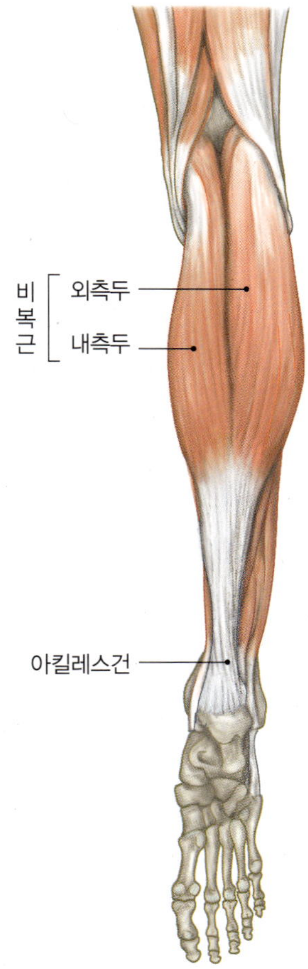

그림 3-5 아킬레스건
아킬레스건은 외측에서 내측으로 비틀림 구조를 가지고 주행한다.

● 통증 발생의 해부학적 요인

아킬레스건의 길이는 평균 20~25cm, 단면적은 중앙부에서 약 70~80mm^{2}이며, 1mm^2 당 6~10kg의 장력을 견딜 수 있기 때문에 수치상으로는 1톤에 가까운 장력을 견디는 강인한 힘줄이다. 이러한 아킬레스건의 손상에는 만성적인 스트레스에 의한 건의 변성이나 경도 변화가 관여한다고 생각된다.

아킬레스건에는 가자미근과 비복근이 부착한다. **가자미근**은 type 1(slow-twitch) 섬유가 많으며, 선 자세에서 전방으로의 회전 모멘트를 억제하는 자세유지 근육으로서의 역할이 강하다.[1)] 한편, **비복근**은 type 2b(fast-twitch) 섬유가 많아 주로 빠르게 달리거나 점프 등의 추진력을 만들어내는 역할이 강하다. 달리는 중의 아킬레스건에는 체중의 7배 정도의 장력이 가해지는 것으로 알려져 있다.[2)] 이 강한 장력을 받는 부위는 **아킬레스건부**와 **아킬레스건 부착부**로 크게 구분된다.

① 아킬레스건부

아킬레스건 자체는 근위부에서는 넓고 중앙부에서 가늘어진 후, 부착부에서는 다시 넓어지는 형태를 하고 있다. 달리기나 점프 등의 착지 동작에서 거골하관절의 회내/회외 운동으로 인해 아킬레스건부의 내측·외측에는 강한 장력이 가해진다(그림 3-6). 아킬레스건부를 세세하게 해부하면, 아킬레스건은 원위부로 하행하는 하퇴 심근막에 따라 연속된 결합조직성 피막으로 덮여 있다. 이 결합조직성 피막을 **파라테논(힘줄주위조직, paratenon)**

이라고 부른다. 더불어 파라테논에는 혈행과 신경이 풍부하게 존재한다(그림 3-7). 또한, 힘줄의 활주에 따라 2~3cm 신장된다고 알려져 있다.[3] 따라서 아킬레스건부에 가해지는 부하가 파라테논의 염증을 유발하면 아킬레스건부에 통증이 발생할 수 있다. 그리고 아킬레스건의 영양혈관은 후경골동맥이며, 파라테논으로 주행하는 혈관으로부터 영양을 공급받는다. 아킬레스건의 중앙부는 혈행이 불량하며, 이는 종골융기(calcaneal tuberosity)의 2~6cm 부위에서 파열되기 쉬운 취약성과도 관련이 있다.[4, 5]

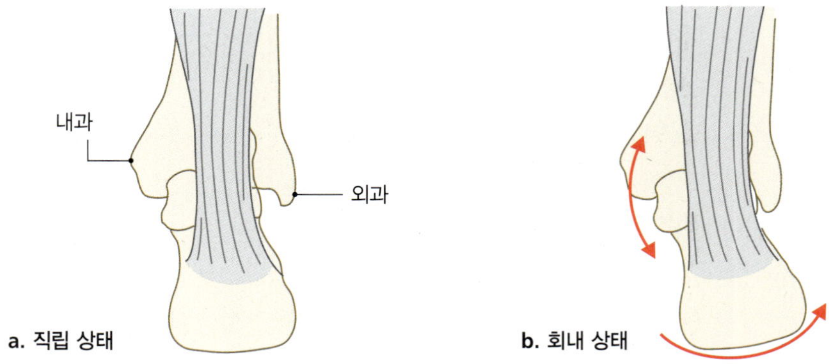

그림 3-6 아킬레스건과 거골하관절의 회내
회내 시 아킬레스건 내측에 신장 부하가 가해진다.

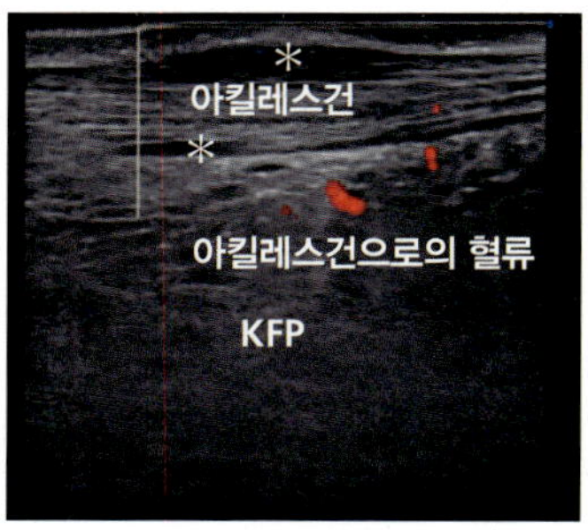

그림 3-7 아킬레스건의 염증과 혈류
아킬레스건을 감싸고 있는 파라테논(paratenon)의 종창(*)과 아킬레스건으로의 혈류가 관찰된다.
KFP : Kager's fat pad

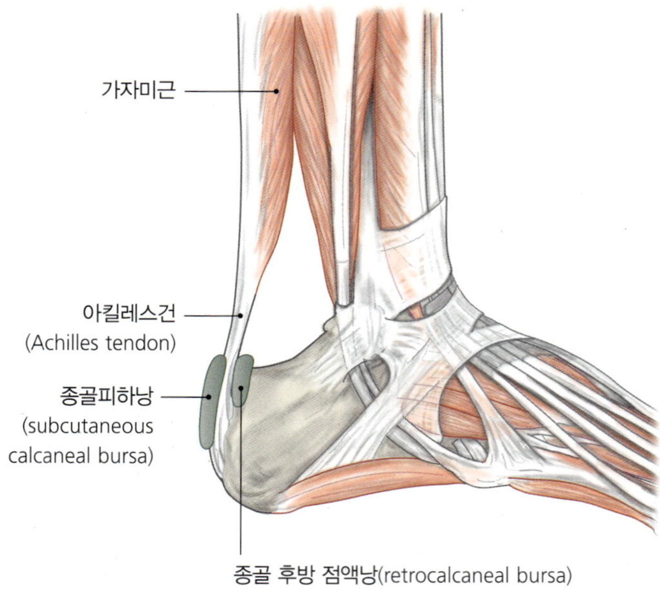

그림 3-8 족관절의 점액낭과 건초
아킬레스건의 표층과 심층에는 점액낭이 존재한다.

② 아킬레스건 부착부

아킬레스건은 발꿈치(종골) 후방 2/3에 직사각형 모양으로 부착한다. 부착부는 내측에 존재한다. 아킬레스건의 종골 부착부에는 2개의 점액낭이 존재한다(그림 3-8). 첫 번째는 아킬레스건과 피부 사이에 존재하며, 피하에서 아킬레스건의 활주성을 유지한다. 두 번째는 힘줄과 종골융기 상부에 존재하는 **retrocalcaneal bursa(종골 후방 점액낭)**이다. Retrocalcaneal bursa는 Kager's fat pad 원위단에 존재하고,[6] 가자미근에서 오는 아킬레스건 섬유가 부착[7]하기도 한다.

부착부의 조직학적 구조는 **섬유연골성 부착부**라는 4층 구조로 되어 있다. 건측에서 순서대로 ① 섬유층, ② 비석회화 섬유연골층, ③ 석회화 섬유연골층, ④ 골층이다. 관절 운동에 따라 뼈와 뼈의 위치 관계가 변화하면 힘줄이 뼈를 당기는 방향이 바뀌게 된다. 힘줄과 같은 부드러운 조직이 뼈처럼 단단한 조직에 결합할 때, 직접 부착되어 있으면 관절 운동에 의해 힘줄은 부러져 휘어지는 듯한 부하를 크게 받게 된다. 따라서 섬유연골성 부착부는 힘줄보다는 단단하고 뼈보다는 부드러운 조직을 매개하여 힘줄에 가해지는 부하를 줄이고 있다고 생각된다. 이 섬유연골성 부착부의 비석회화 섬유연골층에는 연골세포의 집적이나 종파열(longitudinal tear)과 같은 퇴행성 관절증과 같은 변화가 발생한다고 알려져 있다(그림 3-9).[8]

➡ 섬유연골성 부착부
fibrocartilage enthesis

즉, 아킬레스건 부착부와 그 주위 점액낭이나 지방체 등의 조직(**enthesis organ**)이 퇴행성 변화나 과부하로 변성됨으로써 아킬레스건 부착부에 통증이 발생될 수도 있다고 생각된다.

● 아킬레스건의 촉진(그림 3-10)

아킬레스건은 족관절 후방에서 체표면에 위치하며 족관절 배굴로 인해 단단해지므로 쉽게 촉진할 수 있다. 아킬레스건 부착부의 촉진은 아킬레스건의 표층, 내측, 외측, 심층으로 나누어 시행한다.

➡ 아킬레스건
Achilles tendon

하퇴삼두근(triceps surae m.)의 구조는 심층에 가자미근, 표층 내측에 비복근 내측두, 표층 외측에 비복근 외측두가 위치한다. 그대로 아킬레스건이 하행한다면, 아킬레스건도 심층이 가자미근, 표층 내측이 비복근 내측두, 표층 외측이 비복근 외측두가 되지만, 아킬레스건에는 **비틀림 구조**가 존재한다. Edama 등[7, 9]은 아킬레스건 심층에 위치한 근속의 비틀림 구조를 3가지로 분류하여 일본인에서의 출현 빈도를 조사하였다. 그 중 가자미근만이 위치하는 **거의 비틀림이 없는 유형(type 1)**은 24%, 비복근 외측두와 가자미근이 위치하는 **중등도 비틀림 유형(type 2)**은 67%, 비복근 외측두만이 위치하는 **중증 비틀림 유형(type3)**은 9%였다. 이러한 분류에서는 남녀 차이를 보이지 않았다. 또한, 통증이 발생

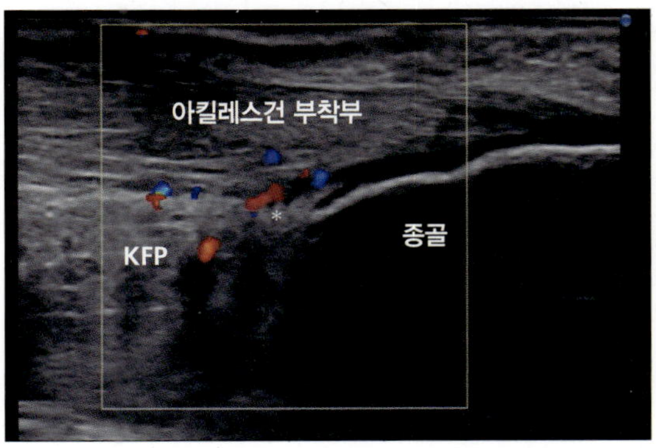

그림 3-9 **아킬레스건 종골 부착부의 염증(파란색과 빨간색 부분)**
*은 아킬레스건 종골 부착부를 나타낸다.
KFP : Kager's fat pad

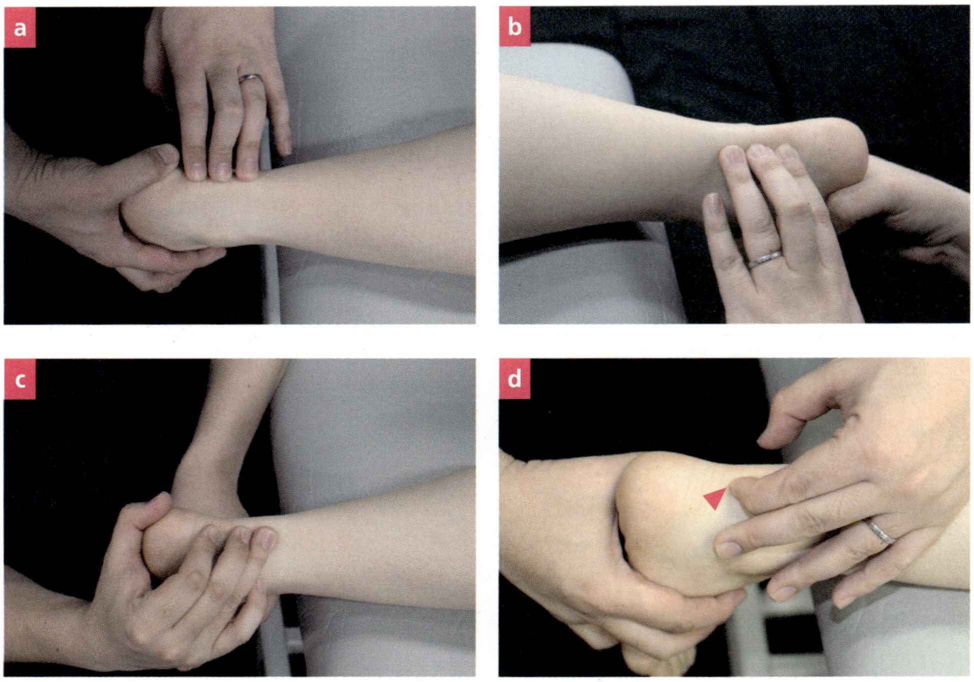

그림 3-10 **아킬레스건의 촉진**
a : 표층, b : 내측, c : 외측, d : 심층

하기 쉬운 종골 부착부 전방(아킬레스건 심층 부분)에는 개인차가 있지만, 비복근 외측두와 가자미근이 존재하는 경우가 많다고 보고되었다. 아킬레스건 심층 부분에는 retrocalcaneal bursa도 존재한다.

● 하퇴삼두근(triceps surae m.)의 촉진(그림 3-11)

① 비복근

➡ **비복근**
gastrocnemius m.

비복근은 하퇴 후면의 표층에 위치한다. 슬와부에서 슬와동맥을 촉지하고 그 내측과 외측에 위치하는 근복이 각각 비복근 내측두·외측두이다. 비복근의 작용은 족관절 저굴과 슬관절 굴곡이며, 슬관절 굴곡 시 햄스트링스의 수축이 발생하기 때문에 족관절 저굴 운동을 하게 하고, 수축에 따라 긴장하는 비복근을 촉지한다.

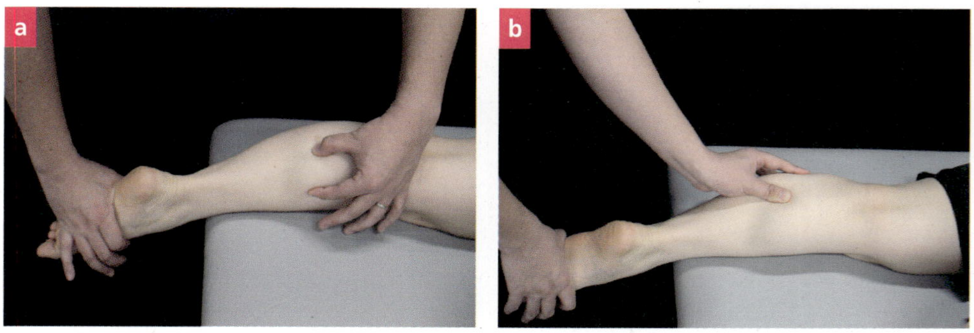

그림 3-11 **비복근 내측두·외측두의 촉진**
a : 내측두 근복의 촉진, b : 외측두 근복의 촉진

② 가자미근(그림 3-12)

가자미근은 비복근의 심층에 위치하여 족관절 저굴에 작용하는 단관절근육이다. 비복근보다 원위부까지 근복이 존재하므로 족관절 원위부에서 촉진을 진행하여 가자미근의 근복을 먼저 구별할 수 있다. 특히 경골 내측연에서 촉진하면 근복 중앙부에서 비복근 내측두가 존재하지 않는 부분을 촉진할 수 있다.

➡ **가자미근** soleus m.

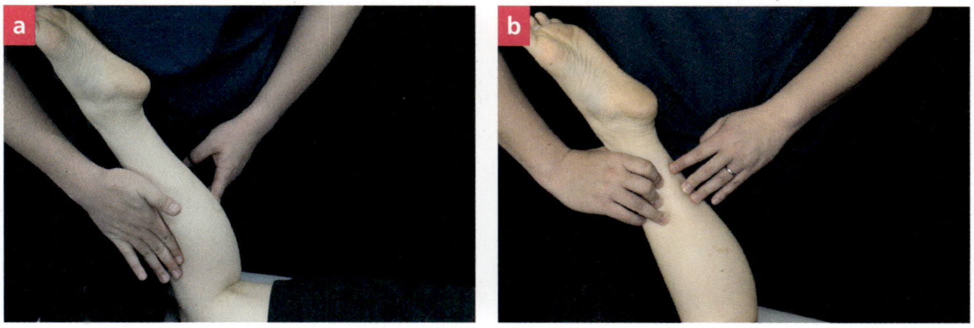

그림 3-12 가자미근의 촉진
a : 근복의 촉진, b : 원위부의 촉진

● 아킬레스건의 검사

Thompson squeeze test

- **검사 자세** : 엎드린 자세에서 무릎을 수동 굴곡시킨다.
- **조작** : 하퇴삼두근의 근복을 잡는다.
- **결과** : 검사 쪽의 족관절이 저굴되지 않으면 양성.
- **기능적 의의** : 근복을 잡음으로써 비복근과 가자미근을 단축시킨다. 이 근육들의 단축은 아킬레스건을 통해 족관절을 저굴시킨다. 그러나 아킬레스건이 파열되면 장력이 족부에 전달되지 않기 때문에 저굴되지 않는다.
- **주의점** : 부분 파열의 경우는 약간 저굴되는 경우도 있다. 양쪽을 비교하는 것이 중요하다. 또한, 아킬레스건염이나 아킬레스건 부착부의 장애는 Thompson squeeze test에서 양성이 되는 경우가 작아 세심하게 압통 소견을 확인하는 것이 중요하다.

● 촉진과 검사 결과를 통해 유추할 수 있는 것은?

Thompson squeeze test가 양성인 경우, 아킬레스건 파열의 가능성이 있다. 임상에서는 아킬레스건 부착부에 압통을 호소하는 케이스를 흔히 마주하게 된다. 이러한 경우에는 아킬레스건 자체에 압통이 있는지, 아킬레스건 부착부(retrocalcaneal bursa)에 압통이 있는지를 확인할 필요가 있다.

아킬레스건에 압통이 생기는 경우에는 통증이 신장 부하로 나타나는지, 압박 부하로 나타나는지를 재확인한다. 어느 경우도 ① 족관절의 배굴 제한, ② 하퇴삼두근의 근력 저하가 문제가 된다. 또한, 신장 부하로 통증이 발생하는 경우에는 다시 ③ 족부 정렬이 문제가 될 가능성이 있다.

① 족관절의 배굴 제한 ➡ step 3 p.386

하퇴삼두근의 신장성 저하는 족관절의 배굴 제한을 초래한다. 또한, 하퇴삼두근의 신장성이 저하되지 않더라도, 족관절 배굴이 제한된 상태에서 달리기나 점프 등 족관절의 배굴을 강요할 수 있는 동작을 취함으로써 아킬레스건은 더욱 강한 신장 부하를 받게 된다. 그리고 족관절의 배굴이 제한된 상태에서 보다 강하게 신장하려고 하면, 근육을 빠르게 신장시킬 수 없다. 근육은 신장된 상태에서 수축할 때 강한 장력을 발휘할 수 있다 (**stretch-shortening cycle, SSC**). 배굴 제한이 존재하면 SSC를 효율적으로 이용할 수 없기 때문에 더 강한 하퇴삼두근의 활동이 필요하며 아킬레스건에 대한 역학적 부하가 증가한다.

> **참고!**
> Stretch shortening cycle (SSC)
> 움직이려는 방향과 반대 방향으로 움직여 반동을 주면, 근·건 복합체가 신장(stretch)되었다가 근육이 단축(shortening)되므로, 보다 강한 힘이 발생한다.

② 하퇴삼두근의 근력 저하 ➡ step 3 p.388

하퇴삼두근(족관절 저굴근)의 근력이 저하되면 체중 부하 자세에서 하퇴를 전경할 수 없게 된다. 따라서 관절 가동 범위 제한이 아니더라도 동작 중에는 족관절의 배굴을 제한할 수 있다. 또한, 하퇴삼두근의 근력이 저하되고 있기 때문에 하퇴삼두근의 수축 활동이 더 필요하며 아킬레스건부에는 강한 신장 부하가 발생한다.

③ 족부의 부정렬 ➡ step 3 p.389

족부의 정렬 중에서도 족부가 회내되어 내측 종아치가 저하된 상태가 문제가 된다. 내측 종아치가 저하되면, 족부의 강성이 저하되기 때문에 발차기를 할 때 지면 반발력을 효과적으로 받을 수 없다. 따라서 바닥을 더 세게 걷어차기 때문에 아킬레스건에는 강한 신장 부하가 가해진다.

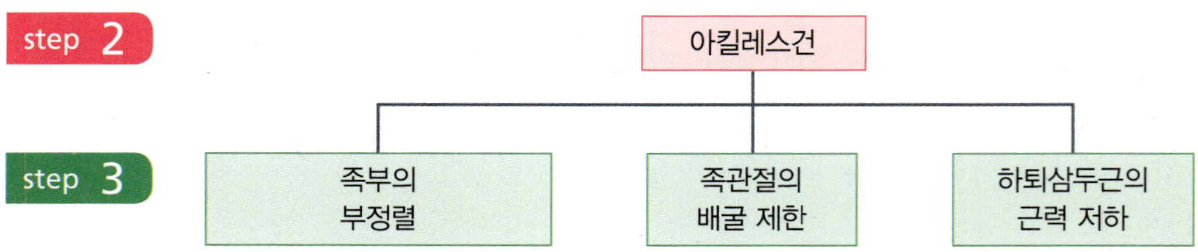

FLOW CHART 아킬레스건이 통증의 원인으로 의심되는 경우

2) 후경골근건(그림 3-13)

➡ 후경골근(TP)
tibialis posterior m.

후경골근(TP)

기　　시 : 하퇴골간막의 후면 상부, 경골과 비골의 후면
정　　지 : 주상골 조면, 내측·중간·외측 설상골, 제2~4 중족골 기저부
신경지배 : 경골신경
작　　용 : 족관절 내반(거퇴관절 저굴+족부 회외·내전)

장지굴근(FDL)

기　　시 : 경골 후면의 중앙 1/3

정　　지 : 제2~5 말절골 기저부

신경지배 : 경골신경

작　　용 : 족관절 내반(거퇴관절 저굴+족부 회외·내전), 제2~5지 굴곡(중족지절관절, 지절간관절)

장무지굴근(FHL)

기　　시 : 비골 후면의 하부 2/3, 하퇴골간막의 하부

정　　지 : 무지 말절골 기저부*

신경지배 : 경골신경

작　　용 : 족관절 내반(거퇴관절 저굴+족부 회외·내전), 제2~5지 굴곡(중족지절관절, 지절간관절))

*장무지굴근은 엄지발가락에만 정지하는 경우는 드물고, 대부분 제2, 3 족지의 말절골에도 정지한다.

➡ 장지굴근(FDL)
flexor digitorum longus m.

➡ 장무지굴근(FHL)
flexor hallucis longus m.

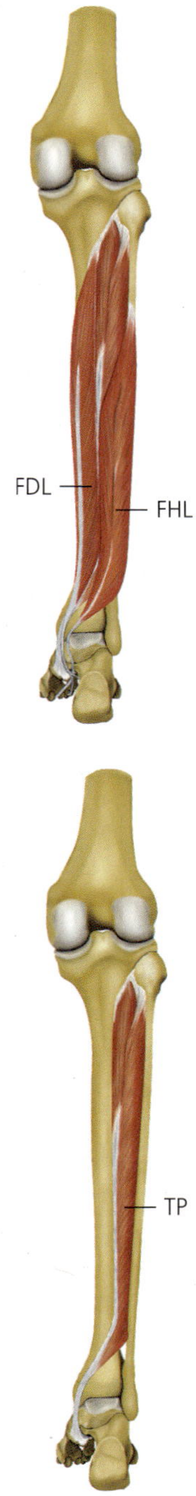

그림 3-13　후경골근

후경골근은 장지굴근, 장무지굴근의 심층에 위치하며, 하퇴심층굴근 중 가장 심층에 위치하는 근육이다.

● 통증 발생의 해부학적 요인

후경골근은 하퇴골간막, 경골과 비골의 인접면에서 기시하여 주상골에 일단 정지한 후 재거돌기(sustentaculum tali), 제2·3 설상골, 입방골과 제2~4 중족골 기저부의 족저면에 건섬유가 분지하여 정지한다. 작용은 족관절의 저굴, 족부의 회외, 내전 운동이다.

보행 시에는 장비골근과 함께 말기입각기(terminal stance)에 최고점에 이른다.[10] 말기입각기에는 발꿈치가 바닥에서 떨어져 전족부에서 체중을 지지하면서 신체 중심을 전방으로 이동하는 기능이 필요하다. 전방에 대한 추진력을 제어하기 위해서는 하퇴삼두근의 강한 근육 활동과 저근막의 긴장에 의한 **windlass 기전**이 중요하다고 생각된다. **장비골근**은 제1 중족골과 내측 설상골의 저굴과 외반에 작용하므로 후경골근과 장비골근이 동시에 수축함으로써 리스프란관절(Lisfranc's joint) 수준으로 횡아치가 높아져 족부의 강성이 증가할 거라 생각된다(그림 3-14).[11]

즉, 보행 중 특히 말기입각기에 후경골근은 족관절의 저굴과 배굴에 필요한 활주성이 요구되며 신장된 자세에서 강한 장력을 발생시켜야 한다. 이러한 역학적 요구에 대하여 후경골근이 기능할 때 강한 역학적 부하가 가해지는 부분은 내과 후방부와 주상골 부착부 두 곳이다.

① 내과 후방부(그림 3-15)

후경골근건은 하퇴 후면을 하행한 후 내과 후방부에서 주행 방향을 크게 바꾼다.

이 부분에서는 건초로 덮여 있다. 후경골근건은 후경골근의 근복, 힘줄(건) 주위 결합조직의 동맥망, 후경골동맥으로부터의 분지, 힘줄의 골막 부착부의 혈관으로부터 영양을 받는데, 내과 후방부는 허혈 영역으로 알려져 있다.[12] 따라서 마찰 부하가 크게 가해지는 내과 후방부에서 힘줄 실질의 손상이 발생하면 치유가 쉽지 않은 구조라고 할 수 있다.

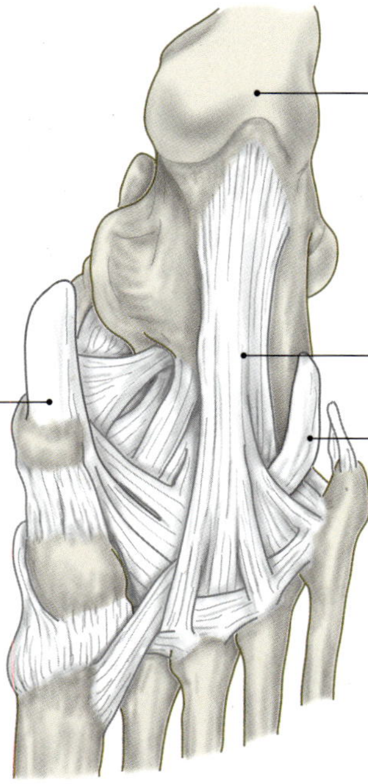

그림 3-14 후경골근건과 장비골근건의 안정화기구
후경골근과 장비골근의 힘줄은 서로 족저부로 돌아 들어가 중족부에서 전족부 횡아치 유지에도 관여한다.

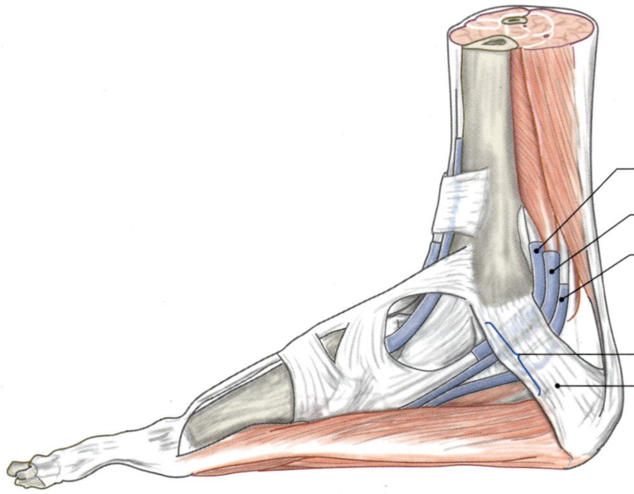

그림 3-15 내과 후방부의 후경골근건
후경골근의 힘줄은 내과 후방에서주행을 바꾸기 위해 건초에 싸여져 있다.

② 주상골 부착부(외경골부)(그림 3-16)

➡ **외경골** os tibiale externum

➡ **연골결합** synchondrosis

➡ **활막성 인대** synovial joint

➡ **저측종주인대** spring ligament

외경골은 족부의 과잉골(accessory bone) 혹은 종자골의 하나로 주상골의 내측 후하방에 존재한다. 정상인의 약 15%에서 관찰되며, 증후가 없는 무증상이 대부분이며, 10~30% 정도만 증상이 있다고 한다.[13] 외경골은 주상골과 별도로 후경골근건 내에 존재하는 **Veitch type I**, **연골결합**이 있는 **Veitch type II**, type II의 외경골이 주상골과 골성 유합된(cornuate navicular) **Veitch type III**로 분류된다.[14] 연골결합된 부위는 **활막성 관절**로, 이 부위에서 관절증 변화가 나타난다고 한다.[15] 또한, 외경골의 존재가 **저측종주인대**의 퇴행성 파열을 일으킨다는 보고도 있다.[16]

후경골근의 주상골 부착부는 enthesis organ이며, 강한 장력이 가해지는 부위이다.[17] 또한, Veitch type II에서 후경골근건은 일단 외경골에 정지되었다가 다시 외경골을 기시부로 하여 발바닥의 각 부위로 향하는 해부학적 특징[18, 19]을 보인다. 따라서 외경골의 연골

결합부에서는 후경골근의 수축에 의한 강한 장력이 가해질 때마다 강한 신장 부하가 작용하여 통증이 유발된다.

● 하퇴심층굴근군의 촉진

① 후경골근(그림 3-17)

후경골근은 족관절의 내반 운동에 작용한다. 내과 후방에서 하퇴심층굴근건 중 가장 내측에 위치하며 수축에 따라 힘줄이 들뜨는 모습을 후방에서 시각적으로 확인할 수 있다. 또한, 같은 부위에서 힘줄을 촉지하여 주상골 조면까지 촉진할 수 있다.

② 주상골(외경골)(그림 3-18)

내과 하단에서 2횡지 정도 전방의 골융기가 주상골 조면이 된다. 여기에는 후경골근이 정지한다. 주상골은 근위부에서 거골과 샤파르관절(Chopart joint)을 구성하므로 거골을 잡고 주상골 저배측으로의 미끄럼 운동을 수동적으로 일으키면 관절면을 촉지할 수 있다. 마찬가지로 원위부에서는 설주관절(cuneonavicular joint)을 구성하기 때문에, 주상골을 잡고 내측 설상골 저배측으로의 미끄럼 운동을 수동적으로 조작하여 관절면을 촉진한다.

③ 장지굴근(그림 3-19)

장지굴근건은 후경골근의 외측과 후경골동맥의 내측에 위치한다. 따라서 후경골근과 후경골동맥을 랜드마크로 하여 그 사이에 손가락을 위치시킨다. 장지굴근만 수축하는 것이 어렵기 때문에 제4·5 족지를 신전시켜 활주하는 장지굴근건을 촉지한다. 제2·3 족지는

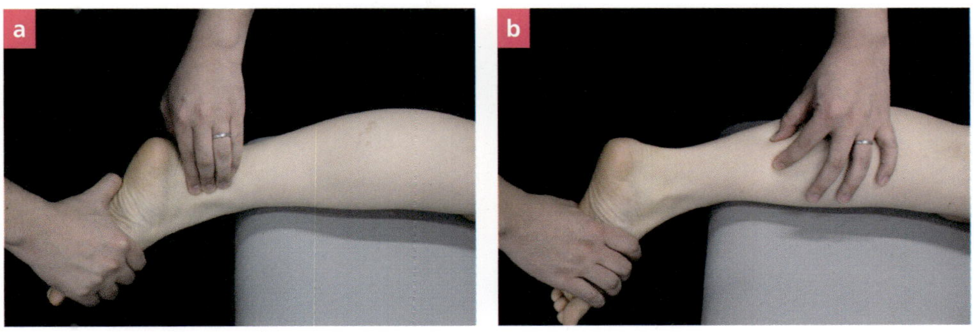

그림 3-17 **후경골근건의 촉진**

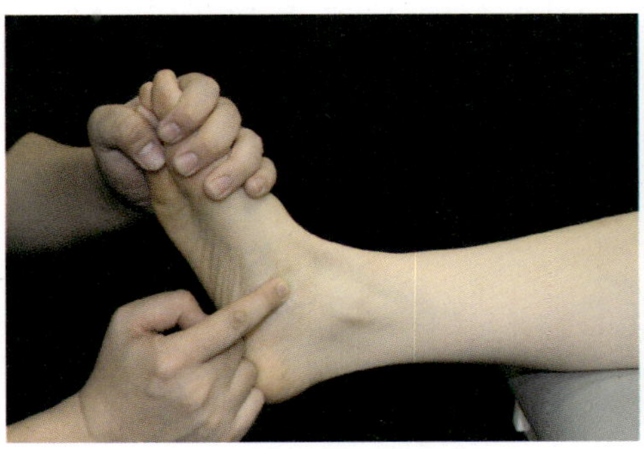

그림 3-18 **주상골의 촉진**

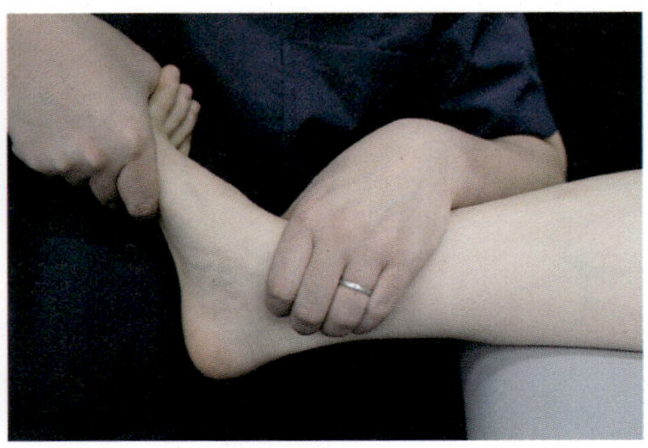

그림 3-19 **장지굴근의 촉진**

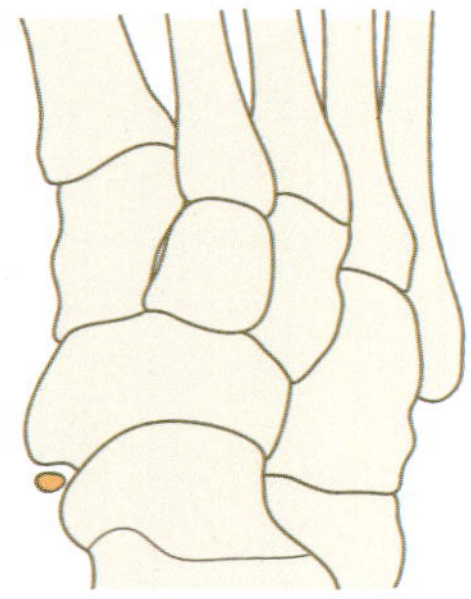

Veitch I

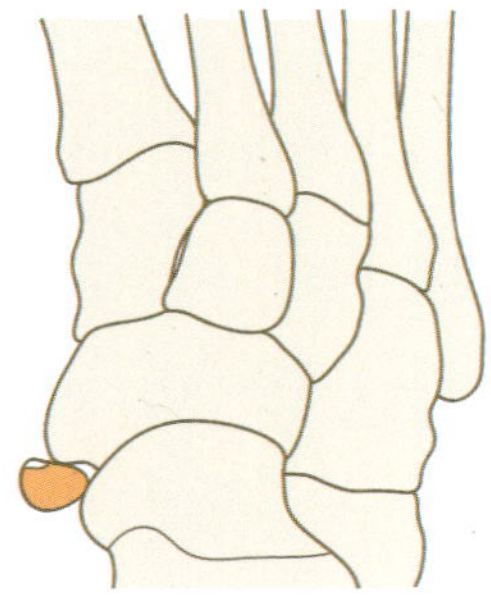

Veitch II

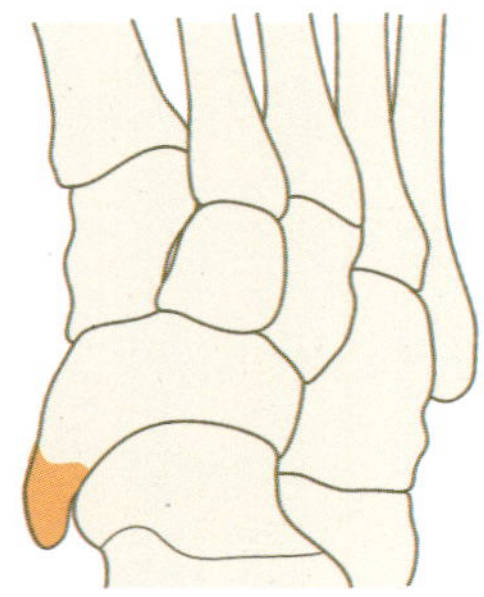

Veitch III

그림 3-16 **외경골의 분류**

Veitch I : 외경골이 후경골근건 내에 있으며, 주상골로부터 분리되어 있다.

Veitch II : 외경골은 주상골 조면과 섬유성 혹은 섬유연골성에 결합하여 후경골근건 부착부의 일부가 된다.

Veitch III : 외경골은 주상골과 골성으로 유합되어 있고 이 부분이 돌출되어 있다.

장무지굴근건이 정지되는 경우가 많으며, 제2·3 족지가 신전되면 장무지굴근건도 활주하므로 장무지굴근과 장지굴근을 감별할 수 없다.

④ 장무지굴근(건)(그림 3-20)

장무지굴근건은 하퇴심층굴근군 중 가장 외측에 위치하며, 내과 후방에 둔 손가락에서는 가장 심층에 위치하는 힘줄이다. 후경골동맥보다 외측에 위치하기 때문에, 후경골동맥을 만지고 거기서 심층으로 손가락을 깊게 누른 상태로 엄지를 신전시키면, 장무지굴근의 활주를 확인할 수 있다.

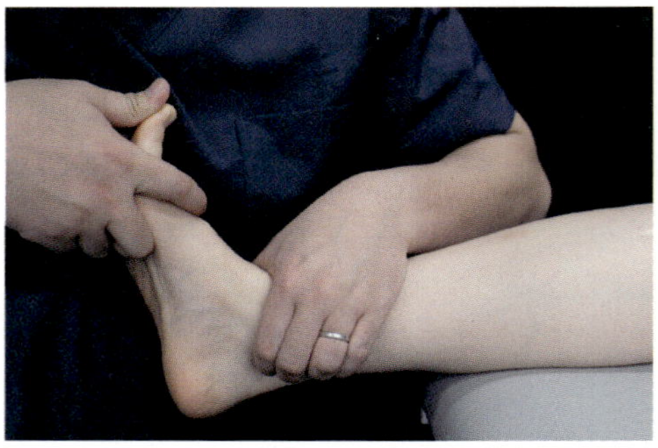

그림 3-20 장무지굴근의 촉진

3) 장·단비골근건(그림 3-21)

장비골근

기 시 : 비골두 및 비골 외측상 2/3
정 지 : 내측 설상골, 제1 중족골 기저부
신경지배 : 천비골신경
작 용 : 족관절 저굴, 족부 외전·회내

단비골근

기 시 : 비골 외측하 1/2
정 지 : 제5 중족골 조면
신경지배 : 천비골신경
작 용 : 족관절 저굴, 족부 외전

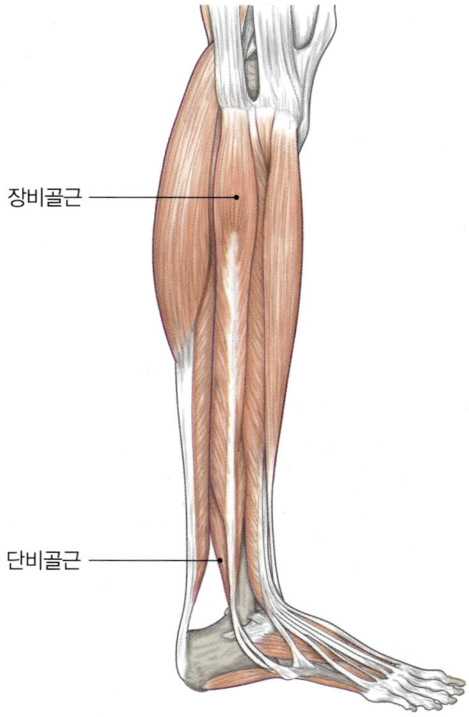

그림 3-21 장·단비골근

● 표 3-1 비골근건의 장애와 이학적 소견

	통증부위	특징적인 이학적 소견
비골근건염	외과(lateral malleolus) 후방부	비골근 수축 시 통증
비골근건 탈구(dislocation)	외과 후방부	비골근의 탈구·snapping
단비골근건 파열	외과 후방부	(-)
os peroneum 장애	입방골(cuboid)	체중 부하 시 통증

● 통증 발생의 해부학적 요인

➡ **장비골근** peroneus longus m.

➡ **단비골근** peroneus brevis m.

장비골근·단비골근은 모두 족관절의 저굴과 외전에 작용하며, 장비골근은 또한, 족부 회내에도 작용한다. 외과 후면에는 비골근건구(groove for peroneal tendons)가 존재하여 힘줄의 탈구를 방지한다. 외과 후면에서 하나의 건초 내를 통과한 양쪽 힘줄은 종골의 외측면에 존재하는 비골근 활차부에 의해 분리되어 주행하게 된다. 비골근 활차의 전상방을 통과하는 것이 단비골근이고, 후하방을 통과하는 것이 장비골근이다. 장비골근건은 입방골 하부면을 통과하여 발바닥으로 돌아 들어간다. 이처럼 장비골근은 기시에서 정지까지 사이에 주행 중 급격하게 방향을 바꾸었다가 다시 협착 부분을 통과한다. 따라서 염증성 변화(비골근건염)나, 외상에 의한 탈구(비골근건 탈구)가 발생할 수 있다. 이 외에도 비골근건은 통증의 원인이 될 수 있다(표 3-1).

① 비골근건염

비골근건염은 외과 후방 부분에서의 비골근 활주장애이다. 족관절의 불안정성을 억제하기 위해 비골근건이 과활동하게 되어 마찰 부하가 증가해 협착성 건초염(stenotic tenosynovitis)이 발생하는 경우가 많다.

② 비골근건 탈구

비골근건 탈구는 비교적 드문 질환이지만, 족관절 배굴 자세에서 족부의 내전이 강제되거나 족부가 고정된 상태에서 하퇴의 외회전이 강제되었을 때 발생한다.

③ 단비골근건 파열

단비골근건은 종파열이 발생할 수 있다. 이는 단비골근이 표층에서는 장비골근으로, 심층에서는 외과로 압박되기 때문이다. 즉, 장비골근과 외과의 건구 부분에서 압박된 상태로 단비골근건이 활주하면 종파열이 발생한다.

④ Os peroneum장애

장비골근건은 입방골 직하에서 힘줄 내 종자골이 존재할 수 있다. 이 종자골을 **os peroneum**이라고 하며, 이 종자골의 골절, 피로골절, 분리 종자골장애를 유발할 수 있다.

● 비골근군의 촉진(그림 3-22)

장비골근은 족관절 저굴과 족부의 외전 운동에 의하여 외과 후방에서 단단한 힘줄이 솟아오르는 것을 촉지할 수 있다. 장비골근건 심층에 단비골근의 근복이 위치한다. 족부를 외전 상태로 유지하고 제5 중족골 기저부를 바닥 쪽으로 밀어내듯이 저항을 가하면 단비골근의 수축이 강조된다. 단비골근은 외과 후방까지 근복이 있는 것에 비해 장비골근은 외과 후방에서는 이미 힘줄이 되어 있다.

외과 후방에서 단단한 힘줄을 누를 때 압통이 있다면 장비골근건, 힘줄보다 심층 후방에서 압통이 있다면 단비골근의 압통으로 판단할 수 있다.

비골근건의 장애에 대한 특별한 검사는 없다. 따라서 영상 소견이나 촉진을 통한 압통 유무로 판단한다.

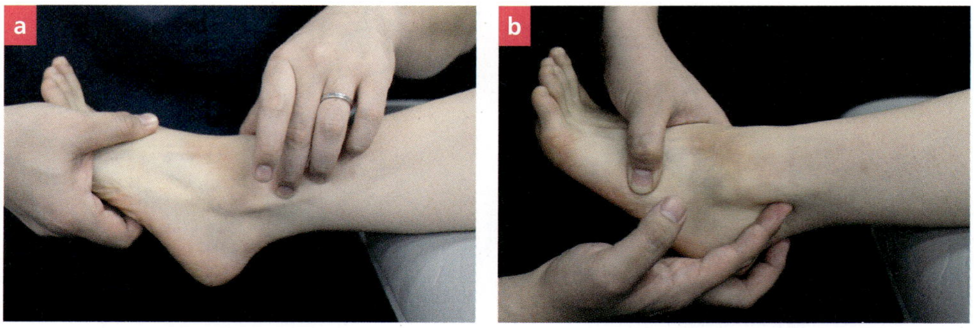

그림 3-22 장·단비골근건의 촉진

● 촉진과 검사 결과를 통해 유추할 수 있는 것은?

후경골근건이나 주상골에 압통이 있으며, 수축 시 통증이 족관절 후내측에 재현된다면 후경골근건이나 외경골에 대한 신장 부하와 마찰 부하가 증가하여 통증이 발생한 것으로 보인다. 또한, 장·단비골근건의 압통이 있고 수축 시 통증이 족관절 후외측에 존재한다면 장·단비골근건의 마찰 부하나 신장 부하가 통증을 유발한 것으로 생각된다.

후경골근건이나 장·단비골근건에 신장 부하가 증가되는 요인으로 다음 3가지를 생각할 수 있다. 특히 후경골근건이나 외경골장애에서는 이러한 요인들이 복합적으로 존재함으로써 통증 발생기전을 복잡하게 만드는 증례를 많이 경험한다. 또한, 비골근건장애는 족관절 불안정성이 관여하여 발생하는 경우가 많다.

① 족관절의 불안정성 ➡ step 3 p.396

족관절 내반 염좌로 손상되기 쉬운 전거비인대(anterior talofibular ligament)와 주행이 유사한 장·단비골근건은 족관절 내반 억제에 작용한다. 따라서 족관절 내반 염좌에 의해 장·단비골근건에도 신장 부하가 가해져 손상될 수 있다. 또한, 후경골근건이나 외경골장애는 족관절 내반 염좌에서 계속 발생할 수 있다. 이는 족관절 내반 시 족관절 내측에 압박 부하가 가해져, 외경골부나 후경골근건에 미세 손상이 발생하기 때문이다. 이와 같이 급성 외상에 합병되어 미세 손상을 받은 후, 체중 부하가 더해지면 장·단비골근건·후경골근건·외경골에 신장 부하가 가해져 통증이 발생할 수 있다.

또한, 만성적인 족관절의 불안정성에 대하여 장·단비골근이나 후경골근에 의한 안정화 기구가 과도하게 작용함으로써 후경골근이나 장·단비골근에 대한 부하가 증가하여 신장 부하가 심해지고 통증이 발생하기도 한다.

② 족관절의 배굴 제한 ➡ step 3 p.386

족관절의 배굴 제한이 발생하면 족관절의 저굴에 작용하는 후경골근건이나 장·단비골근건에는 신장 부하가 증가하게 된다. 또한, 족관절 배굴이 제한된 상태에서 체중 부하 자세로 하퇴를 전경하면 족부의 회내가 증가하므로 회외에 작용하는 후경골근에는 특히 신장 부하가 증가한다.

③ 족부의 부정렬 ➡ step 3 p.389

족부의 부정렬, 그중에서도 내측 종아치와 횡아치의 저하가 문제가 된다. 후경골근은 족부의 회외·내전에 작용하므로 내측 종아치가 저하되면 과도하게 신장된다. 또한, 주상골에 정지한 후에는 내측·외측·중간 설상골이나 제2~4 중족골 기저부에 부착하고 중족부 횡아치의 강성에도 관여한다. 따라서 내측 종아치와 횡아치가 저하된 족부는 후경골근에 대한 부하가 강해지고 신장 부하가 증가한다.

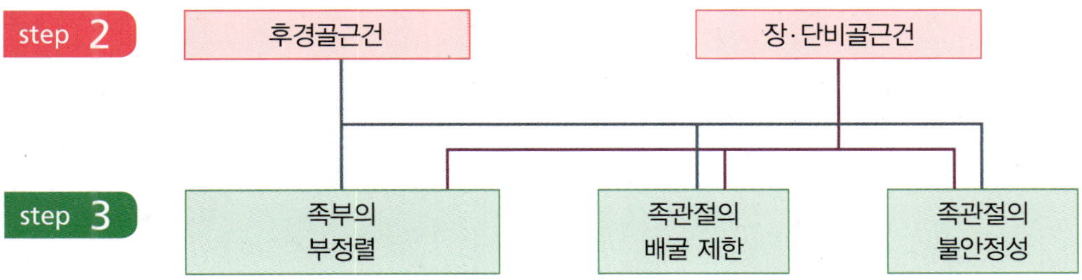

FLOW CHART 후경골근건과 장·단비골근건이 통증의 원인으로 의심되는 경우

4) Kager's fat pad(그림 3-23)

> **Kager's fat pad**
> 아킬레스건의 심층이면서 장무지굴근의 표층, 종골 근위부의 공간을 채우는 지방체
> ① **아킬레스건 부분(A)** : 아킬레스건의 심층부
> ② **장무지굴근 부분(F)** : 장무지굴근
> ③ **retrocalcaneal wedge 부분(R)** : 아킬레스건 부착부의 심층부

● 통증 발생의 해부학적 요인

Kager's fat pad는 아킬레스건의 심층 및 장무지굴근의 표층, 종골 근위부의 공간을 채우는 지방체이다. 이 지방조직은 ① **아킬레스건 부분**, ② **장무지굴근 부분**, ③ **retrocalcaneal wedge 부분**의 3가지로 나눌 수 있다.[20] 이 주위에는 후경골 동정맥과 경골신경이 주행하고 있어 족관절 운동의 근건 활주나 골운동으로 인한 기계적 부하로부터 혈관과 신경을 보호하는 기능이 있다고 생각된다.

또한, 아킬레스건하 활주성, 아킬레스건 부착부의 압박

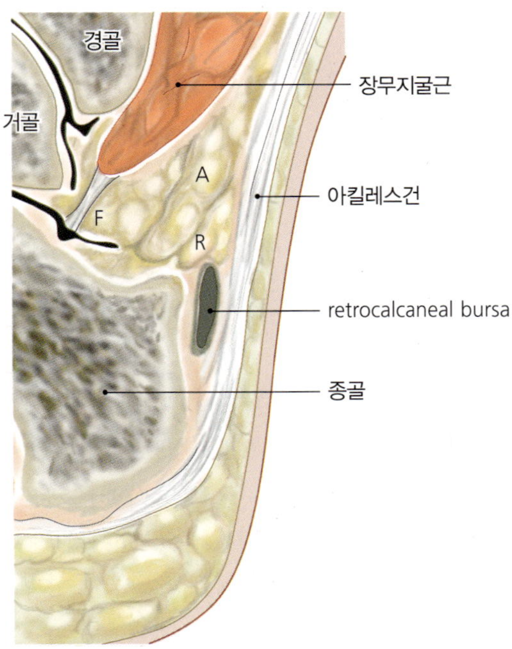

그림 3-23 Kager's fat pad
〔Theobald P, Bydder G, Dent C, et al : The functional anatomy of Kager's fat pad in relation to retrocalcaneal problems and other hindfoot disorders. J Anat 208 : 91-97, 2006을 바탕으로 한 그림〕

력 경감, retrocalcaneal bursa의 내압 조정 기능이 있다고 한다.[21] 따라서 족관절 외상이나 과사용(over use)으로 인해, 이 지방체가 구축되면 족관절 저굴/배굴 운동 시 아킬레스건의 활주성이 저하되거나 아킬레스건 부착부에 응력 집중, retrocalcaneal bursa의 염증 등을 유발하여 아킬레스건 주위에 통증이 발생한다. 특히 족관절 저굴 운동에서는 종골 융기와 아킬레스건 사이에 retrocalcaneal wedge 부분이 끼어들어 간다. 이 저굴/배굴 운동에서 retrocalcaneal wedge 부분의 활주성 장애는 통증의 원인이 된다. 이 부분의 활주성에는 장무지굴근 부분의 동태가 영향을 미친다.[22]

● Kager's fat pad의 촉진(그림 3-24)

아킬레스건을 촉지하고 아킬레스건 심층 부분을 쥐듯이 잡는다. 한쪽 손가락으로 측방을 압박하고 반대쪽 손가락은 그 압박을 풀어준다. 이로 인해 지방조직의 측방 이동이 발생한다. 이것을 아킬레스건의 심층 부분에서 장무지굴근의 표층 부분까지 시행해 이동량의 좌우차를 비교한다. Retrocalcaneal wedge 부분의 활주성을 높이기 위해서는 족관절을 저굴시키면서 아킬레스건하 지방체의 심층 부분(아킬레스건 부분)을 표층 원위부로 견인하도록 조작한다.[22] 아킬레스건염 부분의 통증을 호소하는 증례에서 아킬레스건의 심층 부분에 압통이 있으며 이 조작을 반복함으로써 통증이 경감되는 경우에는 retrocalcaneal wedge 부분의 통증을 의심한다.

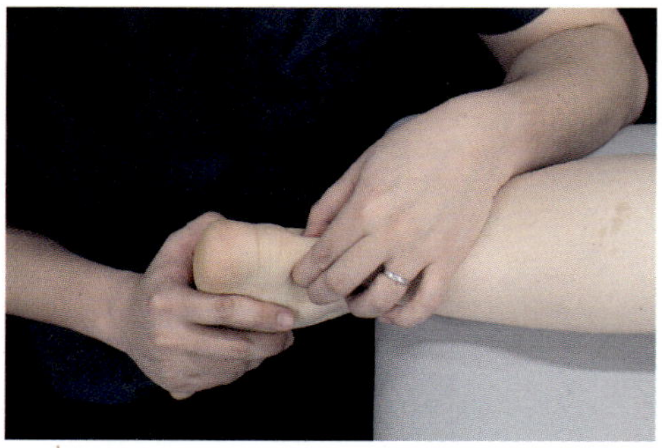

그림 3-24 Kager's fat pad의 촉진

● 촉진과 검사 결과를 통해 유추할 수 있는 것은?

Kager's fat pad에 압통이 있고, 측방 이동량의 좌우차를 보이는 경우에는 Kager's fat pad의 구축이 있다고 판단한다. 특히 아킬레스건의 종골 부착부 심층에 통증이 있고, retrocalcaneal wedge 부분의 활주성을 개선시키는 조작을 통해 통증이 경감되는 경우도 Kager's fat pad 구축이 있다고 판단할 수 있다. Kager's fat pad 유래의 통증이 발생한 경우에는 다음 두 가지의 운동학적 요인을 의심한다.

① 족관절의 배굴 제한 ➡ step 3 p.386

Kager's fat pad는 아킬레스건과 장무지굴근, retrocalcaneal bursa로 이루어진 공간에 존재하며, 이 조직들 사이에 활주성을 유지하는 한편, retrocalcaneal bursa의 내압 조정이라는 역할을 하고 있다. 하퇴삼두근과 장무지굴근의 활주성 장애로 족관절 배굴 제한이 발생해 Kager's fat pad가 구축되면 내압 조정기구가 손상되어 족관절 배굴 시 과도한 압박 부하를 받게 되므로 족관절 배굴 제한 인자를 평가해야 한다.

② 하퇴삼두근의 근력 저하 ➡ step 3 p.388

하퇴삼두근의 근력이 저하되면 보행 등에서 하퇴삼두근에 대한 부하가 상대적으로 증가하게 된다. 따라서 근육 경도가 높아지고, Kager's fat pad가 존재하는 공간의 내압이 증가한다. 또한, 하퇴삼두근의 근력 저하를 후경골근이나 장무지굴근 등의 심층굴근군으로 보상하게 되면 Kager's fat pad 내압이 더욱 상승할 수 있다. 이로 인해 Kager's fat pad 내 압박 부하를 증가시켜 통증을 유발한다. 하퇴삼두근을 비롯한 족관절 굴곡근의 촉진과 더불어 근력을 평가해야 한다.

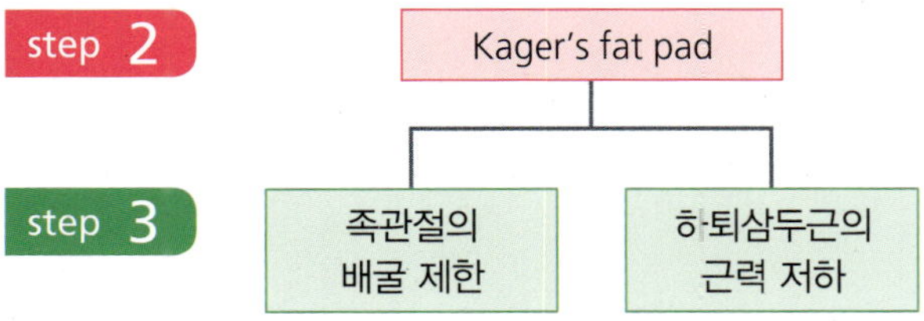

FLOW CHART Kager's fat pad가 통증의 원인으로 의심되는 경우

5) 삼각골·장무지굴근건

삼각골(그림 3-25)
거퇴관절 후면에 존재하는 과잉골로 거골후돌기(processus posterior tali)나 장무지굴근 근처에 존재하는 경우가 있다.

➡ **삼각골** triangular bone

● 통증 발생의 해부학적 요인

족관절 후방은 거골후돌기부에 의해 **거퇴관절**과 **거골하관절**로 분할된다. 이 부분의 내측에는 장무지굴근건이 통과하고 있으며 축구의 인스텝 킥이나 발레의 푸앵트 포지션(발끝으로 서기) 등에서 족관절에 반복적으로 걸리는 저굴력으로 인해 족관절 후방에 압박 부하가 가해지면서 통증이 발생한다. 이를 **삼각골장애**나 **후방족관절충돌증후군**(삼각골증후군)이라고 부른다.

➡ **거퇴관절** ankle joint

➡ **거골하관절** subtalar joint

후방족관절충돌증후군(posterior ankle impingement syndrome)은 반복되는 족관절의 저굴로 인해 거퇴관절, 거골하관절, 건초 등 여러 조직의 염증이 혼재된 상태라고 생각된다. 충돌의 원인에 따라 골성과 연부조직성으로 크게 나눌 수 있다.

① 골성 충돌

빈도가 높은 골성 충돌은 **삼각골**과 **거골후돌기**의 충돌이다. 삼각골은 족부에서 외경골 다음으로 많은 과잉골로 일본인의 출현 빈도는 12.7%라고 보고되었다.[23] 또한, 그 비율은 적지만 거골후돌기의 골절, 골극, 염증성 석회화를 예로 들 수 있다.

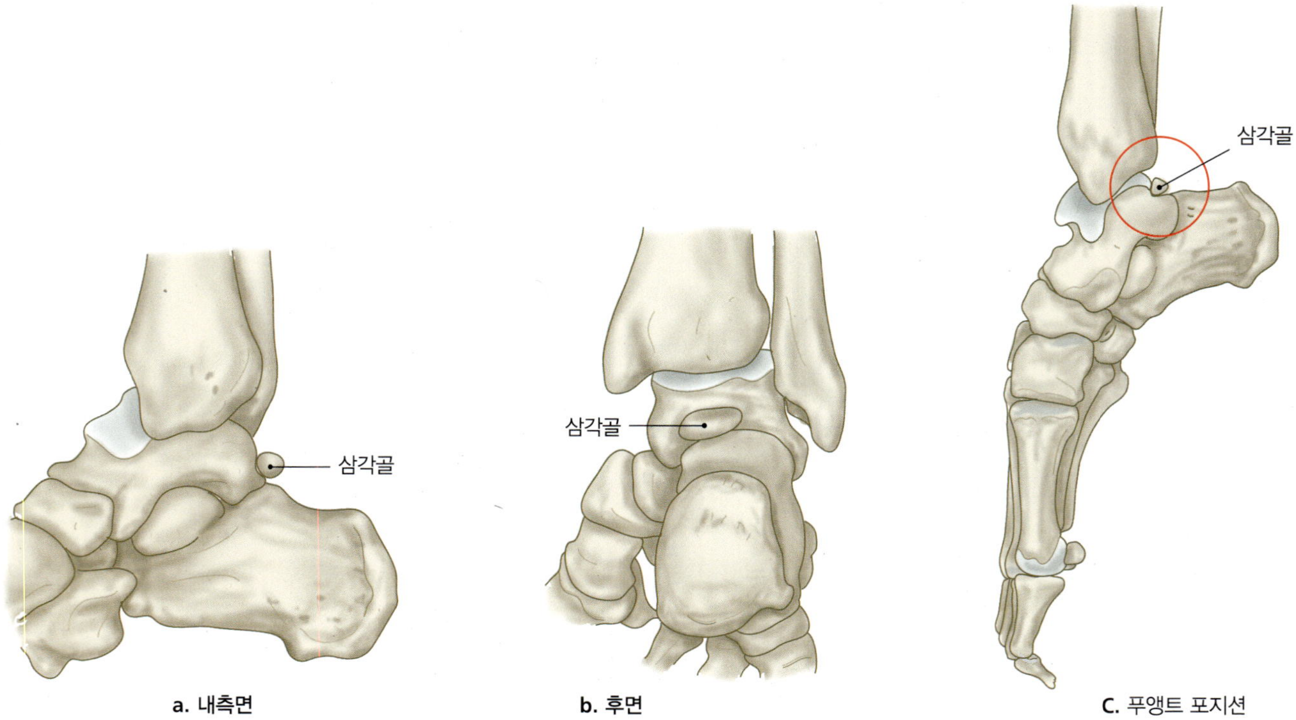

그림 3-25 삼각골

삼각골은 족관절 배굴 상태에서 충돌할 수 있다.

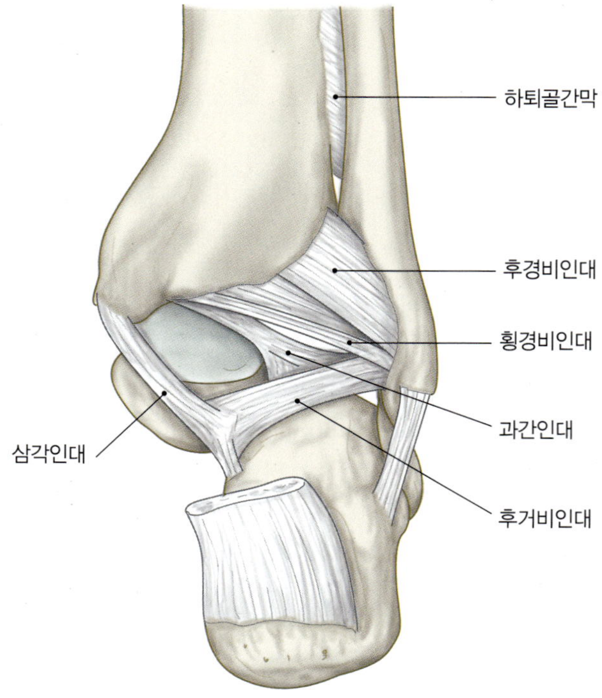

그림 3-26 과간인대

(Yasuto Yasuda, Mitsuo Kinoshita : 족관절 후방·내측 연부조직 충돌의 병태와 치료. 관절수술 29 : 815-820, 2010.)

② 연부조직성 충돌

연부조직성 충돌에는 장무지굴근건초염, 활막염 등이 있으며 최근에는 과간인대(IML)나 그 해부학적 변이 등이 충돌의 원인으로 여겨진다(그림 3-26).[24~26] **과간인대(IML)**는 후경비인대의 심층 섬유인 횡경비인대와 후거비인대 사이에 존재하며, 출현 빈도는 81.8%이다.[27] 과간인대 외측은 후거비인대와 함께 외과와에 부착한다. 내측은 폭이 넓고, 2개 다발 이상으로 나뉘어 부채꼴 모양의 형태를 하고 내과 및 장무지굴근건의 섬유성 터널 일부에 부착한다.[28]

➡ **과간인대**(IML)
intermalleolar ligament

또한, Yasuda 등은 수술로 절제한 조직의 조직학적 연구에서 절제조직은 관절낭과 인대조직으로 섬유화나 점액변성, 석회화, 연골화 등 퇴행성 소견을 보였다고 한다. 수술 중 육안 소견과 병리조직 소견을 통해 염좌나 스포츠 활동 등으로 손상된 관절낭이나 인대가 섬유화, 비후, 변성되어 족관절 충돌의 원인이 되었다고 보고하였다.[27]

즉, 후방족관절충돌증후군은 족관절 저굴로 인한 족관절 후방으로의 압박 부하로 인해 골성·연부조직성에 염증이 발생해 통증이 유발되는 것으로 보인다. 특히 외상으로 인한 족관절 불안정성이나 가동 범위 제한이 충돌을 유발하기 쉬우므로, 족관절 기능 평가와 함께 세심한 촉진과 영상 평가가 중요하다.

● 삼각골의 촉진

삼각골은 장무지굴근이나 거골후돌기 근처에 존재한다. 따라서 장무지굴근을 촉진한 후(➡ p.358) 그 주변에서 단단한 뼈가 만져지는지 확인한다. 강한 압통을 보이는 경우도 있다. 삼각골의 존재 여부 확인에는 X-ray나 초음파 검사가 추천된다. 또한, 장무지굴근건에 압통을 보일 수도 있다.

● 촉진과 검사 결과를 통해 유추할 수 있는 것은?

삼각골이 존재하는 경우나 장무지굴근건에 압통이 있는 경우, 족관절 저굴로 인해 족관절 후면에 통증을 호소하는 증례에서는 압박 부하가 통증의 원인이며, 다음과 같은 운동학적 평가를 시행한다.

① 족관절의 배굴 제한 ➡ step 3 p.386

족관절 배굴 시 장무지굴근건의 신장성이 부족하면, 장무지굴근건으로 인한 강한 신장부하가 가해진다. 이러한 신장 부하로 인해 장무지굴근건이 건초염과 같은 상태가 되면 족관절 저굴 시 삼각골 주위에 압박 및 마찰 부하가 증가한다. 따라서 장무지굴근건의 신장성을 확인하기 위해서도 족관절의 배굴 가동 범위를 평가해야 한다.

② 하퇴삼두근의 근력 저하 ➡ step 3 p.388

족관절 저굴근의 근력 저하를 장무지굴근으로 보상하게 되면, 장무지굴근건이 건초염과 같은 상태가 된다. 그렇게 되면, 족관절을 저굴 시 삼각골 주위에 압박 및 마찰 부하가 증가되므로 족관절 저굴근 즉, 하퇴삼두근의 근력을 평가해야 한다.

③ 족관절의 불안정성 ➡ step 3 p.389

족관절의 전방 불안정성이 존재하면 족관절 저굴 시 거골의 운동(움직임)이 불안정해진다. 따라서 저굴 운동에서 거퇴관절 후방 부분에 압박 부하가 증가할 수 있으므로 전방 불안정성 평가가 중요하다.

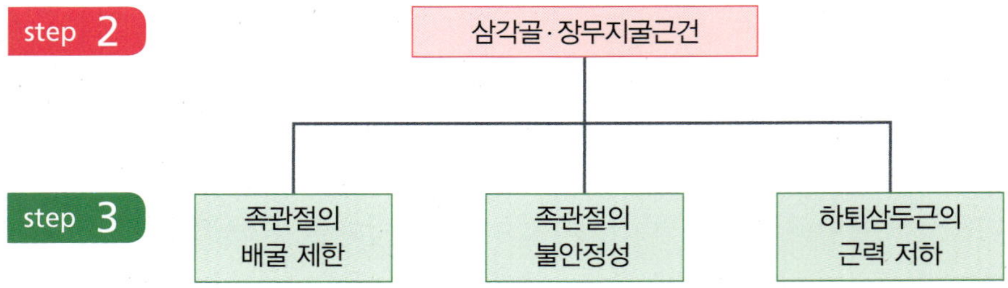

FLOW CHART 삼각골과 장무지굴근건이 통증의 원인으로 의심되는 경우

2 족관절 전방(anterior) 통증

여기에서는 단계(step) 별로 정리해 설명하였다. 특히 step 3은 족관절·족부 전체에서 중복되므로 '4 족관절·족부의 운동학적 평가'에서 설명하였다.

step 1 통증 유발 동작 : 역학적 부하

족관절 전방에 가해지는 역학적 부하를 생각하면 보행·달리기 등으로 발을 디딜 때나 점프 착지 시 **압박 부하**가 가해진다. 또한, 보행·달리기 등에서 바닥을 차고 나가거나 도약 시 족관절 전방에 **신장 부하**가 발생한다.

임상에서는 족관절 배굴 시 압박 부하가 가해져 통증이 발생하거나 배굴이나 저굴 시 모두에서 통증을 호소하는 경우가 많다.

압박 부하와 신장 부하 모두 거퇴관절의 전방 관절낭 및 전거비인대에 문제가 있다고 볼 수 있다.

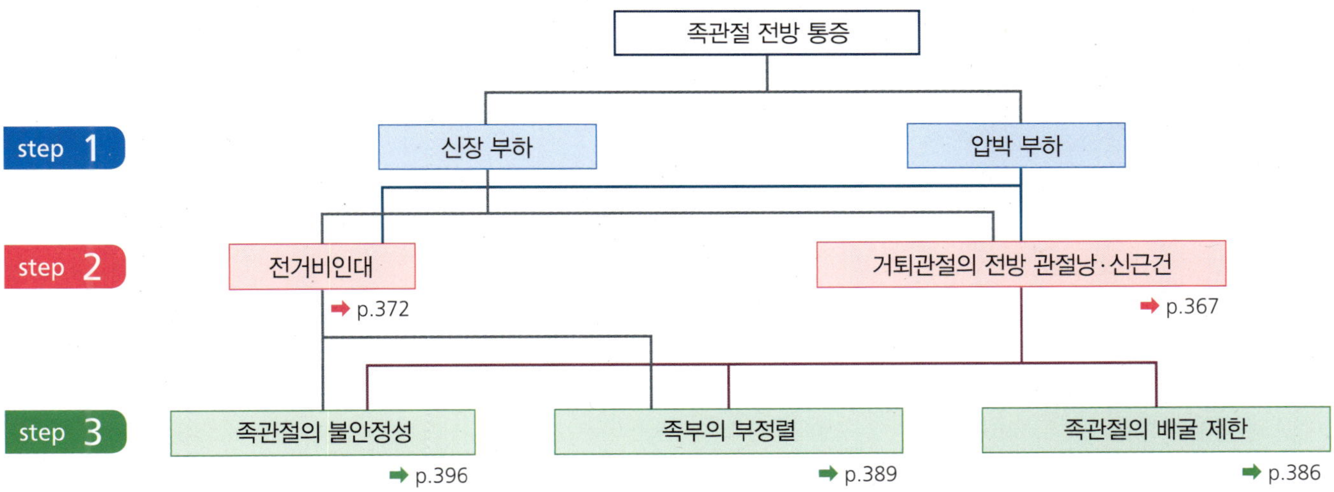

FLOW CHART 족관절 전방 통증에 대한 평가 전략

step 2 통증의 위치 : 해부학적 평가

1) 거퇴관절의 전방 관절낭·신근건

전경골근

기 시 : 경골 상외측 2/3, 골간막, 하퇴근막

➡ 전경골근
tibialis anterior m.

정　　지 : 내측 설상골과 제1 중족골 기저부 내측
신경지배 : 심비골신경(deep peroneal nerve)
작　　용 : 족관절 배굴·내반

➡ **장지신근(EDL)**
extensor digitorum longus m.

장지신근(EDL)
기　　시 : 경골 외측과, 비골 상부, 하퇴골간막, 하퇴근막
정　　지 : 제2~5지 지배건막
신경지배 : 심비골신경
작　　용 : 제2~5지 신전, 외반

➡ **장무지신근(EHL)**
extensor hallucis longus m.

장무지신근(EHL)
기　　시 : 하퇴골간막, 비골 중앙
정　　지 : 무지 말절골 기저부, 기저골 기저부
신경지배 : 심비골신경
작　　용 : 족관절 배굴, 무지 신전

거퇴관절의 전방 관절낭과 결합조직
거퇴관절의 전방 관절낭 : 경골·비골의 관절면에서 거골에 부착
결합조직 : 족관절 전방 관절낭의 표층에서 신근건과의 사이에는 지방체나 활막 등의 결합조직이 존재

● 통증 발생의 해부학적 요인

족관절 전방 통증으로 널리 알려진 것은 **후방족관절충돌증후군**이다. 이 병태에는 Bassett's lesion과 soft tissue impingement가 있다.[29, 30]

① Bassett's lesion(그림 3-27)

Bassett's ligament(전경비인대의 원위 섬유속)가 염좌로 손상된 경우에 치유 과정에서 비후·반흔화가 발생하고, 족관절 배굴 시에 거골활차와의 사이에서 충돌이 반복된다는 것이다.

② Soft tissue impingement(그림 3-28, 29)

거퇴관절 전면에 존재하는 소성결합조직(loose connective tissue)이 비후·반흔화되어, 족관절 전면에서 끼어 들어간다.[31)]

경골 관절연골의 평균 두께는 2.4mm(1.6~3.0mm)이며, 경골과 거골의 관절연골과 관절낭의 거리는 각각 4.3mm(0.6~9.0mm)과 2.4mm(1.8~3.3mm)이다. 전방 관절 간격에는 관절낭 표층에 있는 삼각형 연부조직이 존재한다. 이 삼각형 연부조직은 활막과 활막하에 존재하는 지방과 교원섬유(collagenous fiber)로 구성되며, 15° 배굴 상태에서 경골과 거골 사이에 끼어들게 된다.

거퇴관절 전방에는 **골극**이 형성되기도 한다. 이 골극이 발생하는 부위의 근위부에 전방

관절낭이 정지하므로, 골극이 관절낭의 신장 부하 때문이라고 보기 어렵다. 이 골극은 해부학적으로 전방에 위치하는 연부조직이 충돌한 결과로 볼 수 있다.

또한, 발가락의 신근건은 이러한 결합조직과 강하게 결합하지 않는다. 그러나 전경골근과 장지신근이 수축하면서 거퇴관절 전면을 통과하는 신근건이 밖으로 드러난다. 이로 인해 전방 관절 간격의 전방 부분 공간이 넓어지기 때문에 결합조직이 관절면에서 당겨지게 된다.

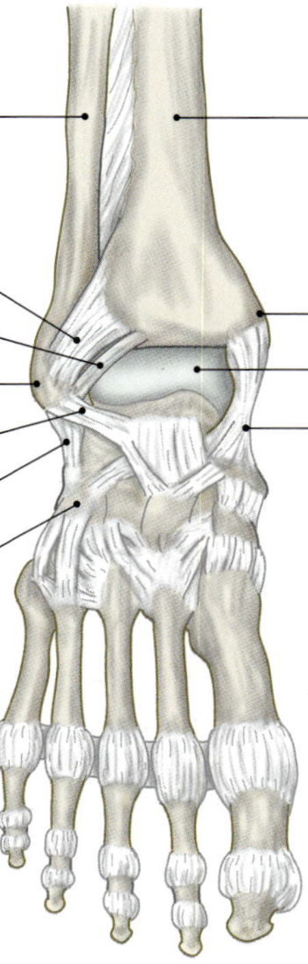

그림 3-27 Bassett's ligament
전경비인대의 원위에 존재하는 과도한 섬유속을 Bassett's ligament라고 부른다.

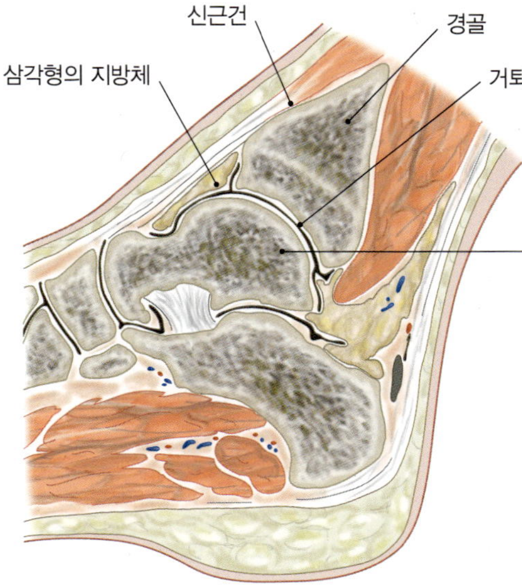

그림 3-28 거퇴관절 전면의 연부조직(측면)
거퇴관절 전면에는 삼각형의 지방체가 신근건의 심층에 존재한다.

● 전방 관절낭과 신근건하 결합조직의 촉진(그림 3-30)

거퇴관절 전면에는 신근건의 심층과 관절낭의 표층에 소성결합조직이 존재한다. 이 부분은 신근건(전경골근·장무지신근·장지신근)을 이완시키기 위해 거퇴관절을 배굴 상태로 수동으로 유지하고 힘줄의 심층 부분에 손가락을 밀어 넣듯이 촉진한다. 보통은 부드러운 소성결합조직이기 때문에 특별한 긴장이나 통증을 보이지 않는다.

● 전경골근·장지신근·장무지신근의 촉진(그림 3-31)

① 전경골근

전경골근은 족관절 배굴과 족부 회외에 작용한다. 따라서 환자에게 족관절 배굴과 족부의 회외 운동을 지시하면 거퇴관절 전면 내측부에 전경골근건의 융기를 촉지할 수 있다.

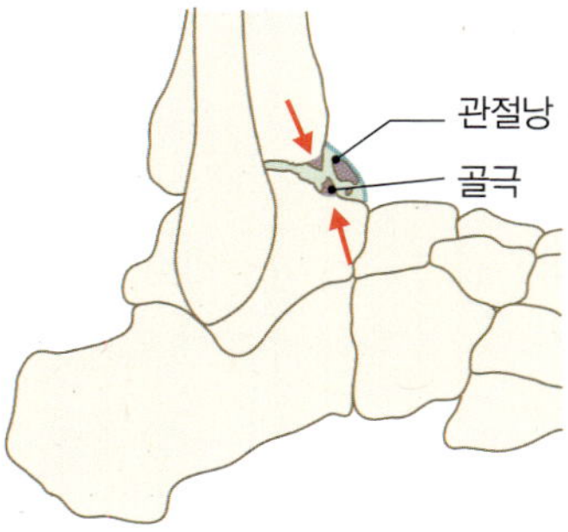

그림 3-29 전방 골극과 관절낭의 위치
거퇴관절 관절낭 부착부보다 심층에 골극이 형성된다.
(Cerezal L, Abascal F, Canga A, et al : MR imaging of ankle impingement syndromes. AJR Am J Roentgenol 181 : 551-559, 2003을 기초로 작성).

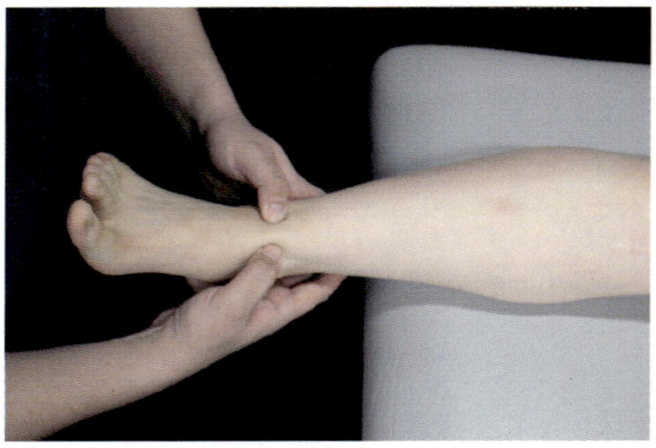

그림 3-30 전방 관절낭 결합조직의 촉진

이 힘줄에서 근위·원위부까지 촉진을 진행하면 전경골근의 촉진이 가능해진다. 전경골근의 근복 외측에 장지신근이 위치한다. 이 근복과의 경계를 알기 위해서는 발가락을 굴곡 상태로 고정하고, 족부의 회외를 강조한 족관절 배굴을 시행함으로써 장지신근이 수축하기 어렵기 때문에 전경골근의 외측연에 쉽게 접촉할 수 있다.

② 장지신근·장무지신근

거퇴관절 전면에서는 전경골근건 외측에 장무지신근·장지신근 순으로 위치한다. 거퇴관절 전면에서 발가락을 배굴시키면 이 두 힘줄의 동정(identification)은 비교적 용이하다. 근위와 원위부를 향해 촉진하면 장무지신근의 근복이 전경골근과 장지신근의 근복 심층에 위치하기 때문에 촉진이 어렵다. 장무지신근을 촉진하기 전에 장지신근을 먼저 촉진하는 것이 좋다.

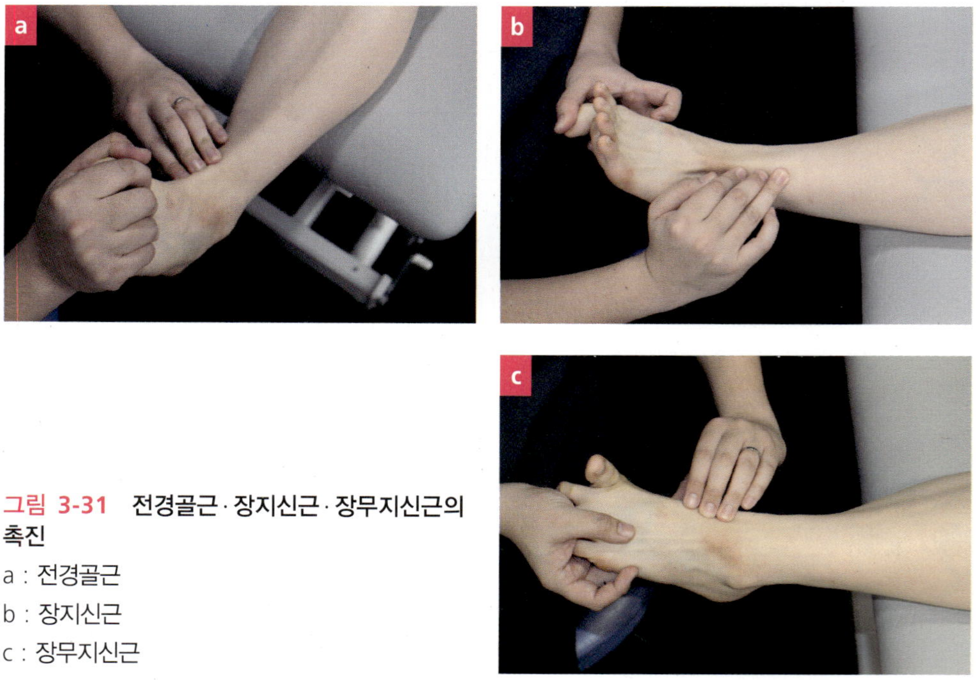

그림 3-31 전경골근·장지신근·장무지신근의 촉진
a : 전경골근
b : 장지신근
c : 장무지신근

장지신근을 촉진할 때에는 무지(엄지발가락)를 굴곡 혹은 신전 자세로 고정시킨 상태에서 제2~5지 신전 운동을 시행하도록 지시한다. 이때 장지신근(건)의 근수축을 거퇴관절의 레벨에서 확인 후 근위부를 향해 촉진을 진행한다.

장무지신근은 제2~5지를 굴곡 혹은 신전 상태로 고정하고 무지를 신전함으로써 근복을 거퇴관절 레벨에서 근위부를 향해 촉지할 수 있다.

● 촉진과 검사 결과를 통해 유추할 수 있는 것은?

족관절 배굴 시 통증이 발생하고, 거퇴관절 전면에 압통을 느끼면 결합조직 충돌을 의심한다. 또한, 각 신근건의 수축 시 통증도 확인할 필요가 있다. 충돌과 신근건의 건초염이 악화되면 족관절 저굴로 인한 신장 부하로도 통증이 발생할 수 있다. 이러한 경우 다음과 같은 운동학적 평가를 시행한다.

① 족관절의 배굴 제한 ➡ step 3 p.386

족관절의 배굴 운동 시 전방에 충돌이 발생하기 때문에 배굴 제한이 생긴다. 배굴 제한 인자로서 충돌은 결과일 뿐 원인이 되지 않는 경우가 많다. 따라서 배굴 제한 인자를 확인하기 위한 평가가 필요하다.

② 족관절의 불안정성 ➡ step 3 p.396

Bassett's ligament(전경비인대의 원위 섬유속)가 염좌 시에 손상되면 Bassett's lesion으로서 족관절 전방에 통증이 발생한다. 따라서 염좌에 의한 족관절 불안정성 유무를 확인해야 한다. 또한, 족관절의 불안정성은 족관절 주위 근육의 과도한 동시 수축을 유발하기도 한다. 이러한 경우는 근육과 힘줄의 과사용에 의한 건초염이 발생하기도 한다.

③ 족부의 부정렬 ➡ step 3 p.389

거퇴관절의 배굴 운동 시 거골은 상방으로 회전하고 후방으로 미끄러져야 한다. 족관절의 정렬, 특히 후족부가 회내하면 종골이 저굴·회내하므로, 거골도 저굴(하방으로 회전하여 전방으로 미끄러짐) 상태가 된다. 이러한 정렬로 체중 부하 상태에서 족관절이 배굴되면 거골의 후방 미끄러짐이 장애가 되어 전방 충돌이 발생할 수 있다. 따라서 족부 정렬의 평가가 필요하다.

또한, 이러한 부정렬이 의심되는 경우에는 족부 아치를 맨손이나 주상골 패드 등으로 물리적으로 지지함으로써 전방 충돌이 발생하지 않는지 확인하는 것도 중요하다.

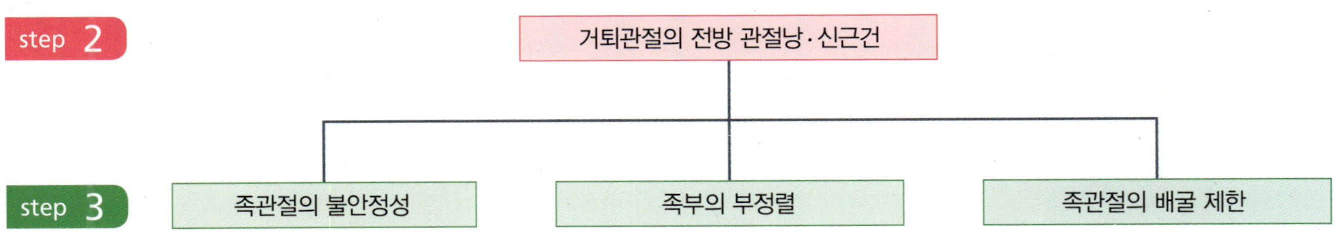

FLOW CHART 거퇴관절의 전방관절낭·신근건이 통증의 원인으로 의심되는 경우

2) 전거비인대(그림 3-32)

➡ 전거비인대
anterior talofibular ligament

전거비인대
근위 부착부 : 외과 전하단
원위 부착부 : 거골 경부 외측
기능 : 족관절 저굴 상태에서 내반 억제, 거골의 전방 이동 억제

● 통증 발생의 해부학적 요인

족관절 외측측부인대 중에서 가장 약한 **전거비인대**는 **족관절 내반 염좌**로 인해 손상되는 빈도가 높은 인대이다. 이 인대는 저굴 상태의 내반으로 긴장된다. 따라서 스포츠 동작 중 착지 등에서 다른 선수의 발을 밟는 등, 저굴 상태로 내반이 강제되었을 때 손상된다. 또한, Fong 등은 방향전환(pivot) 동작 등에서는 경도 배굴 상태라고 해도 거골의 내회전이 강제되면 전거비인대가 손상될 수 있다고 하였다.[32] 이러한 인대 손상의 급성기나 회복 단계에서 족관절 저굴과 후외측으로의 회전 동작 등으로 전거비인대에 신장 부하가 가해지면 통증이 발생한다.

또한, 족관절 내반 염좌 중 40~70% 정도가 만성적인 족관절 불안정성으로 발전한다고 알려져 있다.[33] **만성 족관절 불안정성**의 경우 전거비인대의 손상으로 고유감각장애를 얻어 불안정성이 발생한다는 설과 골간거종인대 등의 거골하관절 손상으로 족근동증후군(tarsal sinus syndrome)을 병발하기 때문이라는 설이 있다.[35]

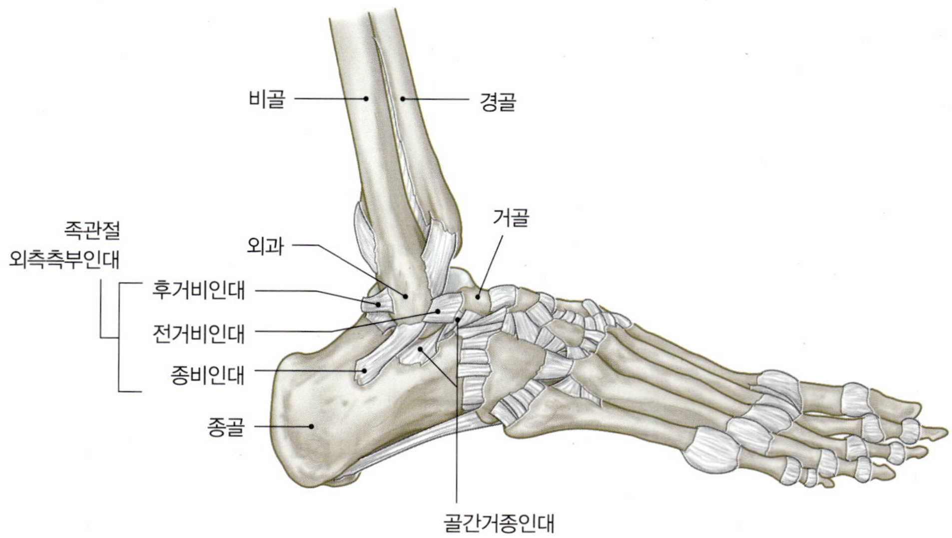

그림 3-32 족관절 외측측부인대
족관절 외측측부인대는 전거비인대, 종비인대, 후거비인대로 나뉜다.

➡ 족근동
tarsal sinus

족근동증후군은 거골하관절에 존재하는 골간거종인대(talocalcaneal interosseous ligament)의 손상으로 발생한다. **족근동(tarsal sinus)**은 족관절 전외측부에 존재하는 거골과 종골 사이의 공간이다. 골간거종인대는 거골하관절의 운동축 위에 존재하는 인대로 아직

도 기능이 다 밝혀지지는 않았으나 전방십자인대와 같이 관절축을 안정시키는 역할을 하는 것으로 추측된다(그림 3-33). 따라서 골간거종인대의 손상에 의해 거골의 동태가 불안정화된다고 알려져 있다.[36] 만성 족관절 불안정성으로 인해 거골하관절의 운동에 이상이 생긴다면 족관절 운동은 정상에서 벗어난다. Chinn 등은 만성 족관절 불안정성이 있는 사람은 트레드밀에서 달리는 동안 족관절이 과도하게 내반 상태가 되어있는 것을 확인하였다.[33] 이처럼 족관절 저굴 동작이 강요되는 상황에서 내반 상태가 되면 전거비인대에 대한 신장 부하가 증가하여 통증이 유발된다.

즉, 전거비인대 손상 후 발생하는 족관절 전방 통증으로는 ① 전거비인대 손상에 의한 활막염을 포함한 통증, ② 만성 족관절 불안정성에 따른 족관절 운동 이상으로 인한 통증, ③ 족근동증후군에 의한 통증이 있다.

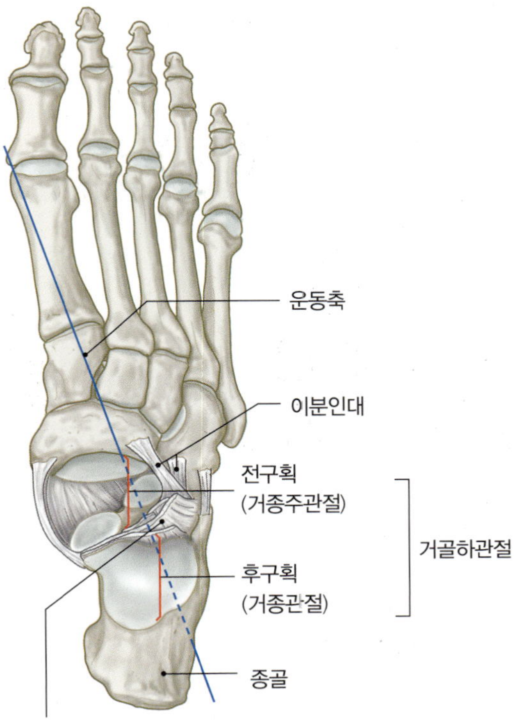

그림 3-33 **골간거종인대**
거골하관절에 존재하는 골간거종인대는 거골하관절의 운동축 부근을 통과해 운동축을 안정시킨다. 무릎의 전방십자인대와 같은 기능을 수행한다.

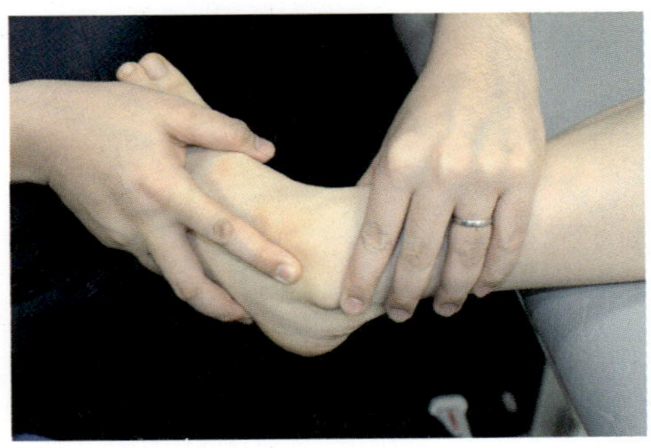

그림 3-34 **전거비인대의 촉진**

● 전거비인대의 촉진(그림 3-34)

전거비인대는 족관절의 전외측에 위치한다. 외과와 거골 경부를 연결하는 선상에 손가락을 대고 족관절을 내반시킴으로써 전거비인대의 긴장을 촉지할 수 있다.

● 전거비인대의 검사

전방 전위 검사(anterior drawer test)(그림 3-35)

- **검사 자세** : 앉거나 누운 자세에서 슬관절 경도 굴곡 자세를 한다.
- **조작** : 한 손으로 하퇴 원위부를 잡고 다른 한 손으로는 종골을 잡아 종골 전방으로 당긴다.
- **결과** : 종골의 전방 이동이 크고 전거비인대의 end feel을 얻지 못하면 양성. 혹은 전거비인대 부분에 통증이 발생하면 양성.
- **기능적 의의** : 전거비인대의 손상이 있으면 거골의 전방 이동을 억제할 수 없기 때문에 불안정성이 발생한다.
- **주의점** : 거골의 전방 이동은 전거비인대와 전경거인대에 의해 제동된다. 따라서 전거비인대의 손상으로 전방 전위 검사를 시행할 경우, 거골의 내회전을 동반하는 전방으로의 당김은 불안정성을 유발하기 쉽다.

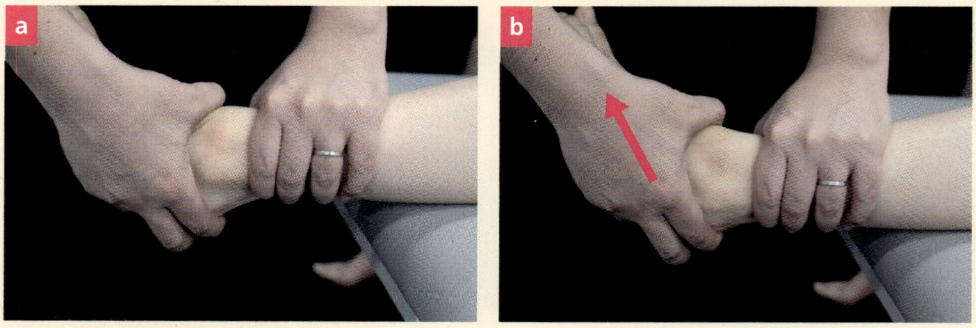

그림 3-35 **전방 전위 검사**

내반 부하 검사(varus stress test)(그림 3-36)

- **검사 자세** : 앉거나 누운 자세에서 슬관절 경도 굴곡 자세를 한다.
- **조작** : 한 손으로 하퇴 원위부를 잡고 다른 한 손으로는 족배를 잡아 족관절을 내

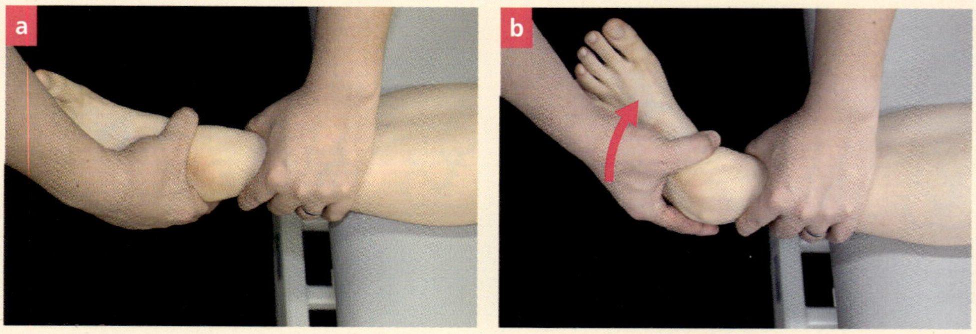

그림 3-36 **내반 부하 검사**

반시킨다.

- **결과** : 족관절의 내반 가동성이 크고 전거비인대의 end feel을 얻지 못하면 양성. 혹은 전거비인대 부분에 통증이 발생하면 양성.
- **기능적 의의** : 전거비인대나 종비인대가 손상되어 있으면 거골의 내반 제동을 할 수 없기 때문에 불안정성이 발생한다.
- **주의점** : 내반 부하 검사는 손상받는 자세를 재현하는 검사이므로 통증 발생에 주의한다. 특히 급성기에는 내반 부하 검사에 의해 통증이 악화될 수 있어 실시하지 않는다.

● 촉진과 검사 결과를 통해 유추할 수 있는 것은?

불안정성 검사를 통해 전거비인대의 손상 유무와 그 상태를 확인할 수 있다.

전거비인대 손상의 급성기에는 족관절 저굴을 통해 전거비인대에 신장 부하가 가해져 통증이 발생한다. 이러한 경우는 저굴을 제한하여 전거비인대의 회복을 기다려야 한다.

한편, 전거비인대 손상이 만성화되었을 때 저굴 운동으로 통증이 발생하는 경우가 있다. 이러한 경우, 다음과 같은 운동학적 요인에 대해 의심해 본다.

① 족관절의 불안정성 ➡ step 3 p.396

족관절의 내반 불안정성을 보상하는 장·단비골근의 기능이 저하될 경우, 족관절 저굴 운동 시 족관절이 내반되어 전거비인대에 신장 부하가 가해진다. 따라서 장·단비골근의 기능을 검사해야 한다.

② 족부의 부정렬 ➡ step 3 p.389

거퇴관절의 내반 외에 거골의 내회전에 의해서도 전거비인대에 신장 부하가 가해진다. 종골의 과도한 회외에 전복부의 내전·회내, 발가락의 굴곡이 복합된 '**초승달 모양 족부**'는 거골의 내회전이 증가해 문제가 된다(그림 3-37). 이러한 족부에서는 체중 부하 검사에서 족관절 저굴을 시행하면 거골이 회외하고 소지구에 체중을 받는 경우가 많다. 또한, 거골이 회외된 상태에서 무지구로 체중을 부하하기 위해 전족부를 회내시키는 예도 있으므로 주의가 필요하다.

➡ **초승달 모양 족부**
boomerang foot

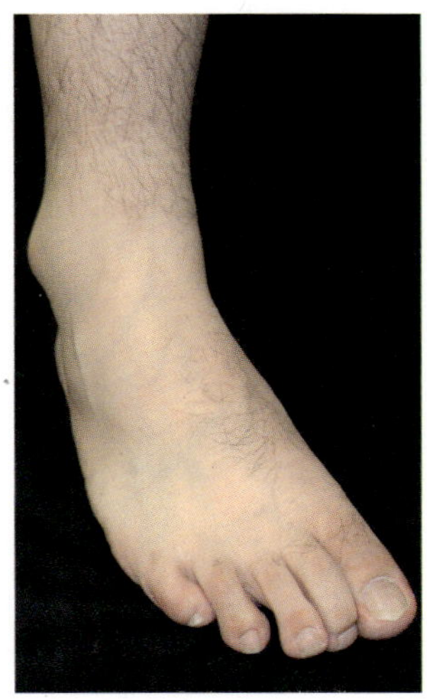

그림 3-37 초승달 모양 족부

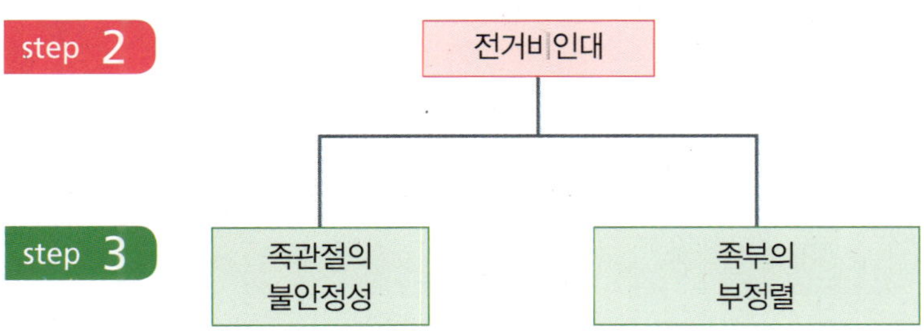

FLOW CHART 전거비인대가 통증의 원인으로 의심되는 경우

3 발바닥(sole) 통증

여기에서는 단계(step) 별로 정리해 설명하였다. 특히 step 3은 족관절·족부 전체에서 중복되므로 '4 족관절·족부의 운동학적 평가'에서 정리해 설명하였다.

step 1 통증 유발 동작 : 역학적 부하

발바닥(족저)에 가해지는 통증의 대부분은 체중 부하 상태에서 발생한다. 그 때문에 체중 부하에 의한 압박 부하가 원인이라고 생각하기 쉽지만 기타 역학적 부하에 대해서도 고려할 필요가 있다. 특히 발바닥에 존재하는 근육과 힘줄, 인대는 족부의 아치(foot arch) 구조를 유지하기 위해 강한 장력을 발생시켜, 체중 부하 시 **신장 부하**가 가해진다. 단순히 압박 부하로 통증이 발생하는 경우는 걸을 때 입각기 초기(heel strike) 등이다.

신장 부하로 인한 통증 발생의 경우는 족저근막과 경골신경을 의심한다.

압박 부하로 인한 통증 발생의 경우는 종골하 지방체, 족저근막, 경골신경을 의심한다.

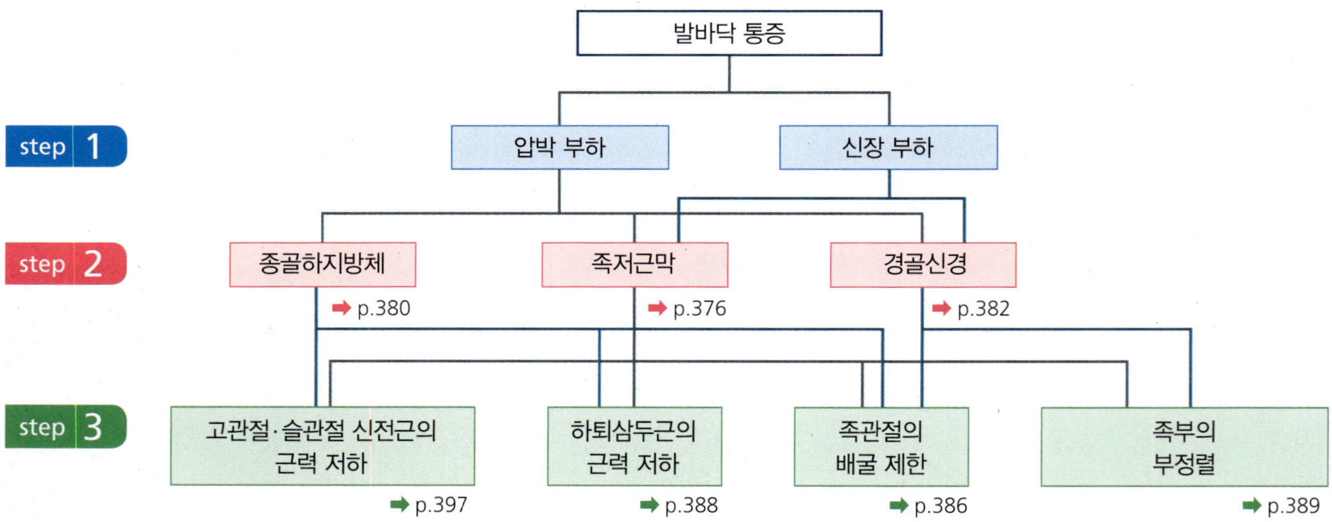

FLOW CHART 발바닥 통증에 대한 평가 전략

step 2 통증의 위치 : 해부학적 평가

1) 족저근막(그림3-38)

족저근막

기　　시 : 종골융기·내측돌기

정　　지 : 제1~5지 기절골, 저측 인대
작　　용 : 족부 아치의 유지

단지굴근(FDB)
기　　시 : 종골융기 하면
정　　지 : 제2~5지 중절골 기저부
신경지배 : 내측 족저신경
작　　용 : 제2~5지 근위지절간관절(PIP관절), 중족지절관절(MTP관절) 굴곡

소지외전근(ADM)
기　　시 : 종골융기 외측돌기, 외측족저근간중격, 족저근막
정　　지 : 제5 기절골 기저부(간혹 제5 중족골 기저부)
신경지배 : 외측 족저신경
작　　용 : 소지(새끼손가락) PIP관절의 외전과 굴곡, 소지 MTP관절의 외전과 굴곡, 외측 종아치의 지지

무지외전근(AH)
기　　시 : 종골융기의 내측부, 굴근지대, 족저근막, 주상골 조면
정　　지 : 무지(엄지)의 내측 종자골을 통해 기절골 기저부 내측
신경지배 : 외측 족저신경
작　　용 : 무지의 외전, 무지 MTP관절 굴곡

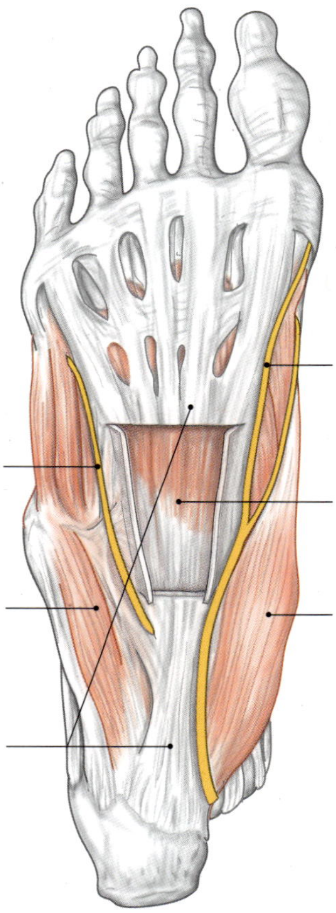

그림 3-38　족저근막과 제1층의 굴근군
발바닥에서 종골하지방체의 심층에 족저근막이 존재하며, 그 심층에 무지외전근, 단지굴근, 소지외전근이 있다.

● 통증 발생의 해부학적 요인

발바닥의 굴근군을 덮고 있는 중앙부의 두꺼운 건막 모양 조직을 **족저근막**이라고 한다. 족저근막은 종자골 내측돌기에서 기시하여 중족지절관절(MTP관절)을 지나 각 발가락의 기절골 기저면에 정지한다. 족저근막은 족부에 체중 부하가 가해질 때 족부에 있는 3개의 아치를 유지하는 작용을 한다.

또한, 보행 중 입각기 후반에 발꿈치가 바닥에서 떨어지면 발가락이 신전되므로, MTP관절의 신전으로 인해 족저근막이 당겨져 올라가고 전족부의 강성(hardness)이 높아진다(**windlass mechanism**)(그림 3-39).

따라서 보행이나 달리기로 인해 족저근막은 강한 신장 부하를 받게 되어 통증이 발생한다. 이러한 상태가 **족저근막염(plantar fasciitis)**이다.

족저근막의 종골 부착부에는 아킬레스건 부착부 등과 마찬가지로 섬유연골층을 포함한 4층 구조(fibrocartilaginous enthesis)가 관찰된다. 병리 조직상에서 천층은 주로 연골하골판(subchondral osseous lamina)의 파괴와 그에 따른 혈관의 진입이지만 심층에서는 연골세포의 집적과 연골성 세포외기질의 증가, tidemark라고 불리는 석회화된 층과 그렇지 않은 층의 경계가 불명확한 부착부 섬유연골의 변성이 주체이며 퇴행성관절질환의 변화와

➡ **족저근막**
plantar aponeurosis

➡ **단지굴근(FDB)**
flexor digitorum brevis m.

➡ **소지외전근(ADM)**
abductor digiti minimi m.

➡ **무지외전근(AH)**
abductor hallucis m.

유사한 것이었다.[37, 38]

즉, 종골 부착부에는 족저근막에 의한 견인 부하 외에 체중 부하에 따른 압박 부하가 가해진 것으로 추측된다.[39]

족저근막염 발생의 위험인자 중 관련성이 가장 높은 것은 ① 장시간 서서 일하는 직업, ② 비만(BMI>30), ③ 족관절의 배굴 제한이 있다.[40] 또한, Patel 등은 족저근막염 환자에서는 족관절의 배굴 제한이 흔히 관찰되었다고 보고하였다.[41] 이는 체중이 부하된 상태에서 족관절을 배굴할 때 종골이 전경되기 때문이라고 생각된다. 또한, 저자들의 연구에서도 편평족(flast foot) 사례에서는 체중 부하 시의 족관절 배굴 운동으로 종골의 전경이 증가한다는 것을 보여준다.[42]

즉, **족저근막염⇔편평족⇔족관절의 배굴 제한**을 하나의 세트로 파악하고, 역학적 부하를 제거할 방법을 고려해야 한다.

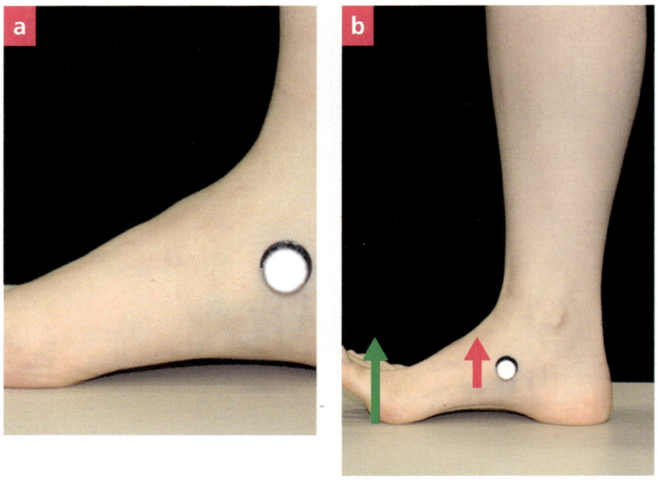

그림 3-39 Windlass mechanism
정지 상태(a)에서 발가락을 신전하면(b) 주상골의 위치가 상승한다.

● 족저근막, 단지굴근, 소지외전근, 무지외전근의 촉진(그림 3-40)

족저근막은 종골 내측돌기에서 제1~5 족지를 향해 주행하는 종골 부착부에서는 폭이 약 1cm 정도이다. 종골하지방체를 압박하여 종골융기의 전단을 발바닥에서부터 촉지하고 발가락을 수동 신전시키면 족저근막의 심층을 촉지할 수 있다.

족저근막의 내측연과 외측연을 각각 따라가다 보면 내측연 내측에 존재하는 근복이 무지외전근, 외측연 외측에 존재하는 근육이 소지외전근이다. 또한, 족저근막 심층에 위치한 근육은 단지굴근이다.

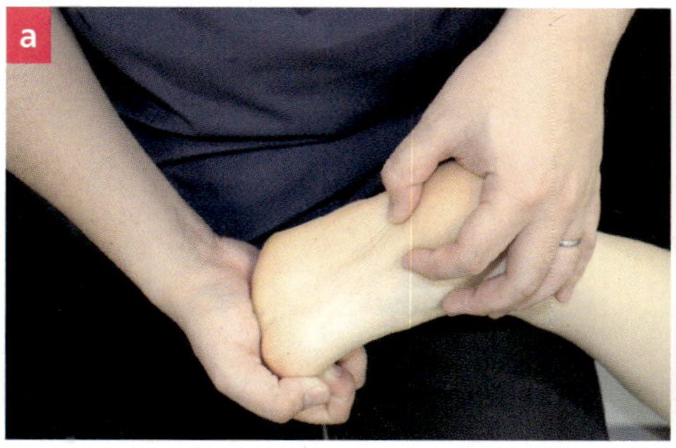

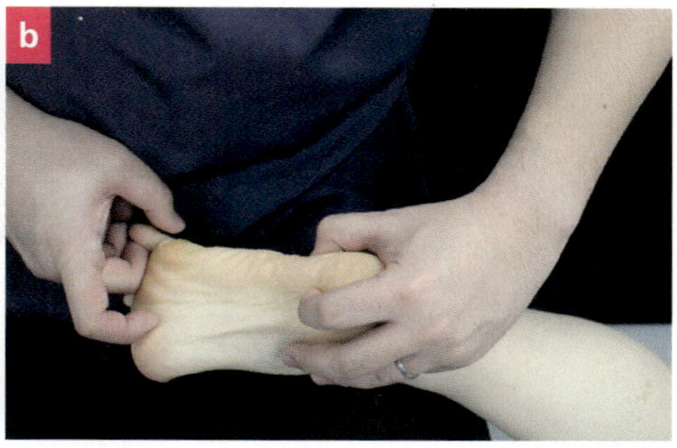

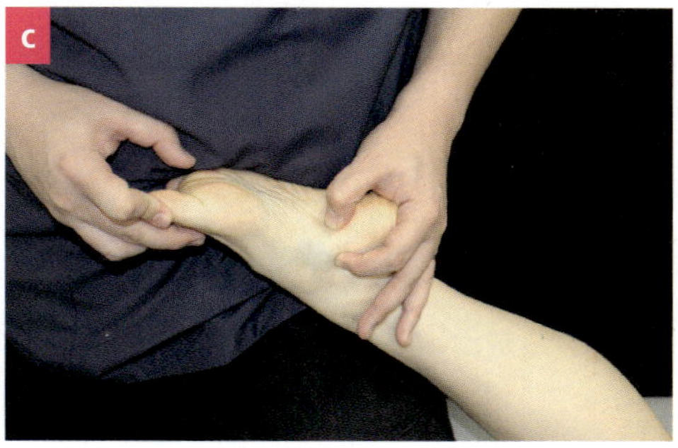

그림 3-40 족저근막, 단지굴근, 소지외전근, 무지외전근의 촉진

a : 족저근막, 단지굴근

b : 소지외전근

c : 무지외전근

● 족저근막의 통증유발검사

Windlass test(그림 3-41)

- **검사 자세** : 다리를 편채 앉은 자세로 슬관절 경도 굴곡 자세, 족관절 저배굴 0°로 한다.
- **조작** : 한 손으로는 중족골두를 잡고 다른 한 손으로는 발가락의 신전을 강제한다.
- **결과** : 중족지절(MTP)관절 신전 시 저항감이 강하고, 족저근막의 긴장이 강하면 양성. 또한, 통증이 발생하는 경우도 양성이다.
- **기능적 의의** : MTP관절의 신전에 의해 족저근막에 신장 부하가 가해진다. 족저근막의 긴장을 확인한다.
- **주의점** : 중족골두를 바닥에 단단히 고정시키고 시행한다. 족저근막의 긴장이 높은 경우는 중족골의 저굴이 발생할 수도 있다. 또한, 무지에 한해서는 발가락의 신전 가동 범위에 의한 정량화도 가능하기 때문에 필요에 따라 가동 범위를 측정한다. 좌우 차이를 확인하는 것이 중요하지만 양측성의 경우도 많기 때문에 정상적인 긴장을 느낄 수 있도록 충분한 연습이 필요하다.

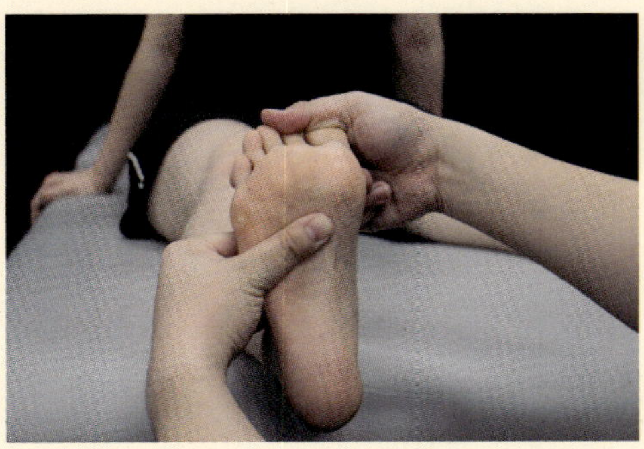

그림 3-41 Windlass test

● 촉진과 검사 결과를 통해 유추할 수 있는 것은?

Windlass test가 양성으로 체중 부하 시 족저근막 부분에 통증이 발생하는 경우에는 족저근막으로의 신장 부하로 인해 통증이 발생한 것으로 보인다. 족저근막에 대한 신장 부하를 증가시키는 원인으로 다음의 운동학적 요인을 의심한다.

① 고관절·슬관절 신전근의 근력 저하 ➡ step 3 p.397

달리기 동작이나 점프 동작에서 고관절·슬관절 신전근의 근육 활동이 저하되면 지지 모멘트(=고관절 신전 모멘트 + 슬관절 신전 모멘트 + 족관절 저굴 모멘트)를 유지하기 위해 족관절 저굴 모멘트가 증가한다. 족관절 저굴 모멘트는 하퇴삼두근 등의 족관절 저굴근과 족지저굴근이 발생시키는 모멘트의 총합이므로, 족지굴근군의 근긴장이 항진될 수 있다. 이로 인해 족저근막의 긴장 또한, 고조되고 신장 부하가 증가하므로 통증이 유발된다.

② 하퇴삼두근의 근력 저하 ➡ step 3 p.388

족관절 저굴 모멘트는 하퇴삼두근 등의 족관절 저굴근과 족지저굴근이 발생시키는 모멘트의 총합이다. 따라서 하퇴삼두근의 근력이 저하되면 보상적으로 족저근막의 긴장이 고조되어 신장 부하가 증가하며 통증이 유발된다.

③ 족관절의 배굴 제한 ➡ step 3 p.386

족관절의 배굴 제한이 발생하면 하퇴를 전경(앞기울기)하기 위해 보상적으로 족부 아치를 저하시키고 하퇴를 전경시킨다. 따라서 아치의 저하로 족저근막에 신장 부하가 발생한다.

④ 족부의 부정렬 ➡ step 3 p.389

내측 종아치가 저하된 편평족에서는 족저근막이 신장된다. 따라서 족저근막에 나타난 신장 부하가 증가해 통증을 유발한다.

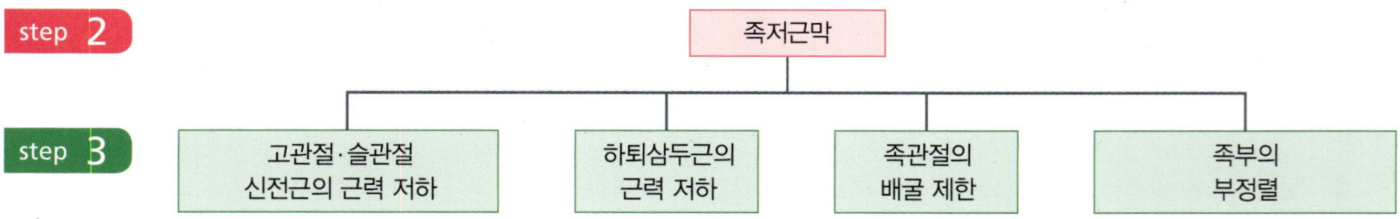

FLOW CHART 족저근막이 통증의 원인으로 의심되는 경우

2) 종골하지방체

● 통증 발생의 해부학적 요인

종골하지방체(heel pad)는 종골의 바닥(족저)면을 감싸는 결합조직이다. 종골하지방체는 피하조직이지만, 상지나 복부의 피하조직과는 구별되는 벌집 모양의 지방조직으로 교원성 섬유의 치밀성결합조직(dense connective tissue)으로 이루어진 소강(loculus)과 이

를 채우는 섬유지방조직의 집합으로 구성된다. 소강의 격벽(**chamber**)은 족저근막 및 진피에 부착하여 발달한 혈관망을 통해 영양을 공급받고 있다. Chamber는 표층에 위치하는 작은 **microchamber(MIC)**와 심층에 위치하는 큰 **macrochamber(MAC)**로 구성된다.[43, 44] MIC와 MAC는 모두 지방조직으로 발꿈치에 가해지는 힘을 완충하는 기능을 하지만 체중 부하에 대한 완충작용은 MAC가 높다.[45] 한편, Lin 등은 1년 이상 발꿈치 통증을 자각하고 족저근막의 비후를 인정한 예에서는 MIC·MAC 모두 정상인보다 경도가 상승했다고 보고하였다.[43, 44]

과사용이나 반복되는 미세 손상, 급성 손상으로 종골하지방체의 구조가 손상받아 압력 완충 기능과 그 심층조직의 보호 기능이 저하되면 heel pad syndrome이나 족저근막염, 종골의 피로골절이 발생한다.

● 종골하지방체의 촉진

종골하지방체는 발꿈치 부위를 내측·외측·중앙에서 압박하면서 촉진한다. 지방체 심층부에 있는 족저근막이나 무지외전근·소지외전근을 감별하기 위해 지방조직이 존재하지 않는 부위에서 압통을 확인하는 것이 중요하다.

● 종골하지방체에 대한 DTTT

종골하지방체에 의한 발꿈치 통증을 감별하는 검사법은 존재하지 않는다. 발꿈치 통증과 족저근막염을 감별하기 위해 다음의 DTTT를 시행한다.

통증유발조직	종골하지방체(heel pad)
증상	발꿈치 부위 통증
검사 방법	25mm 폭의 신축성 테이프를 준비한다. 무지구 외측에서 종골 내측으로 테이프를 잡아당겨 붙이고, 그 상태에서 종골하지방체를 발꿈치 하면에 모으듯이 발꿈치 후방에서 외측으로 붙인다. 외측에서 발꿈치 전방을 횡단해 주상골을 향해 붙인다.
결과	선 자세에서 발꿈치 통증이 개선되면 종골하지방체가 영향을 미친 것으로 볼 수 있다.
기능적 의의	위와 같이 테이핑을 사용하면 종골하지방체의 두께를 증가시켜 쿠션감을 높일 수 있다.
주의점	종골하지방체염과 족저근막염이 혼재하기도 한다. 테이핑으로 족저근막의 통증도 감소될 수 있지만 발가락 신전 시 통증이 발생한다면 족저근막에서 유래된 통증이다.

● 촉진과 검사 결과를 통해 유추할 수 있는 것은?

촉진으로 발꿈치 부위에 압통이 있고, 체중 부하 시 통증이 증가하고, 족저근막의 신장 등으로 통증이 발생하지 않는 경우, 이상의 3가지가 들어 맞는 경우는 종골하지방체에 대한 압박 부하로 통증이 발생하고 있다고 생각하여 다음의 운동학적 요인을 의심한다.

① 족관절의 배굴 제한 ➡ step 3 p.386

족관절의 배굴이 제한되면 하퇴의 전경이 부족하기 때문에 무게 중심이 후방으로 이동하고 발꿈치에 가해지는 압박 부하가 증가한다. 또한, 발꿈치의 이탈로 보행이 느려지는 것도 발꿈치에 가해지는 압박 부하를 증가시킨다. 따라서 족관절의 배굴 제한을 평가할 필요가 있다.

② 고관절·슬관절 신전근의 근력 저하 ➡ step 3 p.397

고관절·슬관절 신전근의 활동은 무게 중심을 상방 이동시킬(들어 올릴) 때 필요하다. 무게 중심을 들어 올리기 위한 지지 모멘트는 고관절·슬관절의 신전 모멘트와 족관절 저굴 모멘트의 총합이다. 이러한 근육 활동이 저하되면 발꿈치에 가해지는 압박 부하가 증가한다.

③ 하퇴삼두근의 근력 저하 ➡ step 3 p.388

고관절·슬관절 신전근의 활동과 함께 족관절 저굴근의 활동도 무게 중심을 들어 올리기 위해 필요하다. 따라서 하퇴삼두근의 근력이 저하되면 무게 중심을 들어 올리는 힘이 약해져서 발꿈치에 가해지는 압박 부하가 증가한다.

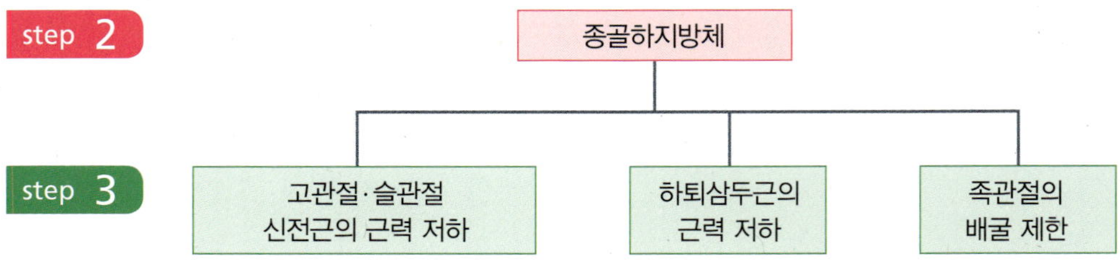

FLOW CHART 종골하지방체가 통증의 원인으로 의심되는 경우

3) 경골신경(그림 3-42)

경골신경

기시분절 : L4~S3

지배영역 : 근육 - 비복근, 가자미근

피부 - 하퇴 후면에서 족배

내측 족저신경

기시분절 : L4~S3

지배영역 : 근육 - 무지외전근, 단지굴근

피부 - 무지(엄지) 외측, 시지(검지) 내측, 소지(새끼)를 제외한 족배

외측 족저신경

기시분절 : L4~S3

지배영역 : 근육 - 소지외전근, 족저방형근

피부 - 소지(새끼발가락)

● 통증 발생의 해부학적 요인

➡ 경골신경 tibial nerve

경골신경은 대퇴부 좌골신경에서 분지되어 하퇴 근위부에서 가자미근 심층으로 들어가 하퇴 후면을 하행한다. 이후 후경골근건, 장무지굴근건, 장지굴근건과 함께 내과 후방을

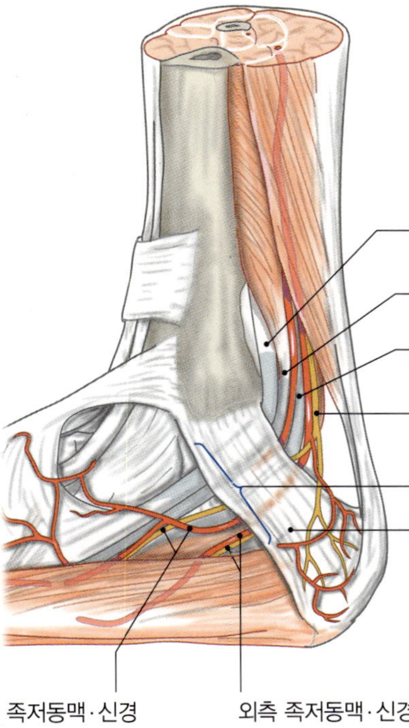

그림 3-42 족근관과 경골신경
경골신경은 후경골동맥과 함께 굴근지대의 심층을 통과한다.

통과한다. 이 부분은 하퇴심근막에서 연속되는 굴근지대(flexor retinaculum)로 덮여 있어 **족근관**이라고 부른다. 또한, 족근관 내 또는 족근관보다 근위부에서 **내측 족저신경**, **외측 족저신경**, **내측 종골분지**로 분기하여 발바닥으로 돌아 들어간다(그림 3-43).[47] 이 발바닥으로 돌아 들어가는 부분에서 내측·외측 족저신경은 무지외전근의 심층을 지난다.

즉, 경골신경은 가자미근의 심층을 통과하는 부분(**soleus arcade**)과 족근관부, 내측·외측 족저신경은 족근관부와 무지외전근의 심층 부분이라는 해부학적 협착부에서 압박 부하와 마찰 부하를 받게 된다. 따라서 해부학적 협착부를 구성하는 **가자미근**과 **무지외전근**, **하퇴심굴근막**의 긴장이 증가하거나 해부학적 변이가 있으면, 포착성 신경장애가 발생하며, 신경지배영역인 발바닥과 발끔치에 통증이나 저림을 호소하게 된다.

➡ **족근관**
tarsal tunnel

➡ **내측 족저신경**
medial plantar nerve

➡ **외측 족저신경**
lateral plantar nerve

➡ **내측 종골분지**
medial calcaneal branches

● 경골신경의 촉진

경골신경은 후경골동정맥과 함께 주행한다. 따라서 후경골동맥(posterior tibial artery)의 박동을 촉지하여 경골신경의 위치를 확인한다.

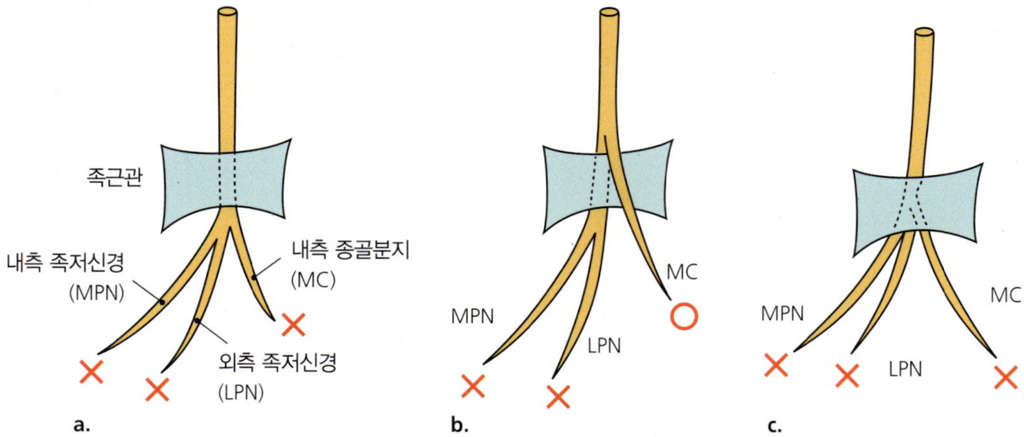

그림 3-43 경골신경의 분지 위치와 족근관의 관계

분지 형태의 개체차에 따라 증상의 출현 범위가 다르다. b에서는 내측 종골분지만이 굴근지대의 표층을 통과하기 때문에 발꿈치의 저림이 발생하지 않는다.

● 경골신경의 압박 검사

Tourniquet test(그림 3-44)

- **검사 자세** : 바로 누운 자세.
- **조작** : 하퇴 원위부~족관절에 혈압계 커프를 감아 수축기 혈압보다 약간 높게 공기를 주입하고 1~2분 정도 그대로 유지한다.
- **결과** : 발바닥에 저림이나 통증이 발생하거나 증가하면 양성.
- **기능적 의의** : 족근관 부위를 커프로 압박하면, 족근관이 좁아지고 통증이 증가한다.
- **주의점** : 너무 강하게 압박하면 정상 사례에서도 통증이 발생할 수 있으므로 필요한 경우 양쪽 차이를 비교한다.

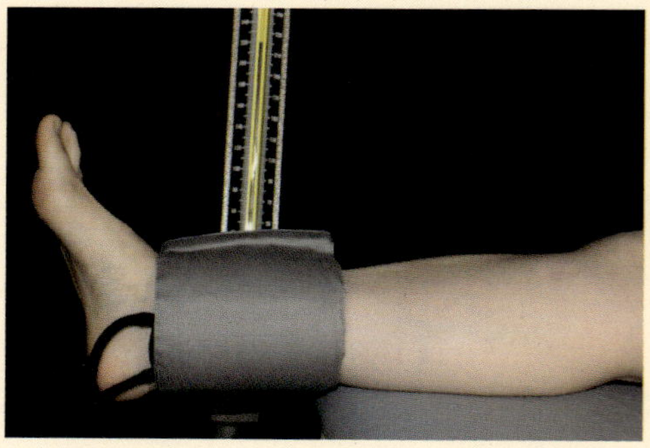

그림 3-44 Tourniquet test

경골신경의 Tinel-like sign

- **검사 자세** : 바로 누운 자세나 엎드린 자세.
- **조작** : 족근관 부위를 잡고 경골신경 위를 해머로 두드린다.
- **결과** : 발바닥이나 족관절 내측에 방사통이 발생하면 양성.
- **기능적 의의** : 해머로 두드려 경골신경을 자극해 통증이 발생한다.
- **주의점** : 방사통의 발생은 손상된 말초신경의 재생이 진행된 결과이다.

● 촉진과 검사 결과를 통해 유추할 수 있는 것은?

경골신경에 대한 압박 부하로 인해 발바닥에 통증이 발생한 것을 확인할 수 있었다. 다음으로 왜 경골신경이 압박되는지 생각해 본다. 그렇다면 족근관을 구성하는 굴근지대의 긴장과 족근골의 부정렬이 관련되었을 가능성이 있다. 즉, 경골신경에 대한 압박 때문에 발바닥에 통증이 발생한다면 다음 두 가지 운동학적 요인에 대해 평가할 필요가 있다.

① 족관절의 배굴 제한 ➡ step 3 p.386

족근관을 구성하는 **굴근지대**는 하퇴굴근막에서 연속되는 결합조직성 피막이다. 하퇴굴근군의 긴장이 높아지면 굴근지대의 긴장도 증가한다. 따라서 족관절의 배굴 제한을 검사해야 한다.

➡ **굴근지대**
flexor retinaculum

② 족부의 부정렬 ➡ step 3 p.389

회내가 증가된 **편평족**에서는 굴근지대의 종골 부착부가 외측으로 이동하기 때문에 굴근지대와 거골·종골 사이가 좁아진다. 따라서 편평족은 경골신경에 대한 압박 부하를 증가시키는 요인으로 평가해야 한다.

➡ **편평족**
flat foot

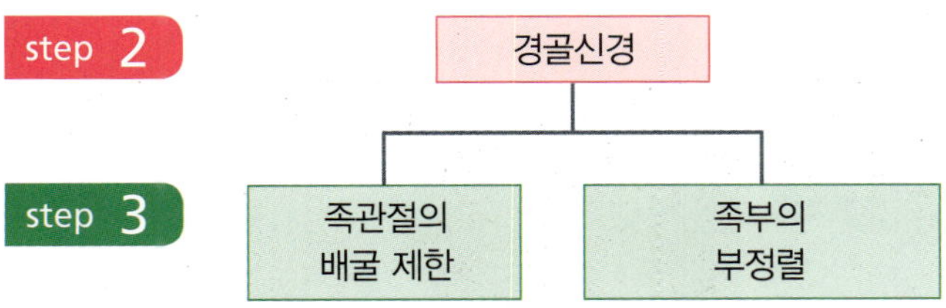

FLOW CHART 경골신경이 통증의 원인으로 의심되는 경우

4 족관절·족부의 운동학적 평가

여기에서는 족관절·족부의 step 3 운동학적 평가에 대해 정리하여 설명하였다.

step 3 통증의 원인 : 운동학적 평가

1) 족관절의 배굴 제한

족관절의 배굴 제한은 자주 문제가 되기 쉽다. 이것은 웅크리고 앉는 것과 같이 바닥 위에서 작동하는 데 큰 가동 범위가 필요한 것은 아니다. 족관절 배굴 운동으로 하퇴를 전경시킴으로써 무게 중심의 전방 이동이 가능하고 다양한 운동과 스포츠 동작에서 배굴 가동 범위가 요구된다.

여기에서는 배굴 제한 정도를 정량화한 기존의 계측 방법 외에도 제한 요인을 명확하게 하기 위한 평가 방법을 소개한다.

① 슬관절 신전 상태에서의 족관절 배굴

슬관절 신전 상태에서의 족관절 배굴 운동은 족관절 저굴에 작용하는 모든 근육을 신장시킬 수 있다.

➡ 비복근 gastrocnemius m.

특히, 슬관절을 가로 지르는 이관절 근육(two joint muscle)인 **비복근**은 슬관절 굴곡 보다 신전 상태에서 신장된다. 따라서 슬관절 신전 상태와 굴곡 상태에서의 가동 범위를 비교하여 비복근의 관여 여부를 평가할 수 있다(그림 3-45).

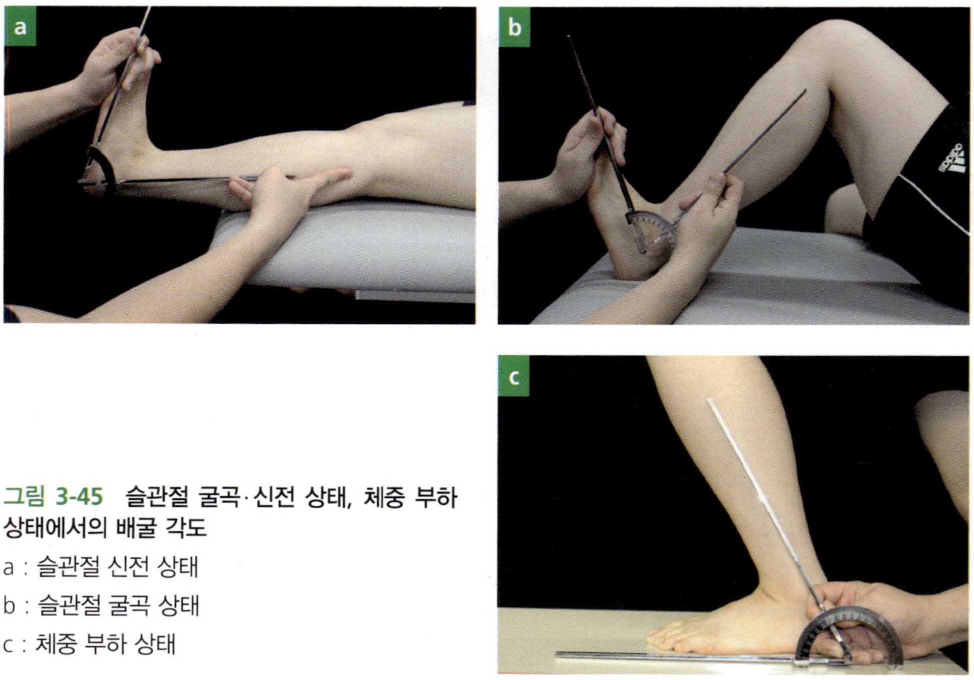

그림 3-45 슬관절 굴곡·신전 상태, 체중 부하 상태에서의 배굴 각도

a : 슬관절 신전 상태

b : 슬관절 굴곡 상태

c : 체중 부하 상태

또한, 아킬레스건에 비틀림 구조가 존재하므로, 비복근 내측두는 족관절 회외 상태에서 더욱 신장된다.[9] 비복근의 근육 파열은 내측두에서 호발하기 때문에 비복근의 근육 파열에 따른 내측두의 신장성 저하를 의심할 경우, 회외 상태에서 족관절 배굴 가동 범위와 그 때의 신장 시 통증을 평가한다.

② 장무지굴근·장지굴근·단비골근

슬관절 굴곡 상태에서 족관절 배굴 운동이 제한될 경우, 가자미근과 장무지굴근, 장지굴근, 단비골근 등이 관련되었을 가능성이 있다. 특히 **장무지굴근**은 하퇴의 후면에서 거퇴관절의 후방을 통과하기 때문에 단축되면 배굴 운동 시 거골의 후방으로 미끄러지는 것을 제한하기 쉽다. 또한, **장지굴근**이나 **단비골근**은 족관절 저굴에 작용하지만 힘줄이 거골의 내측과 외측에 각각 통과하기 때문에 장무지굴근과 비교하면 제한 요인이 되기 어렵다. 그러나 장무지굴근과 인접해 있어 장무지굴근과 장지굴근, 장무지굴근과 단비골근 사이의 활주성이 저하되면, 장무지굴근의 신장성이 저하되어 결과적으로 배굴 제한이 발생한다.

➡ 장무지굴근(FHL)
flexor hallucis longus m.

➡ 장지굴근(FDL)
flexor digitorum longus m.

➡ 단비골근(PB)
peroneus brevis m.

장무지굴근의 영향을 확인하기 위해서는 무지(엄지발가락)를 신전시킨 상태에서의 족관절 배굴 각도와 무지를 신전시키지 않은 상태에서의 배굴 각도를 비교한다. 신전 상태에서 가동 범위 제한이 강해지며 양쪽이 차이를 보일 경우에는 장무지굴근의 단축이 있다고 생각된다. 또한, 장지굴근과 단비골근의 활주성을 평가하려면, 근육 사이에 손가락을 대고 무지를 신전시켜 장무지굴근의 원위부 활주성을 촉진하여 결합조직간의 활주성을 유도한다(그림 3-46). 이러한 치료적 접근 전후의 가동 범위를 측정하여 단비골근·장지굴근의 영향을 검토한다.

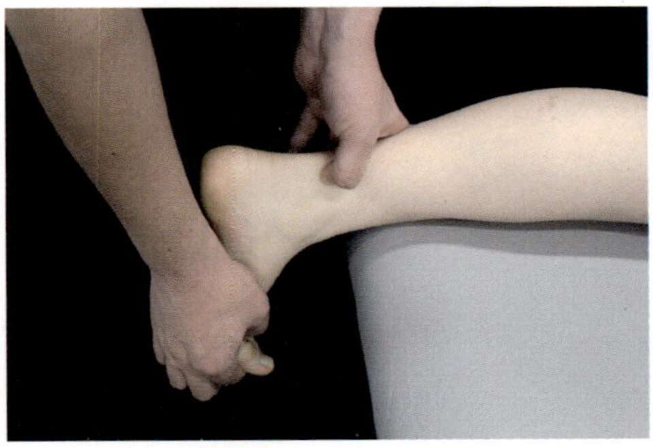

그림 3-46 **장지굴근과 장무지굴근의 활주성**

③ 가자미근

가자미근은 족관절 배굴 시 신장되는 단관절 근육(one joint muscle)이다. 무릎관절이나 발가락의 자세를 바꿔도 관절 가동 범위에 영향이 없는 경우에는 가자미근의 신장성 저하를 의심한다. 단, 족관절낭 혹은 아킬레스건하 지방체의 구축 가능성도 있으므로 족관절 배굴 가동 범위의 측정뿐만 아니라 이때의 통증이나 신장감(땅기는 느낌)의 발생 부위를 확인한다.

➡ 가자미근
soleus m.

④ 체중 부하 상태의 족관절 배굴(그림 3-45c)

체중 부하 상태에서 족관절 배굴 가동 범위를 측정하는 것도 중요하다. 체중 부하가 없는 경우에는 족관절 자체의 운동 범위를 확인할 수 있지만, 체중 부하 상태가 되면 족부의 골운동이 발생하여 족관절 운동에 영향을 미치기 때문이다.

Lundgren 등은 보행 중의 족부 운동을 측정하여 하퇴의 전경(앞 기울기)에는 거퇴관절의 가동 범위보다 족부 아치의 하강이 더 큰 영향을 미치는 것을 확인하였다.[48]

저자들의 연구에서는 정상 족부 및 편평족 모두 체중 부하 상태에서 족관절을 배굴하면 족근골이 회내하며 전방으로 이동하였다. 그러나 정상 족부는 편평족에 비해 내측으로의 이동량이 크고, 편평족은 전방으로의 이동이 크다.[49] 이러한 편평족 예에서의 골운동은 족관절 배굴에 따른 거골의 후방 이동이 제한된다. 따라서 편평족의 체중 부하 상태에서 족관절 배굴 제한이 있는 경우에는 족부 내측 종아치의 지지에 대한 배굴 각도 변화의 관련성을 검토해야 한다.

⑤ 족관절 저굴의 가동 범위 측정

족관절 저굴의 가동 범위 측정은 기존 방식으로는 기본축이 비골, 이동축이 제5 중족골이다. 그러나 족관절은 거퇴관절과 거골하관절의 복합체이므로 기존의 방법대로 측정한다면, Chopart 관절과 Lisfranc 관절의 가동성을 혼합하여 측정한다. Watanabe 등은 기존의 방법과 더불어 발꿈치 바닥면에 이동축을 더해 후족부의 가동 범위를 계측하여, 후족부 측정을 실시하는 유용성을 보고하였다.[50] 또한, Watanabe 등의 측정에 의하면 기존 방법의 평균 가동 범위는 약 60°, 후족부 측정법의 평균 가동 범위는 약 45°였다. 일본정형외과학회·일본재활의학회의 '정상 관절 가동 범위 및 측정법'에서 족관절 저굴 참고치는 45°이다. 따라서 기존의 방법으로 측정된 가동 범위가 45°라고 해도 양쪽 차이 및 후족부 측정법에 따른 결과를 비교하는 것이 중요하다고 생각된다.

> **운동치료의 핵심**
>
> 족관절 배굴 제한에 대해서는 그 요인을 명확하게 파악해 치료하는 것이 중요하다. 무턱대고 저굴근 스트레칭만 지속한다면, 가동 범위가 개선되기 어렵다. 특히 근육 사이의 활주성 가동 범위를 제한할 경우, 직접 그 부위를 촉진하며, 근육을 움직여 보는 것이 중요하다.

2) 하퇴삼두근의 근력 저하

족관절 저굴근은 달리기나 보행 중 몸의 무게 중심이 전방으로 이동하는 것을 억제하고, 상방으로 이동시키는 데 중요한 역할을 한다. 보행 중의 입각중기부터 입각말기까지 발생하는 **ankle rocker**와 **forefoot rocker**에서는 하퇴의 전경(족관절 배굴 운동)이 발생한다. 중력에 의해 하퇴가 전방으로 점점 더 기울어져 넘어지게 되는 데 이를 막는 것이 **하퇴삼두근**이다.

Perry 등에 의하면 발꿈치를 최대로 들어 올리는 거상 운동을 100%라고 할 때, **비복근**은 78%로 높은 근육 활동이 요구되며, **가자미근**은 86%로 보다 더 높은 근육 활동이 필요하다고 하였다. 이는 하퇴삼두근 중 가자미근 근육 활동의 중요성을 시사한다.[51] 가자미근의 원심성 수축 부족은 하퇴 전경을 안정되게 억제하기 어렵기 때문에 대퇴사두근과 햄스

> **참고!**
>
> ankle rocker & forefoot rocker
>
> 입각중기(mid stance) 이후의 족관절 배굴 운동과 입각말기(terminal stance)의 발가락 배굴 운동을 말한다.

트링스의 활동이 높아진다. 이를 통해 퇴행성 슬관절증으로 특징적인 대퇴사두근과 햄스트링스, 비복근의 동시 수축이 증가될 수도 있다.[52] 이처럼 하퇴삼두근의 근력 저하는 족관절뿐만 아니라 슬관절과 고관절의 근육 활동에도 큰 영향을 미친다.

족관절 저굴의 근력 평가에서 'Muscle Testing, 9/e'[53]은 '한쪽 다리로 서서 25회 이상 발꿈치를 들어 올리는 동작이 가능하다면 단계 5로 평가한다'고 하였다. 이는 25회의 발꿈치 들기 동작에서는 족저굴근 최대 근육 활동의 60%에 해당하고, 정상인에서 가능한 반복 횟수가 25회라는 점에 기초한다.[54] 정상 보행에서는 최대 근력의 약 25%가 필요하며,[55] 이는 발꿈치 들기 5~10회 정도와 비슷하다. 이처럼 5~10회 정도밖에 되지 않는 증례에서는 한 걸음마다 본인의 최대 근력을 사용하게 되므로 피로로 인해 정상적인 보행을 지속하기가 어렵다.

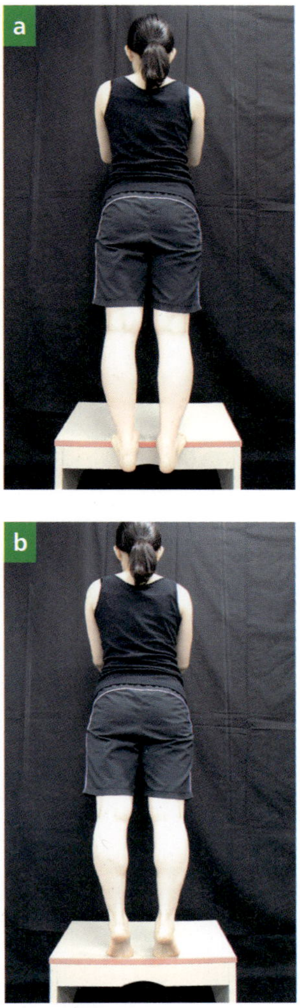

그림 3-47 하퇴삼두근 트레이닝

운동치료의 핵심

달리기나 보행에서 비복근의 수축 상태(모양)는 족관절 배굴 운동이 발생함에도 불구하고 근섬유속 길이가 변하지 않는 근수축(등척성 수축)을 나타낸다. 이는 힘줄이나 근막과 같은 비수축 조직의 탄성을 이용한다고 여겨진다. 그 때문에 근력 트레이닝에서도 족관절을 배굴하면서 등척성 수축을 하는 근력 훈련이 바람직하다고 생각된다(그림3-47).

3) 족부의 부정렬

족부 정렬의 평가에서는 **내측 종아치, 외측 종아치, 횡아치** 등, 3개의 아치와 **무지의 외반 각도**를 측정한다. 족부의 아치 구조는 족부에 체중 부하를 분산시키는 데 중요하다.

Lundgren 등은 보행 중 하퇴의 전경을 촉진하기 위한 kinematics로서 거퇴관절보다 족부 내측 종아치의 저하가 더 중요하다고 보고하였다.[48] 즉, 족부 아치에는 아치 구조의 강성과 무게 중심의 유연성의 두 가지 기능적 요소가 요구된다.

또한, 저자들은 내측 종아치 저하라는 족부 부정렬이 문제라고 생각한 **medial tibial stress syndrome(MTSS)**에서 내측 종아치 정렬뿐만 아니라 전족부 횡아치의 유연성이 통증 발생에 관여하는 것을 확인하였다.[56]

즉, 족부의 정렬을 평가할 때는 ① 족부를 전족부(forefoot)·중족부(midfoot)·후족부(hindfoot)로 분류하여 내측 종아치, 횡아치, 외측 종아치를 모두 관찰하고, ② 정지 시뿐만 아니라 체중 부하와 동작 시의 정렬 관계를 검토해야 한다(표 3-2).

● **표 3-2 족부의 정렬 평가**

검사명	측정 자세	측정 방법	정상 범위
후족부의 평가			
Leg heel angle	선 자세	종골의 장축과 아킬레스건의 연장선을 이은 선이 이루는 각도	3°~5°
발꿈치 각도	선 자세	관상면상에서 바닥면과 수직인 선과 종골의 장축이 이루는 각도	-5°~5°
중족부의 평가			
내측 종아치 높이 비율	선 자세	바닥면 주상골 하단까지의 높이를 종골 후면에서 무지(엄지) 선단까지의 발길이로 나눈 백분율	남성 : 15.0~16.4% 여성 : 12.4~14.6%

Navicular drop test	거골하관절 중립 자세로 교정한 선 자세와 정상적인 선 자세	바닥면에서 주상골 조면까지의 높이	<10mm
Navicular drift test	거골하관절 중립 자세로 교정한 선 자세와 정상적인 선 자세	주상골 조면 내측으로의 변위량	7mm(0~9mm)
전족부의 평가			
횡아치 길이 비율	선 자세	제1~5 중족골두까지의 거리를 측정하여 발길이로 나눈 백분율	불명

참고!

Medial tibial stress syndrome(MTSS)

대표적인 달리기 손상(running injury)이며, 달리기로 인해 경골 내측부에 통증이 발생하는 병태

① 후족부(hindfoot)의 평가

종골의 장축과 아킬레스건 장축이 이루는 각도는 **leg heel alignment(leg heel angle)**(그림 3-48a)이며 정상 범위는 3°~5°로 되어 있다. 이 방법은 종골의 기울기를 간편하게 측정할 수 있지만 종골의 기울기뿐만 아니라 하퇴삼두근, 특히 비복근의 발달 정도에 따라 측정값이 달라질 수 있다. 따라서 종골의 장축과 바닥면에 수직인 선이 이루는 각도(**발꿈치 각도**)를 측정함으로써 오차를 줄일 수 있다(그림 3-48b). 그러나 어느 방법이든 거골하관절이 이루는 각도(거골과 종골의 관계)를 직접 측정하는 것은 아니므로 주의해야 한다.

② 중족부(midfoot)의 평가

일반적으로 **내측 종아치의 높이 비율(arch height rate)**을 측정하는 경우가 많다(그림 3-49). 그러나 이 측정법은 발가락의 변형 등으로 발길이가 변화하면 오차가 발생할 수 있어 표준값이 일정하지 않다. Kiyomizu 등은 43례의 편평족을 X-ray로 평가하여 족부 아치 높이 비율의 표준값을 남성은 15.0~16.4%, 여성은 12.4~14.6%라고 보고하였다.[57)]

한편, 기존의 정지된 선 자세에서의 아치 측정은 보행 시나 달리기 시에 동적인 아치의 변화를 반영하지 못하는 것이 문제가 된다. 따라서 거골하관절을 중립 상태로 교정한 자세와 평소 자세에서 주상골 높이의 변화를 측정하는 방법(**navicular drop test**, 그림 3-50)이나 주상골의 내측 이동(**navicular drift test**, 그림 3-51)을 측정함으로써 아치의 동적 변화를 측정하는 방법이 개발되었다. Navicular drop test의 재현성에 대해 거골하관절 중립 상태를 어떻게 결정할 것인지와 50% 하중을 어떻게 정의할 것인지가 아직 불분

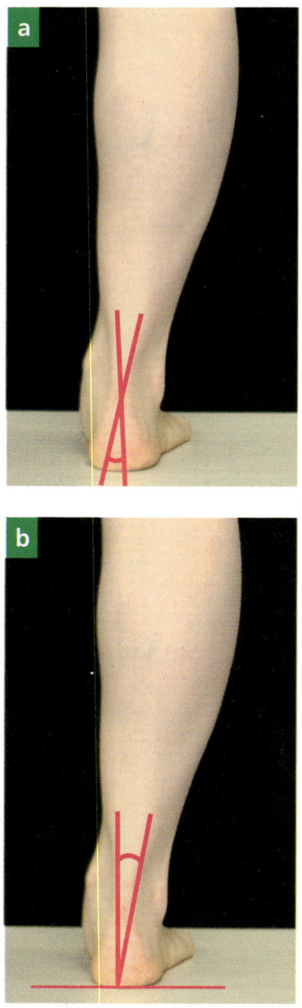

그림 3-48 a. leg heel angle, b. 발꿈치 각도

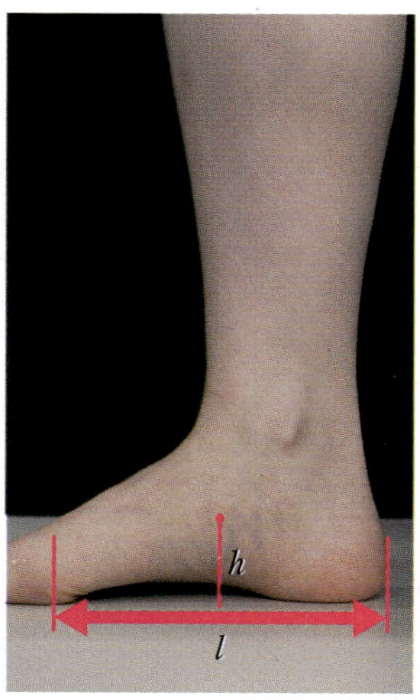

그림 3-49 족부 아치의 높이 비율

주상골 높이(h)를 제1 중족골두~발꿈치까지의 거리(l)로 나눈 백분율. 발가락 변형에 의한 영향을 받지 않는다.

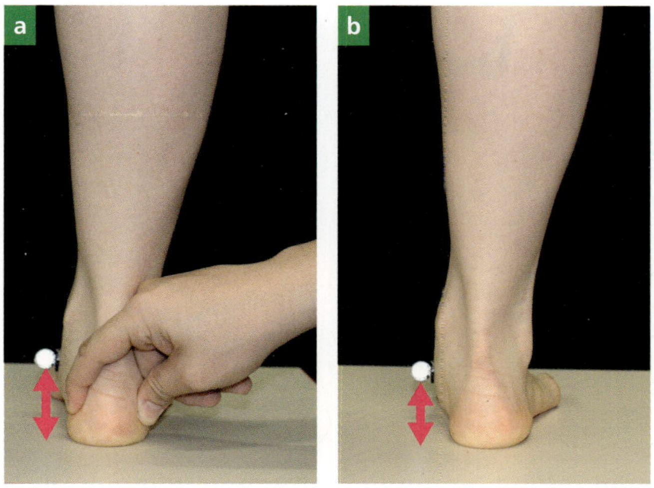

그림 3-50 Navicular drop test
a : 종골 회내/회외 중립 자세의 주상골 높이를 측정
b : 평소 자세에서 주상골 높이를 측정

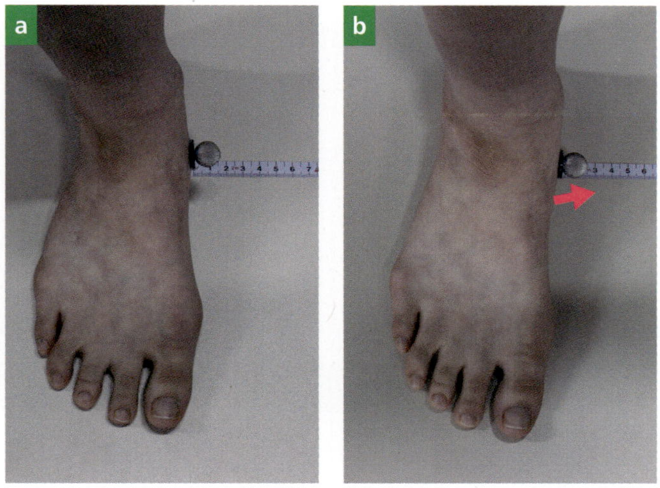

그림 3-51 Navicular drift test
a : 거골하관절 중립 상태. b : 평소 자세
a에서 b까지의 주상골 측방 이동량을 측정한다.

명하다.[58, 59] 그러나 이 외에 별다른 방법이 없고, 보행 등 동적 정렬 변화와 중등도의 상관 관계를 보였다는 점[60]에서 비교적 흔히 이용되고 있다. Navicular drift test는 변위량(이동거리)이 작으며 재현성에도 문제가 있어 표준값은 7mm로 되어 있다.[58] 두 방법 모두 측정값을 해석할 때에 양쪽의 차이를 비교하거나 다른 변수와의 관계 등을 고려해야 한다.

③ 전족부(forefoot)의 평가

전족부 평가에서는 **횡아치 길이 비율(transverse arch length rate)**을 측정한다.[61] 이 측정 방법은 X-ray를 이용한 개장족(넓적발, spread foot)의 진단 결과와 상관 관계가 있지만 아직 표준값이 존재하지 않는다. 평상 시와 전족부 체중 부하 상태와의 차이를 이용함으로써 높은 신뢰성을 가지고 전족부 횡아치의 유연성을 측정할 수 있다.(그림 3-52).[62, 63]

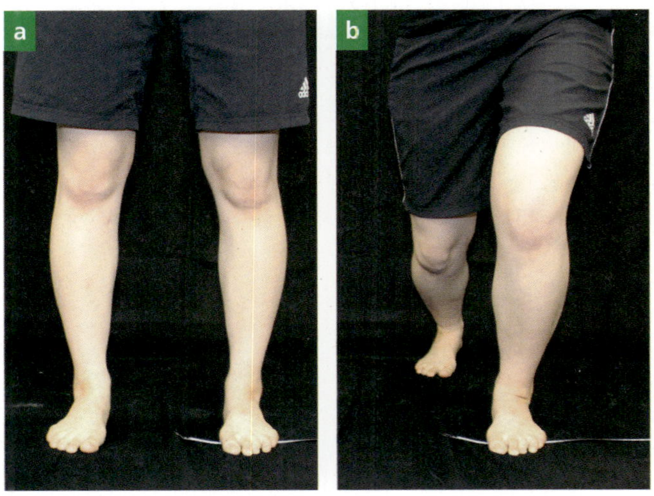

그림 3-52 횡아치의 길이 비율
a : 평소 자세
b : 하퇴를 앞으로 최대한 기울인 자세

④ 족부 전체의 평가

[Foot Posture Index Six item version(FPI-6)]

족부의 외관(appearance)을 6항목으로 분류하여, 각 항목을 -2점~2점으로 채점한 후 합계를 5단계(표준족, 회내족, 과회내족, 회외족, 과외회족)로 평가하는 방법이다(표 3-3, 4). 이 검사 방법은 재현성이 높은 점, 정지 시의 정렬뿐만 아니라 보행 중 족관절의 정렬도 증등도 반영할 수 있다는 장점이 있다.[64, 65]

● **표 3-3 FPI-6 판정 기준**

점수	-2	-1	0	1	2
1. 거골두	내측 촉지X 외측 촉지○	내측 촉지△ 외측 촉지○	내측 촉지△ 외측 촉지△	내측 촉지○ 외측 촉지△	내측 촉지○ 외측 촉지X
2. 외과의 상/하부 곡선	상부에 비해 하부는 볼록(수평)	상부에 비해 하부는 약간 수평	상부와 하부가 비슷한 정도	상부에 비해 하부는 약간 오목	상부에 비해 하부는 뚜렷한 오목
3. 종골의 회내·회외	약 5° 이상 회외	약 5° 회외~수직	수직	수직~약 5° 회내	약 5° 이상 회내
4. 거주관절의 융기	뚜렷한 오목	약간 오목	수평	약간 볼록	뚜렷한 볼록
5. 내측 종아치	곡선이 뚜렷이 높고 후방부 경사가 크다	곡선이 약간 높고 후방부의 경사가 증등도이다	전방과 후방의 경사가 비슷한 곡선이다	곡선이 약간 낮다	곡선이 확연히 낮고 중앙부가 지면에 닿는다
6. 전족부의 내전·외전	내측○ 외측X	내측○ 외측△	내측 촉지△ 외측 촉지△	내측△ 외측○	내측X 외측○

○ : 명확한 촉진이 가능하다 or 확인 가능하다. △ : 이해하기 어렵지만 촉진 가능하다 or 확인 가능하다. X : 촉진할 수 없다.

● **표 3-4 FPI-6 평가 시트**

	Foot Posture Index Six(FPI-6)	관찰 면(plane)	좌측	우측
후족부	1. 거골두의 촉진	횡단면		
	2. 외과의 상/하부 곡선	관상면/횡단면		
	3. 종골의 회내·회외	관상면		
중족부	4. 거주관절의 융기	횡단면		
	5. 내측 종아치	시상면		
전족부	6. 후족부에 대한 전족부의 내/외전	횡단면		
		합계		

표준값 : 0~+5, 회내족 : 6~9점, 과회내족 : 10점 이상, 회내족 : -1~-4점, 과회외족 : -5점 이하

Foot Posture Index Six item version(FPI-6)

1. **거골두의 촉진**(그림 3-53) : 족관절 전방 내과·외과의 전방에서 거골두를 촉진한다. 거골하관절이 회내하면 거골두가 내측에서 촉지되고, 회외하면 거골두가 외측에서 촉지될 수 있다.

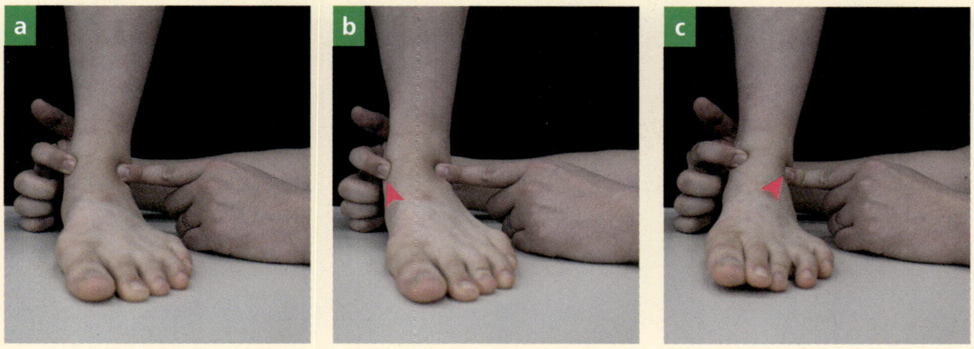

그림 3-53 거골두의 촉진
a : 중립 상태, b : 회내 상태, c : 회외 상태

2. **외과의 상/하부 곡선**(그림 3-54) : 외과의 상/하부 곡선을 촉지한다. 외과 상부의 곡선은 비골이기 때문에 회내외으로 변화하지 않는다. 회외에서는 외과의 하부 곡선이 평탄하되고 회내에서는 외과의 하부 곡선이 강해진다.

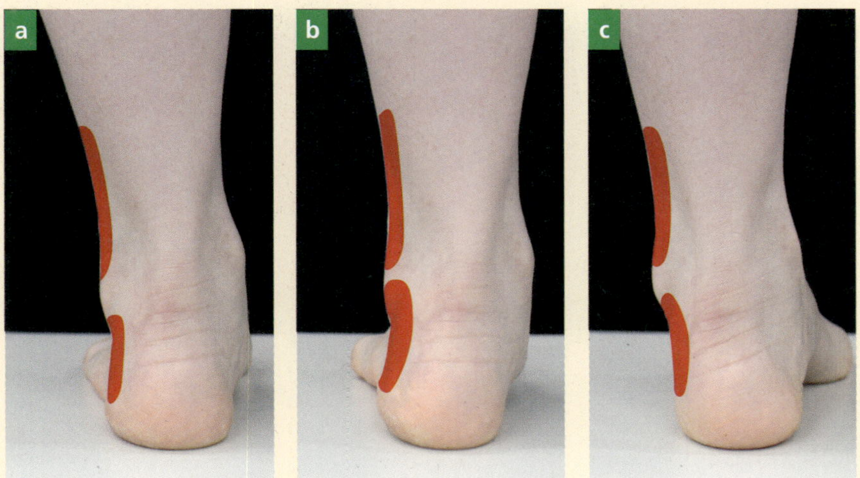

그림 3-54 외과의 상/하부 곡선
a : 중립 상태, b : 회내 상태, c : 회외 상태

3. **종골의 회내·회외**(그림 3-55) : 후면에서 관찰하여 종골의 장축 바닥면에 대한 경사를 측정한다.

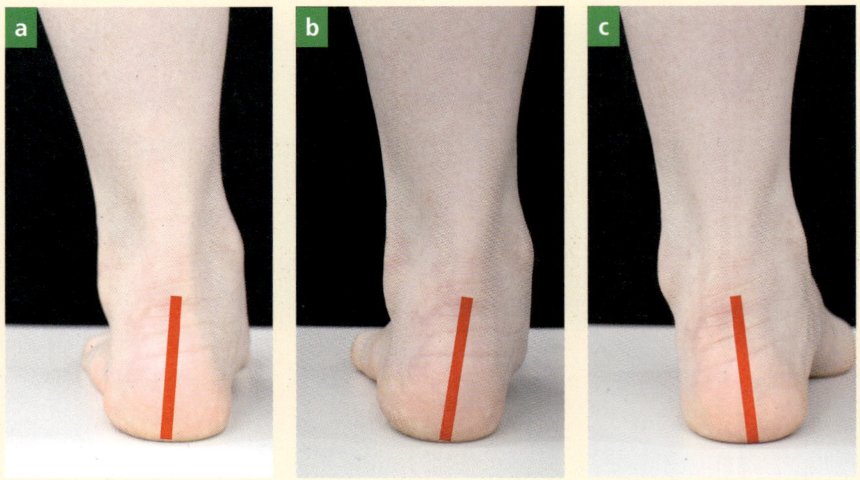

그림 3-55 종골의 회내·회외
a : 중립 상태, b : 회내 상태, c : 회외 상태

4. **거주관절의 융기**(그림 3-56) : 거주관절 융기는 회외하면 소실되고, 회내하면 거골이 내측으로 이동하므로 융기가 뚜렷해진다.

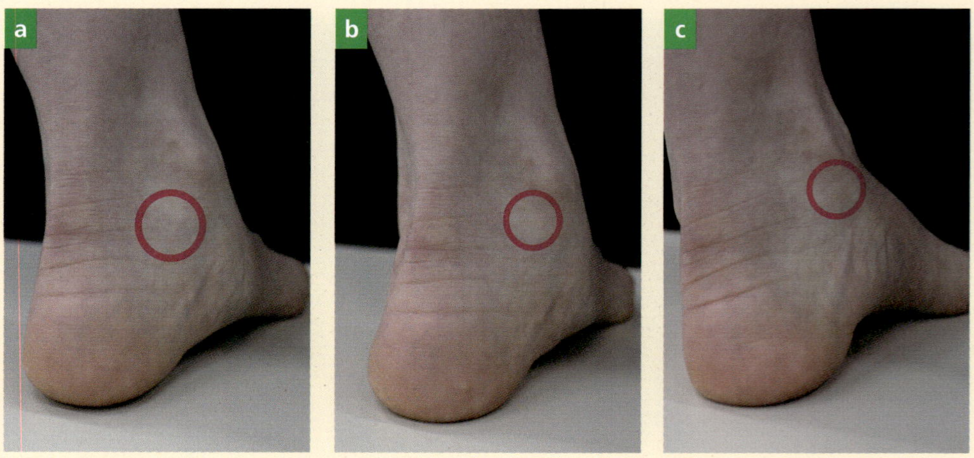

그림 3-56 거주관절의 융기
a : 중립 상태, b : 회내 상태, c : 회외 상태

5. 내측 종아치(그림 3-57) : 곡선의 높이와 곡선의 후방 경사를 확인한다.

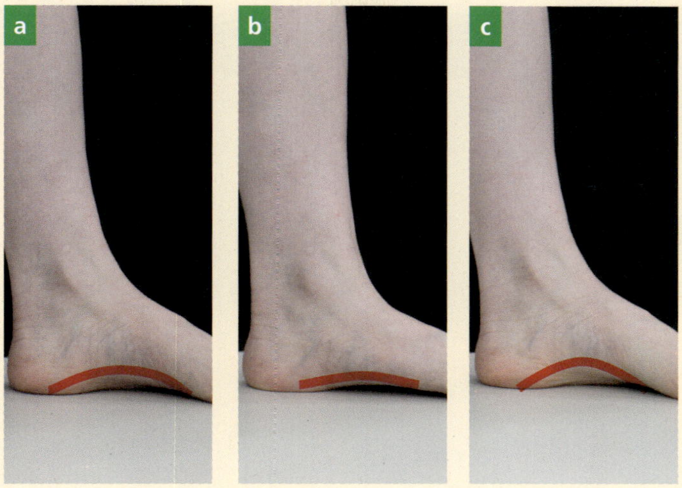

그림 3-57 내측 종아치
a : 중립 상태, b : 회내 상태, c : 회외 상태

6. 후족부에 대한 전족부의 내전·외전(그림 3-58) : 족부 후방에서 관찰하여 보이는 발가락 개수를 확인한다. 회내족에서는 전족부가 외전되기 때문에 외측에서 발가락이 많이 관찰된다.

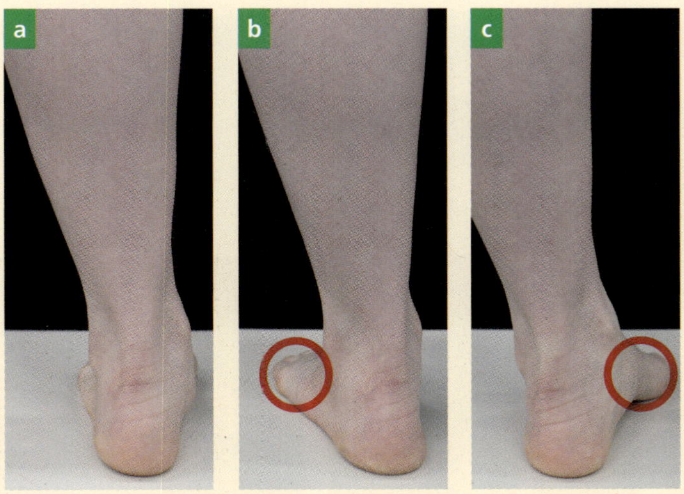

그림 3-58 후족부에 대한 전족부의 내전·외전
a : 중립 자세, b : 회내 자세, c : 회외 자세

운동치료의 핵심

족부 정렬을 교정하기 위해 인솔(insole) 패드(insole) 처방이나 테이핑 치료를 병행하는 경우가 많다. 이는 보조기 치료이므로 족부 기능이 개선되면 보조기 치료가 더 효과적이라고 볼 수 있다. 특히 족관절 배굴 가동 범위 제한이나 근력 저하가 동반된 하퇴삼두근의 신장성 저하는 운동치료에서 내측 종아치의 저하를 유발할 뿐만 아니라 보조기 치료의 효과를 지속시키기 어려워져 운동치료를 통해 이를 개선하는 것이 중요하다.

4) 족관절의 불안정성

족관절의 불안정성을 평가하려면 전거비인대 손상으로 인해 발생하는 **전방 전위 검사**(anterior drawer test, ➡ p.374)와 **내반 부하 검사**(➡ p.374)를 시행한다. 외반 불안정성 평가에는 **외반 부하 검사**를 시행한다.

또한, 족관절의 불안정성은 체중 부하 상태에서 문제가 되므로 체중 부하 시 족관절의 불안정성도 평가해야 한다. Kawano는 **후방 회전 검사**를 고안하였다.[66] 이는 검사 쪽 후족부에 보다 많은 하중을 가하는 것으로 고관절·슬관절 신전 상태로 유지하는 자세에서 시작한다(그림 3-59). 검사자는 환자의 골반을 잡고 돌발적으로 검사 쪽 골반을 후방으로 당긴다. 이렇게 하면 불안정성이 있는 족부에서는 거골의 내회전이 강조되어 불안정감이 발생한다. 불안정감을 느끼면 양성, 느끼지 못하면 음성이다.

저자들은 불안정감 상태를 유발하는 증례에서 종골과 입방골, 제5 중족골을 테이핑 혹은 인솔 패드로 지지함으로써 불안정감이 완화되는지 평가하였다. 이 평가에 의해 족부 외측 종아치의 지지가 불안정감을 제어할 수 있는지, 또 제어할 수 있다면 어느 골의 조작으로 불안정감을 제어할 수 있는지를 파악할 수 있고, 테이핑 요법과 인솔 보조기 치료의 효과를 높일 수 있다(표 3-5).

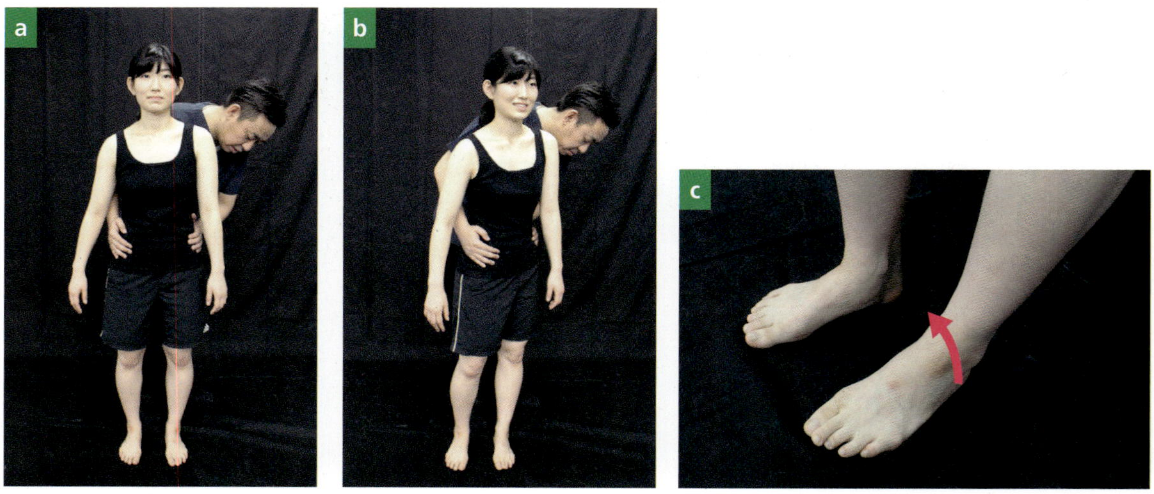

그림 3-59 후방 회전 검사
a : 시작 자세, b : 골반을 후방으로 당긴다, c : 거골의 내회전

● **표 3-5 인솔 패드 삽입 부위 및 필요 기능 평가**

삽입부위	문제점	시행할 기능평가
종골 회내 유도 (회외 제동)	거골하관절의 과가동성	후경골근·장비골근의 근력 거골하관절의 회내 가동 범위
입방골 거상 (하강 예방)	Chopart 관절의 과가동성	장비골근·단비골근·소지외전근의 근력 Chopart 관절의 회내 가동 범위
제5 중족골의 회외 제동 (외전 유도)	Lisfranc 관절의 과가동성	단비골근의 근력·소지외전근의 유연성

운동치료의 핵심

운동치료에서는 외측 종아치를 구성하는 장·단비골근과 소지외전근 기능이 중요시된다. 소지외전근과 단비골근을 개별적으로 강화시키는 것은 어렵지만 족부 외측에 하중을 가한 상태나 쎄라밴드를 전족부에 감은 상태로 스쿼트 혹은 calf raise를 실시하는 것이 좋다.

5) 고관절·슬관절 신전근의 근력 저하

고관절·슬관절 신전근의 활동성은 족관절 저굴근의 활동과 밀접한 관련이 있다. 특히 족관절 저굴근의 근긴장이 항진되는 원인으로 고관절·슬관절 신전근인 대둔근이나 대퇴사두근의 근력 저하가 관련되어 있기 때문에 주의를 요한다. 고관절 신전근과 슬관절 신전근의 근력 평가는 각각 p.280, 282를 참조한다.

◈ 참고문헌

1. Schepsis AA, Jones H, Haas AL : Achilles tendon disorders in athletes. Am J Sports Med 30 : 287-305, 2002
2. Ker RF, Bennett MB, Bibby SR, et al : The spring in the arch of the human foot. Nature 325 : 147-149, 1987
3. Myerson MS, McGarvey W : Disorders of the Achilles tendon insertion and Achilles tendinitis. Instr Course Lect 48 : 211-218, 1999
4. Carr AJ, Norris SH : The blood supply of the calcaneal tendon. J Bone Joint Surg 71 : 100-101, 1989
5. Schmidt-Rohlfing B, Graf J, Schneider U, et al : The blood supply of the Achilles tendon. Int Orthop 16 : 29-31, 1992
6. Frey C, Rosenberg Z, Shereff MJ, et al : The retrocalcaneal bursa : Anatomy and bursography. Foot Ankle 13 : 203-207, 1992
7. Edama M, Kubo M, Onishi H, et al : Structure of the Achilles tendon at the insertion on the calcaneal tuberosity. J Anat 229 : 610-614, 2016
8. Benjamin M, Toumi H, Ralphs JR, et al : Where tendons and ligaments meet bone : attachment sites('entheses')in relation to exercise and/or mechanical load. J Anat 208 : 471-490, 2006
9. Edama M, Kubo M, Onishi H, et al : The twisted structure of the human Achilles tendon. Scand J Med Sci Sports 25 : e497-503, 2015
10. Perry J, Burnfield JM : Gait Analysis : Normal and Pathological Function, 2nd ed, Slack Incorporated, New Jersey, pp52-82, 2010

11. Kelikian AS, Sarrafian S : Sarrafian's Anatomy of the Foot and Ankle : Descriptive, Topographic, Functional(3rd ed), Lippincott Williams&Wilkins, Philadelphia, pp617-624, 2011

12. Frey C, Shereff M, Greenidge N : Vascularity of the posterior tibial tendon. J Bone Joint Surg Am 72 : 884-888, 1990

13. 林宏治, 田中康仁 : 足部の成長期スポーツ外傷. 関節外科32 : 330-339, 2013

14. Veitch JM : Evaluation of the Kidner procedure in treatment of symptomatic accessory tarsal scaphoid. Clin Orthop 131 : 210-213, 1978

15. Moriggl B, Kumai T, Milz S, et al : The structure and histopathology of the "enthesis organ" at the navicular insertion of the tendon of tibialis posterior. J Rheumatol 30 : 508-517, 2003

16. Pisani G : Peritalar destabilisation syndrome(adult flatfoot with degenerative glenopathy). Foot Ankle Surg 16 : 183-188, 2010

17. Benjamin M, Moriggl B, Brenner E, et al : The "enthesis organ" concept : why enthesopathies may not present as focal insertional disorders. Arthritis Rheum 50 : 3306-3313, 2004

18. Chung JW, Chu IT : Outcome of fusion of a painful accessory navicular to the primary navicular. Foot Ankle Int 30 : 106-109, 2009

19. Kiter E, Günal I, Karatosun V, et al : The relationship between the tibialis posterior tendon and the accessory navicular. Ann Anat l82 : 65-68, 2000

20. Theobald P, Bydder G, Dent C, et al : The functional anatomy of Kager's fat pad in relation to retrocalcaneal problems and other hindfoot disorders. J Anat 208 : 91-97, 2006

21. Ghazzawi A, Theobald P, Pugh N, et al : Quantifying the motion of Kager's fat pad. J Orthop Res 27 : 1457-1460, 2009

22. 林典雄 : 運動療法のための運動器超音波機能解剖―拘縮治療との接点. pp143-150, 文光堂, 2015

23. 鶴田登代志, 塩川靖夫, 加藤明, 他 : 足部過剰骨のX線学的研究. 日整会誌55 : 357-370, 1981

24. Fiorella D, Helms CA, Nunley JA 2nd : The MR imaging features of the posterior intermalleolar ligament in patients with posterior impingement syndrome of the ankle. Skeletal Radiol 28 : 573-576, 1999

25. Hamilton WG, Geppert MJ, Thompson FM : Pain in the posterior aspect of the ankle in dancers. Differential diagnosis and operative treatment. J Bone Joint Surg Am 78 : 1491-1500, 1996

26. Lohrer H, Arentz S : Posterior approach for arthroscopic treatment of posterolateral impingement syndrome of the ankle in a top-level field hockey player. Arthroscopy 20 : e15-21, 2004

27. 安田稔人, 木下光雄 : 足関節後方・内側軟部組織インピンジメントの病態と治療. 関節外科29 : 815-820, 2010

28. Oh CS, Won HS, Hur MS, et al : Anatomic variations and MRI of the intermalleolar ligament. AJR Am J Roentgenol 186 : 943-947, 2006

29. 森川潤一, 木下光雄, 奥田龍三, 他 : 足関節捻挫後遺障害―足関節の疼痛と不安定性の病態. 臨床整形外科37 : 9-16, 2002

30. Ferkel RD, Karzel RP, Del Pizzo W, et al : Arthroscopic treatment of anterolateral impingement of the ankle. AM J Sports Med 19 : 440-446, 1991

31. Tol JL, van Dijk CN : Etiology of the anterior ankle impingement syndrome : a descriptive anatomical study. Foot Ankle Int 25 : 382-386, 2004

32. Fong DT, Hong Y, Shima Y, et al : Biomechanics of supination ankle sprain : a case report of an accidental injury event in the laboratory. Am J Sports Med 37 : 822-827, 2009

33. Chinn L, , Dicharry J, Hertel J : Ankle kinematics of individuals with chronic ankle instability while walking and jogging on a treadmill in shoes. Phys Ther Sport 14 : 232-239, 2013

34. Freeman MA, Dean MR, Hanham IW：The etiology and prevention of functional instability of the foot. J Bone Joint Surg Br 47：678-685, 1965

35. 石井朝夫, Khin-Myo-Hla, 坂根正孝, 他：足関節機能的不安定性の病態―足関節捻挫後遺障害の病態と治療. 臨整外37：35-40, 2002

36. 栃木祐樹：足関節―距骨下関節複合的不安定性のバイオメカニクス的病態. 臨床整形外科37：23-28, 2002

37. Kumai T, , Benjamin M：Heel spur formation and the subcalcaneal enthesis of the plantar fascia. J Rheumatol 29：1957-1964, 2002

38. Leach RE, Seavey MS, Salter DK：Results of surgery in athletes with plantar fasciitis. Foot Ankle 7：156-161, 1986

39. 熊井司：足底腱膜炎の病態と治療戦略. 臨整外47：741-747, 2012

40. Riddle DL, Pulisic M, Pidcoe P, et al：Risk factors for plantar fasciitis：a matched case-control study. J Bone Joint Surg Am 85：872-877, 2003

41. Patel A, DiGiovanni B：Association between plantar fasciitis and isolated contracture of the gastrocnemius. Foot Ankle Int 32：5-8, 2011

42. Kudo S, Hatanaka Y：Comparison of the foot kinematics during weight bearing between normal foot feet and the flat feet. The Foot and Ankle Online Journal 9：2, 2016

43. Blechschmidt E：The structure of the calcaneal padding. Foot Ankle 2：260-283, 1982

44. Jahss MH, Michelson JD, Desai P, et al：Investigations into the fat pads of the sole of the foot：anatomy and histology. Foot Ankle 13：233-242, 1992

45. Hsu CC, Tsai WC, Wang CL, et al：Microchambers and macrochambers in heel pads：are they functionally different?. J Appl Physiol 102：2227-2231, 2007

46. Lin CY, Lin CC, Chou YC, et al：Heel Pad Stiffness in Plantar Heel Pain by Shear Wave Elastography. Ultrasound Med Biol 41：2890-2898, 2015

47. 工藤慎太郎：運動器疾患の「なぜ？」がわかる臨床解剖学. pp203, 医学書院, 2012

48. Lundgren P, Nester C, Liu A, et al：Invasive in vivo measurement of rear-, mid- and forefoot motion during walking. Gait Posture 28：93-100, 2008

49. Kudo S, Hatanaka Y：Comparison of the foot kinematics during weight bearing between normal foot feet and the flat feet. The Foot and Ankle Online Journal 9：2, 2016

50. 渡邉五郎, 畑川猛彦, 水谷将和, 他：足関節底屈可動域測定方法の検討. 愛知県理学療法学会誌22：78-79, 2010

51. Perry J, Burnfield JM：Gait Analysis：Normal and Pathological Function, 2nd ed, Slack Incorporated, New Jersey, pp72-76, 2010

52. Hubley-Kozey C, Deluzio K, Dunbar M：Muscle co-activation patterns during walking in those with severe knee osteoarthritis. Clin Biomech 23：71-80, 2008

53. Helen J, Avers D, Brown M, et al：新・徒手筋力検査法, 原著第9版. pp253-258, 協同医書出版社, 2014

54. Lunsford BR, Perry J：The standing heel-rise test for ankle plantar flexion：criterion for normal. Phys Ther 75：694-698, 1995

55. Kirsten Götz-Neumann：観察による歩行分析. pp100-101, 医学書院, 2005

56. Kudo S, Hatanaka Y：Forefoot flexibility and medial tibial stress syndrome. J Orthop Surg 23：357-360, 2015

57. 清水新悟, 加藤幸久：扁平足に対するフットプリントとアーチ高率値の信頼性. 臨床バイオメカニクス30：243-248, 2009

58. Morrison SC, Durward BR, Watt GF, et al：A literature review evaluating the role of the navicular in the clinical and scientific examination of the foot. British Journal of Podiatry 7：110-

114, 2004

59. van der Worp MP, de Wijer A, Staal JB, et al : Reproducibility of and sex differences in common orthopaedic ankle and foot tests in runners. BMC Musculoskelet Disord 15 : 171, 2014

60. Bencke J, Christiansen D, Jensen K, et al : Measuring medial longitudinal arch deformation during gait. A reliability study. Gait Posture 35 : 400-404, 2012

61. 永山理恵, 横尾浩, 内田俊彦, 他 : 開張足の判定に関する検討 フットプリントおよび足計測から. 靴の医学20 : 64-68, 2007

62. Kudo S, Hatanaka Y, Naka K, et al : Flexibility of the transverse arch of the forefoot. J Orthop Surg 22 : 46-51, 2014

63. Kudo S, Hamajima K, Kaneiwa J, et al : Reliability of the transverse arch of the forefoot as an indicator of foot conditions. J Phys Ther Sci 24 : 335-337, 2012

64. Redmond AC : Foot posture index. easy quantification of standing foot posture. Six item version FPI-6. User guide and manual, 2005(http://www.leeds.ac.uk/medicine/FASTER/z/pdf/FPI-manual- formatted-August-2005v2.pdf)

65. Redmond AC, Crosbie J, Ouvrier RA : Development and validation of a novel rating system for scoring standing foot posture : the Foot Posture Index. Clin Biomech(Bristol, Avon)21 : 89-98, 2006

66. 川野哲英 : ファンクショナル・テーピング. pp29-30, Book House HD, 2005

Case Note ⑨

- **증 례** 20대, 여성
- **진 단** 족관절의 외측측부인대 손상
- **현병력** 3개월 전 내시경 하에 족관절 외측측부인대 봉합술을 시행.
  초등학생 때부터 농구를 하고 있다. 지금까지 수차례 발목을 삔적이 있으며 테이핑과 보조기 등을 착용하고 경기에 출전하고 있다.
  현재, 일상생활 동작 중 계단 오르내리기 시 위화감이 나타남과 동시에 달리기나 갑자기 멈춰 섰을 때 같은 부위에 통증을 느끼고 있다. 농구 연습은 대인 플레이를 제외하고 80% 정도의 힘으로 하고 있다.

step 1 통증 유발 동작 : 역학적 부하

- **통증의 재현성** 체중 부하 상태에서 족관절 배굴을 강제시키면 족관절 전외측부에 통증이 재현되었다. 또한, 족부를 외전 상태에서 강제 배굴시키면 통증이 악화되었다.

→ **족관절 전외측부에 대한 압박 부하가 통증을 유발한다!**

step 2 통증의 위치 : 해부학적 평가

- **압통 소견** 전거비인대 : (±) 전경비인대 : (-)
- **불안정성 검사** 내반 부하 검사 (저굴 상태) : (-) (배굴 상태) : (±)
  전방 전위 검사 (저굴 상태) : (-) (배굴 상태) : (±)

→ **전거비인대 유래의 통증 가능성 있음!**

step 3 통증의 원인 : 운동학적 평가

- **압통 소견** 내과 후방 (+) 외과 후방 (+)
- **관절 가동 범위**

		환측	건측
족관절 배굴	(슬관절 신전)	10°	10°
	(슬관절 굴곡)	15°	15°
무지 신전	(족관절 배굴 상태)	5°	15°
	(족관절 저굴 상태)	20°	20°

→ **장무지굴근·단비골근의 활주성 저하로 족관절 배굴 시 거골의 후방 이동이 제한되어 회복 과정의 족관절 전외측부(전거비인대)에 압박 부하가 증가하였다.**

〈실전! 운동치료〉

1. 장무지굴근의 활주성 개선

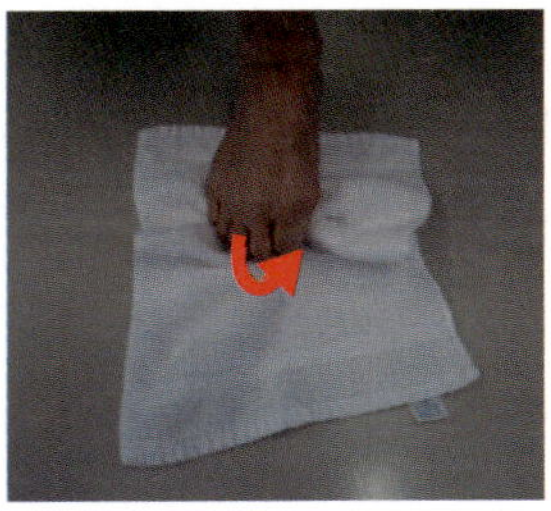

① 수건 위에 발을 올려놓는다.
② 발가락을 구부리고 수건을 잡아당긴다. 이때 중족지절간관절의 굴곡을 의식한다.

2. 족관절의 배굴 가동 범위 운동

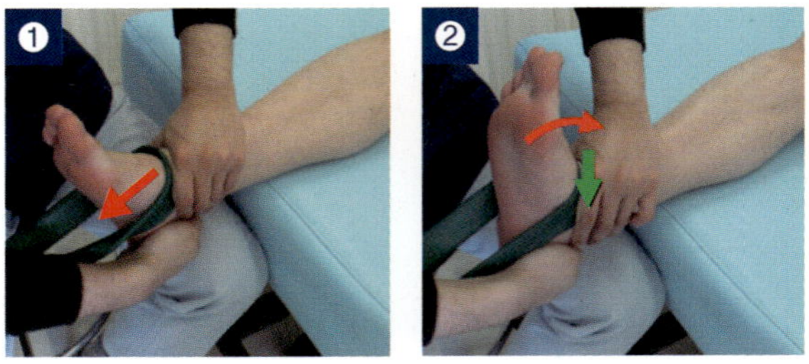

① 쎄라밴드를 발등에 감아 저굴 방향으로 힘을 가한다.
② 거골의 후방이동(수동적)을 도수적으로 유도하여(➡), 족관절 배굴의 저항 운동을 실시한다(➡).

3. 하체 강화 운동(Calf raise)

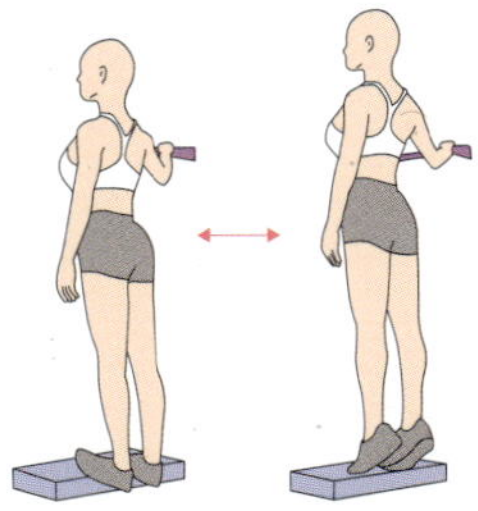

전족부로 받침대 위에 서서 족관절 배굴 상태로 족관절 저굴 운동을 하여 발꿈치를 들어 올린다. 이후 다시 족관절 배굴 상태(발꿈치 내리기)로 돌아간다. 발꿈치를 들어 올릴 때는 족부의 과도한 회내와 회외가 발생하지 않도록 주의한다.

4. 한쪽 발 뻗기 운동(reach exercise)

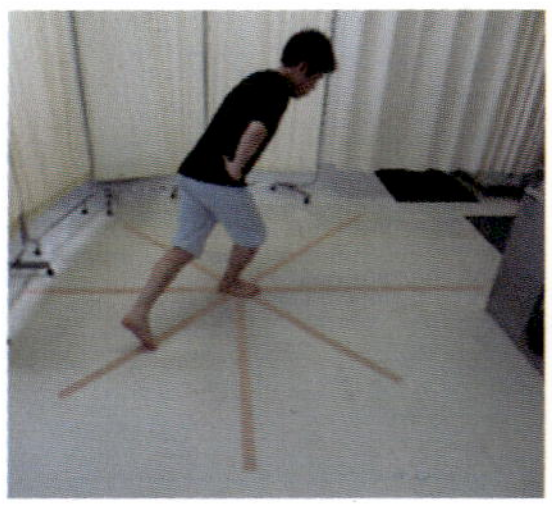

지지하는 발의 동적 발란스를 평가하는 것으로 한쪽 발을 교차점에 둔 상태에서 반대쪽 다리를 각 선의 방향으로 뻗는다.

〈일맥상통! 검사와 치료〉 장무지굴근의 활주성

장무지굴근(FHL)은 거퇴관절의 후방을 통과하며 내측에는 장지굴근(FDL), 외측에는 단비골근(PB)이 위치한다. 족관절 배굴 시 장무지굴근의 활주성이 저하되는 원인 중 하나는 인접한 근육들 사이의 낮은 활주성 때문이다. 이것이 의심되는 증례에서는 이러한 근육과 힘줄(건)이 존재하는 내과·외과 후방에 압통 소견이 나타나는 경우가 많다. 이들 증례에 대해 장무지굴근과 장지굴근, 장무지굴근과 단비골근 사이의 활주성을 개선함으로써 족관절 전면의 통증이나 불안정감이 완화되는지를 평가한다.

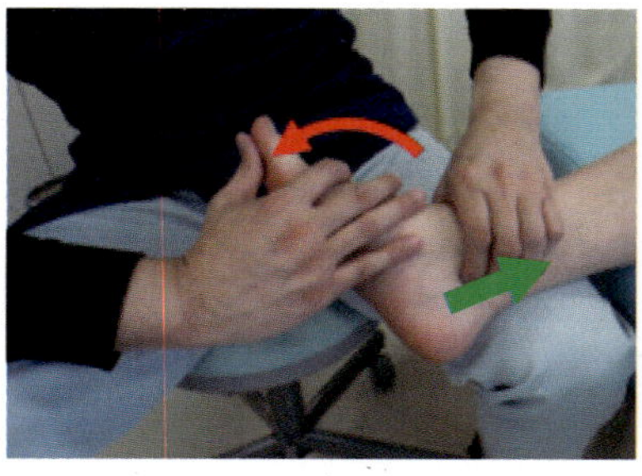

장무지굴근과 장지굴근의 활주성 개선 테크닉

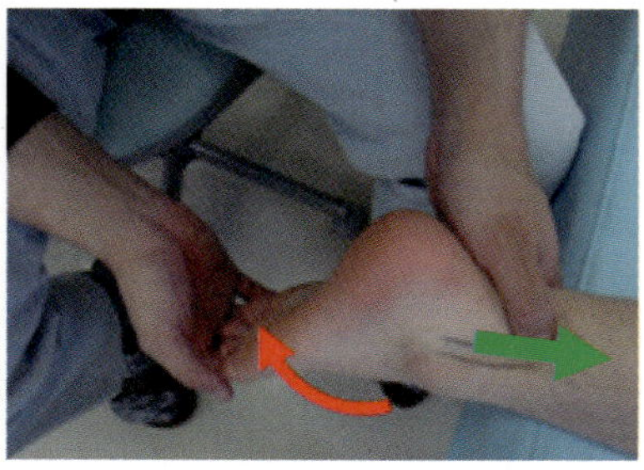

장지굴근과 단비골근의 활주성 개선 테크닉

Case Note ⑩

- **증 례** 10대, 남성, 5000m 육상 선수
- **진 단** 좌측 족저근막염
- **현병력** 여름방학이 되어 고등학교 육상부에서의 연습량이 증가하였고, 10일 전부터 달릴 때 발바닥에 통증을 느끼게 되었다. 며칠 동안 연습량을 줄였더니 통증이 소실되었다가 연습량을 늘리자 다시 발바닥에 통증이 재발되었다. 통증은 달리기 중 입각기(support phase)에서 나타나고, 차고 나갈 때(kick off) 가장 심하게 나타난다.

step 1 통증 유발 동작 : 역학적 부하

- **통증의 재현성** 보행이나 양쪽 다리 지지, 발끔치 들기에서는 통증이 없었다. 한쪽 다리로 서서 발꿈치를 들 때 발바닥의 통증이 재현되었다. 또한, 발가락을 강제로 배굴시키고 족저근막을 신장하도록 압박하면 발바닥 통증이 재현되었다.

→ **발바닥의 신장 부하가 통증을 유발한다!**

step 2 통증의 위치 : 해부학적 평가

- **압통 소견** 족저근막의 종골 융기부(+) 족저후족부~중족부(+)

→ **족저근막 종골 부착부의 통증 가능성 있음!**

step 3 통증의 원인 : 운동학적 평가

- **관절 가동 범위**

		좌(환측)	우
족관절 배굴	(슬관절 신전 상태)	5°	10°
	(슬관절 굴곡 상태)	15°	15°
	(슬관절 굴곡·발가락 신전 상태)	15°	15°
	(체중 부하 상태)	25°	30°

- **도수근력검사**

		좌(환측)	우
족관절	배굴	5	5
	저굴	4p	5
	내반	5	5
	외반	5	5
발가락	굴곡	4p	5

p : 족저근막 종골 부착부 통증

- **체중 부하 상태의 측정**

		좌(환측)	우
발 길이		24.5 cm	24.5 cm
횡아치 길이비율	(안정 시)	40.8%	40.8%
	(전족부 체중 부하 상태)	40.8%	42.9%
횡아치 길이비율 변화율		0%	2.1%
medial arch ratio(AR)	(안정 시)	13.8%	14.2%
	(전족부 체중 부하 상태)	10.2%	10.2%
AR 변화율		3.6%	4.0%

→ **무지외전근과 단지굴근의 근력이 저하되어, 발가락 굴곡의 근력이 저하되고 족부 아치가 감소한다. 또한, 체중 부하에 대한 아치의 유연성이 저하된다. 즉, 달리기 중 입각기에서 truss 기구가 소실되어(족부 아치의 과도한 저하) 족저근막에 신장 부하가 가해진다. 그리고 발차기 시 windlass 기구가 과잉 작용하여 족저근막에 신장 부하를 증가시켜 통증이 발생한다.**

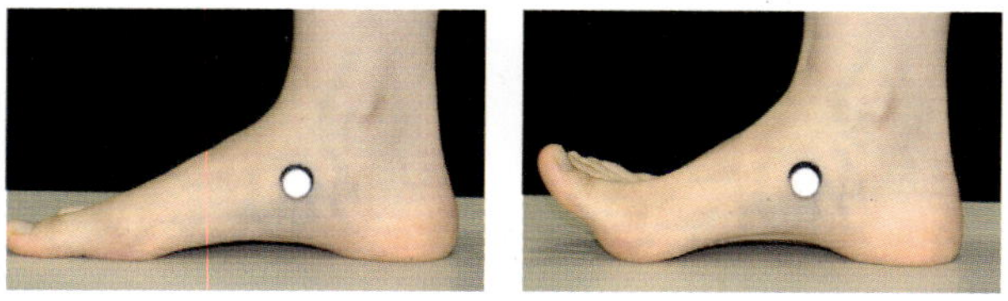

좌 : truss 기구 - 하중에 의해 아치가 감소하지만 족저근막을 비롯한 아치 유지조직의 긴장으로 인해 아치가 유지된다.
우 : windlass 기구 - 발가락의 신전으로 족저근막이 긴장하고 아치의 강도가 높아진다.

〈실전! 운동치료〉

1. 족부 내재근(foot intrinsic muscle)의 신장성 개선

① 통증에 따라 내재근에 압박을 가하는 셀프 스트레칭을 한다.
② 통증이 완화되면, 발가락을 신전하여 발바닥을 긴장시킨 상태에서 내재근을 압박하여 스트레칭한다.

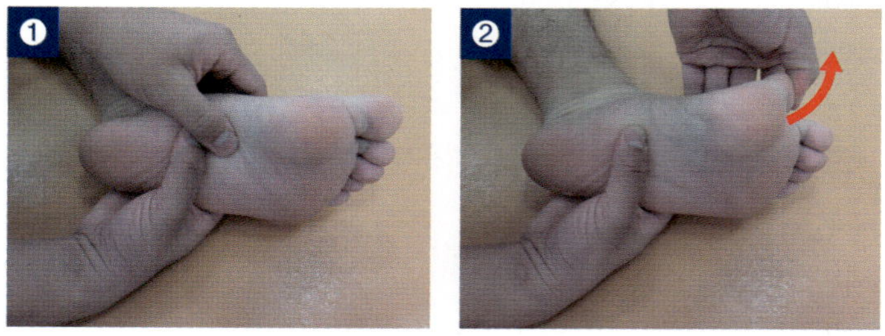

2. Minimum calf raise

① 발가락을 배굴시킨 상태에서 발꿈치와 MP관절 사이를 흔들의자처럼 앞뒤로 체중을 이동시킨다.
② 체중 이동에 따라 내재근을 조절하는 감각을 의식하며 실시한다.

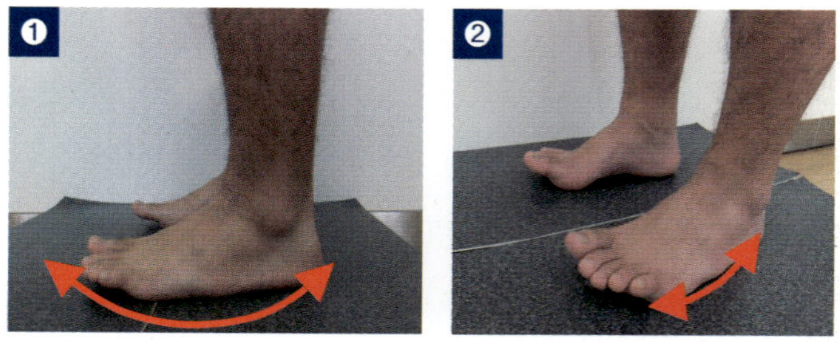

〈일맥상통! 검사와 치료〉 족부 아치의 감소에 대한 무지외전근의 기능 개선

족부 아치가 과도하게 감소한 경우 무지외전근의 기능을 향상시켜 아치가 감소하는 것을 막는 short foot exercise(SF)가 있다.

① 앉은 자세 또는 선 자세에서 편평한 바닥에 발바닥을 댄다.
② 발끝을 신전시킨 상태에서 아치를 들어 올린다.
③ 아치를 들어 올린 상태를 유지하며, 천천히 발끝을 내려 바닥에 댄다.
④ 유지시간을 서서히 늘려 간다(6초~1분 정도)

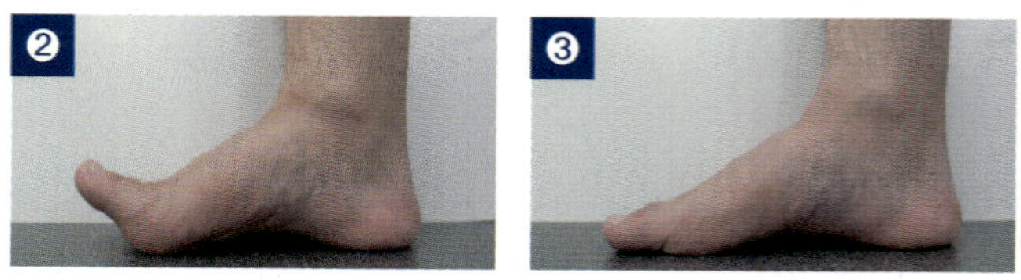

Short foot exercise(SF)

* 이 때 아치가 감소하지 않도록 발가락만 내리는 것이 포인트이다.
* 앉은 자세에서 가능해지면, 선 자세(양발 서기 → 한발 서기) 순으로 진행한다.

찾아보기

한글

ㄹ · ㅁ · ㅂ

ㅅ

ㅇ

ㅋ · ㅌ · ㅍ

ㅎ

영문

A

B

C

D

E

M · N

O

P

Q · R

S

T

U · V · W · Y · Z